GUKE JIBING
WAIKE CHUZHI FANGFA

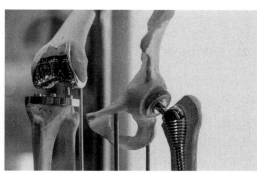
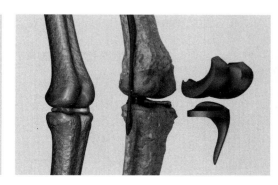

骨科疾病
外科处置方法

张宏伟 主编 ■

中国纺织出版社有限公司

图书在版编目（CIP）数据

骨科疾病外科处置方法 / 张宏伟主编. -- 北京：
中国纺织出版社有限公司, 2022.8
ISBN 978-7-5180-9612-1

Ⅰ.①骨…　Ⅱ.①张…　Ⅲ.①骨疾病—诊疗　Ⅳ.
①R681

中国版本图书馆CIP数据核字（2022）第102196号

责任编辑：范红梅　　责任校对：高　涵　　责任印制：王艳丽

中国纺织出版社有限公司出版发行
地址：北京市朝阳区百子湾东里A407号楼　邮政编码：100124
销售电话：010—67004422　传真：010—87155801
http://www.c-textilep.com
中国纺织出版社天猫旗舰店
官方微博 http://weibo.com/2119887771
唐山玺诚印务有限公司印刷　　各地新华书店经销
2022年8月第1版第1次印刷
开本：889×1194　1/16　印张：15.75
字数：460千字　定价：88.00元

编　委　会

前　言

　　骨科学是研究运动系统伤病的科学，内容丰富、涉及面非常广。为了总结近年来我国骨科专业取得的丰富临床经验和科研成果，反映现代骨科学理论的最新进展，我们组织了一批富有经验的骨科专家，根据各自的特长，编写了这部具有一定实用价值的骨科学著作。

　　本书较全面地阐述了骨科诊断与治疗方法、手外科损伤、上下肢和足部损伤、脊柱损伤等相关疾病，内容夯实，覆盖面广，突出临床实用性，理论与实际相结合，可为各基层医院的住院医生、主治医生及医学院校本科生、研究生提供参考。

　　在编写过程中，虽力求做到写作方式和文笔风格的一致，但由于参编人数较多，加上编者经验和水平有限，难免有疏漏和错误。特别是现代医学发展迅速、科学技术日新月异，本书阐述的某些观点、理论可能需要修改，望广大读者提出宝贵意见和建议。

编　者

2022 年 3 月

目　录

第一章

骨科诊断基础

第一节　骨科体格检查

一、基本原则

（一）全身状况

人体作为一个整体，不能只注意检查局部而忽略了整体及全身情况。尤其是多发创伤患者往往骨折、脱位、伤口出血表现得比较明显。如果只注意局部骨折、脱位情况，而忽略了内出血、胸、腹、颅内等情况，就会造成漏诊。所以一定要注意外伤患者的生命体征，争取时间而不至于延误病情，做到准确及时地诊断和处理。

（二）检查顺序

体格检查一般先进行全身检查再进行局部检查，也可先检查有关的重要部分再做全身检查。既要注意局部症状、体征明显的部位，又要注意全身其他部位的病变或其他有意义的变化。如膝关节的疼痛可能来自腰髋的疾病，膝、髋关节的窦道可能来自腰椎等。检查者对每一部位要建立一套完整的检查程序和顺序，从而避免遗漏。

检查一般按视诊、触诊、动诊、量诊顺序进行。

1. 先健侧后患侧　有健侧做对照，可发现患侧的异常。

2. 先健处后患处　否则由于检查引起疼痛，易使患者产生保护性反应，难以准确判定病变的部位及范围。

3. 先主动后被动　先让患者自己活动患肢，以了解其活动范围、受限程度、痛点等，然后由医生做被动检查。反之，则因被动检查引起的疼痛、不适会影响检查结果的准确性。

（三）充分暴露、两侧对比

检查室要温度适宜，光线充足。充分暴露检查的部位是为了全面了解病变的情况，也便于两侧对比。两侧对比即要有确切的两侧统一的解剖标志，对患者进行比较性检查，如长度、宽度、周径、活动度、步态等。

（四）检查要点

1. 全面检查　不能放过任何异常体征，全身检查有助于诊断以防止漏诊。

2. 反复检查　每一次主动、被动或对抗运动等检查都应重复几次以明确症状有无加重或减轻，及时发现新症状和体征。尤其对于神经系统定位，应反复检查。

3. 动作轻柔　检查操作时动作要轻柔，尽量不给患者增加痛苦。

4. 动作到位　检查关节活动范围时，主动或被动活动都应达到最大限度。检查肌力时，肌肉收缩应至少 5 秒，以明确有无肌力减弱。

5. 多体位检查　包括站立、行走、坐位、仰卧、俯卧、侧卧、截石位等姿势。特殊检查可采取特殊体位。

（五）综合分析

物理学检查只是一种诊断方法，必须结合病史、辅助检查及化验等获得的各种信息，综合分析，才能得出正确诊断。在疾病的发展过程中，其症状和体征也会随之发生变化。同一疾病在不同阶段有不同的症状和体征。同一症状和体征在不同阶段其表现和意义也各不相同。必须全面考虑病史、物理检查、辅助检查，综合做出诊断。

二、基本内容

（一）视诊

观察步态有无异常，患部皮肤有无创面、窦道、瘢痕、静脉曲张及色泽异常，脊柱有无侧凸、前后凸，肢体有无畸形，肌肉有无肥大和萎缩，软组织有无肿胀及肿物，与健侧相应部位是否对称等。

（二）触诊

①检查病变的部位、范围，肿物的大小、硬度、活动度、压痛，皮肤感觉及温度等。②检查压痛时，应先让被检查者指明疼痛部位及范围，检查者用手从病变外周向中央逐步触诊。动作应先轻后重、由浅入深，注意压痛部位、范围、深浅程度、有无放射痛等，并注意患者的表情和反应。③有无异常感觉，如骨擦感、骨擦音、皮下捻发感、肌腱弹响等。④各骨性标志有无异常，检查脊柱有无侧凸可用棘突滑动触诊法。

（三）叩诊

主要检查有无叩击痛。为明确有无骨折、脊柱病变或做反射检查时常用叩诊，如四肢骨折时常有纵向叩击痛；脊柱病变常有棘突叩痛；神经干叩击征（Tinel 征）即叩击损伤神经的近端时，其末端出现疼痛，并逐日向远端推移，表示神经再生现象。

（四）动诊

包括检查主动运动、被动运动和异常活动情况，并注意分析活动与疼痛的关系。注意检查关节的活动范围和肌肉的收缩力。先观察患者的主动活动，再进行被动检查。当出现神经麻痹或肌腱断裂时，关节均不能主动活动，但可以被动活动。当关节强直、僵硬或有肌痉挛、皮肤瘢痕挛缩时，则主动和被动活动均受限。异常活动包括以下 4 种情况：①关节强直，运动功能完全丧失。②关节运动范围减小，见于肌肉痉挛或与关节相关联的软组织挛缩。③关节运动范围超常，见于关节囊破坏，关节囊及支持韧带过度松弛和断裂。④假关节活动，见于肢体骨折不愈合或骨缺损。

（五）量诊

根据检查原则测量肢体长度、周径、关节的活动范围、肌力和感觉障碍的范围。

1. 肢体长度测量　测量时患肢和健肢必须放在对称位置，以相同的解剖标志为起止点，双侧对比测量。

（1）上肢长度：肩峰至桡骨茎突或肩峰至中指尖。

（2）上臂长度：肩峰至肱骨外上髁。

（3）前臂长度：肱骨外上髁至桡骨茎突或尺骨鹰嘴至尺骨茎突。

（4）下肢长度：绝对长度测量自髂前上棘至内踝尖；相对长度测量自肚脐至内踝尖。

（5）大腿长度：次转子至膝关节外侧间隙。

（6）小腿长度：膝关节内侧间隙至内踝下缘，或外侧间隙至外踝下缘。

2. 肢体周径测量

（1）上肢周径：通常测两侧肱二头肌腹周径。

（2）大腿周径：通常在髌骨上 10 cm 或 15 cm 处测量。

（3）小腿周径：通常测腓肠肌腹周径。

3. 关节活动范围测量　用量角器较准确地测量，采用目前国际通用的中立位作为 0° 的记录方法。以关节中立位为 0°，测量各方向的活动度。记录方法：四肢关节可记为 0°（伸）＝150°（屈），数字代表屈伸角度，两数之差代表活动范围，"＝"代表活动方向。脊柱活动范围记录如图 1-1 所示。

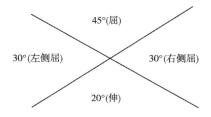

图 1-1　脊柱活动范围记录法

（六）神经系统检查

1. 肌张力检查　肌张力指肌肉松弛状态下做被动运动时检查者所遇到的阻力。肌张力降低可见于下运动神经元病变及肌源性病变等。肌张力增高见于锥体束病变和锥体外系病变，前者表现为痉挛性肌张力增高，即上肢的屈肌及下肢的伸肌肌张力增高明显，开始做被动运动时阻力较大，然后迅速减小，称折刀样肌张力增高；后者表现为强直性肌张力增高，即伸肌和屈肌的肌张力均增高，做被动运动时向各个方向的阻力是均匀一致的，也称铅管样肌张力增高（不伴震颤），如伴有震颤则出现规律而断续的停顿，称齿轮样肌张力增高。

2. 肌力检查　需要结合视诊、触诊和动诊来了解随意运动肌的功能状态。许多疾病使某一肌肉或一条运动神经支配的肌群发生不同程度的肌力减弱。根据抗引力或阻力的程度可将肌力分级（表 1-1）。

表 1-1　肌力测定的分级（Code 六级分法）

级别	运动
0 级	肌力完全消失，无活动
I 级	肌肉能收缩，但无关节活动
II 级	肌肉能收缩，关节稍有活动，但不能对抗重力
III 级	能对抗肢体重力使关节活动，但不能抗外来阻力
IV 级	能对抗外来阻力使关节活动，但肌力较弱
V 级	肌力正常

3. 感觉检查　一般只检查痛觉及触觉，必要时还要检查温觉、位置觉、两点辨别觉等。常用棉花测触觉、用注射针头测痛觉、用分别盛有冷热水的试管测温度觉，用于了解神经病损的部位和程度，并可观察疾病的发展情况和治疗结果。

4. 反射检查　应在肌肉放松体位下进行，两侧对比，检查特定反射。常用的有以下 3 种检查。

（1）深反射：肱二头肌（腱）反射（$C_5 \sim C_6$，肌皮神经），肱三头肌（腱）反射（$C_6 \sim C_7$，桡神经），桡反射（$C_5 \sim C_6$，桡神经），膝（腱）反射（$L_2 \sim L_4$，股神经），踝反射或跟腱反射（$S_1 \sim S_2$，胫神经）。深反射减弱或消失表示反射弧抑制或中断；深反射亢进通常由上运动神经元病变所致，如锥体束病损，致脊髓反射弧的抑制释放；深反射对称性改变不一定是神经系统病损所致，而不对称性改变则是神经系统病损的重要体征；髌阵挛和踝阵挛是腱反射亢进的表现，在锥体束损害时出现。

（2）浅反射：腹壁反射，上方（$T_7 \sim T_8$），中部（$T_9 \sim T_{10}$），下方（$T_{11} \sim T_{12}$）；提睾反射（$L_1 \sim L_2$）；跖反射（$S_1 \sim S_2$）；肛门反射（$S_4 \sim S_5$）；球海绵体反射。

（3）病理反射：一般在中枢神经系统受损时出现，主要是锥体束受损，对脊髓的抑制作用丧失而出现的异常反射。常见的有：Hoffmann 征、Babinski 征、Chaddock 征、Oppenheim 征、Gordon 征以及 Rossolimo 征。

5. 自主神经检查　又称植物神经检查。

（1）皮肤、毛发、指甲的营养状态：自主神经损害时，表现为皮肤粗糙、失去正常的光泽、表皮脱落、发凉、无汗；毛发脱落；指（趾）甲增厚、失去光泽、易裂。此外，还可显示血管舒缩变化：毛细血管充盈迟缓。

（2）皮肤划痕试验：用光滑的小木签在皮肤上划线，数秒后如果出现先白后红的条纹，为正常。若划后出现白色线条并持续时间较长（超过5分钟），则提示有交感神经兴奋性增高。如红色条纹持续时间较长，而且逐渐增宽甚至隆起，提示副交感神经兴奋增高或交感神经麻痹。

三、各部位检查法

（一）脊柱检查

脊柱由7个颈椎、12个胸椎、5个腰椎、5个骶椎、4个尾椎构成。常见的脊柱疾病多发生于颈椎和腰椎。

1. 视诊　脊柱居体轴的中央，并有颈、胸、腰段的生理弯曲。先观察脊柱的生理弧度是否正常，检查棘突连线是否在一条直线上。正常人第7颈椎棘突最突出。如有异常的前凸、后凸和侧凸则应记明其方向和部位。脊柱侧凸如继发于神经纤维瘤病，则皮肤上常可见到咖啡斑，此为该病的诊断依据之一。腰骶部如有丛毛或膨出是脊椎裂的表现。常见的脊柱畸形有角状后凸（结核、肿瘤、骨折等）、圆弧状后凸（强直性脊柱炎、青年圆背等）、侧凸（特发性脊柱侧凸、先天性脊柱侧凸、椎间盘突出症等）。还应观察患者的姿势和步态。腰扭伤或腰椎结核的患者常以双手扶腰行走；腰椎间盘突出症的患者，行走时身体常向前侧方倾斜。

2. 触诊　颈椎从枕骨结节向下，第一个触及的是第2颈椎棘突。颈前屈时第7颈椎棘突最明显，故又称隆椎。两肩胛下角连线，通过第7胸椎棘突，约平第8胸椎椎体。两髂嵴最高点连线通过第4腰椎棘突或第4、5腰椎椎体间隙，常依此确定胸腰椎位置。棘突上压痛常见于棘上韧带损伤、棘突骨折；棘间韧带压痛常见于棘间韧带损伤；腰背肌压痛常见于腰肌劳损；腰部肌肉痉挛常是腰椎结核、急性腰扭伤及腰椎滑脱等的保护性现象。

3. 叩诊　脊柱疾患如结核、肿瘤、脊柱炎，以手指（或握拳）、叩诊锤叩打局部时可出现深部疼痛，而压痛不明显或较轻。这可与浅部韧带损伤进行区别。

4. 动诊和量诊　脊柱中立位是身体直立，目视前方。颈段活动范围：前屈后伸均45°，侧屈45°。腰段活动：前屈45°，后伸20°，侧屈30°。腰椎间盘突出症患者，脊柱侧屈及前屈受限；脊椎结核或强直性脊柱炎的患者脊柱的各个方向活动均受限制，失去正常的运动曲线。腰椎管狭窄症的患者主观症状多而客观体征较少，脊柱后伸多受限。

5. 特殊检查

（1）Eaton试验：患者坐位，检查者一手将患者头部推向健侧，另一手握住患者腕部向外下牵引，如出现患肢疼痛、麻木感为阳性，见于颈椎病。

（2）Spurling试验：患者端坐，头后仰并偏向患侧，术者用手掌在其头顶加压，出现颈痛并向患手放射为阳性，可见于颈椎病。

（3）幼儿脊柱活动检查法：患儿俯卧，检查者双手抓住患儿双踝上提，如有椎旁肌痉挛，则脊柱生理前凸消失，呈板样强直为阳性，常见于脊柱结核患儿。

（4）拾物试验：在地上放一物品，嘱患儿去拾，如骶棘肌有痉挛，患儿拾物时只能屈曲两侧膝、髋关节而不能弯腰，多见于下胸椎及腰椎病变。

（5）髋关节过伸试验：患者俯卧，检查者一手压在患者骶部，一手将患侧膝关节屈至90°，握住踝部，向上提起，使髋过伸，此时必扭动骶髂关节，如有疼痛即为阳性。此试验可同时检查髋关节及骶髂关节的病变。

（6）骶髂关节扭转试验：患者仰卧，屈健侧髋、膝，让患者抱住；病侧大腿垂于床缘外。检查者一手按健侧膝，一手压病侧膝，出现骶髂关节痛者为阳性，可见于腰骶关节病变。

（7）腰骶关节过伸试验：患者俯卧，检查者的前臂插在患者两大腿的前侧，另一手压住腰部，将患者大腿向上抬，若有疼痛，则说明骶髂关节病变。

（8）Addison 征：患者坐位，昂首转向患侧，深吸气后屏气，检查者一手抵患侧下颌，给以阻力，一手摸患侧桡动脉。动脉搏动减弱或消失，则为阳性，表示血管受挤压，常见于前斜角肌综合征等。

（9）直腿抬高试验：患者仰卧，检查者一手托患者足跟，另一手保持膝关节伸直，缓慢抬高患肢，如在 60°范围之内即出现坐骨神经的放射痛，称为直腿抬高试验阳性。在直腿抬高试验阳性时，缓慢放低患肢高度，待放射痛消失后，再将踝关节被动背屈，如再度出现放射痛，则称为直腿抬高加强试验（Bragard 征）阳性。

（10）股神经牵拉试验：患者俯卧、屈膝，检查者将其小腿上提或尽力屈膝，出现大腿前侧放射性疼痛者为阳性，见于股神经受压，多为腰$_{3\sim4}$椎间盘突出症。

（二）肩部检查

肩关节也称盂肱关节，是全身最灵活的关节。它由肩胛骨的关节盂和肱骨头构成。由于肱骨头大而关节盂浅，因而其既灵活又缺乏稳定性，是肩关节易脱位的原因之一。肩部的运动很少是由肩关节单独进行的，常常是肩关节、肩锁关节、胸锁关节及肩胛骨—胸壁连接均参与的复合运动，因此检查肩部活动时需兼顾各方面。

1. 视诊　肩的正常外形呈圆弧形，两侧对称。三角肌萎缩或肩关节脱位后弧度变平，称为"方肩"。先天性高肩胛患者患侧明显高于健侧。斜方肌瘫痪表现为垂肩，肩胛骨内上角稍升高。前锯肌瘫痪向前平举上肢时表现为翼状肩胛。

2. 触诊　锁骨位置表浅，全长均可触到。喙突尖在锁骨下方肱骨头内侧，与肩峰和肱骨大结节形成肩等边三角称为肩三角。骨折、脱位时，此三角有异常改变。

3. 动诊和量诊　检查肩关节活动范围时，须先将肩胛骨下角固定，以鉴别是盂肱关节的单独活动还是包括其他两个关节的广义的肩关节活动。肩关节的运动包括内收、外展、前屈、后伸、内旋和外旋。肩关节中立位为上臂下垂屈肘 90°，前臂指向前。正常活动范围：外展 80°~90°，内收 20°~40°，前屈 70°~90°，后伸 40°，内旋 45°~70°，外旋 45°~60°。

肩外展超过 90°时称为上举（160°~180°），须有肱骨和肩胛骨共同参与才能完成。肩周炎仅表现为外展、外旋明显受限；关节炎则各个方向运动均受限。

4. 特殊检查

（1）Dugas 征：正常人将手搭在对侧肩上，肘部能贴近胸壁。肩关节前脱位时肘部内收受限，伤侧的手搭在对侧肩上，肘部则不能贴近胸壁，或肘部贴近胸部时，则手搭不到对侧肩，此为 Dugas 征阳性。

（2）痛弧：冈上肌腱有病损时，肩外展 60°~120°有疼痛，因为在此范围内肌腱与肩峰下面摩擦、撞击，此范围以外则无疼痛。常用于肩周炎的检查判定。

（三）肘部检查

肘关节包括肱尺关节、肱桡关节、上尺桡关节 3 个关节。除具有屈伸活动功能外，还有前臂的旋转功能。

1. 视诊　正常肘关节完全伸直时，肱骨内、外上髁和尺骨鹰嘴在一直线上；肘关节完全屈曲时，这 3 个骨突构成等腰三角形（称肘后三角）。肘关节脱位时，三点关系发生改变；肱骨髁上骨折时，此三点关系不变。前臂充分旋后时，上臂与前臂之间有 10°~15°外翻角，又称提携角。该角度减小时称为肘内翻，增大时称为肘外翻。肘关节伸直时，鹰嘴的桡侧有一小凹陷，为肱桡关节的部位。桡骨头骨折或肘关节肿胀时，此凹陷消失并有压痛。桡骨头脱位在此部位可见到异常骨突，旋转前臂时可触到突出的桡骨头转动。肘关节积液或积血时，患者屈肘从后面观察，可见鹰嘴之上肱三头肌腱的两侧胀满。肿胀严重者，如化脓性或结核性关节炎时，肘关节成梭形。

2. 触诊　肱骨干可在肱二头肌与肱三头肌之间触知。肱骨内、外上髁和尺骨鹰嘴位置表浅容易触知。肘部慢性劳损常见的部位在肱骨内、外上髁处。外上髁处为伸肌总腱的起点，肱骨外上髁炎时，局部明显压痛。

3. 动诊和量诊　肘关节屈伸运动通常以完全伸直为中立位 0°。活动范围：屈曲 135°~150°，伸

0°，可有5°~10°过伸。肘关节的屈伸活动幅度，取决于关节面的角度和周围软组织的制约。在肘关节完全伸直位时，因侧副韧带被拉紧，不可能有侧方运动，如果出现异常的侧方运动，则提示侧副韧带断裂或内、外上髁骨折。

4. 特殊检查　Mills征：患者肘部伸直，腕部屈曲，将前臂旋前时，肱骨外上髁处疼痛为阳性，常见于肱骨外上髁炎，或称网球肘。

（四）腕部检查

腕关节是前臂与手之间的移行区，包括桡尺骨远端、腕骨掌骨基底、桡腕关节、腕中关节、腕掌关节及有关的软组织。前臂的肌腱及腱鞘均经过腕部。这些结构被坚实的深筋膜包被，与腕骨保持密切的联系，使腕部保持有力并允许广泛的运动以适应手的多种复杂功能。

1. 视诊　微屈腕时，腕前区有2~3条腕前皮肤横纹。用力屈腕时，由于肌腱收缩，掌侧有3条明显的纵行皮肤隆起，中央为掌长肌腱，桡侧为桡侧腕屈肌腱，尺侧为尺侧腕屈肌腱。桡侧腕屈肌腱的外侧是扣及桡动脉的常用位置，皮下脂肪少的人可见桡动脉搏动。解剖学"鼻烟窝"是腕背侧的明显标志，它由拇长展肌和拇短伸肌腱、拇长伸肌腱围成，其底由舟骨、大多角骨、桡骨茎突和桡侧腕长、短伸肌组成。其深部是舟骨，舟骨骨折时该窝肿胀。腕关节结核和类风湿关节炎表现为全关节肿胀。腕背皮下半球形肿物多为腱鞘囊肿。月骨脱位后腕背或掌侧肿胀，握拳时可见第3掌骨头向近侧回缩（正常时较突出）。

2. 触诊　舟骨骨折时"鼻烟窝"有压痛。正常时桡骨茎突比尺骨茎突低1 cm，当桡骨远端骨折时这种关系有改变。腱鞘囊肿常发生于手腕背部，为圆形、质韧、囊性感明显的肿物。疑有舟骨或月骨病变时，让患者半握拳尺偏，叩击第3掌骨头时腕部近中线处疼痛。

3. 动诊和量诊　通常以第3掌骨与前臂纵轴成一直线为腕关节中立位0°。正常活动范围：背屈35°~60°，掌屈50°~60°，桡偏25°~30°，尺偏30°~40°。腕关节的正常运动对手的活动有重要意义，因而其功能障碍有可能影响到手的功能，利用合掌法易查出其轻微异常。

4. 特殊检查

（1）Finkelsein试验：患者拇指握于掌心，使腕关节被动尺偏，桡骨茎突处疼痛为阳性，为桡骨茎突狭窄性腱鞘炎的典型体征。

（2）腕关节尺侧挤压试验：腕关节中立位，使之被动向尺侧偏并挤压，下尺桡关节疼痛为阳性，多见于腕三角软骨损伤或尺骨茎突骨折。

（五）手部检查

手部具有复杂而重要的功能，由5个掌骨和14个指骨组成。人类拇指的对掌功能是区别于其他哺乳动物的重要特征。

1. 视诊　常见的畸形有并指、多指、巨指（多由脂肪瘤、淋巴瘤、血管瘤引起）等。钮孔畸形见于手指近侧指间关节背面中央腱束断裂；鹅颈畸形系因手内在肌萎缩或作用过强所致；爪形手是前臂肌群缺血性挛缩的结果；梭形指多为结核、内生软骨瘤或指间关节损伤所致。类风湿关节炎呈双侧多发性掌指、指间和腕关节肿大，晚期掌指关节尺偏。

2. 触诊　指骨、掌骨均可触到。手部瘢痕检查需配合动诊，观察是否与肌腱、神经粘连。

3. 动诊和量诊　手指各关节完全伸直为中立位0°。活动范围掌指关节屈60°~90°，伸0°，过伸20°；近侧指间关节屈90°，伸0°，远侧指间关节屈60°~90°，伸0°。手的休息位：是手休息时所处的自然静止的姿势，即腕关节背屈10°~15°，示指至小指呈半握拳状，拇指部分外展，拇指尖接近示指远侧指间关节。手的功能位：腕背屈20°~35°，拇指外展、对掌，其他手指略分开，掌指关节及近侧指间关节半屈曲，而远侧指间关节微屈曲，相当于握小球的体位。该体位时，手能根据不同需要迅速做出不同的动作，发挥其功能，外伤后的功能位固定即以此为标准。

手指常发生屈肌腱鞘炎，屈伸患指可听到弹响，称为弹响指或扳机指。

（六）骨盆和髋部检查

髋关节是人体较大、较稳定的关节之一，属典型的球窝关节，由股骨头、髋臼和股骨颈形成关节，下方与股骨相连。其结构与人体直立所需的负重与行走功能相适应。髋关节远较肩关节稳定，没有强大暴力一般脱位机会很少。负重和行走是髋关节的主要功能，其中负重功能更重要，保持髋关节稳定是各种矫形手术的原则。由于人类直立行走，髋关节是下肢最易受累的关节。

1. 视诊　应首先注意髋部疾病所致的病理步态，常需行走、站立和卧位结合检查。特殊的步态，对诊断疾病十分重要，骨科医生应明了其机制。髋关节患慢性感染时，常呈屈曲内收畸形；髋关节后脱位时，常呈屈曲内收内旋畸形；股骨颈及转子间骨折时，伤肢呈外旋畸形。

2. 触诊　先天性髋关节脱位和股骨头缺血性坏死的患者，多有内收肌挛缩，可触及紧张的内收肌。骨折的患者有局部肿胀压痛；髋关节感染性疾病局部多有红肿、发热且有压痛。外伤性脱位的患者可有明显的局部不对称性突出。挤压分离试验对骨盆骨折的诊断具有重要意义。

3. 叩诊　髋部有骨折或炎症，握拳轻叩大粗隆或在下肢伸直位叩击足跟部时，可引起髋关节疼痛。

4. 动诊　髋关节中立位0°为髋膝伸直，髌骨向上。正常活动范围：屈130°～140°，伸0°，过伸可达15°；内收20°～30°，外展30°～45°；内旋40°～50°，外旋30°～40°。除检查活动范围外，还应注意在双腿并拢时能否下蹲，有无弹响。臀肌挛缩症的患者，双膝并拢不能下蹲，活动髋关节时会出现弹响，常称为弹响髋。

5. 量诊　发生股骨颈骨折、髋脱位、髋关节结核或化脓性关节炎股骨头破坏时，大转子向上移位。测定方法有：①Shoemaker线，正常时，大转子尖与髂前上棘的连线延伸，在脐上与腹中线相交；大转子上移后，该延线与腹中线相交在脐下。②Nelaton线，患者侧卧并半屈髋，在髂前上棘和坐骨结节之间画线。正常时此线通过大转子尖。③Bryant三角，患者仰卧，从髂前上棘垂直向下和向大转子尖各画一线，再从大转子尖向近侧画一水平线，该三线构成一三角形。大转子上移时底边比健侧缩短。

6. 特殊检查

（1）滚动试验：患者仰卧位，检查者将一手掌放患者大腿上轻轻使其反复滚动，急性关节炎时可引起疼痛或滚动受限。

（2）"4"字试验（Patrick sign）：患者仰卧位，健肢伸直，患侧髋与膝屈曲，大腿外展、外旋将小腿置于健侧大腿上，形成一个"4"字，一手固定骨盆，另一手下压患肢，出现疼痛为阳性，见于骶髂关节及髋关节内有病变或内收肌有痉挛的患者。

（3）Thomas征：患者仰卧位，充分屈曲健侧髋膝并使腰部贴于床面，若患肢自动抬高离开床面或迫使患肢与床面接触则腰部前凸时，称Thomas征阳性，见于髋部病变和腰肌挛缩。

（4）骨盆挤压分离试验：患者仰卧位，从双侧髂前上棘处对向挤压或向后外分离骨盆，引起骨盆疼痛为阳性，见于骨盆骨折。须注意检查时手法要轻柔，以免加重骨折端出血。

（5）Trendelenburg试验：患者背向检查者，健肢屈髋、屈膝上提，用患肢站立，如健侧骨盆及臀褶下降为阳性。多见于臀中、小肌麻痹，髋关节脱位及陈旧性股骨颈骨折等。

（6）Allis征：患者仰卧位，屈髋、屈膝，两足平行放于床面，足跟对齐，观察双膝的高度，如一侧膝比另一侧高时即为阳性，见于髋关节脱位、股骨或胫骨短缩。

（7）望远镜试验：患者仰卧位，下肢伸直，检查者一手握住患侧小腿，沿身体纵轴上下推拉，另一手触摸同侧大转子，如出现活塞样滑动感为阳性，多见于儿童先天性髋关节脱位。

（七）膝部检查

膝关节是人体最复杂的关节，解剖学上被列为屈戌关节。主要功能为屈伸活动，膝部内外侧韧带、关节囊、半月板和周围的软组织保持其稳定。

1. 视诊　检查时患者首先呈立正姿势站立。正常时，两膝和两踝应能同时并拢互相接触，若两踝能并拢而两膝不能互相接触则为膝内翻，又称"O形腿"。若两膝并拢而两踝不能接触则为膝外翻，又称"X形腿"。膝内、外翻是指远侧肢体的指向。在伸膝位，髌韧带两侧稍凹陷。有关节积液或滑膜增厚时，凹陷消失。比较两侧股四头肌有无萎缩，早期萎缩可见内侧头稍平坦，用软尺测量更为准确。

2. 触诊　触诊的顺序为先检查前侧，如股四头肌、髌骨、髌腱和胫骨结节之间的关系等，然后再俯卧位检查膝后侧，在屈曲位检查腘窝、外侧的股二头肌、内侧的半腱肌半膜肌有无压痛或挛缩。

髌骨前方出现囊性肿物，多为髌前滑囊炎。膝前外侧有囊性肿物，多为半月板囊肿；膝后部的肿物多为腘窝囊肿。考虑膝关节积血或积液，可行浮髌试验。膝关节表面软组织较少，压痛点的位置往往就是病灶的位置，所以检查压痛点对定位诊断有很大的帮助。髌骨下缘的平面正是关节间隙，关节间隙的压痛点可以考虑是半月板的损伤处或有骨赘之处。

内侧副韧带的压痛点往往不在关节间隙，而在股骨内髁结节处；外侧副韧带的压痛点在腓骨小头上方。髌骨上方的压痛点代表髌上囊的病灶。另外，膝关节的疼痛，要注意检查髋关节，因为髋关节疾病可刺激闭孔神经，引起膝关节牵涉痛。如果膝关节持续性疼痛、进行性加重，可考虑股骨下端和胫骨上端肿瘤的可能性。

3. 动诊和量诊　膝伸直为中立位 0°。正常活动范围：屈 120°～150°，伸 0°，过伸 5°～10°。膝关节伸直时产生疼痛是由于肌肉和韧带紧张，关节面的压力增大所致，可考虑为关节面负重部位的病变。如果最大屈曲时有胀痛，可推测是由于股四头肌的紧张，髌上滑囊内的压力增高和肿胀的滑膜被挤压而引起，这是关节内有积液的表现。总之，一般情况下伸直痛是关节面的病变，屈曲痛是膝关节水肿或滑膜炎的表现。

当膝关节处于向外翻的压力下，并做膝关节屈曲动作时，若产生外侧疼痛，则说明股骨外髁和外侧半月板有病变。反之，内翻同时有屈曲疼痛者，病变在股骨内髁或内侧半月板。

4. 特殊检查

（1）侧方应力试验：患者仰卧位，将膝关节置于完全伸直位，分别做膝关节的被动外翻和内翻检查，与健侧对比。若超出正常外翻或内翻范围，则为阳性，说明有内侧或外侧副韧带损伤。

（2）抽屉试验：患者仰卧屈膝 90°，检查者轻坐在患侧足背上（固定），双手握住小腿上段，向后推，再向前拉。前交叉韧带断裂时，可向前拉 0.5 cm 以上；后交叉韧带断裂者可向后推 0.5 cm 以上。将膝置于屈曲 10°～15° 进行试验（Lachman 试验），则可增加本试验的阳性率，有利于判断前交叉韧带的前内束或后外束损伤。

（3）McMurray 试验：患者仰卧位，检查者一手按住患膝，另一手握住踝部，将膝完全屈曲，足踝抵住臀部，然后将小腿极度外展外旋或内收内旋，在保持这种应力的情况下，逐渐伸直，在伸直过程中若能听到或感到响声，或出现疼痛为阳性，说明半月板有病变。

（4）浮髌试验：患者仰卧位，伸膝，放松股四头肌，检查者的一手放在髌骨近侧，将髌上囊的液体挤向关节腔，同时另一手示指、中指急速下压。若感到髌骨碰击股骨髁部时，为浮髌试验阳性。一般中等量积液时（50 mL），浮髌试验才呈阳性。

（八）踝和足部检查

踝关节属于屈戍关节，其主要功能是负重，运动功能主要限于屈伸，可有部分内外翻运动。与其他负重关节相比，踝关节活动范围小，但更为稳定。其周围多为韧带附着，有数条较强壮肌腱。由于其承担较大负重功能，故扭伤发病率较高。足由骨和关节形成内纵弓、外纵弓及前部的横弓，是维持身体平衡的重要结构。足弓还具有吸收震荡，负重，完成行走、跑跳动作等功能。

1. 视诊　观察双足大小和外形是否正常一致。足先天性、后天性畸形较为常见，一般有：马蹄内翻足、高弓足、平足、踇外翻等。脚印对检查足弓、足的负重点及足的宽度均有重要意义。外伤时踝及足均有明显肿胀。

2. 触诊　主要注意疼痛的部位、性质，肿物的大小、质地。注意检查足背动脉，以了解足和下肢的血循环状态。一般可在足背第 1、2 跖骨之间触及其搏动。足背的软组织较薄，根据压痛点的位置，可估计疼痛位于某一骨骼、关节、肌腱和韧带。然后再根据主动和被动运动所引起的疼痛，就可以推测病变的部位。如跟痛症多在足跟跟骨前下方偏内侧，相当于跖腱膜附着于跟骨结节部。踝内翻时踝疼痛，而外翻时没有疼痛，压痛点在外踝，则推断病变在外踝的韧带上。

3. 动诊和量诊　踝关节中立位为小腿与足外缘垂直。正常活动范围：背屈 20°～30°，跖屈 40°～50°。足内、外翻活动主要在胫距关节；内收、外展在距跗和距间关节，范围很小。跖趾关节的中立位为足与地面平行。正常活动范围：背屈 30°～40°，跖屈 30°～40°。

（九）上肢神经检查

上肢的神经支配主要来自臂丛神经，它由 $C_5 \sim T_1$ 神经根组成，主要有桡神经、正中神经、尺神经和腋神经。通过对神经支配区感觉运动的检查可明确病变部位。

1. 桡神经　发自臂丛后束，为臂丛神经最大的一支，在肘关节水平分为深、浅二支。根据损伤水平及深、浅支受累不同，其表现也不同，是上肢手术中最易损伤的神经之一。在肘关节以上损伤，出现垂腕畸形（drop-wrist deformity），手背"虎口"区皮肤麻木，掌指关节不能伸直。在肘关节以下，桡神经深支损伤时，因桡侧腕长伸肌功能存在，所以无垂腕畸形。单纯浅支损伤可发生于前臂下 1/3，仅有拇指背侧及手桡侧感觉障碍。

2. 正中神经　由臂丛内侧束和外侧束组成。损伤多发生于肘部和腕部，在腕关节水平损伤时，大鱼际瘫痪，桡侧三个半手指掌侧皮肤感觉消失，不能用拇指和示指捡起一根细针；损伤水平高于肘关节时，还表现为前臂旋前和拇指示指的指间关节不能屈曲。陈旧损伤还有大鱼际萎缩，拇指伸直与其他手指在同一水平面上且不能对掌，称为"平手"或"猿手"畸形。

3. 尺神经　发自臂丛内侧束，在肘关节以下发出分支支配尺侧腕屈肌和指深屈肌尺侧半；在腕以下分支支配骨间肌、小鱼际、拇收肌以及第 3、4 蚓状肌。尺神经在腕部损伤后，上述肌麻痹。查 Froment 征可知有无拇收肌瘫痪。肘部尺神经损伤，尺侧腕屈肌瘫痪（患者抗阻力屈腕时，在腕部掌尺侧摸不到）。陈旧损伤出现典型的"爪形手"：小鱼际和骨间肌萎缩（其中第 1 骨间背侧肌萎缩出现最早且最明显），小指和环指指间关节屈曲，掌指关节过伸。

4. 腋神经　发自臂丛后束，肌支支配三角肌和小圆肌，皮支分布于肩部和上臂后部的皮肤。肱骨外科颈骨折、肩关节脱位或使用腋杖不当时，都可损伤腋神经，导致三角肌瘫痪，臂不能外展、肩部感觉丧失。如三角肌萎缩，则可出现方肩畸形。

5. 腱反射　肱二头肌腱反射（$C_5 \sim C_6$）：患者屈肘 90°，检查者手握其肘部，拇指置于肱二头肌腱上，用叩诊锤轻叩该指，可感到该肌收缩和肘关节屈曲。肱三头肌反射（$C_6 \sim C_7$）：患者屈肘 60°，用叩诊锤轻叩肱三头肌腱，可见到肱三头肌收缩及伸肘。

（十）下肢神经检查

1. 坐骨神经　损伤后，下肢后侧、小腿前外侧、足底和足背外侧皮肤感觉障碍，不能屈伸足踝各关节。损伤平面高者尚不能主动屈膝。

2. 胫神经　损伤后，出现仰趾畸形，不能主动跖屈踝关节，足底皮肤感觉障碍。

3. 腓总神经　损伤后，足下垂内翻，不能主动背屈和外翻，小腿外侧及足背皮肤感觉障碍。

4. 腱反射

（1）膝（腱）反射（$L_2 \sim L_4$）：患者仰卧位，下肢肌肉放松。检查者一手托腘窝部使膝半屈，另一手以叩诊锤轻叩髌腱，可见股四头肌收缩并有小腿上弹。

（2）踝反射或跟腱反射（$S_1 \sim S_2$）：患者仰卧位，肌肉放松，两髋膝屈曲，两大腿外展。检查者一手掌抵足底使足轻度背屈，另一手以叩诊锤轻叩跟腱，可见小腿屈肌收缩及足跖屈。

（十一）脊髓损伤检查

脊柱骨折、脱位及脊髓损伤的发病率在逐年升高，神经系统检查对脊髓损伤的部位、程度的初步判断及进一步检查和治疗具有重要意义。其检查包括感觉、运动、反射、交感神经和括约肌功能等。

1. 视诊　检查时应尽量不搬动患者，去除衣服，注意观察：①呼吸，若胸腹式主动呼吸均消失，仅有腹部反常活动者为颈髓损伤。仅有胸部呼吸而无主动腹式呼吸者，为胸髓中段以下的损伤。②伤肢姿势，上肢完全瘫痪显示上颈髓损伤；屈肘位瘫为第 7 颈髓损伤。③阴茎可勃起者，反映脊髓休克已解除，尚保持骶神经功能。

2. 触诊和动诊　一般检查躯干、肢体的痛觉、触觉，根据脊髓节段分布判断感觉障碍平面所反映的损伤部位，做好记录；可反复检查几次，前后对比，以增强准确性并为观察疗效作依据。麻痹平面的上升或下降表示病情的加重或好转。不能忽视会阴部及肛周感觉检查。检查膀胱有无尿潴留。肛门指诊以检查肛门括约肌功能。触诊脊柱棘突及棘突旁有无压痛及后凸畸形，判断是否与脊髓损伤平面相符。

详细检查肌力、腱反射和其他反射。①腹壁反射：用钝针在上、中、下腹皮肤上轻划。正常者可见同侧腹肌收缩，上、中、下各段分别相当于 $T_7 \sim T_8$、$T_9 \sim T_{10}$、$T_{11} \sim T_{12}$。②提睾反射：用钝针划大腿内侧上 1/3 皮肤，正常时同侧睾丸上提。③肛门反射：针刺肛门周围皮肤，肛门皮肤出现皱缩或肛诊时感到肛门括约肌收缩。④球海绵体反射：用拇、示指两指挤压龟头或阴蒂，或牵拉插在膀胱内的蕈状导尿管，球海绵体和肛门外括约肌收缩。肛门反射、肛周感觉、球海绵体反射和屈趾肌自主运动的消失，合称为脊髓损伤四征。

（张宏伟）

第二节　骨科相关实验室检查

与其他疾病一样，除了临床检查和影像学检查外，实验室检查也是骨科疾病诊疗过程中必不可少的工具。以下所讨论的是骨科有关实验室检查的参考值及其意义。

一、红细胞沉降率（ESR）

1. 参考值　男性 0 ~ 15 mm/h，女性 0 ~ 20 mm/h（魏氏法）。

2. 意义　增快：①风湿性疾病活动期。②活动性肺结核。③恶性肿瘤。④结缔组织病。⑤高球蛋白症，如多发性骨髓瘤。⑥妇女绝经期、妊娠期等。

二、出血、凝血功能检查

1. 血浆凝血酶原时间（PT）和国际标准化比值（INR）　参考值：PT 11 ~ 13 秒，INR 0.82 ~ 1.15。

PT 比参考值延长 3 秒以上有意义。凝血酶原时间延长见于：①先天性凝血因子缺乏，如凝血酶原（因子Ⅱ）、因子Ⅴ、因子Ⅶ、因子Ⅹ及纤维蛋白原缺乏。②获得性凝血因子缺乏，如继发性/原发性纤维蛋白溶解功能亢进、严重肝病等。③抗凝治疗。④维生素 K 缺乏。

PT 缩短或 INR 减小常见于：先天性凝血因子Ⅴ增多症、妇女口服避孕药、血栓栓塞性疾病及高凝状态等。

2. 部分活化的凝血活酶时间（APTT）和比值（APTT-R）　参考值：32 ~ 43 秒，APTT-R 0.8 ~ 1.2。

APTT 延长 10 秒以上有意义，见于凝血因子Ⅷ、Ⅸ和Ⅺ显著减少，血友病甲、乙、丙；凝血因子Ⅱ、Ⅴ、Ⅹ和纤维蛋白原显著减少，如先天性凝血酶原缺乏症、重症肝病等；纤溶系统活性亢进，如 DIC、抗凝治疗、SLE。

APTT 缩短见于血栓前状态和血栓性疾病。

3. 血浆纤维蛋白原（fibrinogen，FIB）　参考值：2.0 ~ 4.0 g/L。

FIB 升高见于肺炎、胆囊炎、肾炎、风湿性关节炎、脑血栓、心肌梗死、糖尿病、恶性肿瘤等。

FIB 降低见于严重肝病、大量出血、DIC 等。

三、血液生化

1. 血清钾（K）　参考值：3.5 ~ 5.5 mmol/L。

2. 血清钠（Na）　参考值：135 ~ 145 mmol/L。

3. 血清氯化物（Cl）　参考值：95 ~ 110 mmol/L。

4. 血清钙（Ca）　参考值：成人 2.12 ~ 2.69 mmol/L，儿童 2.25 ~ 2.69 mmol/L。

意义：①增高见于甲状旁腺功能亢进、骨肿瘤、维生素 D 摄入过多，肾上腺皮质功能减退、结节病。②降低见于甲状旁腺功能降低、维生素 D 缺乏、骨质软化症、佝偻病、引起血清蛋白减少的疾病（如恶性肿瘤）。

5. 血清离子钙　参考值：1.10 ~ 1.34 mmol/L。

意义：①增高见于甲状旁腺功能亢进、代谢性酸中毒、肿瘤、维生素 D 摄入过多。②降低见于甲状旁腺功能降低、维生素 D 缺乏、慢性肾衰竭。

6. 血清无机磷（P）　参考值：成人 0.80 ~ 1.60 mmol/L，儿童 1.50 ~ 2.08 mmol/L。

意义：①增高见于甲状旁腺功能降低、急慢性肾功能不全、多发性骨髓瘤、维生素 D 摄入过多、骨折愈合期。②降低见于甲状旁腺功能亢进、骨质软化症、佝偻病、长期腹泻及吸收不良。

7. 血清硒（Se）　参考值：1.02 ~ 2.29 μmol/L。

意义：降低见于克山病、大骨节病、肝硬化、糖尿病等。

8. 尿酸（UA）　参考值：男性 149 ~ 416 μmol/L，女性 89 ~ 357 μmol/L。

意义：增高见于痛风、肾脏疾病、慢性白血病、红细胞增多症、多发骨髓瘤。

9. 血清碱性磷酸酶（ALP）　参考值：40 ~ 160 U/L。

意义：增高见于肝内外阻塞性黄疸明显增高，肝脏疾病，佝偻病、骨质软化症、成骨肉瘤、肿瘤的骨转移，甲状旁腺功能亢进、妊娠后期，骨折恢复期，生长发育期的儿童。

10. C 反应蛋白（CRP）　参考值：420 ~ 5 200 μg/L。

意义：阳性见于急性化脓性感染、菌血症、组织坏死、恶性肿瘤、类风湿关节炎、结缔组织病、创伤及手术后。

11. 血清蛋白电泳　参考值：白蛋白，60% ~ 70%；α_1 球蛋白，1.7% ~ 5.0%；α_2 球蛋白，6.7% ~ 12.5%；β 球蛋白，8.3% ~ 16.3%；γ 球蛋白，10.7% ~ 20.0%。

意义：①α_1 球蛋白升高见于肝癌、肝硬化、肾病综合征、营养不良。②α_2 球蛋白升高见于肾病综合征、胆汁性肝硬化、肝脓肿、营养不良。③β 球蛋白升高见于高脂血症、阻塞性黄疸、胆汁性肝硬化。④γ 球蛋白升高见于慢性感染、肝硬化、多发性骨髓瘤、肿瘤。⑤γ 球蛋白降低见于肾病综合征、慢性肝炎。

四、血清免疫学检查

1. 单克隆丙种球蛋白（M 蛋白）　参考值：阴性。

阳性见于多发性骨髓瘤、巨球蛋白血症、恶性淋巴瘤、冷球蛋白血症等。

2. 抗链球菌溶血素"O"（ASO）　参考值：250 kU/L。

增高见于风湿性关节炎、风湿性心肌炎、扁桃体炎、猩红热等。

3. 类风湿因子（RF）　参考值：阴性。

RF 有 IgA、IgG、IgM、IgD 和 IgE 五类。IgM 类 RF 与类风湿关节炎（RA）活动性无关。IgG 类 RF 与 RA 患者的滑膜炎、血管炎、关节外症状密切相关。IgA 类 RF 见于 RA、硬皮病、Felty 综合征、系统性红斑狼疮，是 RA 的活动性指标。

4. 人类白细胞抗原 B27（HLA-B27）　参考值：阴性。

意义：大约 90% 的强直性脊柱炎患者 HLA-B27 阳性，故 HLA-B27 阳性对强直性脊柱炎的诊断有参考价值，尤其对临床高度疑似病例。但仍有 10% 强直性脊柱炎患者 HLA-B27 阴性，因此 HLA-B27 阴性也不能除外强直性脊柱炎。

五、脑脊液检查

（一）常规检查

1. 压力　成人在侧卧位时脑脊液正常压力为 0.785 ~ 1.766 kPa（80 ~ 180 mmH$_2$O），椎管阻塞时脑脊液压力增高。

2. 外观　为无色透明水样液体。蛋白含量高时则呈黄色。如为血色者，应考虑蛛网膜下隙出血或穿刺损伤。

3. 潘氏（Pandy's）试验　又名石炭酸试验，为脑脊液中蛋白含量的定性试验，极为灵敏。根据白色混浊或沉淀物的多少用"＋"号的多少表示，正常为阴性，用"－"号；如遇有椎管梗阻则由于蛋白含量增高而出现阳性反应，最高为"＋＋＋＋"，表示强度白色浑浊和沉淀。

4. 正常脑脊液　白细胞数为（0～5）×10^6/L（0～5/mm^3），多为单个核的白细胞（小淋巴细胞和单核细胞）。6～10 个为界限状态，10 个以上即为异常。白细胞的增大见于脑脊髓膜或其实质的炎症。

（二）生物化学检查

1. 蛋白质定量　正常脑脊液中蛋白质相当于0.5%的血浆蛋白，即45 g/L。蛋白质增高多见于中枢神经系统感染、脑肿瘤、脑出血、脊髓压迫症、吉兰—巴雷综合征等。

2. 糖　正常脑脊液含糖量相当于60%～70%的血糖，即2.5～4.2 mmol/L（45～75 mg/dL）。各种椎管炎症时糖量减少，糖量增高见于糖尿病。

3. 氯化物　正常脑脊液含有的氯化物为120～130 mmol/L，较血氯为高，细菌性和真菌性脑膜炎时含量减少，结核性脑膜炎时尤其明显。

（三）特殊检查

1. 细菌学检查　为查明致病菌的种类及其抗药性与药敏试验，必要时行涂片、细菌培养或动物接种。
2. 脑脊液蛋白电泳　主要判定 γ 蛋白是否增高，有助于对恶性肿瘤的诊断。
3. 酶　观察其活性以判定脑组织受损程度及提高与预后之关系。
4. 免疫学方法测定　主要用于神经内科疾患的诊断和鉴别诊断。

六、尿液检查

1. 尿蛋白　参考值：0～0.15 g/24h。
中度尿蛋白（0.5～4.0 g/24h）见于多发性骨髓瘤、肾炎。
2. 尿钙　参考值：2.5～7.5 mmol/24h。
增高见于甲状旁腺功能亢进、维生素 D 中毒、多发性骨髓瘤等。
降低见于甲状旁腺功能降低、恶性肿瘤骨转移、维生素 D 缺乏、肾病综合征等。
3. 尿磷　参考值：9.7～42 mmol/L。
增高见于肾小管佝偻病、甲状旁腺功能降低、代谢性酸中毒等；降低见于急慢性肾功能不全、维生素 D 中毒等。

七、肺功能检查与血气分析

（一）肺功能的测定及分级

肺功能测定包括肺容量及通气功能的测定项目，包括肺活量、功能残气量、肺总量、每分通气量、最大通气量、第 1 秒用力呼出量、用力呼气肺活量及用力呼气中期流速等。还需根据肺活量、最大通气量的预计值公式，按年龄、性别、身高、体重等，算出相应的值，然后以实测值与预计值相比，算出所占百分比，根据比值，来评定肺功能的损害程度并分级。肺功能评定参考标准见表1-2。

表1-2　肺功能评定参考标准　　（%）

肺功能评定	最大通气量	残气/肺总量	第1秒最大呼气流量
正常	>75	<35	>70
轻度损害	60～74	36～50	55～69
中度损害	45～59	51～65	40～54
重度损害	30～44	66～80	25～39
极重度损害	<29	>81	<24

注：总评定为重度，3 项中至少有 2 项达重度以上损害。总评定为中度，3 项中至少有 2 项为中度损害，或 3 项中，轻、中、重度损害各 1 项。总评定为轻度，不足中度者。

（二）血气分析参考值

血液 pH 7.40（7.35~7.45）；PCO_2 40 mmHg（35~45）；PO_2 90 mmHg（80~110）；SaO_2 96%±1%。

八、关节液检查

关节液检查是关节炎鉴别诊断中最重要的方法之一。所有滑膜关节内部都有滑液（关节液），它是由滑膜毛细血管内的血浆滤过液加上滑膜衬里细胞产生分泌的透明质酸形成。正常关节腔内滑液量较少，其功能是帮助关节润滑和营养关节软骨。正常滑液清亮、透明、无色、黏稠度高。正常滑液细胞数低于 $200×10^6/L$（$200/mm^3$），且以单核细胞为主。滑液检查有助于鉴别诊断，尤其是对感染性或晶体性关节炎的确定诊断有重要意义。

由于滑膜的炎症或其他的病理变化可以改变滑液的成分、细胞内容和滑液的物理生化特点，因此不同疾病的滑液表现各不相同，为此滑液检查应包括：①滑液物理性质的分析：颜色、清亮度、黏性、自发黏集试验及黏蛋白凝集试验等。②滑液的细胞计数及分类。③滑液内晶体的检查。④滑液病原体的培养、分离。⑤生化项目的测定：葡萄糖、免疫球蛋白、总蛋白定量等。⑥特殊检查：滑液类风湿因子、抗核抗体、补体等。

临床上常将滑液分为 4 类：Ⅰ类非炎症性；Ⅱ类炎症性；Ⅲ类化脓性；Ⅳ类出血性。各类滑液的物理生化性质特点见表1-3。

表1-3 滑液的分类及特点

项目	正常	Ⅰ类非炎症性	Ⅱ类炎症性	Ⅲ类化脓性	Ⅳ类出血性
肉眼观察	清亮透明	透明黄色	透明或浑浊黄色	浑浊黄—白色	红色或深黄
黏性	很高	高	低	很低，凝固酶阳性	中
白细胞数（/L）	$<0.15×10^9$	$<3×10^9$	$<(3~5)×10^9$	$(50~300)×10^9$	$<(1~2)×10^9$
中性粒细胞	<25%	<25%	>50%	>75%	<30%
黏蛋白凝集试验	很好	很好—好	好—较差	很差	一般
葡萄糖浓度	接近血糖水平	接近血糖水平	低于血糖水平差别>1.4 mmol/L	低于血糖水平差别>2.8 mmol/L	正常
细菌涂片	—	—	—	有时可找到	—
细菌培养	—	—	—	可为+	—

Ⅰ类非炎症性滑液常见于骨关节炎和创伤性关节炎。Ⅱ类炎症性滑液最常见于以下 3 组疾病：①类风湿关节炎或其他结缔组织病。②血清阴性脊柱关节病，如强直性脊柱炎、赖特综合征。③晶体性关节炎，如痛风、假痛风。Ⅲ类化脓性滑液最常见的疾病为细菌感染性关节炎及结核性关节炎。Ⅳ类滑液为出血性，可由全身疾病或局部原因所致，最常见的原因是血友病、出凝血机制障碍或抗凝过度、创伤、绒毛结节性滑膜炎和神经病性关节病等。

（张宏伟）

第三节 骨科相关影像学检查

一、骨科X线检查

骨组织是人体的硬组织，含钙量多，密度高，X线不易穿透，与周围软组织形成良好的对比条件，使X线检查时能显示清晰的影像。X线检查不仅可以了解骨与关节疾病的部位、范围、性质、程度和周围软组织的关系，为治疗提供可靠的参考，还可在治疗过程中指导骨折脱位的手法整复、牵引、固定和观察治疗效果、病变的发展以及预后的判断等。此外，还可利用X线检查观察骨骼生长发育的情况，观察有无先天性畸形，以及观察某些营养和代谢性疾病对骨骼的影响。但X线检查只能从影像的变化来判断，而不完全是伤病的实质变化情况，有不少病变的 X 线征象往往比临床症状出现得迟，如急性化脓性骨髓炎，早期破坏的是骨内软组织而不是骨小梁结构，所以早期 X 线检查可无明确的骨质变化；另外，当 X 线投照未对准病变部位或 X 线投照的影像质量不好，会影响对病变的判断。因此，不可单纯依赖 X 线检查，它仅是辅助诊断手段之一而已。

（一）X 线检查的位置选择

拍摄 X 线片位置的正确，能够及时获得正确的诊断，避免误诊和漏诊，临床医生在填写申请 X 线检查单时，应包括检查部位和 X 线投照体位。

1. X 线检查常规位置 正位、侧位：正位又分为前后正位和后前正位，X 线球管在患者前方、照相底片在体后是前后位；反之则为后前位。常规是采用前后位，特殊申请方用后前位。侧位是 X 线球管置侧方，X 线底片置另一侧，投照后获得侧位照片，与正位结合后即可获得被检查部位的完整影像。

2. X 线检查特殊位置

（1）斜位：因侧位片上重叠阴影太多，某些部位需要申请斜位片，如为显示椎间孔或椎板病变，需要拍摄脊柱的斜位片。骶髂关节解剖上是偏斜的，也只有在斜位片上才能看清骶髂关节间隙。除常规斜位外，有些骨质需要特殊的斜位投照，如肩胛骨关节盂、腕舟状骨、腕大多角骨、胫腓骨上关节等。

（2）轴位：常规正侧位 X 线片上，不能观察到该部位的全貌，可加照轴位片，如髌骨、跟骨、肩胛骨喙突、尺骨鹰嘴等部位常需要轴位片来协助诊断。

（3）双侧对比 X 线片：为诊断骨损害的程度和性质，有时需要健侧对比，如儿童股骨头骨骺疾患，一定要对比才能看得出来。肩锁关节半脱位、踝关节韧带松弛，有时需要对比才能作出诊断。

（4）开口位：颈$_{1\sim2}$被门齿和下颌重叠，无法看清，开口位 X 线片可以看到寰枢椎脱位、齿状突骨折、齿状突发育畸形等病变。

（5）脊柱动力位 X 线片检查：对于颈椎或腰椎的疾患，可令患者过度伸展和屈曲颈椎或腰椎，拍摄 X 线侧位片，了解有无脊柱不稳定，对诊断和治疗有很大帮助。

（6）负重位 X 线片：常用于膝关节，可精确地显示骨关节炎患者的软骨破坏和力线异常。

（二）阅读 X 线片

1. X 线片的质量评价 读 X 线片一开始，先要评价此 X 线片的质量如何，质量不好的 X 线片常常会使有病变显示不出来，或无病变区看似有病变，会引起误差。好的 X 线片，黑白对比清晰，骨小梁、软组织的纹理清楚。

2. 骨结构

（1）骨膜：在 X 线下不显影，只有骨过度生长时出现骨膜阴影，恶性肿瘤可先有骨膜阴影，青枝骨折或疲劳骨折也会出现阴影。若在骨皮质外有骨膜阴影，应考虑上述病变。

（2）骨皮质：是致密骨，呈透亮白色，骨干中部厚两端较薄，表面光滑，但肌肉韧带附着处可有局限性隆起或凹陷，是解剖上的骨沟或骨嵴，不要误认为是骨膜反应。

（3）骨松质：长管状骨的内层或两端、扁平骨如髂骨、椎体、跟骨均系骨松质。良好 X 线片上可以看到按力线排列的骨小梁；若排列紊乱可能有炎症或新生物。若骨小梁透明皮质变薄，可能是骨质疏松。有时在骨松质内看到有局限的疏松区或致密区，可能是无临床意义的软骨岛或骨岛，但要注意随访，以免遗漏了新生物。此外，在干骺端看到有一条或数条横行的白色骨致密阴影，这是发育期发生疾病或营养不良等原因产生的发育障碍线，也无临床意义。

（4）关节及关节周围软组织：关节面透明软骨不显影，故 X 线片上可以看到关节间隙，此有一定厚度，过宽可能有积液，关节间隙变窄，表示关节软骨有退变或破坏。

骨关节周围软组织（如肌腱、肌肉、脂肪）虽显影不明显，但它们的密度不一样，若 X 线片质量好，可以看到关节周围脂肪阴影，并可判断关节囊是否肿胀，淋巴结是否肿大，对诊断关节内疾患有帮助。

（5）儿童骨骺 X 线片：在长管状骨两端为骨骺，幼儿未骨化时为软骨，X 线不显影；出现骨化后，骨化核逐渐长大，此时 X 线片上只看到关节间隙较大，在骨化核和干骺端也有透明的骺板，但幼儿发生软骨病或维生素 A 中毒时，骺板会出现增宽或杯状等形态异常。

（三）X 线片临床应用

1. 创伤 X 线片是创伤骨科的主要影像学检查方法。通过 X 线片可快速得出骨折和脱位的精确诊断，同时可根据骨折的部位、程度、类型或力线了解骨折的特征。临床上，系列的 X 线片可用来了解骨折的愈合情况和并发症。有选择地应用非标准位置 X 线片、体层摄影和 CT 扫描有助于解剖结构复杂部位骨折的评估。MRI 和核素扫描则有助于了解不明显的应力性骨折和急性无移位骨折。

2. 感染 急性骨髓炎的表现包括骨破坏、骨膜反应、软组织肿胀。软组织肿胀可能是疾病早期的唯一表现，X 线片上的骨溶解表现通常在起病后 7～10 天才出现。亚急性和慢性骨髓炎的 X 线表现为骨的修复反应。受累骨可增粗、硬化伴有皮质增厚，并可有死骨形成。关节感染患者，早期 X 线片仅表现为非特异的关节渗出。关节穿刺对关节感染的早期诊断非常重要。因关节软骨的丢失和软骨下骨的破坏，晚期 X 线表现为关节间隙狭窄。脊柱感染常起源于椎体终板，椎间盘和终板的破坏是脊柱感染的特征，X 线片上可见椎间隙狭窄、终板破坏和椎旁脓肿。

3. 肿瘤 普通 X 线片是诊断骨肿瘤最有价值的方法。良性病变的典型表现是骨破坏伴有窄的移行带、骨膜反应均匀。侵袭性或恶性病变的特征是边界不清伴有较宽的移行带、虫蚀样或浸润性骨破坏，骨膜反应不连续和软组织包块。一些肿瘤在受累骨内具有特征性，如长骨内边界清晰的偏心性由骺端侵犯到软骨下的病变是骨巨细胞瘤的特征。X 线片上看到的肿瘤基质对确定肿瘤性质有一定帮助。如弧形和漩涡形钙化是软骨肿瘤（如内生软骨瘤或软骨肉瘤）的特征性表现，而云雾状钙化则是产生骨样组织的肿瘤（如骨肉瘤）的表现。

4. 代谢性和内分泌性骨病 正常情况下骨形成和破坏处于平衡状态。发生各种内分泌和代谢性骨病时平衡被打破，造成骨形成增加、骨吸收增加或骨矿化不全等表现，在 X 线片上表现为骨密度的减低或增加。骨软化患者可见透亮区或假性骨折。典型的不全骨折发生于耻骨支、股骨近端和尺骨近端，多为双侧对称。甲状旁腺功能亢进症的特征性表现为骨膜下、皮质内、内骨膜及韧带下骨吸收。

5. 先天性和发育性畸形 X 线片对诊断先天性和发育性畸形非常重要。骨骼畸形包括形成不良，以及骨骼生长、发育、成熟和塑形的异常。通过 X 线片可诊断骨形成异常，如骶骨发育不良、先天性假关节、腕骨间融合等。X 线片可用于各种发育不良性疾病的诊断和观察（如胫内翻、髋关节发育不良等）。

6. 关节炎 包括各种因退行性病变、炎症和代谢因素而累及关节的疾病。X 线片是诊断关节炎前最有用的影像学手段，大多数采用常规投照方法，负重位片可精确地了解负重关节（如膝关节）的软骨损害程度。X 线片可显示受累关节的形态学畸形以及受累的骨骼范围。骨关节的 X 线特征是关节间隙狭窄、骨赘形成、软骨下囊性变及硬化。类风湿关节炎以关节边缘侵蚀、关节间隙均匀性狭窄、滑膜囊肿形成和半脱位为特征，双侧关节对称受累。痛风是一种结晶体关节病，X 线的特征表现为边缘侵蚀而出现悬垂样变化、软组织肿块（痛风石）及关节的不对称受累。

（四）其他 X 线检查技术

1. 体层摄影检查 是利用 X 线焦距的不同，使病变分层显示影像减少组织重叠，可以观察到病变中心的情况，如肿瘤、椎体爆裂骨折有时采用。目前，常规体层摄影已基本由 CT 替代。临床上最常用的情况是用于检查骨科内固定患者的骨愈合情况，CT 扫描时会因为金属产生伪影，而常规体层摄影不会出现伪影。

2. 关节造影 是为了进一步观察关节囊、关节软骨和关节内软组织的损伤情况和病理变化，将造影对比剂注入关节腔并摄片的一种检查，常用于肩关节、腕关节、髋关节和膝关节等。由于应用造影剂的不同，显影征象也不一样。应用气体造影称为阴性对比造影法，碘剂造影称之为阳性对比造影法，如果两者同时兼用则为双重对比关节造影，多用于膝关节。随着 MRI 的出现，关节造影检查的数量已明显减少。关节造影只是有选择地应用，常与 MRI 或 CT 扫描同时应用。

肩、腕关节是最常使用关节造影的部位。肩关节造影常用于了解有无肩袖撕裂。盂肱关节内注入造影剂后，出现肩峰下一三角肌下滑囊的渗漏表明有肩袖的全层撕裂，而渗漏仅见于肌腱部位则提示部分撕裂。关节造影时关节容量明显减少则支持粘连性关节囊炎的诊断。腕关节造影用于了解三角软骨和骨间韧带的撕裂。造影剂从一个关节间隔向另一个关节间隔流动表示有穿孔或撕裂。

3. 脊髓造影　是指将符合要求的阳性或阴性对比剂注入蛛网膜下隙，通过 X 线、CT 或其他影像检查显示脊髓本身及其周围组织的状态及有无异常的临床技术。

随着 CT 和 MRI 的出现，近年来单纯脊髓造影的使用已逐渐减少。现在脊髓造影多与 CT 一起应用。CT 的轴位影像可更全面地显示中央椎管、椎间孔、椎间盘、关节面和骨的形态。CT 脊髓造影有时用于怀疑椎管狭窄患者的诊断，可进一步了解骨和增生性改变的作用。通过脊髓造影显示狭窄节段的梗阻情况对了解脊髓压迫的严重性有一定帮助。对脊柱手术后因存在金属伪影或不能行 MRI 检查时，可采用脊髓造影。在脊柱畸形的患者中（如严重脊柱侧凸），有时很难获得椎管很好的断面，因而难以评估椎管内情况，此时脊髓造影检查就非常有用。如严重的脊柱侧后凸畸形伴有脊髓压迫和成人严重的退行性侧弯，通过脊髓造影和 CT 扫描可以清楚地显示脊髓和神经根的压迫情况。

4. 椎间盘造影　是指在透视引导下通过套管针技术将造影剂注入髓核内。穿刺注射期间密切监测患者的症状。如果患者出现类似于平时的症状，则考虑椎间盘的病理变化与患者的症状相关。椎间盘造影是一种有目的的激发检查技术，主要用于伴或不伴有根性症状的慢性椎间盘源性疼痛的评估。

对保守治疗无效及既往诊断检查正常、模糊或与症状不一致的患者，可考虑椎间盘造影检查。椎间盘造影一般仅用于拟行手术的患者，检查有助于决定是否需要手术及手术的范围。对多节段椎间盘病变患者，椎间盘造影对明确致病节段比较有价值。

二、CT 检查

CT 是由 Hounsfield 研制设计，20 世纪 60 年代才发展起来的诊断工具。高分辨力 CT 机能够从躯干横断面图像观察脊柱、骨盆及四肢关节较复杂的解剖部位和病变，还有一定的分辨软组织的能力，且不受骨骼重叠及内脏器官遮盖的影响，对骨科疾病诊断、定位、区分性质范围等提供了非侵入性辅助检查手段。

随着临床经验的积累，检查方法的不断完善，CT 对骨科疾病诊断的准确性获得了不断提高。特别是近 10 年来，随着螺旋 CT、超高速 CT、多排及 16 排探测器 CT 机等新一代 CT 机的引入和广泛使用，CT 三维重建技术取得了长足的进步。通过多平面重建（MPR）、曲面重建（CPR）、表面遮蔽显示（SSD）等图像处理技术，可更清晰显示解剖结构复杂部位的病变情况，大大提高了 CT 扫描的诊断水平。

（一）CT 扫描在脊柱疾病的应用

对 CT 图像进行分析时应熟悉脊柱的大体解剖和断面解剖，识别不同平面在 CT 图像上的切面，常用的有经椎弓根椎体平面、经椎间孔平面、经椎间盘及经上关节突基底平面，通过断面来了解每一个节段平面本身的结构特点及其与周围器官的关系。同时它也和其他检查一样，CT 检查可以造成假象和误诊，临床上要加以注意。另外，窗口技术是 CT 显示中非常重要的功能，一张完善的脊柱 CT 片必需同时具有脊髓窗和骨窗两种不同窗技术的图像。

1. 颈椎、胸椎后纵韧带骨化　CT 扫描能测出骨化灶的横径、矢状径和脊髓受压程度。

2. 腰椎管狭窄症　CT 扫描可区分中央型或侧隐窝狭窄，可看到硬膜囊及神经根受压的程度。

3. 腰椎间盘突出症　CT 扫描能清楚显示突出物压迫硬膜囊及神经根，并可了解是否伴有椎管狭窄。对神经孔外及侧方型椎间盘突出，CT 有独到之处。

4. 先天性脊柱畸形　CT 扫描对于复杂的先天性脊柱畸形非常有用，脊髓造影后 CT 扫描可以清楚地显示脊髓及神经根有无压迫改变，是否合并有脊髓的异常如脊髓纵裂。复杂的先天性侧凸由于椎体旋转明显，且可能有相互的重叠，X 线片上的椎体畸形常常显示不清。脊柱的 CT 三维重建可以清楚地显示椎体的先天畸形，如半椎体、分节不良、脊柱裂和肋骨的畸形等，有助于正确地诊断和制订治疗计划。

（二）CT 扫描在关节疾病的应用

1. 髋关节 主要用于诊断先天性髋脱位，股骨头缺血性坏死、全髋关节置换术后出现的并发症，髋关节骨关节病及游离体，髋关节结核骨破坏与死骨情况。

2. 膝关节 膝关节屈曲30°位、60°位髌骨横断扫描，诊断髌骨半脱位、髌骨软骨软化症。

3. 肩关节 主要用于观察关节盂唇疾病。结合肩关节双对比造影后再行 CT 扫描，能清楚显示肩关节盂唇损伤、撕脱骨折等病变，如 Bankart 病变。

（三）CT 扫描在外伤骨折中的应用

CT 对于胸腰椎爆裂性骨折，能够显示碎骨块突入椎管，压迫脊髓。这对设计减压与摘除碎骨块手术有一定指导意义。此外，还可了解脊柱骨折后稳定情况，决定脊柱内固定方式。骨盆骨折，尤其是严重粉碎骨折，CT 能显示骨折移位的程度，是否需要复位与内固定，并可指导手术入路与固定方法。螺旋 CT 可显示复杂的髋臼骨折，便于医生考虑如何达到满意的复位。

（四）CT 扫描在肿瘤中的应用

骨与软组织良、恶性肿瘤都可进行 CT 扫描，了解骨破坏程度、肿瘤周围软组织改变、判断与周围大血管与神经的关系，考虑能否保留肢体。

CT 判断病变的基础是正常组织的解剖结构形态和密度发生了变化，通常所指的高、低、等密度病变是根据其与所在器官的密度相比较而言的。综合分析病变的部位、大小、形状、数目、边缘、相邻器官侵犯情况及病变的密度特点，对病变作出定位及定性诊断。尽管 CT 对骨科疾病的临床诊断价值较高，但在临床上仍应按一般检查、X 线片、CT 或 CTM 这一先后顺序检查，当 CT 与临床检查结果相矛盾时，仍应以临床为主，若盲目依靠 CT 则可能导致患者的误诊和误治，临床医生应对此加以注意。在读片时，必须以常规 X 线片为基础，不应在没有 X 线片的情况下直接阅读 CT 片子，更不可仅有 CT 片而无常规 X 线片。

三、MRI 检查

磁共振成像（MRI）是 20 世纪 80 年代初开始应用于临床的影像诊断技术，是一种无创伤性的安全检查方法。磁共振是磁场内核能量吸收和发射产生的一种现象。磁共振成像依赖于能影响组织化学特性的内在组织参数，尤其是人体组织内的氢原子，这是磁共振成像的基础。每一组织具有特定的信号强度，此取决于组织内的氢原子数和两个物理参数，即 T_1（纵向弛豫时间或自旋—晶格弛豫时间）和 T_2（横向弛豫时间或自旋—自旋弛豫时间）。常规应用自旋—回波技术主要的是 T_1、T_2 加权像，它影响组织的对比。肌肉骨骼组织成分特别适合作 MRI 检查，如骨髓组织于 T_1 加权像呈高信号强度，T_2 加权像呈中信号强度；骨皮质于 T_1、T_2 加权像都呈低信号强度。

（一）磁共振成像的优点

（1）MRI 成像能从多方位、多层面提供解剖学信息和生物化学信息，可在分子水平提供诊断信息，如水肿、炎症、关节积液及早期肿瘤，以不同于正常的信号将上述病变显示出来。

（2）MRI 成像具有较 CT 更强的软组织分辨率，能反映炎症灶、肿瘤周围被侵犯情况，一般认为 MRI 在脑、脊髓和关节内病变的显示上优于 CT 扫描。

（3）通过不同序列可获得脂肪抑制技术，不需要造影即可获得类似于脊髓造影的磁共振液体（水）成像技术。MRI 还可以应用钆增强剂（Gd DTPA）做对比显影，进一步提高对病变组织的分辨能力。

（4）MRI 检查无放射线辐射并具有高度对比分辨力，且能提高病理过程的敏感度（包括信号特点和形态学改变），因此 MRI 特别适宜于判断软骨、韧带和骨髓组织，这是普通 X 线片和 CT 不及之处。对人体没有放射性损害。

（二）磁共振成像在骨科中的应用

1. 脊柱疾病 MRI 可准确评价脊柱的各种病理情况，T_1 加权成像适用于评价髓内病变、脊髓囊肿和骨破坏病变，而 T_2 加权成像则用于评价骨质增生、椎间盘退行性病变与脊髓损伤。

（1）脊髓病变：可清楚显示脊髓空洞、脊髓栓系、脊髓纵裂、硬膜内脂肪、脊髓脊膜膨出等脊髓病变。

（2）脊柱感染性疾患：如化脓性骨髓炎、脊柱结核与椎间盘炎。脊柱化脓性感染在 T_1 加权像上为低信号，T_2 加权像上为高信号。MRI 对于诊断脊柱结核很有用，除椎体破坏外，还可见脓肿形成，有助于制订手术计划。

（3）椎间盘病变：正常椎间盘在 T_1 加权像上呈低信号、T_2 加权像上呈高信号。随着年龄增加，椎间盘的水分逐渐减少，因此在 T_2 加权像上中央高信号区范围逐渐减小。目前认为椎间盘退行性病变首先是前方、侧方或后方的外层纤维环撕裂，但大多数患者的 MRI 上看不见上述纤维环的撕裂。少数情况下，在 T_2 加权像上，因继发水肿及肉眼可见的组织形成，纤维环撕裂呈现比较明显的高信号带。上述 T_2 高信号带可能与腰背痛有关。

椎间盘手术后患者，用 Gd-DTPA 增强剂行 MRI 可以区别是瘢痕还是又有新的椎间盘突出。在 T_1 加权像上瘢痕为低信号，如应用钆增强剂，则瘢痕成为高信号，而椎间盘组织不被增强，在 T_1 加权像和增强成像上均为低信号。

（4）椎管病变：MRI 可以清楚地显示椎管狭窄的部位、范围和程度。MRI 可以显示神经根管狭窄，硬膜外脂肪和侧隐窝脂肪减少是诊断神经根受压的重要征象。不过 CT 在判断骨组织、椎间盘组织在椎管狭窄中的作用仍要优于 MRI，尤其是 CT 脊髓造影，具有更好的对比度。

（5）脊柱、脊髓外伤：MRI 是脊柱与脊髓损伤的重要检查手段，可提供较多的信息，尤其是可以显示有关脊髓本身的创伤、椎管与椎旁软组织的改变，能够判断后方韧带复合结构的损伤情况，利于制订治疗方案。

MRI 对于脊椎压缩性骨折，除了可以显示骨折程度和脊柱序列情况外，还可由椎体内骨髓信号的变化得知骨折的急慢性及愈合程度。如压缩性骨折非常严重而且扁平，在 T_1 加权像上呈高信号，T_2 加权像呈低信号，表示为慢性压缩性骨折，椎体内已被脂肪组织所替代。如果在 T_1 加权像上椎体呈低信号，在 T_2 加权像上呈高信号，则表示骨折后仍有骨髓水肿的现象，可能为亚急性骨折，其骨髓水肿可以引起患者背部疼痛。上述改变有助于临床上选择责任椎体进行椎体成形术或后凸成形术。

2. 关节疾病

（1）髋关节疾病：MRI 对软组织分辨率高，又有各种不同的序列技术，能早期发现股骨头缺血坏死、关节唇的撕裂、骨关节病与肿瘤。MRI 诊断股骨头坏死的敏感性要优于 CT。股骨头坏死早期一般局限于股骨头前上方，与负重部位一致。坏死组织的 MRI 特征：T_1、T_2 加权像均呈低信号，间质肉芽组织在 T_1 加权像呈低信号，T_2 加权像呈高信号，坏死边缘骨硬化在 T_1、T_2 加权像均呈低信号。

（2）膝关节疾病：MRI 现在常规用于半月板撕裂（半月板可见延伸到表面的线型异常信号）、交叉韧带损伤（特别是前交叉韧带，表现为韧带外形的变化和继发的信号变化）、侧副韧带损伤（水肿或连续性中断）的诊断。

（3）肩关节：多平面成像可较好地显示肩袖和盂唇。肩袖损伤（主要是冈上肌腱）可有肌腱的退行性病变（T_1 加权像和质子密度扫描上信号异常）、部分撕裂（T_1 加权像信号异常伴 T_2 加权像上的水肿）及完全撕裂，可见横过肌腱的液体信号（常为肌腱前缘，T_2 加权像高信号）并与关节腔和肩峰下滑囊相通。

3. 骨与软组织肿瘤　恶性骨及软组织肿瘤，破坏骨髓腔或软组织，其 MRI 表现较 X 线平片为早。骨巨细胞瘤、骨肉瘤等破坏骨髓腔，常有缺血坏死，在 MRI 上呈低信号。

4. 骨与关节感染　急性骨髓炎髓腔发生炎性改变及骨皮质外软组织改变，MRI 的敏感性较 X 线平片高，可以早期发现，尤其是深部组织。对急性骨髓炎，T_1 加权像见骨髓腔呈一致低信号至中等信号，骨皮质受累者呈中等信号；在 T_2 加权像上髓腔炎症区为高信号，高于正常髓腔。

四、放射性核素检查

骨的放射性核素骨显像是将亲骨性核素及其标记化合物引入体内，以使骨骼显影。尽管核素图像的分析解释与传统的 X 线检查有类似之处，但二者之间存在显著差异。

放射性核素显像通过在患者体内注入的放射性物质发射光子，通过光能转换产生图像，它既能显示骨的形态，又能反映骨的活性，定出病损部位。传统的 X 线检查、CT、MRI 及超声检查是通过外部能量产生的射线（或声波）穿过人身而产生图像。核医学的图像是功能显像而不是解剖显像。通过一次注射放射性物质可以观察全身情况，是解剖显像的补充。X 线检查只能在骨质结构和密度发生变化后才能发现病变，但放射性核素骨扫描在骨的结构或外形尚未发生改变时即可显示病变，所以具有早期发现病变的优点，特别是对骨肿瘤、骨转移病灶有早期诊断的价值。

放射性核素骨扫描在发现骨病变上具有很高的敏感性，能在 X 线检查或酶试验出现异常前更早地显示骨病变的存在。骨显像分为静态显像（局部显像和全身显像）和动态显像（三时相和四时相显像）。

骨骼的无机成分羟基磷灰石结晶，能与组织液中可交换的离子进行交换。如这些被交换的离子为放射性核素，则骨内呈现放射性，使骨组织显影，其分布与羟基磷灰石结晶的分布相一致。目前临床上常用的骨显像剂，主要为亚甲基二磷酸盐（MDP），其次是焦磷酸盐（PYP）。

放射性核素检查的临床应用：

（1）搜索早期骨肿瘤。恶性肿瘤容易发生骨转移，脊柱是继发性骨肿瘤的最常见部位。放射性骨扫描可较早发现病灶，甚至可发现多发性病灶。对病情的发展及预后的判断有重要意义。

检查发现：①核素高度浓集，常见于骨肉瘤、尤因肉瘤、转移癌、嗜酸性肉芽肿、骨囊肿。②核素轻度浓集，多见于软骨肉瘤、内生软骨肉瘤。③核素无浓集现象，见于软骨瘤、纤维瘤。

（2）骨髓炎早期，此时 X 线检查往往呈阴性结果，而核素扫描在骨髓炎症状出现 24 小时后，即可在病灶区内发现浓集现象，较一般 X 线检查至少提早 2 周。而且随病程发展，浓集密度逐渐增高。

（3）核素显像能直接反映脊柱移植骨成骨活性的程度。

（4）骨梗死在核素图像中表现为"冷区"，且持续时间达数周以上。

（张宏伟）

第二章

骨科治疗基础

第一节　骨科创伤治疗原则

一、多发性创伤

多发性创伤患者的处理需要更多的医疗资源，小的社区医院通常缺乏这些资源。按照目前的创伤中心治疗方案，可能无法提供对长骨、骨盆和脊柱骨折进行紧急固定所需的设施以及医师和护理辅助人员。在1级或2级创伤中心的治疗目前已被证实可以提高多发创伤患者的治疗水平和存活率。另外，最初就在创伤中心治疗的患者其住院时间和治疗费用都比先在另一地治疗后再转移到创伤中心的患者明显降低。从医疗质量和经济角度来讲，对多发性创伤患者的最佳处理办法是尽快将其转送到专门的创伤救治中心。

自20世纪90年代初以来，救治重点已经放在对多发性损伤患者的早期"全面"救治上，包括骨折固定。肺部并发症的发生率，包括成年人呼吸窘迫综合征（ARDS）、脂肪栓塞综合征、肺炎等，与长骨骨折的治疗时机和方式有关。据统计，如果大骨折延迟固定，肺部并发症的发生率和住院时间在统计学上都显著增加。一项大规模多中心的研究也报道，采用早期全面救治可减少死亡率。

50%以上的多发性创伤患者有骨折或脱位或两者兼有，因此，骨科医师在创伤救治组中起着关键性的作用。骨科损伤的处理对患者最后的功能恢复可能会产生深远的影响，甚至可能影响到其生命或肢体保存，如果早期积极补液或输血后患者仍出现血流动力学不稳定的骨盆开放性损伤，可使用骨盆带固定。对于开放性骨折、伴有泌尿生殖系损伤的骨盆或髋臼损伤及伴有血管损伤的肢体骨折，治疗组内成员的交流和合作是非常必要的。

早期固定脊柱、骨盆、髋臼骨折和其他大关节的骨折可减少肺部并发症和其他被迫卧床所引起的疾患，但对这类骨折的治疗需要较复杂的外科技术、设备，常常需要神经系统的监护。"骨科损伤控制"即在对肢体全面评估的同时，用外固定架迅速稳定骨折，使骨折获得稳定的固定并恢复肢体长度，是目前治疗的标准模式。如果尚未获得血流动力学的稳定，危及生命的潜在因素尚未解决，或化验及放射检查结果尚不足以制订出一个令人满意的外科手术计划，就不应进行手术治疗。

在特殊情况下，骨科损伤控制可在急诊室或复苏区进行。对于长骨骨折不稳定的患者，进行急诊外固定架固定可能是必要的，但是这会带来针道感染或更少见的深静脉血栓等并发症。对于有些患者，外固定可以一直保留到骨折愈合。与髓内钉固定相比，使用外固定架治疗股骨骨折，成年人呼吸窘迫综合征的发病率明显下降。在一项前瞻性的、随机的、多中心的研究中，在用髓内钉和外固定架治疗的股骨骨折患者中检测到了炎症因子。研究发现，髓内钉固定能引起炎症反应，而外固定则不会。由于样本量较小，没有发现临床并发症的差异。创伤外科中损伤控制的概念目前正在进行深入的评估。这一理念被发现有助于在紧急情况下处理复杂的骨折。并发症多出现于因临床情况无法改善又不能进行最终固定的患者。

多发伤及其复苏过程可激活伤员的细胞因子而产生全身反应，包括由细胞因子介导产生的炎症因子、免疫因子和血流动力学因子。细胞因子的增加与器官功能的减退密切相关。多发伤还与系统免疫综合征有关，是广泛损伤产生的细胞因子和其他化学物质介导的一种弥漫性的炎症反应。骨科损伤控制是一种处理双重损伤的方法，即在处理外伤的同时又兼顾处理手术加重的损伤。

因为有以下一些因素存在，例如，患者有意识状态的改变、血流动力学不稳定妨碍了全面的骨科检查、同一肢体上有另一处较明显的损伤、早期的 X 线检查不充分等，5% ~ 20% 的多发性创伤患者在初次检查时会有一些损伤被漏诊。当较危急的损伤稳定后，应重复进行骨科检查，找出所有漏诊的损伤并进行早期治疗。研究表明，骨盆和颈椎的 CT 扫描比 X 线透视和 X 线平片检查能更多地发现损伤。

对多发伤患者的治疗要求进行特殊的和可靠的评估及治疗。美国外科医师协会制定的高级创伤生命支持系统（ATLS）是应用最广泛的创伤患者评估系统。该评估系统可基于 ABCDE 助记：

A（airway，气道）：气道应该保持通畅。

B（breathing，呼吸）：在正常给氧的情况下，呼吸应该尽可能保持正常。

C（circulation，循环）：包括中央循环和外周循环，所有肢体有良好的毛细血管充盈反应并维持正常血压。

D（disability，功能障碍）：包括神经系统、骨骼肌肉系统、泌尿生殖系统损伤，尽管很少危及生命，但可以导致严重的长期功能障碍。

E（environment，环境）：很多损伤并非发生在隔离的环境中，可能造成污染，使医护人员染病。

从骨科学角度来看，骨骼肌肉系统和神经系统的评估方案在决定损伤的类型和程度方面极为重要。危及生命和肢体的骨骼肌肉损伤包括：伤口和骨折的出血，开放性骨折的感染，血管损毁和筋膜间室综合征造成的肢体丧失，脊柱和周围神经损伤导致的功能丧失。隐性出血、原因不明的多部位失血以及伴发的血流动力学不稳定，是血液循环评估的主要方面。多发骨折，特别是骨盆和长骨骨折引发的出血，要求早期固定以减少失血。

处置时应首先考虑患者的全身情况。急诊措施必须包括治疗疼痛、出血和休克。出血应该以加压来控制。由于可能进一步损伤神经、血管，极少推荐使用止血带。由于有损伤邻近的周围神经的风险，建议不要在伤口内盲目使用止血钳钳夹止血。从患者受伤到清理伤口准备手术这段时间内，应用无菌敷料保护伤口，用夹板固定肢体，以防止锐利骨折块移动造成软组织的额外损伤。

病史应包括受伤的时间和地点。体检应包括确定软组织伤口的范围和类型及是否存在血管、神经损伤。应紧急处理血管损伤或筋膜间室综合征，以避免组织缺血，如果这些损伤超过 8 小时，将造成不可逆转的肌肉和神经损伤。一项对犬的实验研究发现，当组织压低于舒张压 10 mmHg 或平均动脉压在 30 mmHg 之内时，将发生不可逆转的肌肉损伤。该研究强调，组织压和舒张压之间 10 ~ 20 mmHg 的差距是急性筋膜切开的指征，而非绝对的组织压数值。

X 线摄像应该用来显示骨骼损伤的程度和类型。有时软组织损伤的程度只有在手术探查时才能确定。距离受伤的时间及软组织损伤的类型和范围对治疗的选择有指导意义。与低速率、低能量的创伤相比，高速率、高能量的创伤可以对软组织和骨骼造成更广泛的损伤，同时可以带来更不确定的预后。患者的全身情况、有无相关损伤及众多的其他因素都会影响最终结果，并且对治疗产生影响。

二、开放性骨折

开放性骨折属于外科急症，也许应当被看作是不全离断伤。Tscherne 描述了开放性骨折治疗的四阶段：挽救生命、保全肢体、防止感染、保存功能。第 1 个阶段（挽救生命阶段）或称为清创前阶段，一直持续到 20 世纪。第 2 个阶段（保全肢体阶段）跨越了两次世界大战，其特点是截肢率高，引起了对人工假肢研究的兴趣。第 3 个阶段（防止感染阶段）持续至 20 世纪 60 年代中期，在这一阶段人们的注意力集中在防止感染和应用抗生素上。第 4 个阶段，即保存功能时代，其特征是积极的伤口清创、用内固定或外固定确实地制动骨折及延期闭合创口。目前的第 5 个阶段是快速高效的创伤救治的结果。最新的研究证实，大多数开放性骨折（Gustilo-Anderson Ⅲ A 类以下）都可以闭合创口，这样做并没有明显的风险，而且并发症发生率和住院时间都有所降低。另外，预防性应用抗生素的需求也遭到了质疑。最近一篇有关预防性应用抗生素的文献综述揭示，那些支持预防性应用抗生素的研究文章质量低劣，其结论值得怀疑。有些文章的作者对开放性骨折患者入院 2 小时内迅速预防性应用抗生素的做法和所用抗生素的剂量及给药时间都提出了疑问。最后，许多研究也表明，至少对于 Gustilo-Anderson Ⅰ、Ⅱ类和ⅢA 类开放性骨折来说，严格的正规清创术及入院 6 小时内冲洗所有创口给予预防性应用抗生素并不是必需的。

（一）火器所致的开放性骨折

对火器所致的开放性骨折患者的评估应包括受伤部位的正、侧位 X 线平片（包括上、下关节）。可能需要关节造影来判明是否存在关节的子弹贯通伤。如果损伤涉及脊柱或骨盆，CT 可用于确定子弹的精确位置，并可有助于评估关节损伤。如果怀疑血管损伤，可能需要血管造影或动脉造影明确诊断。

在和平时期遇到的火器伤有三种不同类型：①低速手枪或步枪伤口。②高速步枪伤口。③近距离的猎枪伤口。在低速手枪或步枪伤口中，软组织损伤常常较小，故不需广泛清创。伤口的进出口小，常常不需缝合，而只需对皮肤边缘进行清创。在低速枪伤伤口的治疗中，冲洗、局部清创、预防破伤风及肌内注射单次剂量的长效头孢菌素与 48 小时静脉应用抗生素的疗效相同，而且口服和静脉输注抗生素对于预防感染有同等的疗效。在这类伤口中，感染很少见。有研究者推荐了一套关节内骨折的治疗方案，即对于子弹穿过清洁皮肤或衣物的损伤预防性使用抗生素 1~2 天；对于子弹穿过肺、肠道、严重污染的皮肤或衣物的损伤，使用广谱抗生素 1~2 周。民间枪伤的分类方法包括创伤能量、是否累及致命性的组织结构、伤口特征、骨折和伤口的污染程度。然而，这种复杂的分类方法并没有被确立，对治疗也没有起到指导作用。

在高速步枪和猎枪伤口中，软组织和骨损伤是大量的，组织坏死是广泛的。对这类伤口最好采用类似战伤的治疗方式，需要广泛地显露并清除所有失活的软组织。这类伤口应敞开，根据伤口本身情况再做延迟一期或二期缝合。在近距离猎枪伤口中，骨和软组织有广泛的损伤。除非伤口是贯通的，否则弹壳填料常存留在伤口内，可引起严重的异物反应。因此，应找到并去除所有填料，同时切除失活的软组织。没有必要清除所有的铅弹散粒，因铅弹似乎很少引起反应，而企图去除它们时会对软组织造成更多的损伤。然而，应从关节内或滑囊内清除子弹和子弹碎片，因为它们可能造成机械磨损、铅滑囊炎和全身性铅中毒等并发症。据报道，关节内枪伤后全身性铅中毒的发生早可至伤后 2 天，晚可至伤后 40 年。这类伤口也应敞开，择期再关闭。

虽然延期和急诊应用扩髓交锁髓内钉都可以成功地治疗股骨开放性骨折，但对于因枪伤引起的股骨骨折，与延期髓内钉固定相比，即刻髓内钉固定可缩短住院日，明显降低住院费用，对临床结果也没有不利影响。目前，我们倾向于使用静力型交锁髓内钉治疗低速和中速股骨干骨折，包括多数粗隆下和髁上骨折。高速股骨骨折应以外固定架做临时固定，直至创面愈合满意，同时在伤后 2 周左右行髓内钉固定。有些高速骨折可以即刻行不扩髓髓内钉固定。如果有严重的软组织损伤，包括血管神经损伤，可能需要一期截肢。

外固定可能适合于严重损伤（Gustilo Ⅲ型）。有报道认为，延迟一期闭合伤口和 Ilizarov 外固定架在治疗这些复杂骨折时的总并发症发生率和感染率较低。

在一篇髋部枪伤治疗的报道中，发现检查关节是否被穿透的最好的诊断性试验为髋关节穿刺抽吸和随后做关节造影。鉴于子弹继续接触关节液可导致关节损坏或感染。虽然所选择的病例都未做关节切开，而以抗生素治疗获得了成功，但对所有穿透关节腔的损伤都需要立即做关节切开。因为所有用内固定治疗的移位性股骨颈骨折的结果都不佳，所以，该报道建议用髋关节成形术或关节融合术作为这类损伤的最终治疗方法。

（二）截肢与保肢

随着复杂的开放性骨折处理方案的出现，设计了相应的治疗手段，挽救了许多没有功能的肢体。然而，人们注意到了"只重技术而忽视合理性"的问题，并指出如此保肢的最终结果不仅是留下了一个无用的肢体，而且也使每个患者在身体上、心理上、经济上和社交上都受到了影响。不可避免的截肢常被拖延太久而增加了财政、个人和社会的花费，更重要的是，增加了伴随而来的后遗症发生率和可能的死亡率。在一项对开放性胫骨骨折的研究中，与早期行膝下截肢患者相比，保肢患者并发症更多，手术次数更多，住院时间更长，住院费用也更高。与早期截肢患者相比，更多的保肢患者认为自身有残疾。

为了更好地评估损伤和确定采用早期截肢治疗的损伤类型，人们进行了几种尝试。Mangled 肢体创伤严重程度评分（MESS）从 4 个方面进行：骨骼和软组织损伤、休克、局部缺血及骨龄。在一些研究中，MESS 分数≥7 分的患者的肢体最终都需要截肢，而 MESS 分数为 3 ~ 6 分的患者的肢体能够存活。然而，在其他研究中均未发现 MESS、LSI（保肢指数）或 PSI（预测保肢指数）有预测价值。评分系统的高特异性证实，低分可以预测保肢的可能性，但其低敏感性却不能证明其作为截肢预测指标的有效性。这些评分系统似乎用途有限，不能作为判断是否应该截肢的唯一标准。而位于或高于截肢阈值的下肢创伤严重程度评分在决定能否保留遭受高能量创伤的下肢时应该谨慎使用。

（三）抗生素治疗

开放性骨折的治疗实际上是应用微生物学的一次临床实践。一旦皮肤屏障遭破坏，细菌就从局部进入伤口并企图附着和繁殖。损伤区域越广，坏死组织越多，对细菌的营养支持潜力就越大。由于损伤部位的循环遭到损坏，机体免疫系统利用细胞防御和体液防御的能力也都遭到破坏，于是在细菌造成感染和机体动员足够的免疫机制克服感染之间就展开了一场竞赛。

感染微生物的毒力取决于：它对宿主基质如坏死的皮肤、筋膜、肌肉和骨的黏附能力，它的致病力，以及由细菌本身的体液和机械因素所决定的中和宿主防卫的攻击力。目前已认识到，异物反应是保护细菌免受吞噬细胞吞噬的细菌糖蛋白的一种复杂的相互作用。细菌侵入机体后黏附在宿主的细胞基质上并分泌体液和糖蛋白保护罩，于是它们就能进行细胞复制，形成临床感染。细菌的繁殖会以对数形式进行，直至耗尽可获得的营养物质、宿主死亡或宿主的防御成功地抵抗了感染为止。如果发生了后者且宿主仍存活，则细菌或被消灭，或被抑制和孤立，形成慢性骨髓炎。

一般来说，开放性损伤的治疗包括术后全身使用抗生素。2004 年，Cochrane 的系统性综述确立了抗生素对开放性骨折患者的益处。这篇综述表明，开放性骨折使用抗生素后可将感染风险降低 59%。数据支持这样的结论：伤后迅速短期使用第一代头孢菌素并结合骨折伤口及时处理的先进方法，可以显著降低感染风险。其他常用的治疗方法尚缺乏足够的数据证明其有效性，比如，延长抗生素的使用时间或重复短程使用抗生素，扩大抗生素的抗菌谱至革兰氏阴性杆菌或梭状芽孢杆菌，或者局部使用抗生素，如 PMNA 链珠。

多数方案建议使用广谱抗生素，通常是第一代头孢菌素，而对于有革兰氏阴性杆菌污染风险的严重污染的 Gustilo Ⅲ 型损伤的伤口，则需另加氨基糖苷类抗生素，如妥布霉素或庆大霉素。如果有厌氧菌感染的可能性（如梭状菌），则推荐使用大剂量青霉素。由于多数情况下病原菌是医源性的，所以抗生素治疗的时间应加以限制。对于 Ⅲ 型骨折，加用静脉注射庆大霉素（根据体重调整剂量）或左氧氟沙星（每 24 小时 500 mg）。由于喹诺酮类对骨折愈合有不良反应，所以不应该将其作为开放性骨折患者的预防性抗生素应用。

尽管医师一致认为应用抗生素治疗开放性骨折有效，但对持续时间、给药方式和抗生素的种类还存在争议。一项前瞻性双盲研究发现，使用头孢菌素者感染率为 2.3%，与之相比，不使用抗生素者感染率则为 13.9%，但有人对该结果提出了质疑，关于这个问题目前还缺乏足够数量的可靠的研究。另一项研究发现，每日 1 次大剂量抗生素和低剂量分次给药的效果是一样的。

对于何时对开放性伤口做细菌培养尚存争议。人们认为，清创前仅有很少量的细菌最终造成感染，这说明清创术前或术后进行细菌培养基本没有价值。最常见的感染细菌是革兰氏阴性杆菌和甲氧西林耐药金黄色葡萄球菌（MRSA），多数可能是在院内获得的。我们建议对第二次清创时存在明显临床感染表现的患者进行细菌培养，即使可能增加二次手术率。最近人们还提到一种显著改善感染率的方法，即根据清创术和创口冲洗后获得的细菌培养结果来决定是否需要重复进行正规的清创术和冲洗。根据伤口的具体情况，早期、快速按经验使用抗生素是预防开放性骨折感染的最有效的方法。

三、软组织损伤

伴随闭合骨折的软组织损伤尽管不如开放性骨折明显，但可能更加严重。没有发现这些损伤并在治疗中加以考虑可能会导致严重的并发症，从延迟愈合到部分或全厚组织坏死和严重感染。此型损伤中最常遗漏的是皮肤与筋膜分离时发生的 Morel-Lavallee 综合征。其将产生间隙并有大量出血。通常会形成皮下血肿，血肿过大时将危及表面皮肤的活力。此综合征常发生于骨盆骨折的患者，特别是遭受剪力损伤的肥胖患者。建议使用 MRI 和超声检查确定诊断。

许多治疗方法可以用于 Morel-Lavallee 综合征的治疗，包括：①根治性切开术，这一方法经常留有巨大的伤口。②微创方法，如伤口引流。最初的建议是在稳定骨折的同时处理软组织问题。由于切开会增加皮肤失去血供的风险，我们更愿意等待观察而非进行急诊减压。对于经皮穿刺我们有一定经验，但发现肿胀有复发的可能。股部（大腿）的血供不恒定，故此种情况尤其危险。有人建议对血肿行小切口引流和绷带加压包扎。我们一直使用类似的引流技术，但发现当发生皮肤坏死或伤口裂开时，感染概率增加。

四、清创术

在确定清创所需的准确范围时，应考虑每个患者的特点。一般来说，皮肤应清创至边缘出血为止。清创时不应上止血带，以免不能分辨皮肤的活力。

肌肉清创应将没有收缩或明显污染的失活肌肉全部清除。严重污染的完全断裂的肌腱断端也应切除，尽管这点在肌肉肌腱单位完整时存在很大争议。清除污染的同时保留肌腱是可能的，必须注意保持肌腱湿润，肌腱一旦干燥将发生坏死，就必须切除。早期皮瓣或敷料覆盖可以防止这些脆弱组织干燥。处理肌肉时，必须观察"4C 征"，即韧性、颜色、收缩性和循环。夹持或电刺激时应该能看到肌肉的正常收缩。肌肉的质地应该正常，不能是苍白的或水煮样的。肌肉应该是正常的红色，而不是褐色。应该在组织边缘看到好的出血点。

及时清创的经验性标准为"6 小时原则"，但是只有少数研究表明 6 小时内清创可以减少感染率，许多研究对这个标准的可靠性提出了质疑。有些学者认为，手术清创对于低级别的开放性骨折可能是不必要的。尽管如此，我们认为伤后尽快进行彻底的手术清创是对所有开放性骨折的治疗标准。最近有项研究质疑：手术医师是否清除了正常的肌肉。此研究中，手术医师根据"4C"原则来判断肌肉的活性，同时做组织学检查进行比较。在 60% 的样本中，组织学显示为正常肌肉和轻度间质性炎症的组织，而手术医师认为是坏死或即将坏死的组织。如果这类肌肉组织未被清除，其预后不得而知。在没有更好的办法在术中判断肌肉活性之前，清除可疑的组织是谨慎的做法（否则还得回到手术室进行二次清创）。

在清除失活污染的坏死组织后，应进行大量冲洗。一些实验研究对冲洗的效果进行了评价，但这方面的临床研究很少。最常用生理盐水进行冲洗，可以通过球状注射器、倾倒、低压或高压灌洗的方式进行。每一种方法都有其各自的优点。高压灌洗较球状注射器能够清除更多的细菌和坏死组织，如果有大量污染或处理延迟，可能更加有效。然而，有学者注意到，高压灌洗后第 1 周新骨形成较对照部位减少，而且脉冲灌洗后伤口外 1~4 cm 受到污染。他们还注意到，污染可以沿骨髓腔扩散。另外，灌洗器尖端接近组织的位置可以影响清洁的程度。其他学者也发现，高压冲洗较低压冲洗增加了组织损伤。目前一致认为，高容量、低压力、反复足够次数冲洗可以更好地促进愈合和预防感染。

液体的用量随冲洗方法而变。我们的方案是用 9L 液体进行脉冲冲洗。另外，对在灌洗液中使用添加剂是否有益尚存疑问。添加剂通常分为 3 种类型：①防腐剂，包括聚乙烯吡咯烷酮—碘、氯己定—葡萄糖酸盐、六氯芬和过氧化氢。②抗生素，如杆菌肽、多链丝霉素和新霉素。③表面活性剂，如橄榄皂或苯扎溴铵。所有这些添加剂都有各自的优点和缺点，还没有哪一种添加剂有非常明确的优于其他添加剂的证据，并且哪一种添加剂最佳目前还没统一的意见。以下的研究有助于我们明确冲洗压力及冲洗液成分相关的争论。

大多数病例的处理方式是采用 9L 液体重力自流动冲洗。对于污染较重的骨折需要另外增加冲洗液，而对于污染较轻的上肢损伤用较少的冲洗液（5~6L）即可有效冲洗。以前的方案是将泌尿生殖系冲洗液作为添加剂，然而，目前不再在冲洗液中加入添加剂。无论使用什么冲洗方法，伤口清创最重要的是手术清除坏死和污染组织。

围绕灌洗后是否闭合伤口仍存在争议。以往建议保持伤口开放，不过随着强效抗生素和早期积极清创技术的发展，越来越多的医疗机构有了松弛闭合伤口、留置或不留置引流获得成功的报道。如果清创不能获得清洁的伤口，则不应闭合伤口。另外，为防止皮肤进一步缺血坏死，也不应在有张力的情况下闭合伤口。用2-0尼龙缝线关闭创口并保持不裂开时所产生的张力较为适当。局部的组织结构应用吸水敷料保持湿润。有人报道，用含有万古霉素或妥布霉素等抗生素粉末浸染的甲基丙烯酸甲酯制成链珠，由线穿在一起放置于伤口内，对于深部感染的控制率较高。

早期闭合伤口可以减少感染、畸形愈合和不愈合的发生率。闭合切口的方法很多，包括直接缝合、皮片移植、游离或带蒂肌瓣。方法的选择取决于以下几个因素：缺损的大小、部位及相关的损伤。

真空辅助闭合伤口装置是一个近期的创新，它可以减轻慢性水肿，增加局部血液循环，促进肉芽组织形成，有利于伤口愈合。一些有关真空辅助闭合伤口装置在骨创伤治疗方面的报道得到普遍认同，但其有效性尚未明确。真空辅助闭合装置一般在灌洗和清创后使用，并使用到伤口清洁前。

五、骨折的固定

对完全失去软组织附着而无血供的小骨折块可以摘除。由于很难清洁干净，被异物严重污染的小骨折块也应被摘除。对是否摘除无血供的大骨折块尚存争议。一般来说，最好摘除所有无血供的骨折块，并计划行二期自体骨移植。保留无血供的骨折块是一个细菌黏附的根源，而且可能是开放性骨折发生持续感染的最常见原因。曾经有使用聚乙烯吡咯烷酮—碘、高压灭菌和氯己定—葡糖酸盐抗生素溶液对脱出的大段骨皮质进行实验性灭菌的报道。应用Ilizarov牵伸组织生长技术治疗大段骨缺损也有报道。对于开放性骨折的这类处置，必须注意判断，对有完整骨膜和软组织附着的小片骨折应该保留，以便作为小块植骨刺激骨折愈合。

除污染外，开放性骨折时骨膜的撕裂减少了骨骼的血供和活力，因此，较闭合性骨折更难处理。通常软组织撕脱越严重，骨折越不稳定，骨折固定就越困难。

一般来说，应该以对损伤区域的血供及其周围软组织损伤最小的方法来固定开放性骨折。对于I型损伤，任何适合闭合性骨折的方法均可取得满意的结果。对II型和III型损伤的处理则存在争议，可以使用牵引、外固定、不扩髓髓内钉，偶尔采用钢板和螺丝钉。对于干骺端—骨干骨折，更倾向于用外固定，偶尔用螺丝钉行有限的内固定。对于上肢，石膏、外固定、钢板和螺丝钉固定是常用的方法。对于下肢，已经应用髓内钉成功治疗了开放性股骨干和胫骨干骨折，结果显示，对于Gustilo I型、II型和IIIA型骨折，应使用不扩髓髓内钉。

骨折复位和固定的方法取决于骨折部位、骨折类型、清创的效果和患者的一般状况。如果期望限制进一步的手术损伤且骨折稳定，闭合骨折可以采用类似闭合骨折的复位和石膏外固定技术予以治疗。石膏必须分为两半或开窗，以便观察伤口。用外固定架可以方便地评估皮肤和软组织，甚至适合于存在不稳定软组织的稳定骨折，如果骨Pilon骨折。涉及肱骨、胫骨、腓骨或小骨骼的开放性骨折可以通过这种方式复位和制动。如果没有可以使用的成熟技术，骨牵引可以提供足够的稳定，对多数伤口允许足够的显露。骨折越不稳定，手术固定或分期固定就越具合理性。

涉及关节或骨骺的骨折可能需要内固定以维持关节面和骨骺的对线。通常，克氏针或有限内固定，伴或不伴外固定可以达到此目的，同时又不使用过多的内固定物。如果可能，我们先治疗软组织损伤并处理伤口，待软组织愈合后，再通过清洁切口行关节内骨折的切开复位和内固定。骨折固定的具体方法在本章的后面部分进行讨论。

（谢春成）

第二节　骨科手术治疗原则

一、手术复位及固定的适应证

以前，骨科学者的学术思想分为两派：一派学者主张采用非手术疗法（如闭合复位、石膏固定和牵引技术）的人被认为是"保守疗法"的支持者；另一派学者主张对所有的骨折都采用手术治疗疗法。作为这种区分的大多数标记都已经过时了，如今所有骨科医师均已成为"稳妥骨科观点"的成员，治疗的目标是尽可能地保留损伤肢体的潜在功能。

在某些情况下，如果对于一位粉碎性关节内骨折患者采用复杂的切开复位和内固定，可能是患者重获功能性肢体的唯一机会，那么手术治疗就是稳妥的治疗。相比之下，对于一个孤立、单纯且稳定的胫骨干、腓骨干中部的闭合性骨折，可以采用石膏、钢板、髓内钉或外固定来治疗，但当今的大多数外科医师都愿意采用长腿行走石膏固定，随后再采用某种类型的石膏支架固定，以此作为最稳妥的治疗。但是，对于同样的胫腓骨骨折，当伴有同侧股骨骨折、胫骨平台骨折或踝部骨折时，则应考虑采用髓内钉、外固定或钢板螺钉进行手术修复，具体方法根据软组织损伤情况、患者创伤程度评分、伴有的上肢及全身损伤、与邻近骨折的距离及对邻近关节活动和恢复的影响而定。在这种情况下，对胫骨干骨折的稳妥处理方法很可能是手术方法。

1. 手术复位及固定的绝对适应证

（1）移位的关节内骨折，适合手术复位和固定。

（2）经适当的非手术治疗后失败的不稳定骨折。

（3）伴有重要肌肉—肌腱单元或韧带断裂并已证明非手术治疗效果不佳的大的撕脱骨折。

（4）非临终患者的移位性病理骨折。

（5）已知经非手术治疗功能会很差的骨折，如股骨颈骨折、Galeazzi 骨折—脱位及 Monteggia 骨折—脱位。

（6）具有阻碍生长倾向的移位的骨骺损伤（Salter-Harris Ⅲ、Ⅳ型）。

（7）伴有间室综合征需行筋膜切开术的骨折。

（8）非手术治疗或手术治疗失败后的骨折不愈合，尤其是复位不佳者。

2. 经手术复位和固定后能有中等程度的可能性改善功能的骨折

（1）不稳定的脊柱损伤、长骨骨折和不稳定的骨盆骨折，特别是多发创伤者。

（2）适当地试用非手术治疗后发生的延迟愈合。

（3）即将发生的病理性骨折。

（4）不稳定的开放性骨折。

（5）伴有复杂软组织损伤的骨折（Gustilo Ⅲ B 型开放性骨折、骨折表面有烧伤或先前存在皮炎）。

（6）患者经长期制动会导致全身并发症增加的骨折（如老年患者的髋部和股骨骨折，患者严重程度评分 <18 的多发骨折）。

（7）不稳定的感染性骨折或不稳定的感染性骨不愈合。

（8）伴有需要手术修补的血管或神经损伤的骨折，包括合并有脊髓、圆锥或近端神经根损伤的长骨骨折。

3. 手术后功能改善可能性较低的情况

（1）为不影响功能的骨折畸形做整形。

（2）因经济上的考虑而进行手术固定，让患者尽快离开急救护理病房，但在功能上与非手术疗法相比并没有明显的改善。

二、手术复位及固定的禁忌证

好的手术判断来源于经验，而经验则源于错误的手术判定。正如骨折手术治疗没有绝对的适应证一样，也同样没有绝对的禁忌证。因此，当手术发生并发症和失败的概率超过了成功的可能性时，就建议采用非手术治疗。手术治疗有较高的失败概率的情况如下：

（1）骨质疏松骨太脆弱而不能承受内或外固定。

（2）由于瘢痕、烧伤、活动性感染或皮炎导致骨折或计划手术部位的软组织覆盖太差，此时行手术内固定将破坏软组织覆盖或使感染恶化，这种情况适于外固定。

（3）活动性感染或骨髓炎：对于这类情况，目前最流行的治疗方法是外固定，同时结合生物学方法控制感染。偶尔采用髓内钉固定并结合生物学措施控制感染，也能成功地获得骨折的稳定。对于这类感染性骨折，由专家采用髓内钉进行固定可以作为最后的手段，但建议不要常规使用。

（4）已不能成功地进行重建的粉碎性骨折。这种情况最常见于由冲击暴力破坏了关节面的严重关节内骨折。

（5）一般来说，如果患者的全身情况不能耐受麻醉，那么骨折的手术治疗也是禁忌证。

（6）无移位骨折或稳定的嵌入骨折其位置可以接受时，不需做手术探查或复位。但在特殊情况下（如嵌插的或无移位的股骨颈骨折）行预防性固定会有好处。

（7）当没有足够的设备、人力、训练和经验时。

三、手术复位及固定的缺点

对任何外伤来说，采用手术治疗都会增加进一步的创伤，此时外科医师所面临的挑战是如何改善损伤的整体结局。如果需要切开复位，所采用的技术应尽量减少感染和伤区血管遭到进一步损坏的风险，减少骨折修复生物学过程中止的可能性，否则会导致延迟愈合或不愈合。虽然术中的任何解剖均会产生瘢痕使切口愈合，但解剖本身也会造成与肢体恢复功能有关的肌肉—肌腱单位的削弱和挛缩。手术入路应当沿着神经间的界面进入，并应避免横断肌肉—肌腱单位。对于任何手术入路来说，损伤神经血管的可能性始终是存在的。外科治疗也涉及麻醉的应用及与之相伴的风险。

患者及手术人员发生血源性感染的风险日益受到重视。输血有带来肝炎、获得性免疫缺陷综合征（艾滋病）和免疫反应等风险。手术人员必须尽力减少术中失血和血液污染。美国骨科医师学会曾在骨科手术实践中发表防止人免疫缺陷病毒（HIV）传播的建议，专门小组建议所有的保健人员均应定期进行自愿检查，经适当的商讨和患者自愿同意后了解每个患者的 HIV 感染状况。他们指出，"理论上讲，如患者有晚期的 HIV 感染，免疫状况会遭到严重损害，如果进行外科手术，就有增加医院内感染的风险"。

四、手术治疗的时机

损伤后手术可分为三类：急诊手术、限期手术和择期手术。需要急诊处理的损伤包括开放性骨折、无法复位的大关节脱位、伴有手术区撕裂伤或全层皮肤脱落的骨折、神经障碍正在加重的脊柱损伤、危及肢体或局部软组织血供的骨折—脱位以及并发筋膜间室综合征的骨折。在这些情况下，延迟手术将导致感染、神经损伤、截肢，并可能危及生命。限期手术是指在损伤后 24～72 小时应当进行的手术，如严重开放性骨折的再清创及多发性创伤患者、髋部骨折和不稳定骨折—脱位的长骨固定。创伤外科中的择期手术是指能延迟 3～4 天甚至 3～4 周的手术。能采用择期手术治疗的创伤包括：开始时用非手术方法做了复位和固定，但用手术治疗可以获得更好结果的孤立性骨骼损伤，如前臂双骨折、计划的手术入路处有软组织损伤或有骨折水疱的骨折、需要进一步做 X 线检查以便制订合适的术前计划的关节内骨折。

如切开复位延迟 4～6 周或以上，肌肉—肌腱单元的短缩、损伤区失去清楚明确的组织界面以及骨折断面的吸收等都会使外科手术更加困难。在延迟手术时，如同治疗骨折不愈合一样，可行自体骨移植。

五、骨折手术治疗的 Lambotte 原则

时至今日，骨折手术治疗的 Lambotte 四项原则仍与 18 世纪时一样适用。AO/ASIF 根据这些原则列

出了骨折治疗的四项准则：①骨折端的解剖复位，特别是关节内骨折。②用牢固的内固定满足局部生物力学的要求。③保留肢体损伤区的血液供应。④使骨折附近的肌肉和关节能够进行无疼痛的自主活动，以防止发生骨折病。这些原则随着时间的推移都得到了确认，但对应用此原则的具体方法有了更进一步的改进。

1. 骨折的显露　手术切开时应尽可能采用沿神经间可延伸界面。应用有限解剖、韧带整复、撑开器、带复位装置的骨折手术台，这些都有助于手术的显露和减轻骨折部位的破坏。带有影像存储功能的透视设备通常可以使手术在不切开骨折处软组织的情况下进行，如闭合的髓内钉技术。然而，充分显露可以看到骨折形态与软组织的附着及多平面移位程度的三维轮廓。充分的术前计划可协助其显露。

2. 骨折的复位　一旦明白了骨折的解剖和力学因素，可通过牵引重新施加致畸作用力而使骨折对线，通常能复位，这是骨折脱位闭合治疗的理论基础所在。但是，此方法的成功依赖于附着在骨折段上的相关肌肉和韧带的功能。当肌肉韧带的整体作用丧失时，则必须行切开复位。对器械及机械撑开器的放置和应用应当仔细计划，以便使用最小的力，尽可能少地破坏骨折处损伤的软组织。在评估复位的适合度时必须考虑骨折的解剖位置和对畸形复位的耐受能力。股骨髁负重部位的关节内骨折需要解剖复位，而股骨中段的闭合性粉碎性骨折，如采用交锁髓内钉固定，可允许中间碎片有明显的移位。通过下列 4 个重要性依次减低的标准衡量骨干及干骺端骨折复位的适合度。

第一，应在前—后面和内—外侧平面矫正骨的轴向对线。对线的过度偏斜将导致负重关节出现异常的负荷形变，这可能会引起创伤后骨关节炎或步态改变，进而有可能改变传导到另一关节或脊柱上的力。

第二，应尽可能将骨的轴向旋转畸形纠正到与对侧正常肢体接近的程度。上肢旋转畸形较下肢更易耐受，这是因为与髋关节相比，肩关节有较大的活动范围。下肢外旋畸形似乎比内旋畸形能更好地被耐受。虽然对畸形复位的容受尺度没有具体的标准，但 5°~10°的成角畸形和 10°~15°的旋转畸形可作为功能上的容受度。

第三，如果有骨缺损，纠正长度是困难的；如果不妨碍骨折的再生生物学，缩短或延长 1 cm 是能够很好耐受的。

第四，如果对线、旋转和长度均已恢复，骨折断端的错位能被很好地耐受，骨折经闭合治疗或采用闭合髓内钉等间接复位技术治疗后，即可发生所谓的"继发性愈合"。

3. 骨折的临时性固定　骨折一旦达到可接受的复位，常用克氏针或螺丝钉做临时固定，以便用 X 线确定复位情况、选择确定性固定或决定是否需要植骨加强。如不做临时性固定，那么在进行确定性固定时，复位可能丢失。对临时固定的放置需要做仔细的术前设计，使其不干扰确定性固定的安放。

4. 骨折的确定性固定　确定性固定必须能获得手术前计划中所要求的力学稳定性，以便能够促进所选择的骨折愈合方式。机械构造（钉、钢板、螺钉或者外固定器）必须有足够的疲劳寿命来支撑受伤肢体，直到骨再生过程能承担逐渐增大的负荷为止。固定最好能使邻近的关节和肌肉—肌腱群有一定的无疼痛的活动范围，这样可以避免或减少继发性挛缩和僵硬。在不损害固定稳定性或损坏骨再生生物学的情况下，固定应允许骨折端分担一些负荷。

（谢春成）

第三节　内植物设计和骨折固定

在分析骨折时经常列举的因素为：负荷的类型、大小和频率，以及骨的材料和结构特性。骨是一种各向异性材料，依施加应力方向的不同而具有不同的应力—应变关系。由于它们各自的横截面有相应的孔隙结构和不同的直径，在体外，当应变超过原长度的 2% 时皮质骨即发生骨折，而松质骨则要超过 7% 才发生骨折。在分析骨折类型时，根据负荷的方式可深入了解损伤的机制和可能伴有的损伤。负荷通常分为张力、压力、弯曲力、剪切力、扭曲力或这些力的联合。通过骨折的方式可以预测软组织损伤和骨折的稳定性。

用来固定骨骼的装置承受负荷和变形力，但很少发生如骨折那样的急性负荷断裂，但是，如果骨没有再生以帮助承受负荷，这些装置就会因疲劳而发生断裂。材料的特性是以应力—应变曲线表示的，而结构的性质则是以负荷—形变曲线表示的。可通过改变区域性惯性矩和极性惯性矩的结构性质以得到所需的内植物的刚度和强度。大多数内植物都在负荷—形变曲线的弹性阶段内发挥功能。理论上讲，内植物有一个形变的弹性范围可能有利于骨的再生，但是对于骨的直接和间接愈合方式，该范围是不同的。如使用髓内钉、钢板螺钉或外固定器，术前计划时必须考虑内固定或外固定将承受的力和内植物的疲劳寿命，这一点对决定术后康复计划也是必需的。

一、针和钢丝固定

Kuntscher 描述过用作骨折固定的针、棒和钉之间的生物力学差异，针仅能对抗对线变化，棒能对抗对线和移位变化，而钉则能对抗对线、移位和旋转的变化。克氏针和斯氏针通常既可用作临时性骨折固定，也可用作确定性骨折固定。由于它们对抗弯曲负荷的能力很差，当单独应用时应辅以支架或石膏。在用作确定性固定时，它们常经皮或通过有限的切开复位置入。为防止对骨及软组织造成热损伤，使用动力设备时应当将其缓慢置入并间歇钻动。我们倾向于应用光滑钢针，以便在骨折愈合后容易拔除。

带螺纹的钢针在一些地方的骨折能起到很好的临时固定的作用，但在钢针置入时骨折块必须被拢到一起，以防分散。如果骨皮质很坚硬，也有钢针折断的风险。钢针或钢丝通常适于固定干骺端或骨骺部的小骨折片，特别是足、前臂和手部远端的骨折（如 Colles 骨折），以及闭合复位后仍有移位的掌、指骨骨折。钢针通常是在 X 线透视的监控下打入的，这样做可以保护软组织不再遭到进一步的破坏。理论上讲，它能允许最大限度的骨再生，但必须小心操作，以避免在插入时周围的肌腱和神经缠绕在钢针上。钢丝固定可单独应用或与其他植入物联合使用，作为某些干骺端骨折的确定性固定，如肱骨近端、髌骨和颈椎。应避免钢丝有切痕，因为切痕缩短植入物的疲劳寿命。单独应用钢丝很少能提供肢体功能康复所需的足够的稳定性。

二、螺钉固定

螺钉是一种复合器械，由四部分组成：头部、体部、螺纹和尖。头部用来与螺丝刀连接，可有六角形、十字形、槽形或 Phillips 形设计；头部也可用作螺钉对骨组织加压的对抗力量。体部或钉杆是螺钉头部与螺纹之间的光滑部分。螺纹是由根（芯）径、螺纹（外）径、螺距（两相邻螺纹间的距离）和它的导程（螺钉每转一圈进入骨组织的距离）确定的，决定了螺钉的抗拔出力，它与螺纹界面间的骨面积和攻丝的根区有关。横断面设计通常为扶壁柱状（ASIF 螺钉）或 V-螺纹（常用于机器螺钉）。螺钉尖端可呈圆形（需预先攻丝）或为自攻型（槽形或套针形）。临床上如果因为骨质较软而担心螺钉会被拉出时，以选用较大的螺纹径为宜；如果骨组织坚硬而更关心疲劳问题时，根径较大的螺钉对疲劳断裂有较大的抵抗能力。螺钉也常分为机械螺钉和 ASIF 螺钉。其他制造商目前所制作的螺钉和钢板都类似于 ASIF 小组的设计。

用螺钉将扭转力转变为骨折块间的压缩力是一项有价值的技术。这项技术的成功，需要使螺钉近端在近侧皮质骨内滑动，同时螺纹抓住对侧的皮质，这样螺钉头将发挥负荷作用使骨折靠近。必须仔细选择螺钉与骨折之间的角度，以免在加压时骨折块间移动。只要遵守原则，任何类型的螺钉都可用作骨折块间固定装置。任何螺钉经过骨折线时都应当采用骨折块间加压技术。

（一）机械螺钉

机械螺钉全长均有螺纹，可以自攻螺纹或需要在旋入前先攻出螺纹。大多数是自攻螺钉，尖端有一锐槽，当螺钉钻入时锐槽可切出螺纹。机械螺钉主要用于将髋部加压螺钉装置固定在股骨干上。机械螺钉钻孔大小至关重要；如果孔太大，将导致螺纹不能抓紧；如果孔太小，则不能钻入螺钉或钻入时造成骨的劈裂。所选择的钻头应略小于减去螺纹后的螺钉钉杆直径。对于自攻螺钉，用于在皮质骨上钻孔的钻头应较在松质骨上的大 0.3 mm，术前应检查螺钉和钻头的大小是否正确。

（二）内固定螺钉

根据瑞士的 ASIF/AO 发展的接骨技术和原则设计的螺钉已被广泛应用。它的螺纹比机械螺钉更水平，并且几乎全部都是自攻螺钉。对于非自攻螺钉而言，拧入螺钉前钻孔必须用丝锥攻出螺纹。ASIF螺钉有为皮质骨、松质骨和踝部设计的螺钉。用于固定小骨折块和小骨的微型螺钉（mini-screw）及标准的松质骨和皮质骨螺钉有各种长度和直径。标准松质骨和皮质骨螺钉头有专用螺丝刀的六角形凹槽，而较小螺钉则为 Phillip 型钉头。

1. 皮质骨螺钉　皮质骨 ASIF/AO 螺钉全长都有螺纹，有下列直径：4.5 mm，3.5 mm，2.7 mm，2 mm 和 1.5 mm。皮质骨螺钉可用作位置螺钉，也可用作拉力螺钉。在用作拉力螺钉时，将近侧皮质扩孔，即可在骨折块间产生加压作用。

2. 松质骨螺钉　这种螺钉有较大的螺纹，可以更牢固地抓住较软的骨松质，因此它更常用于干骺端。松质骨螺钉有 6.5 mm 和 4 mm 两种直径，螺纹长度有 16 mm 和 32 mm 两种。空心松质骨螺钉直径有 6.5 mm，7.0 mm，7.3 mm 三种，螺纹长度有 16 mm 和 32 mm 两种。无论螺钉有多长，只有这两种螺纹长度。踝螺钉为一种 4.5 mm 螺钉，也包括在此组螺钉内，但它是唯一具有自攻环钻钉尖（self-tapping trephine tip）的螺钉。选择正确的直径钻头和钻孔攻丝是确保螺钉固定牢固的关键。这类螺钉通常要用塑料和金属垫圈，以便重新连接撕裂韧带或通过为螺钉提供较大的压迫骨皮质的接触面来给骨折块加压。

3. 自攻自钻螺钉　自攻螺钉与皮质骨螺钉的大小相同，这些螺钉的尖端设计成一小的凹槽，利于骨屑的清除。受设计结构的影响，自攻螺钉抗拔出的力量较弱，最好用作外固定针。

4. 锁定螺钉　锁定螺钉是钉帽带有螺纹的自攻螺钉。这些螺钉需要精确的预钻孔，从而与钢板锁定达到紧密的固定，置入时需要特殊的改锥。

（三）螺钉固定技术

对于横行或短斜行骨折，螺钉必须与钢板或其他类型的内固定联合使用。使用骨折块间加压技术比螺钉位置固定作用更受医师们的青睐。如果螺钉的全长都有螺纹，则只起固定作用，除非在近侧皮质扩孔，螺纹只抓住远侧皮质；然后当旋紧螺钉时就形成了经过骨折线的压力。如螺钉仅有部分螺纹，靠近钉头的部分没有螺纹，则不用近侧皮质扩孔就可获得经骨折线的加压，但咬合的螺纹部不应跨在骨折线上，否则不可能在骨折块间加压。

空心螺钉有数家制造商可以提供，对于固定小骨折块，其理想的临时固定位置要与确定性固定的位置相同。其与普通的拉力螺钉技术的最大区别在于要用空心钻沿导针钻孔。关于旋入螺钉的方向、临时性固定及所有螺纹仅把持对侧骨折块或皮质骨等，仍必须遵循骨折块间拉力螺钉固定原则。

髋螺钉用于固定各种类型的股骨颈骨折。早期髋螺钉的设计（如 Jewett 钉），是由固定在股骨头内并与固定在股骨上的侧板连接在一起的钉或螺钉构成。更现代的设计是在侧板上有一套筒，允许钉或螺钉在其内滑动，以适应骨折愈合过程中不可避免的塌陷。加压髋螺钉遵循张力带原则，即螺钉位于张力侧承受张力，在骨折部位的骨承受压力。侧板和螺钉或钉之间的角度决定了这些装置承受的弯曲力矩，以及疲劳强度。生物力学研究显示，角度较大而力臂较短的螺钉产生的力矩小于角度较小而力臂较长产生的力矩。

三、钢板螺钉固定

对骨折的钢板螺钉固定一直进行着设计上的改良和完善。Pauwels 首先在骨折和骨不愈合的固定方面定义和应用了张力带原则。这一技术的原理是：偏心负荷下骨的凸侧产生的张力转变为压力，其办法是在骨的张力侧（或凸侧）跨过骨折处放置一个张力带（固定钢板），这样张力受此处张力带的对抗作用而转变为压力。钢板如放置在骨的压力侧（或凹侧）则会弯曲、疲劳和断裂。所以，应用张力带钢板固定的基本原则是：必须把它放置在骨的张力侧，这样骨本身将承受压力，因而所使用的张力带不必太重和太坚固。利用张力带原则，可以用钢针或螺钉与钢丝治疗尺骨鹰嘴和髌骨骨折。钢板螺钉应用时，张力带原则和轴向加压原则常联合运用。

　　轴向加压促进松质骨骨折的愈合，现在已得到普遍接受。然而，压力对皮质骨的作用却曾有过争论。这些加压钢板自 1963 年问世以来在不断发展，已经进行了数次改进。钢板的好处是能在开放性手术下使骨折达到解剖复位，并能为肌肉—肌腱单元和关节的早期功能锻炼提供稳定性，但必须防止过早负重。钢板固定的缺点包括：拆除钢板后发生再骨折，钢板下方的应力保护和骨质疏松，钢板的激惹作用，以及少见的免疫反应。

　　钢板能中和单独使用螺钉时不能抵消的变形力。钢板需要塑形以维持骨折复位的最大稳定性。螺钉的应用也有严格要求，因为放置的位置或顺序不正确可导致移位或形成剪力及复位的丢失。任何类型的钢板要发挥其功能都需要有足够的螺钉固定。除支撑钢板外，在骨折的上方和下方通常需要 6 ~ 8 枚螺钉固定。最常见的错误是：选用的钢板长度不够。骨愈粗、应力愈大，选用的钢板就应越长。对于严重的粉碎性骨折，如果粉碎部分超过骨周径的 1/3，就应行松质骨植骨。在旋入螺钉时应避免螺钉的过度扭转。在闭合伤口前，应当重新拧紧所有螺钉，使螺钉—骨界面间有应力松弛的时间。

　　特殊的钢板设计包括：半管型、1/3 管型和 1/4 管型、T 型和 L 型、匙状、动力加压和眼镜蛇样关节融合钢板。对于大骨（如股骨），使用带偏置孔的所谓的宽钢板，以减少应力集中。众多不同类型和设计的钢板按功能可分为四类：中和钢板、加压钢板、支撑钢板和桥接钢板。近年来，特殊解剖塑形的钢板发展迅速，用于关节周围骨折的尤为突出。

　　中和钢板与骨折块间可加压螺钉固定联合应用，可抵消扭转力、弯曲力和剪力。这种钢板常用于有蝶形或楔形骨片的骨折，在楔形部分经骨折块螺钉固定后再用钢板固定。骨折块间螺钉能明显改善钢板的稳定性。常见的用中和钢板固定的骨折为肱骨、桡骨、尺骨及腓骨的 B 型楔形骨折。除不经钉孔进行加压以外，中和钢板固定的技术要点与加压钢板相同。

　　加压钢板除了可消除扭力、弯曲力和剪力外，还能在骨折部加压，这种加压是通过外部张力装置或通过在动力加压钢板设计中专门设计的自身加压孔而实现的，这种孔可在螺钉旋入时使钢板发生移动而形成加压，动力加压钢板用于 A 型骨干骨折，横行或短斜行骨干骨折，或楔形骨折片经骨折块固定后的 B 型骨折。手术方法的变化包括：在钢板之外拧入骨折块间螺钉，先旋入两个距离最近的螺钉通过钢板进行加压，然后自骨折处和钢板中部开始偏心旋入其余的螺钉。半管状钢板也能用作加压钢板，常用于固定腓骨骨折。AO-ASIF 有限接触性动力加压钢板（LC-DCP）系统是为了解决生物学相容问题而设计的。将钢板塑形以改善钢板下的血液循环，允许在骨折处形成一个狭窄的环状骨痂区，从而有利于骨再生。钢板上的孔均匀排列，以便在骨折处最恰当地放置钢板。孔的下方倒角斜面使螺钉旋入时有较大的成角能力，其范围可达 40°。螺钉孔的加压特性还允许通过孔向两个方向加压。该钢板上市的有商用纯钛钢板和不锈钢钢板。

　　支撑钢板可消除骨骺—干骺端骨折时常产生的压力和剪力，如胫骨平台骨折和胫骨远端骨折（Pilon 骨折）。它常与骨段间螺钉固定联合应用。与其他功能型钢板不同，此类钢板锚入主要的稳定骨折片中，而不必进入它所支持的骨折段。使用时必须进行正确的塑形，旋入螺钉时必须使螺钉靠近孔的骨折线侧，从而防止在承受负荷时发生轴向变形。

　　用桥接钢板横跨不能获得解剖复位、无法恢复骨折坚强稳定性的不稳定粉碎性骨折或骨缺损进行固定。对钢板来说，维持这种功能最为困难。这类固定通常需要自体植骨进行生物学加强。推荐使用间接复位技术，以便在骨折处保持最大的骨再生能力。有了足够的骨再生后，因为患者的要求可能是为了恢复骨骼本身的强度，可能应取出置入物。可在骨折部位进行多方位的 X 线摄片予以评估，将钢板取出后发生再骨折的风险降低至最小。骨髓腔的再通和所有骨折线的消失提示骨折已充分愈合，但是仍可经螺钉孔处发生再骨折。

　　锁定钢板复合了钢板固定技术和经皮桥接钢板技术，应用锁定螺钉形成一种成角固定装置。研究表明，锁定钢板比普通钢板承受的负荷更大。微创稳定系统（LISS）（Synthes，Inc，West Chester，PA）使用单皮质锁定螺钉固定比传统的钢板固定系统允许更多的弹性形变。锁定钢板有锁定和非锁定两种设计，根据 Gardner 的理论，锁定钢板力学上近似于单纯的锁定结构。锁定钢板具有更好的抗拔出性能，特别适用于骨质疏松骨折的患者。锁定钢板可提供足够的力学强度，不需要在股骨远端、胫骨近端和胫骨平台的内外侧联合放置钢板。

四、髓内钉固定

20世纪50年代中期以来，骨折的髓内钉固定技术得到了广泛认可。在北美地区的大多数创伤中心，闭合交锁髓内钉固定是治疗股骨干骨折的首选方法，尤其是对多发性创伤患者。由于对髓内血液循环的破坏、发生脂肪栓塞的可能性，以及缺乏对髓内钉固定生物力学原理的了解而造成手术操作不当引起并发症等问题的担心，这种治疗方式自出现以来就存在争议。通过科学研究，这些问题已逐一得到了解答，髓内钉固定技术已成为多种骨折的标准治疗选择。

在下列情况下使用髓内钉可获得满意的骨折固定。

1. 髓腔最狭窄段的非粉碎性骨折可考虑用非交锁钉　它不仅能消除侧向力或剪力，也能很好地控制旋转力。如果一侧骨折段的髓腔较另一侧骨折段宽得多，通常难以控制旋转力，在这种情况下需要用交锁技术。一般来说，交锁螺钉应放在离骨折线至少2 cm以上的位置，以便为术后主动的功能活动提供足够的稳定性。对于轴向不稳定骨折，最好用静力性或双重交锁髓内钉来治疗。

2. 在选择钉的类型和决定扩髓的程度时需考虑骨弧度　从生物力学上讲，非交锁髓内钉是依靠钉和骨之间的弧度不匹配而获得稳定的，从而形成纵向挤压。如果弧度不匹配的程度较大，则需要更多地扩髓。对于所有的钉来说，入口都是关键，必须选在插入时用力最小的部位。对于股骨，选用直钉时应选择梨状窝内与髓腔在同一条线上的位置，而选用近端外侧弯曲的髓内钉时，其位置选择应在股骨大转子内侧。对于胫骨和肱骨，入口与髓腔线间的偏距会对相应的后侧和内侧皮质产生巨大的作用力。在胫骨，钉从腓骨头平面进入时用力最小。

3. 髓腔有足够的直径和连续性是应用髓内钉技术的前提　应避免过度扩髓，因为这样会使骨质明显减弱且增加热坏死的风险。建议扩髓至骨皮质"发出声"，也就是"扩髓恰到好处"。通常会选用直径比所用最粗的扩髓钻小0.5~1.0 mm的髓内钉，而不能插入直径大于髓腔的钉。

4. 带锁髓内钉技术允许髓内钉固定关节周围　对于2~4 cm范围的骨折，这项技术要求使用锁钉或阻挡钉（"poller"螺钉）。应用更新型的带有斜行导向远端锁定螺钉和能够锁入钉内形成固定角结构螺钉的髓内钉，能够增加干骺端骨折固定的稳定性。

由于骨的形状轮廓各异，因而不可能设计出完美的髓内钉，但髓内钉的设计还在不断地改进。对于每一块骨、每一类骨折或同一骨的不同部位的骨折，均可设计专门的髓内钉，髓内钉应当满足下列要求：

（1）要有足够的强度并提供足够的稳定性以保持骨折的对线和对位，包括防止旋转。必要时它应包括横行交锁螺钉。

（2）它的结构应能使骨折面受到接触压力，这是骨愈合所需要的生理性刺激。

（3）它应放置在容易取出的位置，要提供连接结构以协助取出。

在选择这种方法前，外科医师应当认识到，髓内钉与任何其他内固定一样会发生并发症。它不是一种可临时随意采用的手术方法。我们建议考虑下列情况：

（1）要求有适当的手术前计划，以确保在髓内钉的作用范围内妥善地稳定骨折。

（2）患者应能耐受大的手术：由于手术脂肪栓子的增加可能引起肺部损伤，对于肺部有严重创伤的患者，应当予以特殊考虑。

（3）手术前必须获得并确认有合适长度和直径的髓内钉。

（4）成功的髓内钉手术必须具有合适的器械、训练有素的助手及最佳的医院条件。

（5）金属钉并非骨愈合的替代物，如果在恢复期发生过度的应变，可发生弯曲或折断。

（6）应当尽可能使用闭合穿针方法：据报道，应用这种方法的骨折的愈合率较高且较少发生感染，但外科医师必须熟悉切开和闭合两种手术方法。随着对闭合方法的经验增多，需要切开复位的骨折将越来越少。限制性切开复位较低质量的闭合复位更受青睐。这种情况常见于高能量的股骨转子下骨折，采取闭合复位牵引力不足以完全纠正屈曲和外展。

（一）髓内钉的类型

与钢板一样，髓内钉也可按解剖部位和功能进行命名。中心髓内钉沿髓腔进入骨内，它们通过纵向多点抵触与骨接触，依靠恢复骨段间的接触和稳定性来避免骨折的轴向和旋转畸形。中心髓内钉包括经典的克氏三叶钉和 Sampson 钉。髁头钉在干骺端的髁部进入骨内，通常进入对侧的骨骺—干骺区。经常打入一组髁头钉以增加旋转稳定性，髁头钉包括 Ender 针和 Hackenthall 针。头髓钉有一个中央髓腔段，但也能向上进入股骨头内进行固定，克氏 Y 形钉和 Zickel 粗隆下钉都属于这类髓内钉。

交锁技术进一步改进了这些经典髓内钉，增加了交锁型中央髓内钉和交锁型头髓钉。增加交锁螺钉对抗骨折的轴向、旋转形变，延长了髓内钉的工作长度。Modney 设计了第一枚交锁髓内钉。Kuntscher 也设计了一种交锁钉［锁销钉（detensor nail）］，由 Klemm 和 Schellman 加以改良，后来由 Kempf 等又进一步进行了改进。这些先驱者们开发的技术和置入物形成了目前正在使用的几个髓内钉设计和技术的基础。交锁头髓钉是为治疗复杂骨折设计的，此类骨折的骨折线扩展到股骨近端，有轴向或旋转不稳定，如复杂的粗隆下骨折、病理性骨折以及同侧的髋部和股骨干骨折。这些髓内钉可通过螺栓、钉和专用拉力螺钉进行交锁固定，典型的如 Russell-Taylor 重建钉、Williams Y 形钉和 Uniflex 钉。目前，股骨髓内钉的设计主要表现在入钉点的不同，为股骨骨折设计的髓内钉置入的区域不同。顺行髓内钉可以通过梨状窝或大粗隆尖入钉，逆行髓内钉通过股骨髁之间入钉。

交锁固定可分为动力交锁、静力交锁和双重交锁。动力固定控制弯曲和旋转畸形，但允许骨进行接近完全的轴向负荷传递。动力固定适用于轴向稳定的骨折和某些骨不愈合。静力固定控制旋转、弯曲和轴向负荷，能使置入物更多地承受负荷，但可能缩短疲劳寿命。静力固定在胫骨、股骨的非峡部粉碎性骨折中尤其有用。双重交锁固定可控制弯曲力、旋转力和一些轴向畸形，因为螺钉可在髓内钉内轴向移动，因而可出现一些短缩。这种类型的固定用于肱骨骨折，偶尔也用在骨延迟愈合或不愈合。

交锁髓内钉的动力化最初被用来避免对骨折愈合的损害，这是因为从理论上讲静力交锁会使骨折修复中止。这种技术通过从最长的骨折段上除去交锁螺钉而使静态模式转为动态模式。动力化减少了髓内钉承受的负荷，但增加了髓内钉的疲劳，同时也增加了骨折处的压力，如果在动力化之前没有足够的皮质予以稳定或骨再生，就会出现短缩。目前静力锁定动力化很少使用。

（二）扩髓和不扩髓髓内钉

应用髓内钉治疗多发损伤患者的长骨骨折时是否扩髓一直存在争议。支持不扩髓髓内钉的研究强调了扩髓带来不利的生理影响（如髓内脂肪造成肺栓塞），并且有实验证据表明，扩髓对肺功能有不利影响。然而，这对大多数患者来说没有临床意义，一些学者认为，肺部并发症的发生与相关胸部损伤的严重程度的关系比与扩髓的关系更为密切。而支持扩髓髓内钉的研究则通常报道，采用扩髓和不扩髓髓内钉的患者之间的肺部并发症没有统计学差异。因为有很多因素与成人呼吸窘迫综合征（ARDS）的发生有关，所以与可能因扩髓造成损害的患者很难区分。

另一个争论是长骨骨折行扩髓髓内钉固定是否增加感染率。现有的临床资料显示，扩髓与不扩髓股骨髓内钉之间的感染率没有差别。我们行髓内钉手术的经验也证实了这一点：在 125 例开放性股骨骨折患者中，95 例行扩髓髓内钉固定，30 例行不扩髓髓内钉固定，总感染率为 4%，扩髓髓内钉的感染率为 3.2%，不扩髓髓内钉的感染率为 6.4%。在 50 例以不扩髓髓内钉治疗的开放性胫骨骨折中，感染发生 4 例（8%），全部为Ⅲ型损伤。

五、外固定

外固定在创伤治疗中很有作用，无论是应用于损伤控制，还是终极治疗。尽管外固定相比内固定需要更多的临床和影像学监管，但其应用和治疗的一般原则相对简单，且其灵活性允许其用于很多类型的骨折。但外固定并非对所有类型的骨折都是合适的，尤其是当存在其他更合适的固定方式时，如螺钉、接骨板或髓内钉。

（一）外固定的优点

外固定可为那些因某种原因不适合应用其他固定形式的骨骼提供坚强的固定。这种情况在严重的Ⅱ型和Ⅲ型开放性骨折中最常见，此时如果采用石膏管型或牵引方法，则无法对软组织伤口进行处理，而且若显露和分离进行内固定物置入，则会使较大的区域失去活力并受到污染，可明显增加感染或丧失肢体的风险。

（1）按骨折的形态通过外固定可以对骨折断端进行加压、中和或固定性撑开。非粉碎性横行骨折最适合加压；在粉碎性骨折中，通过近侧和远侧主要骨折段上的钢针能维持肢体长度（中和模式）；在成对骨中，一侧骨有骨折并伴有缺损时可用固定性撑开法，如尺、桡骨或小腿延长术。

（2）外固定可直接对肢体和伤口的情况进行监管，包括伤口的愈合、神经血管情况、皮瓣存活情况及肌间室的张力。能够在不干扰骨折对线和固定的情况下进行相关的治疗，如更换敷料、皮肤移植、骨移植和伤口灌洗。坚强的外固定允许同时对骨及软组织进行积极治疗。

（3）允许立即进行远、近侧关节的活动，这样有助于减轻水肿并使关节面获得营养，推迟关节囊纤维化、关节僵硬、肌肉萎缩和骨质疏松的发生。

（4）可在不压迫后侧软组织的情况下抬高肢体，钢针和支架可用绳悬挂在床的头顶架上，有助于水肿的消退和消除对后侧软组织的压迫。

（5）允许患者早期活动。在坚强的固定下，肢体能活动和换位，而不用担心会使骨折移位。对于稳定的非粉碎性骨折患者，常能够早期下床，这是采用牵引或石膏治疗时所做不到的。应用外固定还能允许移动某些骨盆骨折患者。

（6）需要时可在局部麻醉下进行外固定。如患者的一般医疗情况对腰椎麻醉或全身麻醉有禁忌，可在局部麻醉下穿入固定针，虽然这并不是最好的方式。

（7）可对感染性骨折、新鲜骨折或骨不愈合进行坚强的固定。对于感染性骨折或感染性骨不愈合，骨折端的坚强固定是控制和消除感染的关键因素，应用石膏管型或牵引方法极少能做到这一点，而置入内固定装置常是失策的做法。现代的外固定器在这些情况下能提供其他方法所不能提供的强度。

（8）当感染的、失败的关节成形术不能再做关节重建和打算做关节融合时，外固定可提供坚强的固定。

（二）外固定的缺点

（1）需要有细致的穿针技术以及皮肤和针道的护理，以防止针道感染。

（2）对于没有基本操作训练的外科医师来说，在安装针和固定架时会遇到困难。

（3）外固定架笨重，患者可能会因美观的原因而拒绝使用。

（4）可能经针道发生骨折。

（5）外固定架拆除后可发生再骨折，除非对肢体加以足够保护直至该骨已重新适应应力作用时为止。

（6）价格昂贵。

（7）依从性差的患者可能会妨碍器械的调整。

（8）如骨折需要用固定器对邻近关节加以制动，可能发生关节僵硬。这种情况最易发生在骨的近端或远端的骨折，由于主要骨折碎块不能给钢针提供足够的抓持而需在关节上方用一组钢针和支架进行固定。

（9）外固定器组件可能干扰 MRI 检查。电流感应的产生和可能的外固定器发热是引起关注的两个问题。但是，目前对于这两种现象还没有确切的临床数据，而且对于携带外固定器的患者还缺乏使用 MRI 的临床"安全"行业标准。其他考虑包括可能对 MRI 机器的损伤，以及外固定器组件干扰引起的 MRI 扫描失败。

（三）并发症

外固定的广泛应用已引发了一系列特有的并发症。然而，像其他技术一样，遵守基本的原则和运用正确的技术可使并发症减少到最低限度。

1. 针道感染 如果没有正确的穿针技术和细致的针道护理，针道感染可能是最常见的并发症，约发生于30%的患者。针道感染的严重程度也各不相同，轻度炎症仅需局部伤口处理即可治愈，浅表感染需要应用抗生素和局部伤口处理，偶尔需要拔除钢针，而骨髓炎则需要行死骨切除术。一项关于针道护理的研究综述发现了一个随机对照研究，该研究表明，未行针道清洁而发生的感染率低于采用盐水或乙醇（酒精）清洁的感染率；另一项研究发现，每天和每周行针道护理的感染率相同。因为穿针部位激惹会引起炎症反应而导致感染，故在预防感染方面，使穿针部位的皮肤活动最小化可能比使用特殊清洁物品或程序更为重要。

2. 神经血管损伤 外科医师必须熟悉肢体的断面解剖及穿针的相对安全区和危险区。目前已有数本非常好的断面解剖学手册，这些手册应作为在术前学习外固定术前计划的一部分。上臂远侧半和前臂近侧半的桡神经，恰在腕近侧的桡神经背侧感觉支，小腿近侧3/4与远侧1/4交界处的胫前动脉和腓深神经，这些都是易被损伤的结构。血管穿破、血栓形成、晚期腐蚀、动静脉瘘和动脉瘤形成也都曾出现过。

3. 肌肉或肌腱损伤 钢针穿过肌腱或肌腹时会使肌肉正常的滑动受到限制，并可导致肌腱撕裂或肌肉纤维化。胫骨骨折时如果应用多枚横行钢针，常发生踝关节僵硬。通过肌腱和肉穿针固定时，肢体必须摆在合适的位置以避免挛缩。

4. 延迟愈合 坚强的钢针和支架能使骨折处失负荷（unload），如果固定物在骨折处保留数周或数月，就会如坚强加压钢板一样导致皮质骨松质骨化和减弱。有文献已报道，长期使用坚强固定器时骨痂完全由骨内膜产生，骨折延迟愈合率达20%~30%（有时高达80%）。

5. 筋膜间室综合征 钢针穿过肌间室时，在紧张的肌间室内可使室内压增加数毫米汞柱，造成典型的间室综合征。

6. 再骨折 坚强外固定下的愈合大都是骨内膜性的，只有极少量的周围骨痂形成。坚强外固定所造成的骨皮质去应力会导致皮质骨骨松质化，这样在取出固定器后，除非用拐杖、辅助石膏或其他支持物妥善地保护肢体，否则可发生再骨折。

7. 限制了将来的其他选择 如针道发生了感染，其他一些方法（如切开复位等），就变得困难甚至无法施行了。

（四）适应证

外固定的适应证是比较具体和少见的，但没有绝对的适应证。每个病例都需要区别对待。对于那些能够应用其他经时间考验的常规方法的患者，如石膏固定或切开复位内固定，没有理由常规应用外固定。适应证可分为3类：①公认的。②可能的。③尚待商榷的。

1. 公认的适应证

（1）严重的Ⅱ型和Ⅲ型开放性骨折。

（2）合并严重烧伤的骨折。

（3）随后需要做交叉小腿皮瓣、吻合血管游离组织移植或其他重建手术的骨折。

（4）一些需要骨折断端牵开的骨折（如有明显骨缺损的骨折，或同一肢体的成对骨的骨折，因为保持双骨等长是很重要的）。

（5）肢体延长。

（6）关节融合。

（7）感染性骨折或骨不愈合。

（8）畸形愈合的矫形。

2. 可能的适应证

（1）一些骨盆骨折和脱位。

（2）感染的开放性骨盆不愈合。

（3）重建性骨盆截骨术（即膀胱外翻）。

（4）根治性肿瘤切除并用自体或同种异体骨植骨后的固定。

（5）儿童的股骨截骨术（可免除术后取出钢板螺钉这类内固定的需要）。

（6）需同时行血管、神经修复或重建的骨折。

（7）肢体再植。

3. 多发性闭合性骨折的固定　当多发伤患者的骨折可以单用牵引、石膏或切开复位内固定处理但在组合使用难以实现稳定时，外固定架技术是个不错的替代方法。它是一个可实现快速复位固定，并能跨关节固定关节周围骨折的技术，被称为"损伤控制骨科"。

4. 严重的粉碎性骨折　外固定架可以作为非坚强内固定的补充治疗，如在粉碎性骨折中，当大骨块已使用克氏针、螺钉进行固定但固定尚不够坚固时，可以使用外固定。

5. 韧带整复术　这一术语常见于欧洲文献中，是指用外固定器对关节周围的关节囊和韧带结构进行牵引来治疗某些关节内骨折。此方法非常适用于桡骨远端的粉碎性关节内骨折，该骨折通常用石膏和钢针进行固定。

6. 头部损伤患者的骨折固定　对于因头部严重损伤而发生颅内压增高、癫痫发作或持续性痉挛，无法采用牵引、石膏或其他固定方法固定的患者，可用坚强的外固定做临时性骨折固定。对这类患者，除非应用坚强固定，否则癫痫发作、频繁严重的肌肉痉挛会造成复合性骨折。一旦头部损伤得到改善，便可拆除外固定器，换用其他形式的骨折治疗方法。

7. 对因诊断性检查、治疗或其他外科处置而需要频繁运送的患者进行骨折固定　用外固定可以在不干扰骨折复位的情况下运送患者，而用牵引则不允许运送患者。

8. 漂浮膝骨折的固定　对于不适合切开复位内固定的同侧股骨和胫骨骨折，采用外固定可允许早期膝关节功能锻炼。

9. 膝关节韧带稳定度评估　对胫骨上段或股骨下段的骨折，当难以判断膝关节韧带的完整性时，采用外固定后可以进行膝关节韧带稳定度的评估。应用外固定器稳定邻近的骨折后就能检查受累膝关节有无韧带断裂。当需要修复或重建合并骨折的膝关节韧带时，外固定器可用来固定骨折和修复的韧带。对这类病例，膝关节的坚强固定可能不需超过 3 ~ 4 周，此后即可换用铰链式固定装置开始活动关节。当关节制动的总时间达 6 ~ 8 周时，常会导致一定程度的关节强直。

10. 很少用的适应证　对于闭合骨折，如果传统方法已经证实很成功，此时采用外固定应受到质疑。尽管针道感染、延迟愈合和再骨折这些潜在的问题可以通过严格遵循基本的外架使用原则来减少，但实际上还是会发生。外固定技术对于长骨骨折的治疗很有价值，故对于无法通过传统技术实现复位和固定的患者应予以保留。

不管选用何种固定器，都要有基本的外固定操作技术。如果要获得外固定的最大收益，最大程度的减少严重并发症的发生，必须注重细节。以下是一些一期处理首先考虑选择外固定的情形：严重开放性骨折的灌洗、清创和复位；感染或不愈合骨折的引流、清创和死骨切除；感染失败关节成形术假体和骨水泥的去除。对于这些以及其他情形的一期处理，在使用外固定之前必须要有适当的监管考量。

（五）外固定器的设计和应用

外固定器是由钢钉或钢针等骨锚定系统、连接杆和纵向支撑杆组成的。Behrens 将外固定器分为两种：针式和环式。针式固定器又进一步分为单针独立起作用的简单固定器和可对钢针组进行立体控制的钳夹固定器。钢针的钳夹常通过"万向"连接与支撑杆固定，可在安装后进行调节。针式固定器有四种基本构型。带一个支撑杆和一个平面上的半针单侧支架构成单侧单平面构型。另加第 2 个支撑杆和第 2 个平面上的半针即形成单侧双平面构型。横穿的钢针在其两端均与支撑杆相连接则构成双侧单平面构型，再增加第 2 个平面的半针横穿针即形成双侧双平面构型。

环式固定器由整环或半环与棒或连接器相连组成，用直径为 1.5 ~ 2 mm 的半针或高张力钢针将环与骨锚定固定，除能固定新鲜骨折外，还可制作精心设计的铰链式框架来治疗骨不愈合和畸形愈合。

为了防止针的松动、针道感染和穿钉时可能伤及血管神经等问题，专门设计了无针外固定器，它是通过直接固定在皮质上的钳夹而不是通过穿过髓腔的钢针进行连接。在动物和人类尸体上进行的研究显示，无针外固定器有足够的强度，可用作骨折临时固定，此装置被认为是一种理想的急救固定工具，因为它操作简单易学，能很快安装完毕（在他们的研究中平均只需 20 分钟），而且不妨碍其他操作治疗（如反复清创、软组织覆盖和骨折的内、外固定等）。在 2015 年的一篇来自中国的报道称，96 名使用该技术的患者经过平均 2 年的随访均表现出了良好的预后。

已开发的混合外固定技术把针式和环式结合起来。这些装置最常用于伴有软组织损伤、骨折线扩展至骨干及有微小的关节内粉碎性骨折的胫骨近端或远端骨折。一些学者报道，应用混合外固定治疗胫骨近端骨折收到了良好的效果。但他们都强调，无论是切开复位还是经皮复位，都必须准确复位关节面。

据报道，联合应用内、外固定可有效治疗严重粉碎性骨折：解剖上稳定、软组织切开较少和无大型置入物。采用闭合复位、关节内骨片间螺钉固定和单侧半针外固定，同样也获得了良好的效果。应用有限内固定结合外固定治疗复杂的胫骨平台骨折、胫骨远端骨折（Pilon 骨折）、开放性胫骨干骨折均有满意的临床报道。一项比较单独应用外固定治疗与联合应用外固定和拉力螺钉治疗胫骨干开放性骨折的研究发现，两者在完全负重时间、愈合时间或发生延迟愈合、骨髓炎、畸形愈合、感染和针松动的频率等方面均无统计学差异。在再骨折和需做植骨以获得愈合这两方面，拉力螺钉固定组的发生率高出 2 倍以上。我们在用螺钉固定关节内骨折片的同时结合外固定获得了良好的结果，但没有将此技术用在骨干骨折上，因为这些骨折通常能通过标准的内固定或外固定方法获得足够的稳定。

采用外固定治疗可以出现各种类型的骨折愈合方式，从一期愈合到裂隙愈合及梭状二期骨痂愈合。虽然通过固定可以使愈合的初始阶段得到改善，但在愈合的晚期，包括代表二期骨愈合的骨痂生长在内，则可通过降低支架的稳定程度来促进愈合。轴向微动或动力化可能特别有益。大多数学者推荐在伤口愈合后早期至少应部分负重，负重时必须以增加骨折稳定性作为衡量标准。在节段性缺损或粉碎性骨折中，应尽量减少负重，使其不超过针骨界面的临界压力，否则会引起骨吸收和松动。在骨折愈合后期，除轴向动力作用外，一些学者还建议逐渐调整或"削弱"支架，以便继续刺激骨折愈合。

1. 半针固定器的一般操作方法　务必小心处理皮肤和其他软组织，应当沿安全区纵行短切口锐性切开皮肤。如果不利用胫骨皮下缘，要轻柔地钝性剥离到达骨质，在钻孔、攻丝（如需要时）或穿针的过程中需要用套管加以保护，在这个过程中每一步骤都需要用新的钻头，最好用手摇钻或低速电钻间歇钻孔，将钢针经套管插入。应每日用毛巾和肥皂水清洗钢针处，通常用淋洗，再用纱布稍加压覆盖，以减少针与皮之间的活动。

2. 环形钢针固定器的一般操作方法　一般而言，直径为 1.5 ~ 1.8 mm 的钢针不需切口或套管，而穿入直径 >2 mm 钢针时需要切口和套管。使用 Olive 钢针仅需在皮肤上做一个小切口。若钢针有特殊的可自动钻孔的尖端，则不需预先钻孔。同样，钻孔时应该用低速间歇电钻（或更倾向振动钻）或手摇钻。在给定的横断面水平当确定了穿刺针的安全角度后，将钢针经皮、肌肉穿刺至骨，然后用低速电钻将钢针钻过两侧皮质骨，当针钻透远侧皮质后，再用锤子捶击使其穿过对侧软组织。应注意准确地穿过软组织，使皮肤与针之间没有产生压力或张力。钢针固定在外架上时不能使其弯折以触及支架，有时需要用小的衬垫。一般来说，大的骨折片需要在两个水平固定，每一水平需要用 2 根针。小骨片可用 1 个环和 1 根下垂针固定，或者用 1 根与主环有数厘米偏距的钢针来固定。在解剖允许的限度内增加每个水平的针之间的角度，可使稳定性加强。

3. Ilizarov 外固定器　Ilizarov 通过应用革新的带张力钢针的可调节式环形外固定器发展了这项技术，用于治疗骨科的各种问题，包括骨折、骨不愈合和畸形。近年来，在外固定器的设计和应用上又有了很多改进，最重要的转变是应用半针支架和保留外固定器直至不稳定性骨折完全愈合。在获得初期坚强固定以维持骨折对线、减少开放性骨折的感染风险和获得轴向微动以刺激骨折愈合这两者之间需要权衡取舍。虽然 Ilizarov 外固定器的轴向刚度仅为单侧固定器的 25%，但在对抗弯曲和剪力方面与针式固定器相仿。钢针的直径和张力是影响框架稳定性的最重要因素。其他影响框架刚度的因素包括：环的大小、数量和位置，横穿针的分散度，应用 Olive 钢针，骨折或不愈合处的撑开或加压负荷。对每个患者来说，内在的生物力学因素都是特有的，包括体重、皮质的连续性和软组织的完整性。

Ilizarov 外固定器能在保持高能量骨折稳定性的同时，也能减少对软组织的手术损伤，保留关键的血液供应。允许并鼓励早期肢体活动，包括负重。应用 Ilizarov 技术常可免去广泛的软组织操作和骨移植的需要。张力性钢针固定器在治疗慢性骨不愈合和畸形愈合中特别有用，不论是否有感染。在多数复杂情况下，成角、移位、旋转和长度畸形都能被纠正并能使骨愈合。Ilizarov 装置的另外一个应用是可对膝关节、踝关节和后足关节进行补救性关节融合。

Ilizarov 外固定架的针与环之间概念的最新改变是其立体框架结构。应用计算机辅助，可明确骨折的部位，通过计算（应用电脑程序）可在不返回手术室的情况下纠正畸形、复位骨折，目前已用这套装置在 X 线透视下复位多例骨折。

（谢春成）

第四节　骨科治疗并发症的处理

一、感染

用髓内钉治疗的开放性股骨骨折和胫骨骨折的感染率为 5% ~ 10%，而用外固定治疗者针道感染的感染率为 0.5% ~ 42%。据报道，骨科手术部位感染导致住院时间平均延长 2 周，再住院率增加 2 倍，医疗费用至少增加 300%。另外，发生骨科手术部位感染的患者出现显著的躯体受限和健康生活质量的降低。因此，要尽可能预防感染；当感染发生时，应立即给予合适的治疗。

应当应用反复外科清创或病灶清除和抗菌谱适当的抗生素对这类感染进行积极的治疗，抗生素一般通过静脉给药。在有骨骼固定装置（钢板、钉、外固定器）的情况下发生感染时，在骨的稳定性和异物反应间就存在一个权衡利弊的问题。固定的稳定性对于消灭感染来说是必要的，但微生物又可能继续黏附在骨科置入物上而导致持续性感染。如果不需要置入物来维持骨的稳定，则应当将其去除。如果需要置入物维持稳定性，则应将其保留直到出现骨性稳定，或者改为另一种形式的固定（如去除钢板而代之以外固定器）。

如果感染没有得到积极的治疗，外科固定将受到损害。骨折愈合良好的骨髓炎较不稳定的感染性骨不愈合容易治疗。对胫骨骨折经髓内钉固定后的感染，现在大多数学者都建议保留髓内钉直至骨折愈合，然后再去除髓内钉并扩大清理髓腔。如果需要进行死骨切除术，则通常需要更换髓内钉。

二、气性坏疽

气性坏疽是指厌氧梭状芽孢杆菌感染，但是许多坏死性软组织感染是由需氧和厌氧、革兰氏阳性和阴性细菌混合造成的。梭状芽孢杆菌可以从将近 30% 的深部感染伤口中培养出来，但只有少数进展成为肌肉坏死。梭状芽孢杆菌属中最常见的是产气荚膜梭状芽孢杆菌、诺威梭状芽孢杆菌和腐败梭状芽孢杆菌，可以造成最严重的、致死性极强的感染，其报道的死亡率高达 40%，而最近报道的生存率已经超过了 90%。产气荚膜梭状芽孢杆菌感染约占气性坏疽的 90%，主要包含 4 种毒素：α 毒素、β 毒素、ε 毒素和 θ 毒素。α 毒素具有溶血性，可以破坏血小板和多核粒细胞，造成广泛的毛细血管毁坏。它已被认为是造成气性坏疽感染的最重要的毒素。

历史上，气性坏疽一直与战伤相联系。在第一次世界大战期间，气性坏疽在开放性骨折中的发生率为 6%，而在所有开放性损伤中的发生率为 1%；其发生率逐步下降，在第二次世界大战中为 0.7%，在朝鲜战争中为 0.2%，在越南战争中为 0.002%。尽管通常与开放性骨折或其他严重的软组织创伤相联系，气性坏疽也可发生于术后或无创伤的情况下。

梭状芽孢杆菌感染通常涉及软组织，而很少影响骨。它们可以造成下述情况：简单的伤口污染，皮肤和软组织的局部感染而没有全身症状，播散性蜂窝织炎和筋膜炎伴有全身中毒，以及梭状芽孢杆菌性肌坏死（气性坏疽）。局部感染通常扩散缓慢，并且很少造成疼痛和水肿，而播散性蜂窝织炎和筋膜炎则进展迅速。一旦出现化脓、软组织气体和毒血症，通常会于 48 小时内危及生命。

典型的气性坏疽表现为伤口区域突然出现疼痛。与播散性蜂窝织炎不同，疼痛仅局限于感染部位并仅随感染播散而播散，而感染可以以每小时 10 cm 的速度进展。脉率可能加快，尽管可以出现发热、出汗、焦虑和谵妄，但体温通常不高，而重度休克和全身毒血症可以迅速发展。表面的皮肤通常紧张、苍白，并较正常部位皮温低，接着发展为暗红色或青紫色。病变涉及肌肉的范围通常较皮肤变化范围更为广泛。

气性坏疽可以通过伤口局部探查和 X 线、CT、MRI 检查确诊。然而，对于高度怀疑且症状恶化的患者，应立即进行手术清除坏死、损伤和感染的组织（清创术）。而对于形成筋膜间室综合征的患者，必须行筋膜切开术。为控制感染扩散，可以行截肢术。尽管青霉素对梭状芽孢杆菌属敏感，但由于多数情况下为混合感染，需要联合应用氨基糖苷类抗生素、抗青霉素酶青霉素或万古霉素。如果患者对青霉素过敏，改用克林霉素、第三代头孢菌素、甲硝唑和氯霉素，可以预防性注射破伤风抗毒素。而多价抗毒素未被证明有效，已经停止使用。

作为手术和抗生素的补充，高压氧治疗气性坏疽的结果还不尽相同。通常采用 100% 纯氧在 3 个大气压下治疗 1~2 小时，每 8~12 小时重复 1 次，总共治疗 6~8 次。有学者认为，感染伤口中功能性毛细血管区域氧分压的升高可以抑制 α 毒素的生成，因此，可更加保守地清除坏死组织，从而能够保留更多的活性组织。数项临床研究已经表明，快速应用高压氧治疗能够降低气性坏疽的发病率和病死率。在 Korhonen 采用手术清创、广谱抗生素和高压氧治疗的 53 例梭状芽孢杆菌性气性坏疽患者中，病死率为 23%。而另外一些研究则注意到，应用或不用高压氧治疗的患者有相似的生存率。然而，还有一些学者质疑这一后勤保障困难疗法的价值。

成功治疗气性坏疽的最重要因素是早期诊断和早期治疗。为降低发病率和病死率，必须立即对气性坏疽进行积极的治疗，包括手术清创、静脉应用抗生素、联合或不联合高压氧治疗。

三、破伤风

由于免疫接种计划的推广，在多数发达国家，破伤风已经成为开放性骨折的少见并发症。

以破伤风类毒素进行主动免疫时，患者仅需要激发剂量。那些没有免疫的患者或有感染破伤风伤口的患者，大部分只需 250 U 的人免疫球蛋白。美国外科学院高级创伤生命支持（ATLS）分会确定了几个易感染破伤风伤口的特征：受伤超过 6 小时；星形撕裂或擦伤；深度超过 1 cm；枪弹伤、挤压伤、烧伤或冻伤；有感染、失活、失神经或缺血组织；污染（如灰尘、粪便、泥土、唾液）。以破伤风类毒素进行主动免疫也应开始。人破伤风免疫球蛋白并不妨碍同时使用类毒素进行主动免疫，但是，两者必须分别使用各自的注射器和注射点。应用人破伤风免疫球蛋白所获得的抗体的保护水平比应用马破伤风抗毒素者持续的时间要长。而且当此保护水平下降时，主动免疫通常就能生效了。破伤风类毒素的第 2 次注射应当在首次注射后 4 周进行，第 3 次在 6~12 个月之后进行。如果在伤后 1~2 个月必须处理伤口或骨折，应再重复注射相同剂量的人破伤风免疫球蛋白。

过去，对于已用破伤风类毒素进行了免疫但在前 4 年没有接受激发剂量的患者，建议对严重 III 型伤口注射破伤风抗毒素。现在知道应用主动免疫所产生的防护作用可以维持很长一段时间，而激发剂量可有效地使此免疫机制再活化至少达 6 年甚至 10 年。陈旧性开放性骨折即使已愈合且无引流已达数月或数年之久，仍会含有活的破伤风杆菌孢子，因此，在用破伤风类毒素对患者进行主动免疫之前不能进行植骨一类的重建手术。

据美国 CDC 的 2011 年报告，96% 的易于发生破伤风感染伤口的患者并没有获得正确的破伤风预防。应当鼓励医疗机构去定期评估患者的破伤风预防接种状态，尤其是缺乏足够接种或处于高危的患者，如 65 岁以上患者、糖尿病患者、静脉注射吸毒者。

四、软组织并发症

伤口裂开可能是隐匿的或即将发生感染的征象，治疗方法仍是外科清创，需要切除所有坏死组织，此时请整形外科会诊可能会有所帮助。许多创伤患者都有营养不良的情况，而且在住院期间又缺乏营养，这些都会妨碍伤口愈合并会引起感染。治疗方法是经肠道或肠道外补充营养。

骨折水疱或大疱可发生于高能量所致的创伤、邻近关节的骨折或皮肤活动受限制的部位。骨折可引起血疱和水疱，这两者中血疱更易引起感染，所以手术应该避开血疱部位。水疱相对不易感染，可行手术干预。若条件允许，可待水疱在 10 ~ 14 天自行消退后，延迟进行外科治疗；也可对水疱进行积极的治疗。

在组织学上骨折水疱类似于二度烧伤，我们曾用治疗烧伤的方案治疗骨折水疱，即用无菌技术加以切开，每日在创伤基底处涂抹磺胺嘧啶银油膏。我们认为，采用这种治疗方案表皮的稳定生长通常很快（5 ~ 10 天），发生浅表感染的机会也很少。

肿胀常导致伤口不能闭合，建议延迟手术时间，直至体检时见到皮纹形成。皮纹形成表示该区皮肤足够柔软，可以进行手术治疗。

五、血栓栓塞性并发症

虽然创伤患者中致命性的肺栓塞极少见，但肺栓塞的发生会使患者的全身状况进一步复杂化。难点在于抗凝血治疗会引起出血并发症，腔静脉滤器会发生游走或引起慢性静脉淤滞，从这些方面来看，所有用于治疗血栓栓塞性并发症的方法没有一个是在发病率和死亡率方面没有重大风险的。下肢骨折患者通常都不用弹力袜和间断加压一类的物理治疗方法。现在，对于有较高的肺栓塞风险的多发性创伤患者，特别那些有脊柱或骨盆和髋部骨折的患者，我们主张应用腔静脉滤器。

预防和治疗深静脉血栓和肺部栓塞的方案现在正在评价中。联合使用小腿肌泵和低分子肝素是预防深静脉血栓和肺栓塞的最安全方法。小腿肌泵可在患者受伤或手术后早期应用，低分子肝素在后期出血倾向较低时开始使用。

六、生物力学结构的并发症

如果骨再生不能按时发生，那么所有的置入物和外固定系统最终都将失败。如果有可能，最好尽早进行自体植骨和负重练习来促进骨质再生，以便最大限度地增加骨折固定结构的疲劳寿命。延迟愈合和不愈合的其他治疗选择将在后续章节中叙述。骨折处理是医师所面临的最具有挑战性的问题之一，这需要对战略和战术都加以考虑。

（谢春成）

第三章

骨坏死

第一节　概述

一、骨坏死的定义

骨组织坏死是一个非特异性的异常，任何病理过程如果对骨细胞产生较强应激，都可以发生骨组织坏死，如创伤、骨折、骨性关节炎、肿瘤、感染和其他骨组织疾病。而骨坏死病是指大块骨及骨髓组织坏死是唯一或最主要异常的一种疾病。为了区别两者的不同，骨坏死病曾命名为缺血性坏死（AVN）和无菌性坏死，近年来多数的文献应用骨坏死作为本病的命名。

二、骨坏死的流行病学

骨坏死是一种致残率较高的疾病，早期发现可以降低致残率，改善患者生活质量。接近75%的骨坏死患者年龄在30~60岁，除系统性红斑狼疮患者外，其他骨坏死病例的男女比例约为7：3。骨及软骨的破坏常需要进行关节置换或融合。如股骨头坏死患者，在诊断后3~4年内，会有70%左右发生塌陷，需要进行人工关节置换。骨坏死占美国每年关节置换病例数的10%左右。

非创伤性骨坏死是一种系统性疾病，很多部位都可能受累，可以发生在骨骺部位。如股骨头是骨坏死最常发生的部位，其他受累部位还包括肱骨头，膝关节的股骨髁和胫骨平台。也可以发生在干骺端，即典型性骨梗死，常发生在股骨下段和胫骨上段。还可以发生在不规则骨，如足踝小骨、腕和手部小骨、椎体、下颌骨等。

三、骨坏死的发病机制

普遍接受的骨坏死发病过程多由骨供血不足导致。创伤患者是由于骨供血血管的断裂。而对于非创伤患者，其病理过程是不清晰的，可能是骨内的，也可能是骨外的异常。学术界有很多关于受累骨血供破坏的猜想，主要集中在股骨头坏死方面，本书也将以股骨头坏死的发病机制对骨坏死机制进行讨论。

（一）血管闭塞或缺血

1953年Trueta第一次描述股骨头内的血管解剖，旋股内动脉的外侧骺动脉分为2~6支，穿入股骨头后上方，进入骨内后，动脉向前内走行，到达股骨头前上区，支配股骨头骺区80%的血供。这些动脉的阻断会影响股骨头前上区，研究发现后外侧支持带动脉的阻断可导致股骨头外上区的梗死。

（二）脂肪代谢紊乱和脂肪栓塞

Jaffe第一次提出激素介导的高脂血症可提高股骨头内脂肪含量，提高骨内压，导致窦状隙塌陷。而后有许多有关激素引起股骨头坏死的研究，动脉注射脂类可以导致股骨头坏死。激素处理兔的股骨头和肱骨头可在组织学上发现脂肪栓子。这些引发了一个未被证明的猜想：脂肪栓子驻留在微血管内引发补体反应，导致继发性免疫复合体沉积，最终引起动脉出血和骨坏死。Wang等认为高胆固醇血症可以起以下作用：激素处理动物血清胆固醇水平升高、肝脂肪变性和脂肪栓子产生，可部分阻断股骨头和肱骨头内的微循环，Jones 猜想脂肪栓子是激素介导股骨头坏死的原因。

Hungerford 和 Lermox 认为骨内脂肪含量升高引起的骨内压升高可导致股骨头坏死。骨坏死的共同特征是受累区血供不足，而骨内压的升高可导致这种血供不足。动物实验发现应用激素后股骨头内脂肪含量可提升 25%。而后的研究发现，股骨头内脂肪细胞的大小与股骨头内压力升高和血供下降相关。应用降脂药可以降低激素处理动物股骨头内脂肪细胞的大小，降低骨内压并改善血供。

（三）血管内凝血

血栓性疾病和低纤溶性疾病都被认为是股骨头坏死的原因。骨内微循环，毛细血管和静脉窦的血管内凝血，导致广泛静脉栓塞，进而引起逆行性动脉闭锁，是导致非创伤性股骨头坏死的原因之一。然而凝血病通常是继发性的，是其他风险因素或化学物质的结果。可导致血管内凝血的因素包括：家族性血栓形成倾向病、高脂血症和脂肪栓子、高敏反应、异体器官移植排斥反应等。生物和化学因素可导致播散性血管内凝血，包括细菌内毒素、蛋白酶、组织因子（肿瘤坏死因子、抗磷脂抗体和免疫复合物等）。血管内凝血可发生在许多情况下，如感染、胰腺炎、恶性肿瘤、胶原血供疾病和妊娠。

（四）愈合过程

供血不足会导致骨坏死，但可以想到的是会发生愈合过程，而坏死可能是愈合过程中发生的。坏死骨组织募集骨细胞、组织细胞和血管元素到受累区。破骨细胞清除死骨，同时成骨细胞产生新骨，成骨过程在死骨上产生新骨，其他髓腔组织也参与修复过程。一般来说，这种修复过程是不完全的，形成一个纤维组织瘢痕将坏死骨和新生骨分隔，阻止再生血管穿入到达坏死区。

对血管剥离股骨头坏死模型修复过程的组织学研究发现，肉芽组织和良好血供的纤维组织从关节囊侵入坏死髓腔，伴随坏死骨吸收和新骨形成，重建过程导致正常松质骨结构向皮质骨状态改变，重建伴随股骨头变平、退变、新生和关节软骨的修复性改变。这个发现引发了如下猜想：股骨头塌陷是活性组织对坏死组织的无效修复引起的。

对人类坏死股骨头的血管研究也发现，支持带动脉阻断的病例，血管再生过程在负重区受阻，这一发现证明动脉闭锁可能继发于修复过程。

（五）骨内压升高

从本质上讲，股骨头是一个由皮质骨封闭的包含有松质骨、骨髓和脂肪的球体，任何导致股骨头内容物增加的因素，无论其是否与愈合过程相关，都会导致骨内压升高，因而影响血供。

（六）血管生成受阻

Smith 首先提出血管生成受抑制是股骨头坏死发生原因的假说，对激素诱导股骨头坏死进行的血管研究，证明存在股骨头内血管生成抑制情况。而一些在股骨头坏死中发挥作用的药物和介质具有抑制血管生成的作用，如糖皮质激素、干扰素、软骨成分、内源性细胞因子等，也为这个假说提供了证据。

（七）髓内出血

很多年前的研究就已经发现，在股骨头内坏死区邻近区域存在髓内出血现象，但这一现象被认为是骨坏死的继发反应或被认为是人工假象。Saito 研究原发出血是否是骨坏死的原因时，发现在 16 例股骨头内，陈旧和新鲜髓内出血是最常见和特征性的与坏死相关的现象。对新鲜髓内出血的研究发现，血管弹性膜、平滑肌和内膜都出现了破坏现象，故研究者认为继发于动脉病变的隐匿的，复发性髓内出血是骨坏死发病的一个重要机制。另有研究者在激素治疗的肾移植患者股骨头内发现了相似的病理变化。而后的研究在高敏性血管炎和大剂量激素处理动物中诱导出较高的股骨头坏死发生，并发现存在髓内出血现象，所有的标本都表现出骨坏死与动脉病变相关。但由于任何组织坏死都常伴有出血，所以这个出血与骨坏死相关的假说只能作为一种可能性。

（八）应力

应力在股骨头坏死中发挥重要作用，股骨头的前上区域是主要负重区，承受较大的应力。股骨头外上血管的闭塞可能是由于过度应力造成的软骨断裂引起的。动物实验通过闭塞股骨头供血血管和一侧坐骨神经切断的方法，证明避免负重可降低股骨头坏死的发生。而高笼喂养的方法可以提高动物股骨头坏死的发生。

（九）先发的细胞死亡

除了由于供血不足引起的骨细胞死亡，一些研究发现细胞死亡是首发的现象。Spencer 第一个报道了在无任何其他骨坏死表现的肾移植患者的股骨头内存在软骨下区的空骨陷窝。其他研究发现，在股骨头坏死中许多骨小梁的中心区都存在无活性骨细胞。这些发现提出这样的假说：股骨头内骨细胞的死亡先于其他组织学改变，而炎性细胞浸润、成骨细胞募集、出血和血管再生是对坏死骨细胞的反应。其他一些研究关注于先发性骨细胞死亡的原因，发现兔在应用大剂量激素后存在骨细胞内脂肪聚积的现象，电子显微镜发现骨细胞内脂滴逐渐增大，压迫细胞核，导致细胞完整性丧失和细胞死亡。

（十）遗传因素

像遗传性血红蛋白病、遗传性凝血异常和遗传性脂质沉积病等与骨坏死的相关性是明显的。而近期的研究发现一些遗传因素是会影响骨坏死发生的，如多药耐药基因的表型与激素诱发的骨坏死相关；肝酒精脱氢酶的表型与酒精诱发的骨坏死相关；而 I 型胶原的异常基因甚至可诱发骨坏死的常染色体显性遗传。

（十一）多因素共同作用

骨坏死的流行病学研究表明，骨坏死的发生是多因素的。1983 年，Kenzora 介绍了累积细胞应激理论，他认为当多种应激因子存在时，骨细胞不能从慢性破坏中恢复而死亡，这是根据激素介导的骨坏死在系统性疾病患者中发病率更高这一流行病学发现提出的。当激素作为唯一诱发因素时，骨坏死的发病率较低，因为头部损伤而长期大量应用激素的患者发生骨坏死的概率很低。但当患者有系统性疾病，主要是那些有免疫复合体沉积情况的，激素的应用会明显提高骨坏死的发生率。有血管炎的患者，在疾病发作时，激素诱导的骨坏死概率升高。

有多年的慢性肾衰竭病史和肾性骨营养不良的肾移植患者，较高的激素可诱导其股骨头坏死发生率。当进行透析时，慢性肾衰竭的系统作用较小，激素诱导骨坏死的发生率也下降。

四、骨坏死的临床病因

骨坏死可以有相关病因或风险因素，也可无相关风险因素，因而骨坏死被分为特发性骨坏死和继发性骨坏死。由于越来越多的病因被发现，特发性骨坏死的诊断渐渐减少。与骨坏死相关的原因包括激素、血红蛋白疾病、脂肪栓塞、酒精、系统性红斑狼疮（SLE）等。临床上常见的与骨坏死相关的疾病见表 3-1。

表 3-1 与骨坏死相关的临床状态

创伤	红细胞增多症
烧伤	血友病
骨折	代谢性/内分泌性的疾病
脱位	高胆固醇血症
血管损伤	痛风
反复创伤	甲状旁腺功能亢进症
非创伤因素	高脂血症
血液系统疾病：红蛋白病	妊娠
镰刀细胞性贫血	库欣病
地中海贫血	慢性肾功能不全
弥散性血管内凝血	Cauche 病

	糖尿病		血栓性静脉压
	Fabry 病		脂肪栓子
胃肠道疾病			皮肤弹性过度综合征
	胰腺炎	骨科问题	
	炎症性肠病		股骨头骨骺滑脱
肿瘤			先天性髋关节脱位
	骨髓浸润性		遗传性发育不全
感染			Perthes 病
	骨髓炎	外在饮食/环境因素	
	艾滋病		异常气压条件（沉箱病）
	脑膜炎球菌血症		嗜酒
血管/风湿性/结缔组织疾病			吸烟
	系统性红斑狼疮	医源性因素	
	多发性肌炎		糖皮质激素
	风湿性多肌痛		辐射暴露
	雷诺病		血液透析
	类风湿关节炎		器官移植
	强直性脊柱炎		激光手术
	干燥综合征	特发性	
	巨细胞动脉炎		

（宋银萍）

第二节 股骨头坏死

对于晚期股骨头坏死病例，关节置换被认为是唯一的治疗方法。尽管人工关节技术进步明显，骨坏死患者假体的长期在体率仍明显低于骨性关节炎患者。由于骨坏死患者大多年轻且存在相关的疾病，多数患者需要多次关节置换。因而股骨头坏死的早期诊断非常重要。对于有症状的患者，常规的诊断方法包括放射线检查和骨扫描。在最近一段时期，MRI 被证明是更敏感的无症状患者早期诊断工具，但对早期无症状患者的早期诊断仍存在困难。

一、临床表现

疼痛是经常存在的症状，多数病例疼痛发病隐匿，在开始时可以是轻微和模糊的；由创伤引起的病例，疼痛可以是严重和快速发展的；对于 Gaucher 病、气压病或血红蛋白病引起的大面积梗死，疼痛也可能特别剧烈。股骨头骨坏死的疼痛主要位于腹股沟区和股前方，常常是单侧开始发病，但大约 55% 患者的对侧会在 2 年内发病。疼痛随关节运动增加，最后发生静息时疼痛，常需要药物治疗。在开始时运动范围没有影响，而后逐渐降低。运动伴随疼痛，下肢的骨坏死可以伴有跛行，而这时的 X 检查可能是正常的。

二、诊断

（一）分期

临床特征和影像分析是骨坏死主要的诊断和分期工具。根据症状的严重程度和影像发现有几种分期系统（表 3-2）。股骨头坏死的分期系统与坏死范围和预后相关，有助于选择合适的治疗方案。分期系统也为对比治疗方案间的疗效提供了标准。

表3-2　常用股骨头坏死的分期方法

Steinberg		ARCO		Marcus		Ficat		临床表现
分期	分期标准	分期	分期标准	分期	分期标准	分期	分期标准	
0	正常或可疑的放射，骨扫描和MRI	0	正常的X线检查，只有组织学可以发现阳性改变			0		可有髋部疼痛，存在骨坏死的风险因素或对侧骨坏死
I	X线正常，骨扫描或MRI异常 A：<15%的股骨头受累 B：15%~30% C：>30%	I	正常的X线和CT，骨扫描和MRI阳性 A：<15%的股骨头受累 B：15%~30% C：>30%	I	正常或者可疑X线检查	I	正常X线，骨扫描可疑	一般没有明显的症状
II	股骨头内囊性或硬化改变： A：<15%的股骨头受累 B：15%~30% C：>30%	II	股骨头内硬化和囊性改变 A：<15%的股骨头受累 B：15%~30% C：>30%	II	股骨头囊性或硬化改变	II A	股骨头囊性或硬化改变	一般无明显症状或轻微疼痛
III	软骨下的塌陷（新月征）但没有变平： A：<15%的关节表面 B：15%~30% C：>30%	III	出现新月征和关节面变平 A：<15%的股骨头受累 B：15%~30% C：>30%	III	新月征	II A	新月征	可有轻度腹股沟区疼痛，可放射至股内侧，一般步态正常
IV	股骨头变平： A：<15%的关节面受累且塌陷<2 mm B：15%~30%的关节面或塌陷2~4 mm C：>30%的表面或>4 mm的塌陷	IV	骨性关节炎，髋臼受累，关节破坏性改变	IV	软骨下骨轮廓的台阶样下降	III	股骨头轮廓破坏	改变体位可诱发疼痛，特别是从坐位起立时
V	关节间隙变窄和（或）髋臼受累： A：轻度 B：中度 C：重度股骨关节面的受累情况评估与IV相同，同时评估髋臼受累情况			V	关节间隙变窄和（或）者髋臼受累	IV	关节间隙变窄，股骨头轮廓变平，塌陷	活动诱发疼痛
VI	晚期退行性改变			VI	晚期退行性变化			有静息疼痛

　　临床上，各种分期系统最关注的是股骨头是否发生塌陷。塌陷前，坏死损伤可以进行修复，破坏可以完全逆转；而塌陷后，进展不可逆转。许多分期系统试图区分疾病的可逆和不可逆情况。Steinberg、ARCO、Ficat和Marcus分期系统是相似的，Steinberg和ARCO分期允许对早期和晚期股骨头进行受累范围定量分析，在每一期，根据疾病的范围分为轻、中和重度，研究发现每一期的坏死范围和预后间都

存在相关性。

（二）常规放射检查

广泛用于分析骨坏死，骨坏死的放射表现是很有特点的，但常不能发现早期病例。只有在出现新月征和坏死与新生骨交接的硬化带时，放射检查才会出现确定性阳性表现，放射检查可以有以下的一些发现：①硬化缘包绕骨质疏松区，这种表现出现在大多数分期的Ⅱ期。②软骨下弯月形通透线，出现在大多数分期的Ⅲ期。③股骨头部分变平，伴有或不伴有关节间隙狭窄和继发性关节炎改变。

常用 MRI、选择性血管造影和核素骨扫描对早期病例和患髋对侧进行分析。

（三）核素骨扫描

早期骨坏死的成骨细胞和血流都升高，而锝标记的二膦酸盐在这两种情况下是摄入升高的。根据这个发现，应用核素骨扫描对骨坏死进行早期诊断，较常规放射检查更敏感。SPECT 较常规骨扫描有更高的敏感性。在进展病例中，由于在坏死骨周围存在成骨细胞活动，表现为摄入升高；而在坏死区中心由于血供破坏，显示为低核素摄入。但由于骨扫描缺乏特异性，缺少解剖细节，若不将骨坏死和骨折及暂时性骨质疏松和其他状况鉴别开，则不能定量分析损伤和预后评估，而且技术设备上也有限制，在 CT 和 MRI 出现后，已不再被广泛应用于股骨头坏死的诊断。但其有一个较大的优势，就是可以发现多发病灶。在理想状态下，核素骨扫描诊断早期病例的敏感性高于普通 MRI 检查，但特异性没有 MRI 高。

（四）CT

较常规放射检查有更高的敏感性，并且可显示骨坏死的细节，特别是诊断软骨下骨折时。在患者存在 MRI 检查禁忌时，CT 是最主要的诊断、分析和随访工具。

（五）MRI

是诊断早期股骨头坏死最准确的工具，对骨髓成分的变化很敏感，可用于区分脂肪骨髓和造血骨髓。MRI 具有很高的敏感性和特异性，可以在放射线检查正常时发现骨坏死。

目前的观点认为在股骨头坏死早期，MRI 表现为 T_1 加权像软骨下区出现三角形、楔形、卵形和不规则的低信号区，最典型的是出现线样或带状低信号；在 T_2 加权像上，这个带状信号外围继续表现为低信号，而内侧则变为高信号，即 T_2 加权像上的"双线征"，这代表着坏死骨与反应骨间隙，是纤维血管组织信号，对诊断骨坏死有高度特异性。

骨髓肿胀（BME）信号：在 T_1 加权上表现为低信号，T_2 加权上表现为高信号。BME 与股骨头坏死的关系一直是学者们争论的问题，尽管长期以来 BME 被认为是股骨头坏死的早期表现，但在短暂性骨质疏松和短暂性骨髓肿胀综合征病例中，也同样表现为细胞外髓腔的异常。这两种情况的预后是不同的，骨坏死相关的 BME 会进展，需要积极治疗以保护关节，而另一种情况的 BME 会自发愈合，不需要太积极的治疗介入。这两种情况有一些可资鉴别的方法：短暂性 BME 常常是单侧发病，可有软骨下信号改变，但很少形成包裹带。确诊股骨头坏死的病例的 MRI 上如出现 BME 信号，常与症状明显和不良预后相关。

软骨下骨折由于骨折间隙常有液体积聚，在 MRI 上常表现为软骨下 T_1 低信号，T_2 和 STIR 高信号。由于骨折周围可能存在坏死骨髓、纤维组织、硬化、肉芽组织和肿胀等，有时骨折线在 T_1 加权像上不清晰；由于骨折线周围可能存在肿胀或肉芽组织，骨折线中缺少液体或存在气体，有时骨折线在 T_2 加权像上不清晰；由于这些原因，在诊断软骨下骨折方面 MRI 不如 CT 准确。

半数以上的股骨头坏死伴有关节腔积液。在一些病例中，可在坏死区发现 T_1 加权和 T_2 加权像上都呈低信号的影像。根据 MRI 信号，可以将股骨头内信号分为 4 种（表3-3）。增强 MRI 对于发现早期骨坏死特别有用，可用于评估股骨头缺血的状况。MRI 还可以用来随访观察治疗效果。

表 3-3　组织学改变的相应磁共振改变结果

分类	表现	磁共振发现	组织学改变
A	脂肪样	病变周围硬化缘外的正常脂肪信号	股骨颈和股骨转子间的脂肪骨髓
B	血液样	病变包裹缘的内界高信号和外界低信号	血管和肉芽组织导致的骨吸收和骨替代
C	流体样	从骨坏死区域延伸到股骨颈的 T_1 低信号和 T_2 高信号	骨髓水肿
D	纤维样	包裹性的信号异常，T_1 和 T_2 低信号	活骨边缘增生骨小梁引起的硬化

三、治疗

股骨头坏死的治疗可分为保留股骨头治疗和替换股骨头治疗。治疗方案要根据疾病的分期、受累的部位、单侧还是双侧、患者的年龄和全身健康状况综合考虑。治疗效果与疾病分期明确相关，因此早期诊断特别重要。

保留股骨头的治疗包括很多的方法：非负重、药物、电刺激、高压氧、旋转截骨、髓芯减压、松质骨或皮质骨移植、肌骨瓣移植、吻合血管骨移植、人工材料植入等。最常用的方法是髓芯减压、吻合血管腓骨移植和旋转截骨。当受累区小于 15% 且不位于负重区，可选择缓解疼痛，非负重治疗，但效果较差。

药物治疗包括二膦酸盐、阿司匹林、降脂药物等。一项 META 分析研究发现，以手术为治疗终点，这些治疗对 Steinberg 分期 Ⅰ 期、Ⅱ 期和 Ⅲ 期的有效率分别是 61%、59% 和 25%。一项研究表明，即使对于 Ficat Ⅰ 期患者，手术治疗的效果也远远高于非手术治疗，对于晚期患者则差距更大。

（一）髓芯减压

Ficat 在 1962 年发明这一方法，通过对大转子下方钻孔以降低升高的骨内压，打断引起缺血的恶性循环，这一方法可以快速明显地缓解疼痛。作为相对简单和并发症较小的手术，加或不加用自体骨移植的髓芯减压被广泛应用，其主要的并发症是髋部骨折。

Ficat 自己报告的髓芯减压效果为：Ficat Ⅰ 期和 Ficat Ⅱ 期的患者满意度分别为 94% 和 82%，影像学优良分别为 87% 和 67%。其后有大量的髓芯减压疗效报告，一项 Meta 分析表明，以再次手术为终点，髓芯减压后，Steinberg 分期 Ⅰ 期、Ⅱ 期和 Ⅲ 期的再次手术率分别为 16%、37% 和 71%。近年来，一些学者关注髓芯减压是否会进一步降低股骨头内对软骨的支撑而加快塌陷；并通过有限元的方法分析，减压术后的力学改变，证明髓芯减压确实可能造成支撑力下降。总体观点认为：髓芯减压对早期骨坏死疗效好，对晚期疗效差，对于非负重区损伤，存在硬化带的患者效果较好，在 Ficat Ⅰ 期明显优于保守治疗。

后来出现了许多髓芯减压的改良方法应用于实验和临床，如在髓芯减压基础上植入药物、血管生成的相关因子、成骨性相关因子、金属支撑材料、异体骨材料、组织工程骨材料等，但都未有足够的证据证明其效果。

（二）骨及材料移植

有多种骨移植手术被用来治疗股骨头坏死，以提高机械支撑和延缓关节置换。移植骨包括自体或异体的髂骨、腓骨、胫骨等，可与髓芯减压、骨软骨移植联合应用，常带有肌蒂或血管蒂，有些进行血管吻合。皮质骨移植联合髓芯减压被认为是治疗 Ficat Ⅱ 期和 Ⅲ 期的有效方法。虽然吻合血管腓骨移植有一些并发症，但 80% 患者获得症状改善和疼痛缓解。近年来，有研究应用小梁金属柱治疗 Ⅰ ~ Ⅲ 期的股骨头坏死，这种材料具有多孔结构，弹性状态接近松质骨，较好的骨长入，但其长期效果尚不能肯定。

骨形态蛋白（BMP）和骨髓基质干细胞是最常用的治疗股骨头坏死生物作用材料，其尚缺乏较好的循证医学证据。

（三）旋转截骨术

通过截骨术可以使股骨头内坏死部分从负重区移开，以减缓塌陷。有多种截骨方式，主要应用于年轻的有小范围塌陷的患者。

（四）关节重建

一旦出现髋臼受累，关节置换是最好的选择。关节置换包括股骨头置换、表面置换、全髋置换等，采用的手术方式与患者年龄、全身状况、病变程度和要求有关。

全髋关节置换是效果最明确的治疗方法。该手术偶尔用于较年轻的患者，由于运动量大，其假体长期在体率较骨性关节炎患者要低。

THA 治疗股骨头坏死也有较高的并发症，如镰形细胞贫血、SLE 和应用免疫抑制剂的患者易于发生感染；酒精性股骨头坏死患者的 THA 易于发生脱位；SLE、肾衰竭和镰形细胞贫血患者易于发生术中并发症等。对于年轻的晚期股骨头坏死患者，股骨头表面置换、股骨头置换和髋关节表面置换，被认为是以金钱换时间的治疗方式，但实际上成功率低。

（宋银萍）

第三节　膝关节骨坏死

膝关节骨坏死约占全部骨坏死的 10%，主要影响股骨远端髁部和胫骨近端平台。膝关节骨坏死可以分为特发性骨坏死和继发性骨坏死，继发性骨坏死常有一定诱因，如应用激素、酒精等。特发性骨坏死（SONK）常发生于老年女性患者股骨内侧髁。两者间的病理改变也是不同的，SONK 只影响软骨下小范围，而继发性骨坏死影响范围较大。SONK 常伴有骨性关节炎和半月板损伤，主要影响老年女性，而继发性骨坏死可以在任何年龄发病，无性别差异。

一、临床表现

两者间有明显的不同，继发性骨坏死常隐匿发病，疼痛轻微和模糊，而 SONK 常突发，伴有剧烈疼痛，有静息痛。SONK 常单侧发病，主要影响股骨内侧髁，有时可以影响同侧胫骨平台。继发性骨坏死 30%~80% 的患者双侧发病，多数影响股骨外侧髁，有时可见全身多发骨坏死病变。

二、诊断

膝关节骨坏死的诊断主要应用影像学。常规放射检查只能用于晚期病例，表现为关节面下线状影、骨质硬化、关节面塌陷、关节间隙狭窄和骨性关节炎改变。早期主要应用骨扫描诊断早期病例，骨扫描较常规放射检查有更高的敏感性，急性期骨扫描表现为核素浓集，在慢性期只有轻微的升高。

MRI 出现后，成为主要的诊断工具，较骨扫描和常规放射检查有更高的敏感性和特异性。SONK 在 MRI 表现上为软骨下 T_1 低信号，T_2 信号改变不同，但多为低信号。而继发性骨坏死多数表现为带状包裹坏死区。

三、治疗

治疗方法包括理疗、非甾体抗炎药物、关节镜、钻孔减压、胫骨截骨和膝关节置换。早期患者通过保守治疗可以取得较好的疗效，关节外钻孔减压对于早期患者也有较好的疗效，对于疼痛严重，坏死较大，伴有塌陷和内翻畸形的患者，关节切开和钻孔减压的效果不佳，需要进行胫骨截骨或关节置换。

（宋银萍）

第四节　肱骨头骨坏死

肱骨头是骨坏死第二好发部位，可以由创伤引起，也可以由引起股骨头坏死的相类病因引起。其病理、影像学表现、分类均与股骨头坏死相似。

一、临床表现

肩关节骨坏死也会产生功能丧失，程度明显轻于股骨头坏死。症状主要表现为疼痛、僵硬、活动受限、夜间痛等。最明显的疼痛发生在上肢外展和上抬时，因这个体位是肱骨头压力最高的位置。多数患者存在夜间痛。

二、诊断

常规放射检查的表现与股骨头坏死的表现相似，早期敏感性不高，但可用于分期，鉴别诊断。MRI表现也与股骨头坏死相似，有半数的病例会出现"双线征"，晚期患者多数伴有关节渗出。

三、治疗

治疗包括手术和非手术治疗。非手术治疗主要适用于无塌陷的早期病例，包括激素药物的调整、酒精和吸烟习惯的改变、疼痛控制药物应用、限制上抬活动等。髓芯减压和骨移植的手术治疗也主要针对塌陷前病例，具有一定的成功率，但由于缺乏系统性研究，其结论并不是很可靠。对于存在塌陷的病例，应考虑关节置换，骨坏死的关节置换效果要较骨性关节炎的差。

（宋银萍）

第五节　其他部位的骨坏死

手足小骨的骨坏死常伴有疼痛，但功能丧失不明显。

一、距骨骨坏死

距骨骨坏死最常见于创伤，是距骨颈骨折的常见并发症。距骨的血供主要来源于足背动脉的一个分支，在跗骨窦区距骨头颈交界处进入骨内，位于距骨的下外，在关节囊和韧带附着处只有很小的分支进入距骨后内。因而，一旦进入体部的血管因创伤或手术损伤，距骨体部的血供就会不足，将会发生骨坏死。短时间内反复剧烈活动也会影响距骨血供，诱发骨坏死。而与股骨头坏死相同的非创伤原因也会引起距骨的非创伤性坏死。

（一）临床表现

创伤性和非创伤性距骨骨坏死都表现为踝关节活动受限和疼痛，有时有无力感，局部有压痛。

（二）诊断

常规放射检查对于早期诊断敏感性不高，主要表现为距骨顶部的轻度密度升高，而后可发展为距骨上部的硬化，进而发生距骨的塌陷和踝关节的退变。MRI在距骨骨坏死中的表现与股骨头骨坏死相似，早期有较高的敏感性，而且可以评估受累范围，估计预后。

（三）治疗

治疗包括在塌陷前期避免肢体负重、髓芯减压和骨移植，但疗效均不肯定。晚期可选择踝关节融合或胫骨、跟骨融合，其融合时间较长，有相对高的不融合率。

二、月骨骨坏死

月骨是由来源于掌侧和背侧极的终末动脉供血，骨内缺少侧支循环，职业振动造成的慢性反复创伤、尺骨发育异常造成的月骨应力增加等都是月骨坏死的可能原因。月骨和舟骨的骨坏死过程与股骨头坏死的过程相近。主要影响成年男性，临床症状主要为腕部疼痛、活动受限和腕部肿胀。

放射检查在早期可见月骨硬化，中期可见微囊样改变，晚期可见月骨的塌陷、扁平，最后可见月骨周围退变性关节炎改变。CT可以较放射检查更早发现囊状改变，更早发现关节退变。MRI早期可见骨髓肿胀，以后可见信号不均匀，存在修复组织信号（T_1 低 T_2 高信号），而坏死区 T_1 和 T_2 均呈低信号改变，晚期病例多见关节渗出改变。

无论患者发病在哪一期，都可以应用保守治疗方法，包括抗炎药物、支具保护、理疗等。对于保守治疗后症状无好转和加重的患者，可以选择手术治疗。手术治疗的方法包括：髓芯减压、振波、桡骨短缩截骨、骨移植、腕关节融合、近排腕骨切除和关节成形等。但没有一种方法有充分的证据证明其有效，更有研究认为，没有一种手术方法较安慰剂治疗更好。

三、舟骨骨折后坏死

舟骨的血供来源于远侧极，近侧舟骨的血管为终末动脉，当舟骨骨折后近侧舟骨缺血坏死。

常规放射检查，舟骨骨折不愈合会经历骨折线吸收、断端囊状吸收和骨折线硬化，最后断端完全被硬化骨闭锁的过程。CT 检查较常规放射检查可以更精确地发现骨折断端吸收、囊性改变和边缘硬化。MRI 可以分析近侧舟骨骨折块的血供情况，分析骨折间隙的组织情况。

延迟愈合可用延长固定时间、切开复位、刮除术和移植术治疗，不愈合而无移位的骨折可摘除舟骨，行掌侧皮质松质骨移植。如果骨折部成角或塌陷，可用皮质松质骨移植来纠正畸形，移植骨必须用螺钉或克氏针固定，如果近极无血供，无明显桡腕关节炎，可试行桡骨带血管骨移植来重建血供。

四、特发性舟骨坏死

特发性舟骨坏死是非常少见的，一些研究认为其发病与激素、化疗、尺骨变异等有关。疾病发病隐匿，症状主要为疼痛、鼻烟窝肿胀、运动范围降低和握力下降等，主要影响优势手。放射检查可发现舟骨的密度增加、囊变和塌陷改变。MRI 可见舟骨整体的信号改变。保守治疗包括非甾体抗炎药物、休息、支具等，但疗效并不可靠。手术治疗包括全部或部分的舟骨切除、近排腕骨切除、腕关节融合等。

（宋银萍）

第四章

手部开放性损伤的修复

第一节　概述

在开放性损伤中手部开放性损伤最为常见。由于工农业机械化的发展,加之目前我国是以手操作的半自动化为主,因此手外伤发生率高。根据中国王澍寰教授的统计,手外伤的发生率(不包括上肢)仅次于下肢,占第二位,而且以开放性为主。其软组织的损伤,不仅是皮肤切割、单纯挫伤或皮肤撕脱,而且常伴有深部肌腱、神经、血管损伤和骨折等。因此其处理不仅需要骨科的基本技术,还须把整形外科和显微外科技术用于手外伤的处理。早在1944年,Bunell就把整形外科技术作为手外科的重要组成部分。王澍寰教授也强调了这一点:"手外科手术大约有1/3的病例需要做皮肤移植,特别是新鲜的手外伤,绝大多数病例都存在着皮肤缺损的问题。"因此需要掌握整形外科的技术和显微外科技术,才能较满意地处理手部开放性损伤。

一、手部开放性损伤的临床特点

1. 皮肤切削伤　此类多见于家务劳动者和木工,偶见于儿童做手工作业时。

临床表现:如系切割伤,皮肤裂开或常伴有深部肌腱神经、血管损伤。肌腱的近端由于部位的不同都有程度不等的回缩和功能障碍。神经断裂,则神经支配的远侧感觉和运动障碍。血管断裂有不同程度缺血,由于手部血循环丰富,一般不发生远侧血运障碍。如系削伤,常常是皮肤或伴有深部软组织被削起或削去一块,使深部组织显露,一般不伴有骨折。

2. 皮肤撕脱伤　此类多见于工业,特别是以碾轴为主的工业损伤,偶见于车轮的碾伤。由于工作不慎,伤者衣袖或手套被机械碾轴卷入,手也被卷入机器,如伤手向相反方向抽出,而机器碾轴继续转动,将造成手部皮肤大面积逆行撕裂或撕脱。

临床表现:受伤手部大面积皮肤缺损或皮肤逆行剥脱,由于与动脉血行方向相反,故皮肤有淤血现象,呈紫红色;如皮肤被撕脱,缺损周围皮肤很少潜行剥离,其深部软组织一般无明显损伤。如系手部手套式撕脱,则手指肌腱和神经血管束外露,2~5指末节指骨常撕脱,但手掌、手腕深部筋膜完整。

3. 爆炸伤　此类损伤系爆竹、雷管、火枪等不规范操作造成的手部开放损伤,常同时合并有面部或其他部位损伤。

临床表现:轻者手部皮肤有多处火药烧伤,多数为软组织不规则炸裂伤,并有异物残留;重者有手指缺损。由雷管、火枪所至,同时存在骨折,较难处理。

4. 压砸性损伤　此类损伤系重物打击或直接打击手指或手掌,使受伤的皮肤、指甲和深部组织造成损害,常同时合并有受打击部的横形或粉碎性骨折。

临床表现:如位于指端,常出现指甲下血肿、指甲裂伤或甲根翘出,前者表现指甲下呈紫黑色、指甲与甲床有程度不等剥离。后者指甲的近端与甲床分离,并从甲后皮肤皱襞翘出暴露在皮肤外。也可出现指端皮肤呈不规则性,形态与打击物相似缺损,有时伴骨外露。如在手其他部位,则出现皮肤挫裂伤,边缘不整齐,有时有多处散在性小伤口。这些伤口的位置与形态,正好是压砸工具的着力点部位的形态。伤口周围的皮肤和深部软组织也有不同程度的挫伤，且该部位常伴横形或粉碎性骨折。对这类损伤要正确判断皮肤和深部软组织的损害范围常较困难，且损害皮肤与正常皮肤间隔存在，处理非常棘手，一般尽可能清除受损皮肤，可用整形外科或显微外科技术进行修复。

5. 碾轧撕裂性损伤　这类损伤多见于工、农业重型转轴机械所造成的损伤，如农业脱粒机和轧花机以及汽车车轮碾轧伤。当手部受到碾轴挤压时，除造成手部中心部骨折外，皮肤和深部软组织也产生严重挫灭或撕裂。

临床表现：手及前臂皮肤和深部软组织常呈广泛撕裂或脱套性撕裂，也有呈大面积皮肤和软组织撕脱，甚至呈不全性手及前臂离断，深部肌肉、肌腱、神经和血管也发生严重挫灭或撕裂。手及前臂骨骼为多发或粉碎性骨折，移位也很严重，有时出现骨缺损。

6. 高速贯穿性损伤　这类损伤系由子弹或弹片等高速贯穿手部所造成的开放性粉碎性骨折。当高速贯穿物穿入手部皮肤、深部软组织，击断骨骼后，又经对侧软组织和皮肤穿出者，称贯通性损伤。如贯穿物留于体内则称非贯通性损伤。

临床表现：贯通性开放性损伤有入口和出口；非贯通性开放性损伤只有入口而无出口。注意如贯穿物残留在创口内，清创时要尽可能给予摘除。创口的大小、性质取决于贯穿物的大小、速度以及爆破力的强弱，除皮肤裂伤外，深部软组织——肌肉、肌腱、神经和血管也因贯穿物性质不同，往往造成比皮肤更加严重的损害，其骨折常是严重粉碎性骨折。

二、手部开放性损伤的处理原则与步骤

手部开放性损伤大多伤情不重，但个别特别严重的开放性损伤，除局部损伤的治疗外，有时合并休克、颅脑、胸部、肝、脾、胰等严重并发症或合并伤，而且这些损伤常危及患者的生命，应首先给予处理。

1. 首先要重视全身情况的处理　由于近代的创伤多较严重复杂，除手部等局部造成严重的开放性损伤外，常合并其他部位的损伤，如脑部、胸部或腹部损伤以及休克等。因此在处理这类损伤时，必须重视全身检查，如有休克必须及时进行输血、补液等抗体克综合治疗，待休克好转后再处理局部。如合并有脑部或内脏等危及患者生命的损伤，应先给予正确的治疗，然后再处理手部损伤。当然也有些手部损伤（如血管断裂）如不及时处理，全身情况不能恢复，这时两者必须同时进行。

2. 要及时彻底清创　清创是处理一切开放性损伤的重要措施，手部开放性损伤更为重要，加之损伤面积占全身面积的百分比较小，因此都应该做彻底清创。

3. 尽可能恢复损伤的解剖结构　严重的开放性损伤除皮肤挫伤或撕脱外，深部软组织即肌肉、肌腱、神经和血管等多有不同程度的损害，且常合并有骨折或脱位，因此必须及时尽可能恢复损伤组织的解剖学结构。

恢复严重开放性损伤的解剖结构，首先应恢复骨折的解剖结构并保证其稳定性。常用方法有内固定或穿针外固定，前者须一期或延期消灭创面，除骨折的处理外，恢复肌腱、神经的解剖也很重要，但首先必须考虑创面能否一期或延期消灭。如能一期或延期消灭创面，才具备修复肌腱和神经的条件。否则不能进行一期修复，宜等待后期处理。适当对断端固定和软组织覆盖，这可避免肌腱外露坏死或感染而增加后期修复的困难，但不可为寻找肌腱和神经而做较广泛分离和解剖，导致感染扩散。

对于血管损伤的处理，首先取决于血管本身的解剖性质。手部的主要血管损伤影响到肢体的血循环，严重的会产生肢体坏死，故需早期给予正确处理。当手部损伤伴有末梢循环障碍时，必须立即探查。对单纯血管受压，则解除压迫即能恢复血循环。对动脉痉挛所引起的末梢循环不良，应设法解除血循环的次要血管损伤，有条件仍应做血管吻合，因动脉的通畅不仅是为保证手的存活，而且是手运动能量的来源。如吻合困难，末梢良好，才能结扎止血。

三、手部开放性损伤修复时间的选择

1. 早期修复　是指受伤后经术前的充分准备、清创以及恢复解剖结构的处理，立即做创面修复。

这一时机适用于以下 4 种情况：①全身情况好，无严重的全身合并伤和休克。②局部创面污染不严重，并能排除厌氧菌感染。③受伤手部末梢血循环良好。④来院及时，一般不超过 12 小时。对具备以上条件的病例，应在清创后立即做创面修复，这样并不影响患者的全身情况，且有利于防止感染和创面早期愈合。

2. 延期修复 是指早期清创后不能立即做创面修复。适用于以下 4 种情况：①受伤后患者有其他合并伤以及休克。②局部损伤严重，早期修复创面对患者影响较大。③创面污染严重，特别是不能排除厌氧菌感染者。④受伤肢体末梢循环欠佳，虽经血管的修复，仍不能排除发生肢体坏死者。对有以上情况之一者，不宜在急诊情况下做一期创面修复，应在清创后先用抗生素液覆盖创面，并做适当加压包扎，观察 3~5 天后进一步检查创面。如条件改善，再做创面修复。

3. 晚期修复 是指由于失去早期和延期修复创面时机或由于发生创面早期修复失败和感染，经 2~3 周的创面准备再进行修复。这一时机适用于以下 4 种情况：①患者早期未能得到正确处理，失去了早期或延期修复的时机。②由于患者全身情况严重，短期内不能得到纠正，因此不能作早期或延期修复。③由于创面污染严重，经早期清创观察 72 小时发现有严重感染，不能作延期修复创面。④早期或延期修复的创面修复失败。基于以上 4 种原因，使患者失去了早期或延期处理的机会，不得不采用加强创面换药，争取条件做晚期创面闭合。当然，晚期创面也可通过修复外科技术修复，但效果较前两种情况要差，甚至还需要再做一次择期的瘢痕切除，并用皮瓣修复才能使功能恢复。

（施万义）

第二节　手部创面的修复

手指创面的类型很多，常见的有末节挫灭伤、指腹软组织缺损、指甲损伤等，这类损伤在手外伤修复中的比重很大，处理时应遵循以下 3 个原则：①尽量保持手指的长度。②修复后的手指指腹必须感觉良好。③需要有良好的形态。

一、手指创面的修复

1. 游离植皮术

适应证：适用于 3、4、5 指的指端皮肤缺损，伤区软组织血循环良好，无肌腱、骨质外露。

麻醉：采用指神经阻滞麻醉。

体位：平卧于手术台上，患肢置于手外科手术台上。

手术步骤：①按清创后指腹皮肤缺损的面积（图 4-1A），在前臂内侧画一等大切皮区，做全层带脂肪切取，削去皮下脂肪成保留直皮下血管网的皮片。②将皮片覆盖于清创后的指腹的创面上，做结节缝合（图 4-1B），保留丝线。③在植皮区放一小块油纱布，再填碎纱布少许，将保留的丝线交叉打结，使皮片得以打包加压固定。

术后处理：①用三角巾将患肢悬吊于胸前。②口服或注射抗生素 3~4 天。③10~14 天拆线。④鼓励患者做患肢功能练习。

2. "V-Y" 形推进皮瓣

适应证：①指端缺损骨质外露面积在 1 cm 以内。②指端斜形缺损骨质外露。

麻醉：指神经阻滞麻醉。

体位：平卧于手术台上，患肢置于手外科手术台上。

手术步骤：

（1）手指侧方 "V-Y" 形推进皮瓣：①皮瓣设计，自远侧指横纹的手指侧方中点，向远侧延伸至甲沟的侧缘为皮瓣的背侧切线，皮瓣远端宽度与手指残端创面等宽，后做长度为 2.0~2.5 cm 的 "Y" 形皮瓣切线（图 4-2A）。如背侧切线不够 2.0~2.5 cm 长度，可向近侧延伸。同样方法于指端创面的另一侧设计皮瓣。②先沿 "V" 形皮瓣的背侧切线切开，其深度到指骨骨膜浅层，在指骨间关节处到侧副韧带浅层，而掌侧仅切开皮肤和皮下组织。为使皮瓣深面可向远侧推进，继续在背侧皮瓣切口沿骨膜浅层向掌侧游离（图4-2B），其脂肪、神经和血管完全保留，不可损伤，但需切断阻碍皮瓣推进的放射状纤维束。该皮瓣在皮瓣远端支持线的牵引下，一般能推进10～14 mm。用同样步骤处理对侧。③将"V"形皮瓣向远侧推进。在无张力的情况下将两侧皮瓣的基底部做结节缝合。其缝合的位置可在对称的中点或偏一侧。尤其是横斜形皮瓣，长的一边皮瓣较对侧推进范围大，可使指端得到自然的外形。最初的"V"形切口缝合后成"Y"形（图4-2C）。缝合时进针不能太深、太宽，以免危及皮瓣的血供。

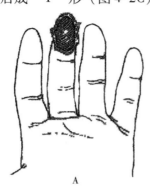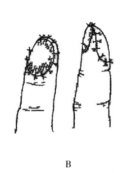

A   B

图4-1　指腹创面游离植皮术

A. 指腹皮肤清创；B. 皮片缝合

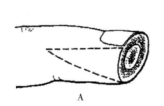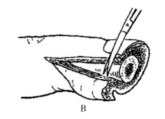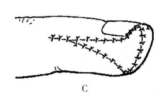

A   B   C

图4-2　手指侧方"V-Y"形推进皮瓣

A. 皮瓣切线；B. 游离皮瓣；C. 修复创面

（2）手指掌侧"V-Y"形推进皮瓣：①皮瓣设计：在手指掌侧创面的近侧设计一"V"形皮瓣切线。要求皮瓣的基底宽度与创面的宽度一致，皮瓣面积不能小于指端创面。②皮瓣切取：沿皮瓣切线切开皮肤，适当切开皮下组织并适当游离，但需保持皮肤、皮下组织和深部的连续性。在确保皮瓣血运的情况下适当游离，以便皮瓣能向前推进。③将游离好的"V"形皮瓣向远侧推进覆盖指端创面，与创缘做结节缝合，供区做结节拉拢缝合，缝合后成"Y"形。

术后处理：①用三角巾将患肢悬吊于胸前。②口服或注射抗生素3～4天。③10～14天拆线。④鼓励患者做患肢功能练习。

3. 推进皮瓣

适应证：①指端和指腹外伤性缺损骨质外露创面。②拇指和示指外伤性软组织缺损。

麻醉：采用指神经阻滞麻醉或臂丛神经阻滞麻醉。

体位：平卧于手术台上，患肢置于手外科手术台上。

手术步骤：①清创后于患指创面的两侧正中做切线，如创面大于1.5 cm则做指掌横纹稍远侧切线与指侧方切线相连，以减少皮瓣的张力。②按切线切开手指两侧皮肤、皮下组织，暴露两侧指神经血管束，在保护指神经血管束不与皮瓣分离的情况下，紧贴指屈肌腱鞘膜浅层将皮瓣游离到掌指横纹处向前推进，如能在松弛情况下覆盖创面则游离结束，如有张力则做指掌横纹稍远侧切口，在保护不切断指神经血管束的情况下分开皮肤、皮下组织，使皮瓣成带两侧指神经血管束的岛状皮瓣，则皮瓣能进一步更好地向前推进。③患指适当屈曲，将掌侧皮瓣向前推进，在双侧指神经血管束松弛的情况下用支持线将皮瓣远端作3针固定。将固定好的皮瓣做皮瓣缘与创缘结节缝合。如系岛状皮瓣则在指根部的创面用全层皮片覆盖创面，做结节缝合，并用油纱布覆盖再填碎纱布少许，做打包固定。

术后处理：①术后将患指做常规包扎，用三角巾将患肢悬吊于胸前，并注意皮瓣血运。②注射抗生素 3～4 天。③10～14 天拆线。④鼓励患者做患指功能练习。

4. 鱼际皮瓣

适应证：①指端和指腹软组织缺损合并骨质外露的创面。②甲床外伤缺损或严重破碎、指骨外露。

麻醉：采用指神经阻滞麻醉。

体位：平卧于手术台上，将患肢置于手外科手术台上。

手术步骤：①对指腹创面清创，切除挫灭软组织，将患肢屈曲，对甲床严重破碎者将甲床和指甲及甲沟皮肤皱襞全部切除。拇指在小鱼际印一血迹，2、3、4 指在鱼际印一血迹，按血迹边缘绘一鱼际皮瓣切缘，其蒂在近侧或尺侧。②按皮瓣切线，切开皮肤皮下组织，在深筋膜浅层，将皮瓣适当游离供区用全厚皮片覆盖，结节缝合或用推进皮瓣消灭。将患指屈曲，将鱼际皮瓣覆盖在手指端的创面上，结节缝合。③于 2～3 周在局麻下做蒂部切断，创面做适当修整后将创面做结节缝合。

术后处理：①术后患指作常规包扎，用胶布将患指屈曲固定于鱼际部，并用三角巾将患肢悬吊于胸前。注意皮瓣血供。②注射抗生素 3～4 天。③10～14 天拆线。④鼓励患者作患指功能练习，以保证患指伸屈功能。

5. 邻指皮瓣

适应证：①指端和指腹外伤性缺损合并骨质外露创面。②手指掌侧瘢痕切除后软组织缺损。

麻醉：采用指根神经阻滞麻醉或臂丛神经阻滞麻醉。

体位：患者平卧于手术台上，将患肢置于手外科手术台上。

手术步骤：①根据清创或切除后创面（图 4-3A），用纸片设计一带蒂皮瓣形态，于邻指背侧按纸形做蒂在创指侧的皮瓣切线。②按皮瓣切线，切开皮肤与皮下组织，在不损伤伸指腱膜的情况将皮瓣游离向创指侧翻转（图 4-3B）。创指适当屈曲，将邻指皮瓣覆盖在创指创面上，将皮瓣缘与创缘做结节缝合，供区用全厚皮片覆盖缝合（图 4-3C）。③2～3 周后做蒂部切断，切断后做适当创面修整，做结节缝合。

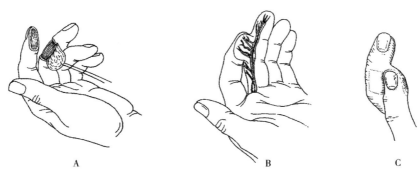

图 4-3　邻指皮瓣
A. 带蒂皮瓣；B. 皮瓣翻转覆盖创面；C. 皮片覆盖缝合

术后处理：①术后患指做常规包扎，用三角巾将患肢悬吊于胸前，注意皮瓣血供。②注射抗生素 3～4 天。③10～14 天拆线。④鼓励患者做患指功能练习。

6. 带指神经血管束的岛状皮瓣修复拇指腹缺损

适应证：①拇指或示指外伤性缺损、骨质外露创面。②拇指或示指指腹软组织缺损。

麻醉：采用臂丛神经阻滞麻醉。

体位：患者平卧于手术台上，将患肢置于手外科手术台上。

手术步骤：①根据拇指掌侧部创面做切线，在患手健指的中节侧方设计一皮岛切线（图 4-4A）。再沿指神经血管束方向向指的近侧延伸到远侧掌横纹止，画出神经血管束岛状皮瓣须通过隧道线。②按以上切线做带指神经血管束岛状皮瓣的皮肤切开，由掌部开始向远侧解剖指神经血管束到岛状皮瓣时做指神经血管束解剖并尽量保留皮下脂肪，在解剖过程中见到神经血管分支——切断结扎（图4-4B）。③彻底止血，在掌部切口与拇指缺损之间做隧道。如有困难可在虎口做附加切口，便于做隧道，为了方便皮岛通过隧道应作大一点。后用血管钳由患指创口通过隧道到健指掌部切口，将带指神经血管岛状瓣通过隧道移到拇指或示指创面。注意防止指神经血管扭转、急剧转弯、压迫和张力过大（图4-4C）。④经检查，岛状皮瓣血运良好，将岛状皮瓣与创缘做结节缝合。并于前臂切取一块与供区创面等大的全层皮片覆盖供区创面，做结节缝合，做打包固定（图4-4D）。

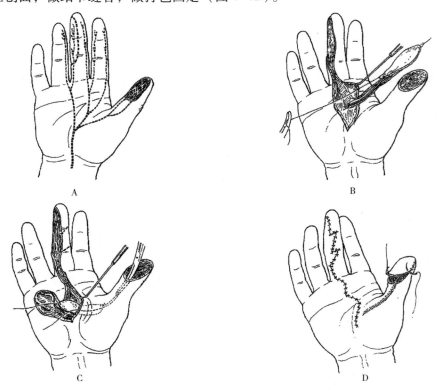

图4-4 带指神经血管束的岛状皮瓣
A. 皮岛计线；B. 游离皮瓣；C. 皮瓣通过隧道转移；D. 皮瓣缝合

术后处理：①术后将患指做常规包扎，用三角巾将患肢悬吊于胸前，并注意皮瓣血运。②注射抗生素3~4天。③10~14天拆线。④鼓励患者做患指功能练习。

7. 示指背侧带神经血管岛状瓣

适应证：①拇指指端骨质外露创面。②拇指掌侧、背侧有虎口软组织缺损。③拇指Ⅰ~Ⅱ度挫灭或皮肤撕脱伤。

麻醉：采用臂丛神经阻滞麻醉。

体位：患者平卧于手术台上，将患肢置于手外科手术台上。

手术步骤：①根据拇指清创后创面形态与大小，在示指近节背侧设计一个皮瓣切线，再于第二掌骨背侧做"S"形切线。②按"S"形切线切开皮肤，在筋膜浅屈将皮肤向两侧游离，解剖出由桡神经浅支发出的第一、第二指背神经和伴行的桡动脉发出的腕背支。解剖时须保留周围的组织和筋膜。一般游离到桡侧茎突长为5~6 cm。如血管特细或变异，可将指背神经周围的软组织多保留并将掌骨背侧骨膜浅层也游离在蒂内成为一较宽的软组织蒂，按皮瓣切线切开示指背侧皮瓣在深筋膜深层游离，注意必须将指背神经与桡动脉腕背支包在示指皮瓣内。③彻底止血，在拇指创面与第二掌骨背侧切口之间做一较度大的隧道，后用血管钳由拇指创面通过隧道至第二掌骨切口。如张力过大，也可在两切口之间做切口。④将皮瓣通过皮下隧道或切口移位到拇指创面上，并覆盖在创面上做皮瓣缘与创缘结节缝合，注意皮瓣蒂不能旋转、急转弯或压力、张力过大。在前臂切取一块全层皮片覆盖供区创面，做结节缝合、打包固定。必要时放引流条。

术后处理：①术后将患指做妥善包扎，用三角巾将患肢悬吊于胸前，并注意皮瓣血运。有引流条者24～48小时拔除引流条。②注射抗生素3～4天。③10～14天拆线。④鼓励患者作患指功能练习。

8. 掌背动脉岛状皮瓣修复手指腹缺损

适应证：①除拇指外其他指端和指腹外伤性缺损合并骨质外露创面。②除拇指外其他手指掌侧外伤性软组织缺损。

麻醉：采用臂丛神经阻滞麻醉。

体位：患者平卧于手术台上，将患肢置于手外科手术台上。

手术步骤：①根据手指清创后创面形态与大小，在患指和邻指之间掌背设计一个皮瓣切线和到指蹼切线（图4-5A、图4-5B）。②切线切开皮肤和筋膜的一侧，将皮肤向一侧游离，在深筋膜和伸肌腱周组织之间锐性分离，再于两伸肌腱解剖出由指总动、静脉的掌背动、静脉血管蒂，再切开皮瓣对侧缘成岛状皮瓣。解剖时须保留蒂周围的组织和筋膜。一般游离到指蹼掌背动静脉血管的起点（图4-5C）。③彻底止血，在手指创面和指蹼之间的指侧做一切口，将皮瓣通过切口移位到手指创面上并覆盖在创面上，做皮瓣缘与创缘结节缝合，注意皮瓣蒂不能旋转，压力、张力不能过大。在前臂切取一块全厚皮片覆盖供区创面，做结节缝合、打包固定（图4-5D）。必要时放引流条。

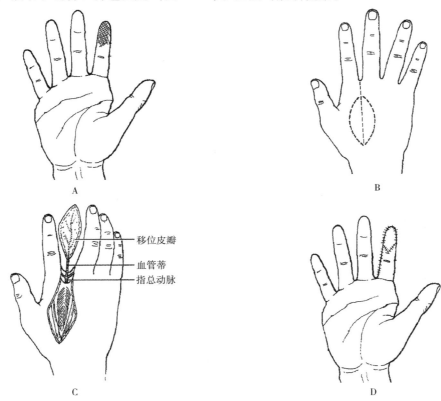

图4-5　掌背动脉岛状皮瓣
A. 患指清创；B. 设计皮瓣切线；C. 游离皮瓣；D. 皮瓣缝合

术后处理：①术后将患指做妥善包扎，用三角巾将患肢悬吊于胸前，并注意皮瓣血运。有引流条者24～48小时拔除引流条。②注射抗生素3～4天。③10～14天拆线。④鼓励患者做患指功能练习。

9. 趾腹游离皮瓣修复手指腹缺损

适应证：①指端和指腹外伤性缺损合并骨质外露创面。②手指掌侧外伤性软组织缺损。

麻醉与体位：采用臂丛神经阻滞麻醉和硬膜外阻滞麻醉。患者平卧于手术台上，将患肢置于手外科手术台上。

手术步骤：①于手指彻底清创后，于指腹近侧缘仔细寻1～2条较粗的皮下静脉并予以标记，如找不到，也可于手指近节背侧做斜切口显露较粗的指背静脉。继于创缘手指侧方向近端做延长切口，分离出正常的手指指动脉（图4-6A）。②根据手指清创后创面形态与大小，在患侧足趾（1或2）腹设计一个皮瓣切线和到第一趾趾蹼相连切线（图4-6B）。③在止血带的控制下按切线切开皮肤，先在皮瓣切口跖侧近缘内小心寻找并分离跖侧真皮下较粗的静脉，并向近端分离达足够长度；若跖侧未能找到合适的静脉，则沿该皮瓣近缘向背侧作延长切口，小心保护皮瓣内细小静脉向背侧汇集的交通直达趾背静脉。上述操作可在放大镜或手术显微镜下操作完成。皮瓣的静脉切取是本手术成败的关键操作。后沿皮瓣近缘到第一趾趾蹼相连切口内分离趾底神经及趾底固有动脉及其相延续的第一跖背（底）动脉达足够长度，随后沿切口掀起皮瓣，此时除皮瓣的血管、神经蒂相连外，其余组织均已离断，开放止血带，血管蒂敷以罂粟碱，待皮瓣恢复血循环后可断蒂（图4-6C），供区创面取全厚皮片移植加压包扎。④受区做好准备后，趾腹皮瓣断蒂移至受区。根据血管、神经蒂位置，调整皮瓣位置，用3-0缝线与受区皮缘缝合，并注意将指纹对齐。于镜下先修复尺侧指神经，缝合指—趾静脉及动脉，重建趾腹皮瓣血循环（图4-6D）。

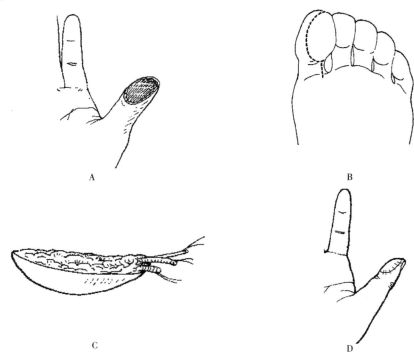

图4-6　趾腹游离皮瓣
A. 患指清创；B. 设计皮瓣切线；C. 游离皮瓣；D. 皮瓣缝合

二、虎口创面的修复

虎口在维持手部功能中具有重要的作用，人类拇指之所以比其他灵长类动物有重要的功能，除拇指本身的生理特点外，与虎口的存在是分不开的。因此虎口软组织缺损能否即时地给予理想的修复，是恢复拇指功能不可缺少的环节。其修复方法是根据创面的程度采用不同类型皮瓣修复。

1. 保留真皮下血管网或全厚皮片移植术

适应证：①虎口皮肤撕脱伤。②虎口瘢痕挛缩。

麻醉：采用臂丛神经阻滞麻醉。

体位：患者平卧于手术台上，将患肢置于手外科手术台上。

手术步骤：①根据清创后或瘢痕切除后的虎口形态与大小，剪一纸片，于供区根据纸片划出保留真皮下血管网或全厚皮片的形态。按切线切开皮肤和皮下脂肪，将整块皮肤切下，后用剪刀修去表皮下脂肪，使其成为保留真皮下血管网的皮片或全厚皮片（图4-7A）。②将皮片覆盖于虎口创面上，在保持皮片有适当张力的情况下做皮片缘与创缘缝合（图4-7B），在拇指充分外展背伸的情况给予加压包扎。

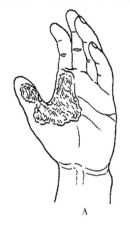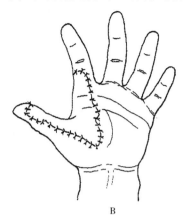

A   B

图 4-7 保留真皮下血管网或全厚皮片移植术
A. 植皮前创面；B. 植皮后

术后处理：①术后将患指做常规包扎，用三角巾将患肢悬吊于胸前。②注射抗生素 3~4 天。③10~14 天拆线。④鼓励患者做患指功能练习。

2. 示指掌骨背侧旋转皮瓣移植术

适应证：①虎口小的面积软组织缺损。②虎口小块瘢痕挛缩切除后的创面。

麻醉：采用臂丛神经阻滞麻醉。

体位：患者平卧于手术台上，将患肢置于手外科手术台上。

手术步骤：①根据虎口瘢痕挛缩的情况，于示指掌骨背侧设计一旋转皮瓣的切线，必要时带有示指近节指背皮肤。②按切线切开皮肤和皮下组织，于浅层将皮瓣翘起。将皮瓣向虎口创面旋转并覆盖在创面上，将皮瓣缘与创缘缝合。根据示指掌骨背侧残留创面大小，于上臂取一全厚皮片覆盖于示指掌骨背侧的创面，皮片缘与创缘做结节缝合。覆盖油纱布，并用细纱布打包固定植皮区。

术后处理：①术后患指充分外展并妥善包扎，用三角巾将患肢悬吊于胸前。严密观察皮瓣的血运。②注射抗生素 3~4 天。③10~14 天拆线。④鼓励患者做患指康复训练。

3. 带蒂皮瓣修复移植术

适应证：①虎口大面积软组织缺损合并骨质外露。②虎口大面积瘢痕挛缩切除后创面。

麻醉：采用臂丛神经阻滞麻醉结合供区局部麻醉。

体位：患者平卧于手术台上，将患肢置于手外科手术台上。

手术步骤：①根据清创后或瘢痕切除后并用撑开后的虎口创面，在对侧胸肩部设计一根据虎口创面形态、大小放大20%的带蒂皮瓣切线。②按切线切开皮肤和皮下组织，并在深筋膜浅层适当游离，使皮瓣翘起。供区的创缘与虎口掌侧创缘结节缝合，皮瓣创缘与虎口背侧创缘结节缝合，术后妥善包扎用胶布或石膏将患肢与胸部固定。③3 周后去固定和撑开弓，先切开掌侧缝合的创缘，根据虎口掌侧创面的形态和程度作皮瓣蒂部切断，供区做适当修理缝合。④将切断的皮瓣适当修整后，覆盖于虎口掌侧的创面上，结节缝合，在拇指充分外展背伸的情况下将虎口创面包扎。

术后处理：①术后将患指做常规包扎，用三角巾将患肢悬吊于胸前。②注射抗生素 3~4 天。③10~14 天拆线。④鼓励患者做患指功能练习。

4. 前臂逆行岛状皮瓣移植术

适应证：①虎口大面积的软组织缺损合并骨质外露。②虎口大面积的瘢痕挛缩切除后创面。③晚期虎口感染性创面病灶清除后。

麻醉：采用臂丛神经阻滞麻醉。

体位：患者平卧于手术台上，将患肢置于手外科手术台上。

手术步骤：①根据清创后或瘢痕切除后的虎口创面，在患手的前臂掌侧以桡动脉或尺动脉为轴，以及在腕横韧带动脉搏动处为轴点。确定所需血管蒂的长度（一般蒂的长度应为轴点到创面近侧并放大 1～2 cm），再根据创面的形态、大小放大 20%。按桡动脉或尺动脉的投影画出皮瓣的切线和轴点到皮瓣缘的切线（注意在设计时尽量将头静脉与贵要静脉设计在皮瓣外，若不能则在切取时将其游离出来）。②在止血带的控制下，沿设计的切线切开皮肤和深筋膜，并做皮瓣缘与深筋膜固定缝合 5～6 针，以防皮瓣与深筋膜分离，后在深筋膜与肌间隙之间向轴血管方向解剖，见到轴血管发出数支小血管进入皮瓣后，即可将轴血管与皮瓣整块掀起，保留轴血管不断，并小心切断由血管分向前臂肌肉的小分支，在结扎切断近侧端轴血管前，先用血管夹夹住此血管，放止血带观察皮瓣和手部血循环，确定皮瓣和手部循环良好后，再作近侧端轴血管切断结扎，形成带有轴血的逆行岛状皮瓣。③在虎口创面与皮瓣血管蒂的根部（轴点处）之间做一皮下隧道或做皮肤切开，将前臂逆行岛状皮瓣旋转约 180°，由皮下隧道或皮肤切口转移覆盖到虎口处的创面，注意防止血管蒂扭曲受压，皮瓣缘与创缘结节缝合固定，放一引流条，供区做全厚皮片游离移植，包扎固定，手部在虎口充分外展背伸的情况下包扎固定。

术后处理：①手部妥善包扎后用石膏托固定，患肢抬高 30°。②严密观察皮瓣血循环，并按显微外科术后护理，3 天后拔除引流条。③注射抗生素 3～4 天。④10～14 天拆线和拆石膏。⑤拆线后鼓励患者做患手康复训练。

5. 吻合血管的游离皮瓣移植术

适应证：①虎口大面积的软组织缺损合并骨质外露。②虎口大面积的瘢痕挛缩切除后创面。

麻醉：采用臂丛神经阻滞麻醉。

体位：平卧于手术台上，将患肢置于手外科手术台上。

手术步骤：①按清创后或瘢痕切除后虎口创面的形态、大小，在供区（一般有足背、上臂外侧、上臂内侧、胸外侧、股外侧、腹股沟等）以足背动脉为轴线设计一个大于受区 20% 的皮瓣切线和分离足背血管的切线。②在止血带的控制下先在足背动脉的显露切口，切开皮肤、皮下组织适当向两侧游离，显露大隐静脉，后在姆长伸肌腱与趾长伸肌腱之间解剖出足背动脉并给予保护。按皮瓣切线，切开皮肤皮下组织和筋膜，并做 5～6 针固定，预防皮瓣与筋膜分开。先在皮瓣的远侧解剖出趾背静脉，给予切断、结扎。切断跖背神经，在第一趾间隙远侧解剖出第一跖背动脉，结扎、切断，使其包含在皮瓣内。再将皮瓣内外侧筋膜掀起，向足背动脉游离，在游离内侧时，注意把大隐静脉包含在皮瓣内，并保护姆长伸肌腱的腱膜。将姆短伸肌腱切断，包含在皮瓣内。在游离外侧时，注意保护趾长伸肌腱的腱膜。沿足背动脉与静脉的走向，在姆长伸肌腱与趾长伸肌腱之间自跗骨上小心锐性解剖，使足背动脉包含在皮瓣内，并在足背动脉的较远处结节切断跗内侧动脉和跗外侧动脉，当皮瓣解剖到足背动脉的足底深支时，采用近远及内外"会师"的方法保护足背动脉向皮瓣的分支，在第一至第二跖骨间切断结扎足底深支和其他分支。这时皮瓣已完全游离。在温氯化钠溶液纱布保护下放止血带，观察皮瓣的血循环和彻底止血。③在伤口鼻烟窝处，做一横行切口，切开皮肤、皮下组织，解剖出头静脉与桡动脉，后将制备好的足背皮瓣予高位结扎，切断足背动脉、静脉和大隐静脉，移位到手部创面，并将皮瓣与创缘做 5～6 针固定，供区做中厚皮片移植，消灭创面。将血管蒂通过虎口部创面到鼻烟窝的皮下隧道，大隐静脉与头静脉，足背动脉与桡动脉做端端吻合，检查皮瓣血运良好，结节缝合鼻烟窝的创口及皮瓣缘与手部创缘，放引流条 1 根，妥善包扎，用石膏托圈定。

术后处理：①手部妥善包扎后用石膏托固定，患肢抬高 30°。②严密观察皮瓣血循环，并按显微外科术后护理，3 天后拔除引流条。③注射抗生素 3～4 天。④10～14 天拆线和拆石膏。⑤拆线后鼓励患者做患手康复训练。

三、手掌与手背创面的修复

手掌的皮肤为适应握、捏动作与物体直接接触的需要，皮肤较粗糙，皮肤角质较厚，皮下有较厚的脂肪垫，故修复时选择皮瓣要皮肤较粗糙，角质层较厚、耐磨的皮瓣。而手背相反，皮肤较薄、软，富有弹性，皮下组织松软，可以滑动，以利于握拳功能。故修复时必须考虑上述特点。

1. 大张植皮术

适应证：①手背或手掌单纯皮肤撕脱伤。②手背或手掌大面积瘢痕切除后创面。

麻醉：采用臂丛神经阻滞麻醉。

体位：患者平卧于手术台上，将患肢置于手外科手术台上。

手术步骤：①对单纯手掌或手背皮肤撕脱，如皮肤未受挫伤，经清创后做皮片覆盖创面，如失去应用可能，则根据创面形态、大小在供区切取中厚皮片。②将未挫伤皮肤或在供区取下的皮肤，用剪刀修去皮下脂肪，使其成为全厚皮片或保留真皮下血管网的皮片。③将皮瓣覆盖于手掌或手背的创面上（注意手背植皮必须保持在握拳情况下的最大创面）做皮片缘与创缘结节缝合，手掌在伸直情况下加压包扎，手背在握拳情况下包扎固定，以保证术后皮肤有充足的伸展性。

术后处理：①在创面妥善包扎后将患肢用三角巾悬吊于胸前。②注射抗生素 3～4 天。③10～14 天拆线。④拆线后鼓励患者作患手康复训练和理疗。

2. 带蒂皮瓣移植术

适应证：手背或手掌软组织外伤缺损、肌腱或掌骨外露者。

麻醉：采用臂丛神经阻滞麻醉。

体位：患者平卧于手术台上，将患肢置于手外科手术台上。

手术步骤：①手背或手掌创面，先行彻底清创，后在腹部（或适当供区）根据创面的形成大小制作一带蒂皮瓣，供区可以采用推进皮瓣的方法或大张中厚皮片给予覆盖消灭。②将手移位到腹部，手背尺侧创缘与供区皮片或推进皮瓣缘做结节缝合（注意打结须在皮肤面）。③将皮瓣覆盖于手掌或手背的创面上，做皮瓣缘与创缘结节缝合，妥善包扎，用胶布或石膏将患肢固定于胸前。④3～4 周后去除石膏、拆线，做蒂部切断，适当修理后，蒂部创缘与手部创缘结节缝合，供区创缘也行结节缝合。

术后处理：①在创面妥善包扎后将患肢用三角巾悬吊于胸前。②注射抗生素 3～4 天。③10～14 天拆线。④拆线后鼓励患者做患手康复训练，如皮瓣较厚，3 个月后可做皮瓣修薄手术。

3. 前臂逆行岛状皮瓣移植术

适应证：①手背或手掌较大面积的外伤缺损伴肌腱或骨质外露。②手背或手掌大面移瘢痕切除后肌腱或骨质外露创面。

麻醉：采用臂丛神经阻滞麻醉。

体位：患者平卧于手术台上，将患肢置于手外科手术台上。

手术步骤：①根据清创后手背或手掌的创面，于患手的前臂掌侧以桡动脉或尺动脉投影为轴和腕横纹处的动脉搏动点为轴点，确定所需血管蒂的长度，再根据创面的形态、大小放大 20%，按桡动脉或尺动脉投影线画出皮瓣的切线。②在止血带的控制下，按设计切线切开皮肤与皮下组织和筋膜，在筋膜与肌间隙之间向轴血管解剖，见轴血管发出数支小血管进入筋膜瓣后即可将轴血管与筋膜瓣整块掀起，保留轴血管蒂不断，并小心切断由轴血管分向前臂肌群的小支，切断结扎。在切断近侧轴血管前，先用止血夹夹住此血管，放止血带，观察皮瓣与手部血循环良好后，再切断近侧轴血管并双重结扎。③在手部创面与皮瓣蒂的根部之间做皮下隧道或做皮肤和筋膜切开，将前臂逆行岛状皮瓣旋转约 180°，由皮下隧道和切口覆盖于手部创面。注意防止血管蒂扭曲和受压。皮瓣缘与手部创面的皮肤缘做结节缝合。④根据前臂创面的形态与大小，于腹部或大腿内侧取一全厚皮片覆盖在前臂的创面上，并做皮片缘与创缘皮肤结节缝合，放引流条一根，妥善给予固定。

术后处理：①手部妥善包扎后用石膏托固定，患肢抬高 30°。②严密观察皮瓣血循环，并按显微外科术后护理，3 天后拔除引流条。③注射抗生素 3～4 天。④10～14 天拆线和拆石膏。⑤拆线后鼓励患者做患手康复训练。

4. 吻合血管的游离皮瓣移植术

适应证：①手背或手掌外伤软组织缺损伴肌腱或骨质外露，特别是手背伸肌腱缺损。②手背或手掌大面积瘢痕切除后肌腱或骨质外露创面。

麻醉：采用受区臂丛神经阻滞麻醉，供区硬膜外阻滞麻醉。

体位：患者平卧于手术台上，将患肢置于手外科手术台上。

手术步骤：①根据清创后的手背或手掌创面的形态、大小，以桡动脉投影为轴，桡动脉在前臂近侧分叉处为轴点，再根据创面形态、大小放大 20%，轴点在远侧，即前臂掌侧的近段，设计皮瓣的切线。②其切取步骤和方法同前臂掌侧桡动脉为轴的逆行皮瓣切断血管前步骤，完成后在皮瓣的远端切断桡动静脉和头静脉（即在上述做逆行皮瓣时做桡动静脉和头静脉切断部位），完成后保留轴血管的近侧不切断，以备受区准备完成后切断。③在手掌侧创面的腕部解剖出桡动、静脉及头静脉。后将在对侧前臂准备好的前臂掌侧近段前臂桡动、静皮瓣做血管蒂部切断，近侧结扎。后移到对侧手掌，先将皮瓣与创缘固定数针，后做桡动脉与桡动脉、头静脉与头静脉端端吻合，检查血运良好后，缝合皮肤长伸肌腱的腱膜。④供区大张植皮。

术后处理：①在创面妥善包扎后将患肢用三角巾悬吊于胸前。②注射抗生素 3～4 天。③10～14 天拆线。④拆线后鼓励患者做患手康复训练。

四、手指、手套式撕脱伤的修复

一般手部撕脱伤只要创面血运良好，可采用大张游离植皮（中厚皮片）或修去脂肪原位缝回，但对手指、手套式撕脱伤不可采用以上方法。因为手掌、手腕血运良好可供植皮，但手指和手背撕脱者，肌腱和骨质外露而不宜游离植皮，故须采用皮瓣来修复。特别近几年来，应用踇趾甲皮瓣、带叉翼足趾甲皮瓣等复合皮瓣来修复，使治疗有明显的改善。

2001 年 6 月将全手逆行套式撕脱伤，基于逆行套式撕脱程度，分为不全逆行套式撕脱和完全逆行套式撕脱。前者皮肤损害程度轻，基于皮肤是一低氧耗器官，清创后，用移植血管修复指（总）动脉，以恢复指体血供，再重建手背侧浅静脉回流 3 条以上。术后，置负压引流管，患手适度加压包扎可以成活。

对完全性逆行套式撕脱皮肤损害程度较严重者不宜采用以上方法。为制订治疗方案，根据逆行套式撕脱范围，将完全性逆行套式撕脱伤分为 I 度单指（拇或示指）、II 度 2 指（包括拇指）、III 度 3 指、IV 度 4 指和 V 度全手逆行套式撕脱 5 种类型。其治疗方法有区别。

1. 单指皮肤撕脱伤——I 度

（1）快速皮管修复术：该方法目前已基本不用，但在特定条件下可暂时保留皮肤撕脱或失去再植的拇指，为后期趾甲皮瓣修复术创造条件。

适应证：①拇指或示指皮肤撕脱伤。②拇指或示指严重挫灭伤，软组织无生机。③挫灭性拇指或示指断离，失去再植条件。

麻醉：采用臂丛神经阻滞麻醉。

体位：患者平卧于手术台上，将患肢置于手外科手术台上。

手术步骤：①根据手指清创后的创面情况，于对侧皮臂或对侧锁骨下设计一皮管切线。皮瓣的宽度按健侧手指的周径放大 20%，长度也放大 20%～40%。②按切线切开皮肤、皮下组织，在深筋膜浅层游离皮瓣，彻底止血后做皮瓣两侧缘结节缝合，其根部 2～2.5 cm 不缝合。其供区两侧做适当游离，如张力不大，做拉拢结节缝合，其根部采用对合褥式结节缝合，则快速皮管形成。③将皮管远端适当修剪，检查血运良好后，将患指插入皮管（注意张力不宜大），其皮管远端与受伤拇指残存的皮缘做结节缝合。放置引流条包扎，用胶布或石膏将伤肢与胸部适当固定。④术后 10 天左右做皮管根部血运训练，2～3 周断蒂，供区创面适当修整后结节缝合，伤指皮管的远端做修整后结节缝合。

术后处理：①术后将患指做妥善包扎，用三角巾将患肢悬吊于胸前。②注射抗生素 3～4 天。③10～14 天拆线。④鼓励患者做患指功能练习，3 个月后再将第三指、第四指的指神经血管束岛状皮瓣移植到皮管的指腹处，建立感觉。

（2）踇趾甲皮瓣修复术：

适应证：①拇指皮肤撕脱伤而虎口、肌腱、骨骼无明显损伤。②拇指软组织严重挫灭伤，皮肤失去活力，而指骨、关节、肌腱完好者。③拇指离断失去再植条件，而指骨、关节、肌腱完好者。

麻醉：采用臂丛神经阻滞麻醉和硬膜外阻滞麻醉。

体位：患者平卧于手术台上，将患肢置于手外科手术台上。

手术步骤：①按拇指皮肤撕脱情况，于同侧踇趾设计踇趾甲皮瓣的切线。于踇趾内侧保留 0.5 cm 倒"V"形切线，后沿"V"形切线在趾根部做环形切线，于足背第一、第二趾骨间向近侧做"S"形延长切线。②在止血带下，按切线切开皮肤、皮下组织，再切开踇趾内侧、足底内侧固有神经，在切开足背第一、第二趾骨内侧"S"形切线时，分离出大隐静脉、足背动脉与伴行静脉。继而分离出第一跖骨动脉和第一腓侧趾背动脉和第二趾胫侧足背动脉，第二趾胫侧背动、静脉结扎、切断，并分出穿过第一骨间肌的足底深支动脉和第一、第二跖骨底动脉。③再分出第一、第二趾固有动脉，将分布到第三趾的分支结扎、切断，从踇趾内侧分离出趾神经，尽量高位切断，从踇趾内侧倒"V"形皮瓣腹、背侧向外侧分离，深度包括皮下组织，除肌腱、关节囊及骨表面保留少许软组织外，其余皮下组织保留在皮瓣上。分离踇趾甲床时须与趾甲紧密相连，不可分开。跖侧包括趾腹厚度的2/3，踇趾甲皮瓣全游离后其血管蒂暂不切断。放止血带，观察踇趾甲皮瓣血运，如动脉有痉挛，可以液压扩张，如皮瓣血运良好，将皮瓣回复原处备用。④于伤手的鼻烟窝处做切开，显露桡动脉和头静脉，后将制备好的踇趾甲皮瓣高位切断足背动脉和大隐静脉，移到患手拇指处，保证血管不扭转的情况下先将踇趾甲皮瓣妥善覆盖在拇指上。结节对合缝合皮瓣缘以及皮瓣缘与拇指根部的创缘。再做桡动脉与足背动脉、大隐静脉与头静脉端端吻合，以及趾神经与指神经束膜缝合。检查皮瓣血运良好，缝合鼻烟窝处伤口。踇趾创面用全厚皮片覆盖缝合。

术后处理：①创面给予妥善包扎，并用石膏托固定在抬高 30° 的情况下置于床边。②严密按显微血管吻合后注意皮瓣血运情况与护理。③常规应用血管扩张剂和抗凝剂。④常规应用抗生素。⑤10～14天拆石膏和拆线。⑥拆线后鼓励患者做患肢、指康复训练。

对多指皮肤撕脱伤，可同时采取两个以上趾甲皮瓣修复术。

（3）双岛状皮瓣拇指修复术：

适应证：拇指远节或近节指骨中段皮肤撕脱伤。

麻醉：采用臂丛神经阻滞麻醉和硬膜外阻滞麻醉。

体位：患者平卧于手术台上，将患肢置于手外科手术台上。

手术步骤：①根据清创后拇指皮肤撕脱情况以及拇指再造的长度和面积在中指尺侧、环指桡侧设计皮瓣的大小，两侧不超过指掌和指背的中线，远端不超过手指的远节，再沿拇掌侧总神经和血管走行的方向，在掌纹处做"Z"形切口。皮瓣面积最大为 3.0～4.5 cm^2，最小为 1.5～2.5 cm^2。皮瓣远侧应较窄，近侧应较宽，以便重建拇指的外形。②皮瓣切取：在止血带的控制下，按皮肤切线先切开手掌部皮肤、皮下组织和掌腱膜，细心解剖第二指掌侧总动脉、静脉和神经直至起始部，不解剖掌浅弓。再沿中指尺侧和无名指桡侧的指掌侧固有动脉、神经向远侧解剖，沿中指尺侧、环指桡侧皮瓣切线切开皮肤、皮下组织，在指屈肌肌腱鞘的浅层游离皮瓣，切断、结扎远侧的指掌侧固有动脉，切断神经，缝2根支持线，将皮瓣游离掀起。在掌骨头部注意细心结扎由掌深动脉发出的掌心动脉，以防术后出血。在拇指残端切除瘢痕，显露指骨残端咬除硬化骨，显露髓腔，在髂骨取一骨条插入髓腔，用克氏针固定。③在掌部拇指根部和手掌"Z"形切口之间做一宽大的隧道，将两块皮瓣前后通过隧道覆盖在再造拇指的创面上，宜用中指尺半皮瓣修复拇指的背侧，环指桡侧半皮瓣修复拇指的掌侧。经放止血带充分止血后做皮瓣缘的远端与远端、侧方与侧方缝合，皮瓣的近侧缘与拇指残端缘缝合，其供区用全厚皮片移植，打包固定。

术后处理：①再造拇指做妥善包扎后用石膏托固定，并注意皮瓣血循环。②常规应用抗生素注射5～7天。③2周拆线，继续包扎固定。④术后鼓励患者做患肢康复训练。⑤拆线后加强拇指的康复训练，特别是改善皮瓣异位感觉的训练。⑥对拇指的再造拆线后即去除石膏做康复训练。如系植骨拇指再造，拆线后继续图定3～4周，等植骨融合后拆除石膏进行康复训练。在康复训练期间要特别加强改善异位感觉训练。

2. 2 指（包括拇指）皮肤撕脱伤——Ⅱ度

同侧带足背皮瓣踇趾甲皮瓣和对侧踇趾腓侧带翼趾甲皮瓣修复术。

适应证：①拇指、第二指及虎口皮肤撕脱。②拇指、第二指及虎口软组织严重挫灭伤，皮肤失去活力，而指骨、关节、肌腱完好者。③拇指、第二指离断失去再植条件，而指骨、关节、肌腱完好者。

麻醉：采用臂丛神经阻滞麻醉结合硬膜外阻滞麻醉。

体位：患者平卧于手术台上，将患肢置于手外科手术台上。

手术步骤：拇指和虎口皮肤撕脱情况如图4-8A所示。①按拇指和虎口皮肤撕脱情况于同侧设计带足背皮瓣踇趾甲皮瓣的切线（图4-8B）。②在止血带下，按足背皮瓣，切线切开皮肤、皮下组织，保留皮瓣内跖背静脉，并保持这些静脉经足背静脉弓汇入大隐静脉的延续性，切断、结扎皮瓣周围与足背静脉弓及大隐静脉无关的分支，可保留一较大分支，作为趾甲皮瓣静脉蒂吻合，按常规解剖、游离大隐静脉达踝前。按常规于交叉韧带下切开足背动脉血管鞘，切断踇短伸肌，将足背动脉从两伴行静脉中分离出来，由近向远游离至皮瓣近侧缘，保留一较大分支，作为趾甲皮瓣动脉蒂吻合。从皮瓣的两侧向第一跖骨两侧缘掀起皮瓣，切忌从第一跖骨背或跖趾关节背侧游离掀起。再沿足背动脉走向向深层分离，按常规解剖游离足底深动脉、第一跖背动脉，再分出第一、第二趾固有动脉，将分布到第三趾分支结扎、切断，从踇趾内侧分离出趾神经，尽量高位切断，沿踇趾内侧倒"V"形切线切开皮瓣。于踇趾的腹、背侧向外侧分离，深度包括皮下组织，除肌腱、关节囊及骨表面保留少许组织外，其余皮下组织保留在皮瓣上。分离踇趾甲床时须与趾甲紧密相连，不可分开。跖侧包括趾腹2/3，足背皮瓣和踇趾甲皮瓣全游离后其血管带暂不切断（图4-8C）。放止血带，观察踇趾甲皮瓣血运。如动脉有痉挛，可以液压扩张；如皮瓣血运良好，将皮瓣回复原处备用。③按两指皮肤撕脱情况，于对侧第二趾设计踇趾腓侧带翼和跖背的趾甲皮瓣的切线。于足背向近侧做"S"形延长切线（图4-8D）。④在止血带下，按设计画线，切开皮肤，显露跖背静脉。先在趾蹼处显露第二趾腓侧趾神经、趾动脉，在所需长度切断趾神经，在第二、第三趾动脉分支以近，结扎、切断第二跖底动脉。在第二趾腓侧、趾动脉的背侧，纵行切开第二趾，从屈、伸趾肌腱的浅面掀起第二趾甲皮瓣。于第一趾蹼处显露第二趾胫侧趾动脉、趾神经，并掀起踇趾腓侧趾动脉皮瓣，注意不要损伤血管分叉处，逆行向近端游离第一跖背动脉、继足背动脉，在所需血管、神经长度处切断足背动脉、静脉及第二趾胫侧趾神经，并结扎足背动、静脉的近端。⑤将准备好的带踇趾腓侧带翼的第三趾甲皮瓣的足背动、静脉和准备好的带足背皮瓣踇趾甲皮瓣所保留的一较大足背动脉分支、大隐静脉分支先吻合。⑥于伤手的鼻烟窝处做切开，显露桡动脉和头静脉，后将制备好的踇趾甲皮瓣高位切断足背动脉和大隐静脉，移到患手拇指、第二指，在保护血管不扭转的情况下先将踇趾甲皮瓣和踇趾腓侧带翼趾甲皮瓣妥善地覆在拇指、第二指上。并将踇趾腓侧带翼皮瓣覆盖于趾甲瓣侧方，结节对合缝合皮瓣缘及皮瓣缘与拇指、第二指根部及虎口的创缘。再做桡动脉与足背动脉、大隐静脉与头静脉端端吻合，以及趾神经与指神经束膜缝合。检查皮瓣血运是否良好，缝合鼻烟窝处伤口。踇趾创面用全厚皮片覆盖缝合（图4-8E、图4-8F）。

术后处理：①创面给予妥善包扎，并用石膏托固定在抬高30°的情况下置于床边。②严密按显微血管吻合后注意皮瓣血运情况与护理。③常规应用血管扩张剂和抗凝剂。④常规应用抗生素。⑤10～14天拆石膏和拆线。⑥拆线后鼓励患者做患肢、指康复训练。

3. 3 指撕脱伤——Ⅲ度

有两种类型：一种带拇指和虎口，另一种不带拇指和虎口。前者采用同侧带足背皮瓣踇趾甲皮瓣和对侧带双翼和第二、第三趾甲皮瓣修复术。后者采用一足双翼和第二、第三趾甲皮瓣加一足踇趾腓侧带翼趾甲皮瓣。

适应证：①拇指，第二、第三指及虎口皮肤撕脱或第二、第三、第四指皮肤撕脱。②拇指，第二、第三指及虎口或第二、第三、第四、第五指软组织严重挫灭伤，皮肤失去活力，而指骨、关节、肌腱完好者。

麻醉：采用臂丛神经阻滞麻醉结合硬膜外阻滞麻醉。

体位：患者平卧于手术台上，将患肢置于手外科手术台上。

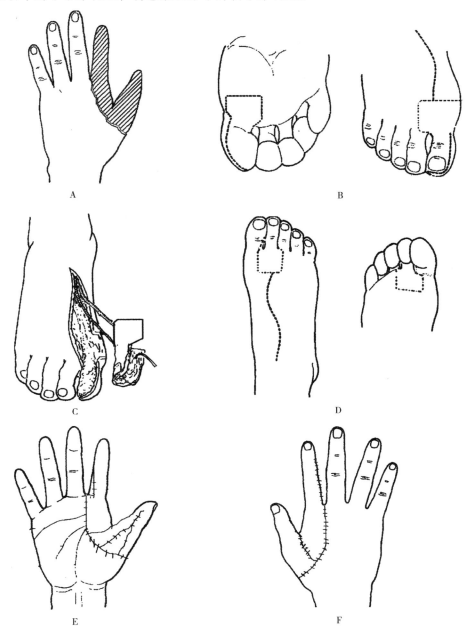

图 4-8　同侧带足背皮瓣跗趾甲皮瓣和对侧跗趾腓侧带翼趾甲皮瓣修复术
A. 植皮前创面；B. 设计皮瓣切线；C. 游离皮瓣；D. 设计"S"形延长切线；E、F. 皮瓣缝合

手术步骤：拇指和虎口的多指撕脱伤如图 4-9A 所示。组织瓣的切取：①先按拇指和虎口皮肤撕脱情况于同侧设计带足背皮瓣跗趾甲皮瓣的切线和切取带足背皮瓣跗趾甲皮瓣。再按第二、第三指皮肤撕脱情况，于对侧第二、第三趾设计跗趾腓侧带翼、第四趾胫侧带翼的第二、第三趾甲皮瓣的切线（图 4-9B、图 4-9C）。②在止血带下，按设计画线，按足背皮瓣，保留皮瓣内跗背静脉，沿切线切开皮肤、皮下组织，并保持这些静脉经足背静脉弓汇入大隐静脉的延续性，切断、结扎皮瓣周围与足背静脉弓及大隐静脉无关的分支，可保留一较大分支，作为趾甲皮瓣静脉蒂吻合，按常规解剖、游离大隐静脉达踝前。按常规于交叉韧带下切开足背动脉血管鞘，切断跗短伸肌，将足背动脉从两伴行静脉中分离出来，由近向远游离至皮瓣近侧缘足背动脉与伴行静脉和弓状动脉以及第一、第二、第三跖背动脉和远侧趾背动脉与伴行静脉。于第四跖骨背侧做弓状动、静脉结扎切断，并分出穿过骨间肌的足底深支动脉和

第一、第二、第三跖骨底动脉。再分出第一、第二、第三趾固有动脉，从踇趾腓侧分离出趾神经，再于第二、第三和第三、第四趾间分离出趾神经，尽量高位切断。切开踇趾腓侧倒"V"形皮瓣，注意不要损伤血管分叉处，逆行向近端游离，继续纵行切开第二趾胫侧，从屈、伸趾肌腱的浅面，掀起第二趾甲皮瓣，再切开第四指胫侧倒"V"形皮瓣，注意不要损伤血管分叉处，逆行向近端游离，纵行切开第三趾腓侧，从屈、伸趾肌腱的浅面，掀起第三趾甲皮瓣，此时除大隐静脉与足背动脉未断离外，带双翼的第二、第三趾甲皮瓣已基本完成。放止血带，观察趾甲皮瓣血运。如动脉有痉挛，可以液压扩张，如皮瓣血运良好，将皮瓣回复原处备用（图4-9D、图4-9E）。③先将准备好的带翼的第二、第三趾甲皮瓣的足背动、静脉和准备好的带足背皮瓣踇趾甲皮瓣所保留的一较大足背动脉分支和一较大的大隐静脉分支行动脉与动脉、静脉与浅静脉吻合。再于伤手的鼻烟窝处做切开，显露桡动脉和头静脉，后将制备好的踇趾甲皮瓣高位切断足背动脉和大隐静脉，移到患手拇指和第二、第三指，在保护血管不扭转的情况下，先将踇趾甲皮瓣和带双翼的第二、第三趾甲皮瓣妥善覆在拇指和第二、第三指上，并将踇趾腓侧翼皮瓣覆盖于第二趾甲皮瓣侧方，将第四趾胫侧翼皮瓣覆盖于第三趾甲皮瓣侧方，结节对合缝合皮瓣缘及皮瓣缘与拇指，第二、第三指根部及虎口的创缘。再做桡动脉与足背动脉、大隐静脉与头静脉端端吻合，以及趾神经与指神经束膜缝合。检查皮瓣血运是否良好，缝合鼻烟窝处伤口（图4-9F、图4-9G）。踇趾创面用全厚皮片覆盖缝合。

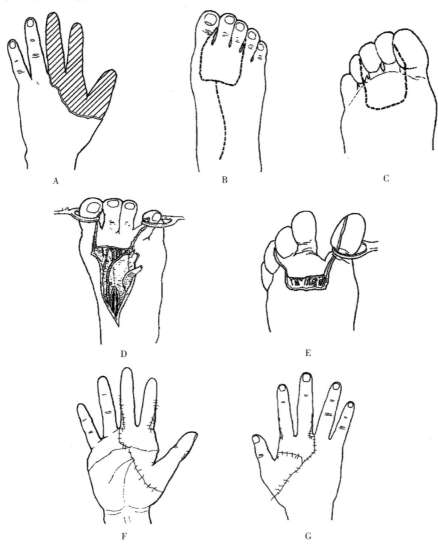

图4-9　带拇指和虎口的3指撕脱伤修复术
A. 植皮前创面；B、C. 设计皮瓣切线；D、E. 游离皮瓣；F、G. 皮瓣缝合

术后处理：①创面给予妥善包扎，并用石膏托固定在抬高 30° 的情况下置于床边。②严密按显微血管吻合后注意皮瓣血运情况与护理。③常规应用血管扩张剂和抗凝剂。④常规应用抗生素。⑤10 ～ 14 天拆石膏和拆线。⑥拆线后鼓励患者做患肢、指康复训练。

4. 4 指撕脱伤——Ⅳ度

适应证：①拇指，第二、第三、第四指及虎口皮肤撕脱或第二、第三、第四、第五指皮肤撕脱。②拇指，第二、第三、第四指及虎口或第二、第三、第四、第五指软组织严重挫灭伤，皮肤失去活力，而指骨、关节、肌腱完好者。

麻醉：采用臂丛神经阻滞麻醉结合硬膜外阻滞麻醉。

体位：患者平卧于手术台上，将患肢置于手外科手术台上。

手术步骤：以不带拇指和虎口的 4 指撕脱伤为例。①按第二、第三、第四、第五指皮肤撕脱情况于双足设计带足背皮瓣和双翼第二、第三趾甲皮瓣的切线。②切取双足带足背皮瓣和双翼第二、第三趾甲皮瓣。③将准备好的带翼的第二、第三趾甲皮瓣的足背动、静脉和准备好的对侧带翼的第二、第三趾甲皮瓣所保留的一较大足背动脉分支、较大大隐静脉分支先吻合。④于伤手的鼻烟窝处做切开，显露桡动脉和头静脉，后将制备好的双足带双翼的第二、第三趾甲皮瓣高位切断足背动脉和大隐静脉，移到患手第二、第三、第四、第五指，保护血管不扭转的情况下先将蹑趾腓侧翼状瓣妥善覆在第二趾甲皮瓣侧方，将第四趾胫侧翼皮瓣覆盖于第三趾甲皮瓣侧方，结节对合缝合皮瓣缘及皮瓣缘与第二、第三、第四、第五指根部创缘。再做桡动脉与足背动脉、大隐静脉与头静脉端端吻合，以及趾神经与指神经束膜缝合。检查皮瓣血运是否良好，缝合鼻烟窝处伤口。蹑趾创面用全厚皮片覆盖缝合。

术后处理：①创面给予妥善包扎，并用石膏托固定在抬高 30° 的情况下置于床边。②严密按显微血管吻合后注意皮瓣血运情况与护理。③常规应用血管扩张剂和抗凝剂。④常规应用抗生素。⑤10 ～ 14 天拆石膏和拆线。⑥拆线后鼓励患者做患肢、指康复训练。

5. 全手逆行套式撕脱——Ⅴ度

无论是何种修复方法，在清创中均须将第二、第三、第四、第五指的末节手指去除，并修去第二、第三、第四、第五指中节指远端软骨，方能使修复获得理想的效果。

（1）带蒂皮瓣大张皮片移植：

适应证：全手手套式撕脱伤。

麻醉：采用臂丛神经阻滞麻醉结合硬膜外阻滞麻醉。

体位：患者平卧于手术台上，将患肢置于手外科手术台上。

手术步骤：①为了保证手术后手的功能与外形的效果，清创时可将第二指从第二掌骨中段截除，也要将第三、第四、第五指末节指骨截除，并将第三、第四、第五指中节远端软骨修除并用残端软组织覆盖。②于上腹部做一个袋形皮瓣，其宽度比撕脱手放大 20%，后将撕脱手插入袋形皮瓣，手掌靠腹部，手背贴皮瓣，注意拇指须充分外展，其他 3 指并拢。手腕创缘与腹壁创缘缝合，放引流条两根妥善包扎，用胶布或石膏将患肢固定于胸壁。③3 周后去除固定，做一次延迟切开。④再过 2 周在保留手背和手指背侧皮肤的情况下断蒂。手掌用大张中厚偏厚的皮片游离移植。供区也做大张中厚皮片移植，并妥善包扎。

术后处理：①在创面妥善包扎后将患肢用三角巾悬吊于胸前。②注射抗生素 3 ～ 4 天。③10 ～ 14 天拆线。④拆线后鼓励患者做患手康复训练。

（2）腹部袋形皮瓣移植术：

适应证：全手手套式撕脱伤。

麻醉与体位：采用臂丛神经阻滞麻醉结合硬膜外阻滞麻醉或全身麻醉。患者平卧于手术台上。

手术步骤：①可按上述的清创原则，做手套式撕脱伤的手部清创，即将第二指骨和部分第二掌骨切除和第三、第四、第五指骨末节切除以及第二指骨头软骨面切除，后于腹部适当的部位设计 1 个袋形皮瓣切线（一般右手设计在脐部左侧）。②按腹部腕部切线切开皮肤与皮下组织，在浅筋膜深层按所设计的切线范围充分游离，后将清创后的手套入皮瓣内，拇指充分包展背伸，套入在拇指的部位，其他手指套入在袋形皮瓣内。后将手腕创缘与袋状皮瓣缘结节缝合。于腕部和袋形皮瓣顶端放置两根引流条，妥善包扎，用胶布或石膏将患肢固定在胸前。③于术后 4～5 周去除固定，在袋形皮瓣外上方，设计 2 个延迟皮瓣，即拇指的外上方设计 1 个修复手掌的延迟皮瓣切线，在手指的外上方设计 1 个修复 3～4 个手指的延迟皮瓣切线。按切线切开皮肤与皮下组织，在浅筋膜的深面游离，将皮瓣掀起至拇指桡侧缘和掌指桡侧缘，后将皮瓣覆盖于原位，做创缘结节缝合。再做患肢妥善包扎，并用胶布或石膏固定于胸壁。④2 周后去除固定，按延迟皮瓣的切口，切开皮肤与皮下组织，并在皮瓣深面游离，将皮瓣掀起。再将手腕的掌侧皮肤沿切口切开，同时沿着手尺侧缘和手指末端切开皮肤与皮下组织，并于手掌面游离，这样手与皮瓣及腹壁创面分离，经修整后先将拇指桡侧皮瓣覆盖手部掌面，手指桡侧皮瓣覆盖于手指掌面，后将皮瓣缘与皮瓣缘结节缝合。腹部创面做大张中厚皮片移植。

术后处理：①手部做妥善包扎后，用三角巾悬吊于胸前。②每次手术后须注射抗生素 3～4 天，第一次手术后尚须应用破伤风抗毒素注射液（T. A. T）。③10～14 天拆线。④拆线后鼓励患者做手指的适当活动，以免长期固定关节僵直。⑤修复完成后鼓励患者做患手康复训练和理疗。

（3）吻合血管的游离组合皮瓣移植术：

适应证：全手手套式撕脱伤。

麻醉：臂丛神经阻滞麻醉结合硬膜外阻滞麻醉或全身麻醉。

手术步骤：①手部创面给予彻底清创，为保证修复后功能与外形，可将第二指于第二掌骨基底处切除和第三、第四、第五指末节指骨切除和以及节指骨远端的软骨切除，并用软组织覆盖。②根据手的形态、面积，于两侧大腿中下段的前外侧设计两块比手掌侧和手背侧面积放大 20%，带旋股外侧动、静脉降支为血管蒂的皮瓣和另一带旋股外动、静脉主干和升支及降支为血管蒂的皮瓣，并按股外侧游离皮瓣的切取方法切取。③再于对侧足部设计踇趾甲皮瓣的切线，并按踇趾甲皮瓣的切取方法切取。④先将踇趾甲皮瓣与带有旋股外侧动脉为蒂的对侧股前外皮瓣做血管切断，将踇趾甲皮瓣血管蒂与旋股外侧动脉的升支做动、静脉端端吻合，踇趾甲皮瓣先固定在拇指上，皮瓣固定在手背，将组合皮瓣旋股外侧动、静脉切开血管蒂与鼻烟窝的桡动、静脉做端端吻合，静脉与头静脉吻合，桡神经皮支与趾神经吻合，后将同侧股前外侧皮瓣做旋股外侧动、静脉降支高位切断蒂，将皮瓣覆盖于手掌创面，并固定 4～5 针。将皮瓣蒂的动脉与掌浅弓切断血管做端端吻合，静脉与贵要静脉吻合，术后检查皮瓣、踇趾甲皮瓣血运是否良好，妥善包扎石膏固定。

术后处理：①手部做妥善包扎后，用石膏固定，严密注意血循环。②常规注射抗生素。③10～14 天拆线。④拆线后鼓励患者做手指的适当活动，以免长期固定关节僵直。⑤修复完成后鼓励患者做患手康复训练和理疗。

五、前臂严重碾轧撕脱伤的修复

当手部受到碾轴挤压时，除造成手部中心部骨折外，皮肤和深部软组织亦产生严重挫灭或撕裂，经清创处理骨折和修复软组织后，尚残留大面积皮肤和深部软组织缺损。为后期功能恢复和重建，必须用大面积皮瓣或肌皮瓣修复。

1. 腹部大型轴状皮瓣移植术

适应证：适用于前臂严重碾轧撕脱所造成的大面积（40 cm×20 cm 左右）软组织缺损（非环型）伴有肌腱或骨外露者。

麻醉：采用阻滞麻醉或全身麻醉。

体位：患者平卧于手术台上，将患肢置于手外科手术台上。

手术步骤：①首先做彻底清创，对肌腱、神经断裂者做吻合。②根据清创后创面的情况，在腹部设计一相应的腹部大型动脉皮瓣，其蒂部位置因伤情而异。掌侧或桡侧的创面做蒂在上腹部的顺行皮瓣，背侧或尺侧创面则做蒂在下腹部的逆行皮瓣。其皮瓣设计，顺行皮瓣在脐上 1 cm 做皮瓣远端的横切线，宽度为创面长度放大 20%，再于上腹部两侧做纵切线，长度为创面宽度放大 20%。逆行皮瓣的远端横切线以脐上 1 cm 为蒂部线，再根据创面的宽度放大 20%。再于上腹部两侧作纵切线，长度为侧面宽度放大 20%。③按切线切开皮肤,在深筋膜浅层分离皮瓣,为了用下腹部皮瓣作推进皮瓣,消灭供皮区,故在用下腹部皮瓣时也须在深筋膜浅层游离,在游离脐部时要特别细心,不要损伤腹膜。在用下腹部皮瓣做推进皮瓣消灭供皮区创面时,须做 3~4 针减张缝合固定,以免回缩或死腔形成。④皮瓣制好后,将前臂创面置于腹部,先做腹部创缘与前臂的近腹侧创缘缝合,再将制好的腹部大型皮瓣覆盖于前臂和手的创面上做全层间断缝合。皮瓣两侧放置雪茄引流条,蒂的下方置碘仿纱条。用石膏将患肢固定于腹壁上。

术后处理:①术后患者半卧位,减轻腹部皮瓣的张力。②常规应用抗生素。③3 天更换敷料,拔除引流条。④1 周拆线。⑤4 周断蒂。

2. 吻合血管游离肌皮瓣移植术

适应证:该复合组织皮瓣不仅能消灭前臂的深度创面,而且适用于前臂的伸肌群或屈肌群同时有缺损的创面,以满足手的部分运动功能,但必须具备可供吻合的血管和司肌肉运动的神经,还需有一组供肢体远侧血运。

麻醉:采用阻滞麻醉或全身麻醉。

体位:患者平卧于手术台上,将患肢置于手外科手术台上。

手术步骤:①首先做好彻底清创,找出可供吻合的血管和运动神经。②根据创面和肌肉缺损的情况,选择可供游离移植的肌皮瓣,常用的为背阔肌肌皮瓣或股薄肌肌皮瓣。按创面的情况设计肌皮瓣的切线。③按肌皮瓣切取的方法切取,供区用自体中厚皮片修复。④将切取的肌皮瓣移植到创面上,先做数针固定后吻合动、静脉与神经,并检查血流通过情况,再将肌皮瓣的近端与残存肌肉的近端缝合,将肌皮瓣的远端与残存的远侧肌腱在适当的张力下进行缝合,后做创缘皮肤与肌皮瓣的皮肤缝合。

术后处理:①严密观察皮瓣血循环,有危象须即时处理。②常规应用抗生素。③定期换药。④14 天后拆线。⑤常规给予阿司匹林和低分子右旋糖酐,静脉滴注。

(施万义)

第三节 指甲损伤的修复

指甲作为手指远端的"夹板",由于结构上的特殊,起到保护指尖、掌侧皮肤和支持手指脂肪组织的作用,并辅助完成握持和拿捏物体的动作。由于其位于指端,故易受机械重物或门等挤压致伤。在急诊的情况下,某些医师常不经认真考虑就轻易地拔除,而不给予仔细的修复,其结果常因瘢痕形成引起指甲严重畸形,给后期修复带来困难,故需要认真对待。

一、临床应用解剖

指甲的外露部称为甲体,其基底部有一白色半月形区叫甲弧影。甲体远端为独立缘,近端隐藏于皮肤之下称为甲根,甲周围的皮肤皱襞称为甲襞。甲根的角质层向远侧延伸成一薄层表皮皱襞,完全或部分地覆盖着甲弧影,称为甲上皮。甲侧缘与甲襞之间称为甲沟,甲体下连接的皮肤称为甲床,与指甲紧密相连。甲独立缘下面特别厚的表皮角质延伸到甲下称为甲下皮。

二、指甲损伤的临床表现和治疗原则

指甲损伤的诊断并不困难,但需要注意远节指骨是否合并骨折,因两者大多同时存在,故需常规 X 线摄片检查。指甲损伤除指甲下血肿外(见指骨远节骨折),主要分为以下 7 类:①指甲部分剥离。②指甲完全剥离而甲床无损伤。③指甲完全剥离伴甲床裂伤。④指甲剥离伴有甲床根部及甲基质与骨膜分离、翻转。⑤甲床从骨膜剥脱而基部组织良好。⑥甲床甲基质、甲襞处切断伤。⑦合并远端指骨骨折的指甲裂伤。

以上 7 种类型的治疗原则是在清创的基础上,对指甲部分剥离、加压、包扎、固定。对指甲剥脱而甲床完整者则采用油纱布包扎固定;对甲床、甲床根部、甲基质裂伤者需进行修复,并用细尼龙线仔细缝合；对指甲裂伤伴指骨骨折者，则做创面修整、骨折复位固定，再做指甲缝合固定；对甲床从骨膜浅层剥脱，基部组织良好者，有人主张用全厚皮片植皮，但会加重指甲畸形，因此近来主张用趾甲或指甲游离移植术。

三、指甲损伤的修复方法

1. 指甲拔除与甲床缝合

适应证：适用于指甲破裂或部分撕脱伴较整齐的甲床裂伤。

麻醉：指神经阻滞麻醉。

手术步骤：①经清创后，对残留指甲用锐性手术刀做甲沟向甲根部轻柔的游离，后将指甲拔除。对甲床裂口做适当修整。②用5-0尼龙缝合针线将甲床裂口缝合。由于甲床组织脆弱，故操作要非常轻柔，对皮肤裂伤用三角针"0"号线缝合。③用油纱布覆盖创面，后用消毒纱布包扎。

术后处理：①术后妥善包扎创面，用三角巾将患肢悬吊于胸前。②口服或注射抗生素3～4天。③10天拆线。④鼓励患者做患肢康复训练。

2. 远节指骨骨折、指甲裂伤或甲床裂伤修复固定术

适应证：适用于指骨远节开放骨折伴指甲甲根翘出或指甲甲廓破裂。

麻醉：指神经阻滞麻醉。

手术步骤：①经清创后对创面软组织做适当修整或"V"形切除（图4-10）。②对指骨远节骨折断端整齐能整复者给予复位；对指甲根部翘起者给予缝合整复（图4-11）；如远节远侧骨片较小，可给予切除。③对复位和缝合整复的指下根部给予拉拢、结扎、固定；对切除远侧骨片者，将修整的指甲做结节缝合。

术后处理：同指甲拔除与甲床缝合。

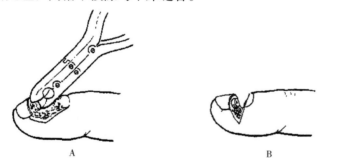
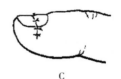

图4-10　远节指骨骨折和指甲裂伤修复术
A. 清创；B. 创面"V"形切除修整；C. 创面缝合

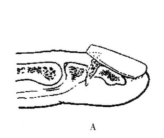
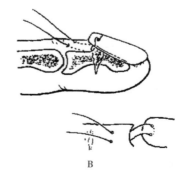
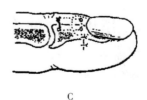

图4-11　指甲根部翘起缝合整复术
A. 指甲根都受伤翘起；B. 缝线牵拉指甲；C. 缝合整复

3. 趾甲或指甲游离移植术

适应证：①指甲骨膜剥脱，其基部组织良好，具备再植条件者。②指端背侧基部正常远节缺指。③甲床和甲基部完整，无再植条件的远节离断，行原指甲原指游离移植。④由于早期处理不当发生后期指甲畸形。

麻醉：指（趾）神经阻滞麻醉。

手术步骤：①根据患者正常指甲外形，选择外形类似的趾甲为供甲，按指甲从指骨骨膜剥脱清创后的创面形态，设计供趾甲的切口。②按切线先切开皮肤和皮下组织，后连同甲床、甲基质，自趾骨骨膜上剥离，注意勿损伤甲床和甲基质，供区用中厚皮片移植。③将切取的游离趾甲移位到手指的受区并做结节缝合。

如无条件的远节断离，而甲床及甲基质完整时，可将指端做一上翻皮瓣，将游离的远端指甲及甲基质植入皮瓣下，用水平褥式缝合法将指甲近心端固定于皮瓣的蒂部，再把皮瓣翻下原位缝合。

术后处理：除同前指甲损伤术后处理外，一般固定需 1 个月，等皮瓣坏死脱落后即可渐渐长出新指甲。

（施万义）

第五章

断掌与断指再植

第一节 概述

断肢再植的动物实验早在 20 世纪初即有尝试。1903 年，Hopfner 对 3 条完全离断的犬腿进行再植，但均告失败。其中一条是立即失败，一条是术后 5 天感染死亡，另一条因伤口换药时麻醉中毒死亡。1953 年，苏联首先获得动物实验成功，并报道了长期随访的再植狗腿的功能恢复情况。1960 年，Lapehinsky 报道了一组犬大腿中段再植的 6 年随访结果，并首先阐述了冷冻在肢体保存中的作用。1960 年我国学者王志先、屠开元等开始对断肢再植进行动物实验研究。

在临床上开展断肢（指）再植工作已有 30 多年历史。前 15 年断肢（指）再植的进步主要表现在成活率上。20 世纪 80 年代以后，断肢（指）再植的进步主要在于对复杂、难度大的断肢（指）再植成功上。小儿手指离断、远节手指离断、撕脱性离断与脱套性离断、双手多指离断、同肢（指）多平面离断等病例，不但能够再植成活，而且能取得较高的成功率，显示再植技术已趋成熟。我国自 1983年以来连续报道了 7 ~ 10 指完全离断再植成功。如 1983 年 11 月，解放军 401 医院为 1 例双手 10 指被切纸机完全切断的患者做 9 指再植（右拇指甲根部切断，丧失再植条件），均获成活，首创双手多指再植成功的记录。1986 年 1 月第四军医大学附属一院和 1986 年 11 月解放军 89 医院相继再植 10 指全部成功。以后沈阳医学院附属中心医院和大连医科大学附属一院等也报道了 10 指再植全部成活并获得良好功能的案例。双手 10 指离断全植全活，说明我国显微外科技术已经成熟，标志着再植外科已进入新纪元。

断指再植基础理论的研究、再植指重建血循环方法及微血管吻合技术改进等研究在不断深入，如再植手指血流动力学观察，动、静脉转流再植的血液流变学研究，张力下血管吻合的研究，小静脉移植的研究，各种小血管吻合口修复的显微观察，中西药物对血管痉挛、血栓形成影响的研究，手指部血管解剖学研究等。

当前，断指再植成功病例的离断平面从指尖到指根，再植的数量从一手 5 指到双手 10 指，患者年龄从 5 个半月至 79 岁，断指温、凉缺血的时间最长达 96 小时，再植总成活率达 90% 以上。当前提高成活率与提高功能效果的主要基础在于精细地修复血管、肌腱、神经和腱鞘，及时正确地处理血管危象和进行康复治疗。今后，改善再植后的功能是主要努力方向。在技术上要简化血管吻合方法，缩短手术时间；妥善修复伸、屈肌腱系统，防止粘连，重建肌腱，提供有效的动力；同时努力于保存关节、预防僵凝、重建关节、提供支架与杠杆等。如果抗排斥技术有重大进展，异体关节移植、异体肌腱移植，甚至异体手指移植能取得长期存活，则断指再植技术将再上一个新水平。

（张　毅）

第二节　断指再植

一、手指的血管解剖

1. 手指动脉　每个手指均有4条动脉，即2条指掌侧固有动脉和2条指背动脉，分别与同名神经伴行，形成指掌侧和背侧血管神经束。

（1）指掌侧固有动脉：指掌侧总动脉在掌骨头平面分为2条指掌侧固有动脉。后者沿指屈肌腱鞘两侧行向两端，与指固有神经走行在骨皮韧带一个狭长的血管神经束中（图5-1）。指掌侧固有动脉位于指掌侧固有神经的外背侧，其外径比神经细，而指掌侧固有神经位于指掌侧固有动脉的内掌侧。断指再植中根据这一解剖关系去寻找，便能顺利找到动脉与神经。指掌侧固有动脉向掌侧发出分支与对侧的相应分支吻合形成指掌侧弓，向背侧发出数支穿动脉和关节支，分布于指背与各指骨间关节。在远节指，指掌侧固有动脉主干逐渐走向内侧并与对侧动脉吻合，形成指端血管网。在甲床与远侧指骨间关节之间的中点恒定地发出一直径0.5 mm左右的横行吻合支。此横行吻合支与对侧同名支吻合形成指动脉弓（图5-2）。指动脉弓向远侧发出5个主要分支，位于掌侧指屈肌腱表面；两侧各1条，外径为0.1～0.2 mm；居中有3条，为指腹终末支，外径为0.2～0.3 mm。5条主干相互交汇，任何一条均可供吻合。

（2）指背动脉：手指背侧的动脉变异较大。拇指桡侧指背动脉来自桡动脉鼻烟窝段的分支，外径约为0.5 mm；尺侧指背动脉来自第一掌背动脉，外径约为0.8 mm。小指的指背动脉桡侧来自第四掌背动脉，尺侧来自腕背动脉的分支，外径为0.3～0.4 mm。示、中、环指的指背动脉来自相应的掌背动脉。指背动脉大部分分布在近节指的近侧半或达近侧指骨间关节背面，分布在远节指的极少。

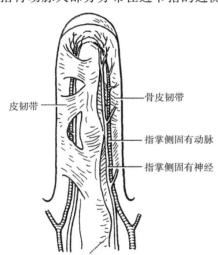
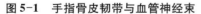

图5-1　手指骨皮韧带与血管神经束

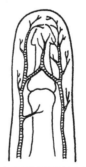

图5-2　横行吻合支与对侧同名支吻合形成指动脉弓

2. 手指静脉　手指的静脉分浅静脉和深静脉。指掌侧浅静脉紧贴皮下，管壁薄，起自指腹静脉网，互相吻合成3～4条较大的静脉走向近侧，沿途互相吻合成网，并有分支经两侧走向指背。在指蹼处相邻的浅静脉汇合成小静脉，汇入指背静脉。

指背浅静脉较粗大，是指静脉血回流的主要途径。它有一定的走向规律，均走行在皮下与指伸肌腱之间。指甲两侧的小静脉，在甲基至远侧指骨间关节背侧正中汇合成1～2条小静脉，外径为0.5～0.6 mm，向近端呈网状汇集。汇合的这些小静脉在近侧指骨间关节背侧又形成数条外径为0.8～1.0 mm的静脉，在近节指背趋于集中，呈网状，继而形成1～3层静脉弓（图5-3）。在指根部，相互毗邻手指的静脉弓脚汇合成掌背静脉或头间静脉。指背浅静脉有以下分布规律：①集中在钟面10～2点。②偏离中线现象：以中指中线为中心线，拇、示指指背浅静脉较偏向桡侧，而且口径也较粗；环、小指指背浅静脉较偏向尺侧，尺侧静脉口径较粗。偏离中线现象以示、小指最为明显。

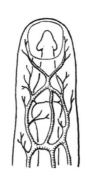

图 5-3 指背静脉走行及静脉弓

手指深静脉一般与指掌侧固有动脉和指背动脉伴行，但伴行静脉直径较细且位置不恒定，迂曲旋绕动脉而行，离动脉时远时近。指静脉内也有瓣膜分布。手背静脉每隔约 2 cm 有一对静脉瓣。瓣膜由远端向近端开放，由掌侧向背侧开放，以保证静脉血由远端流向近端，由掌侧流向背侧。

二、断指分类

断离的手指可分为完全性断离和不完全性断离两类。

1. 完全性断离　断离的手指两段之间无任何组织相连，或仅有少许严重挫伤的组织相连，但在清创时必须切断，毫无连续性，称为完全性断离。

2. 不完全性断离　伤指的大部分组织断裂，仅有一小部分组织相连，其中不含有血管或血管已被严重挫伤，致使远侧指段无血循环存在，不进行血管修复不能成活，并且相连组织的横断面面积不超过断指横断面的 1/4，或残留皮肤不超过周径的 1/8，称为不完全性断离。如果剩余的软组织横断面面积超过指横断面的 1/4 或皮肤超过周径的 1/8，尽管必须修复血管以重建血循环方能使之成活，也不能称为不完全性断离，应视为伴有血管损伤的开放性复合伤。如果剩余组织横断面面积虽小于指横断面的 1/4，但其中尚有一对完好的血管维持远侧指段的血供，不需做血管修复也能成活，则也不能称为不完全性断离。

三、断指保存

断指再植具有时限性。一般认为手指伤断后再植时限在夏季为 6~8 小时，在冬季为 10~12 小时。在某些情况下，由于伤后距医院较远或未能及时到达有再植条件的医院，必须将断指正确冷存后再转送。

1. 现场保存断指的方法

（1）冰桶法：将断指装入干燥、密封的塑料袋中，再将此袋装入冰桶内，在袋周装填冰块（图 5-4A），后盖好桶盖，随患者一同送至医院。

（2）冰塑料袋法：将断指先装入可密闭的塑料袋中，然后将此袋再装入有冰块的塑料袋中，扎闭袋口（图 5-4B），随患者一同送至医院。

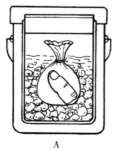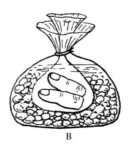

A   B

图 5-4 断指再植术前的保存方法

A. 冰桶法；B. 冰塑料袋法

（3）包裹法：在冬季可不采用冷存措施，可用毛巾或纱布直接将断指包裹，随患者一同送至医院。

2. 术中需后续再植的断指保存方法　将已清创完毕待再植的断指，用生理氯化钠溶液湿纱布包裹，装入无菌手套内，再用数层无菌纱布包裹，置 4 ℃冰箱内暂存。再按手术进程逐个从冰箱中取出予以再植。

对极少数多指离断患者来说，因前臂和手掌部有严重挤压撕脱性损伤，早期已无再植条件，但离断手指较完整，可做二期手再造术。具体做法为：将断指暂时移位再植于足背或其他部位，使其成活后，再根据伤肢和患者的具体情况进行二期手再造术。

四、断指再植术

1. 断指再植的适应证　随着显微外科技术的发展及临床经验的积累，对断指再植适应证的认识不断提高，使得断指再植适应证范围不断地扩大。但由于断指致伤原因不同，损伤程度各异，要十分明确规定这一适应证有一定困难。1995 年 1 月，在哈尔滨召开的全国断指再植讨论会上，专家们认为，断指再植的目的是为了恢复一个完整的有功能的手，其适应证是为了达到上述目的而进行的选择。有的代表提出，手指远节底以近离断的完全性断指或不吻合血管不能成活的不完全性断指，只要指体比较完整，远、近指体无明显挫伤及多发性骨折，神经血管未从远端抽出，指体未经任何刺激性液体浸泡，能在 24 小时内重建血循环者，均可予以再植。在讨论中，根据我国断指再植的经验，并参考国际上一些观点，提出了断指再植的主要适应证为：①指体基本完整的各种类型的拇指离断。②指体完整的多指离断。③远节指底以近切割性断指。④拇、示、中指的远节断指。⑤指体完整的小儿断指。⑥清创后指体短缩不超过 2 cm 的压榨性断指。⑦热缺血不超过 12 小时的上述各类断指。

相对适应证为：①手指旋转撕脱性离断。②环、小指的远节断指。③指体有轻度挫伤的各种致伤断指。④60 ~ 65 岁以上老年人断指。⑤经用各种刺激性液体短时浸泡的断指。⑥热缺血超过 12 小时以上，保存欠妥的断指。⑦估计再植成活率低，术后外形功能不佳，但患者强烈要求再植的断指。

有些学者提出采用评分法进行选择：①伤情，切割伤 1 分，轻度挤压捻挫伤 2 分，牵拉撕脱伤 3 分，毁损伤 4 分。②年龄，青少年、中青年 1 分，55 ~ 64 岁者 2 分，65 ~ 70 岁者 3 分，70 岁以上者 4 分。③指别，拇、示、中指及多指离断 1 分，环、小指离断 2 分。④损伤距手术时间，10 小时以内者 1 分，10 ~ 19 小时者 2 分，20 ~ 24 小时者 3 分，指体干涸变性 4 分。⑤术者技术情况，有丰富经验 1 分，有一般经验 2 分，有少许经验 3 分，无经验 4 分。⑥指体运送情况，经合理冷藏 1 分，未经冷藏 2 分，经刺激性液体浸泡或已冰冻者 3 分。根据上述结果评定：总分不到 7 分者为绝对适应证；8 ~ 14 分者为相对适应证；超过 15 分者不宜再植。其中有一项为 4 分者，应列为禁忌证或转送其他医院处理。

2. 断指再植的麻醉　常规臂丛神经阻滞麻醉对患者全身状态无大的影响。对幼儿和儿童只能选择全身麻醉。

遇有两手同时行再植手术时，需要做两侧臂丛阻滞，局部麻醉药的用量明显增加。为避免局部麻醉药中毒，可采取以下措施：①两侧手术尽量不同时开始，一侧臂丛神经阻滞后 1 小时再行另一侧臂丛神经阻滞。②适当减低用药浓度和剂量。③选择两种不同结构的局部麻醉药。④麻醉前适当应用地西泮或巴比妥类药物。

另外，断指再植麻醉中需注意以下 3 点：①止痛要完善，以保持手术术野的绝对不动，必要时可同时使用镇静药。②避免任何可引起血管痉挛的因素，如滥用血管收缩剂、室温过低、疼痛和输液反应等。③保证高水平的外周灌注，及时输血补液，防止低血压；为防止血液黏滞度增加，可输右旋糖酐-40。

3. 断指再植的顺序和方法

（1）断面清创：清创需将断面上污染和挫伤的组织切除，将创面修成外科创面，减少可能的感染。这有利于组织愈合，减少术后瘢痕与肌腱粘连，有利于神经再生与感觉的恢复，是保证再植成功的基础。

远断端处理：按常规刷洗消毒，用 1 : 1 000 的苯扎溴铵（新洁尔灭）或氯己定（洗必泰）清洗创面，浸泡消毒。然后在手术显微镜下清创。步骤如下：①标记血管和神经，在断端找出指掌侧固有动脉、神经及指背静脉。每找出一条，用 7-0 或 5-0 线结扎做标记。指掌侧固有神经位于屈肌腱鞘两侧的皮肤韧带夹层内。指掌侧固有动脉在神经的外背侧，容易找到。指背静脉于指背皮下，深浅筋膜之间，钟面9~3点位置上。静脉腔内积血从断口溢出，使皮下疏松组织或脂肪组织内有淤血点，稍加解剖即可找到指背静脉的断口。指背静脉形成弓或网，因此循之向远端稍加游离即能发现第二、第三条静脉。要求两侧指掌侧固有动脉及神经均要找到，指背静脉以3~4条为宜。如背侧静脉细而少，在掌侧中央皮下也可找到细小而壁薄的静脉。②创面的清创，距创缘1 mm左右环切一周皮肤。切开皮肤时用力适度，仅切开真皮层，至皮下时应仔细辨认皮下的小静脉。以选择一侧血管神经为中心，于镜下用显微剪小心剪除血管神经周围损伤及污染组织，对动脉外膜旁组织做简单剥离并向对侧扩展。在到达对侧血管神经束时，仍以该血管神经束为中心向周围扩展，使掌侧创面切除一层厚2~3 mm的组织。然后以同样方法对指背静脉及皮下组织进行清创，使血管、神经均高出创面。腱鞘、指屈肌腱、指背腱膜及指骨均做相应的清创。指骨的清创要注意软组织修剪不能过多，否则血管神经将在张力下吻合。一般断端每侧可短缩2~3 mm，软组织过长，可影响指骨对合。

近断端处理：近断端清创是在臂丛神经阻滞麻醉后，在气性止血带下施行。其清创顺序和方法均与远断端清创相同。由于近断端指屈肌腱回缩于鞘管内，清创后可用微型钳伸入鞘管内轻轻将其夹出，然后用3-0尼龙单丝做缝合，以做标记与牵引。有时断头回缩到滑车的近侧而卡住在该处，可采用屈腕、屈掌指关节，并在屈肌腱的掌侧做轻柔的按摩使其复位，然后由近而远地揉挤，可使断端从腱鞘断口自然地探出，或用微型血管钳夹出。

（2）骨骼固定：骨骼清创时骨断端一般每侧需短缩2~3 mm。关节邻近的离断，如关节囊完整，可在骨干一端短缩，以保存关节的完整。对指骨间关节断离或拇指于掌指关节断离者，均可做关节融合术。对示、中、环、小指掌指关节毁损者，可做关节成形术或人造关节置换。小儿断指时骨断端短缩每侧1~2 mm，以尽可能地保存骨骺，避免做关节融合。

指骨内固定方法可采用纵形克氏针、交叉克氏针、钢丝、接骨板、微型螺钉等不同形式（图5-5）。要求骨断端对合准确，接触紧密，固定牢靠，尽量避免贯穿关节。骨骼内固定后应随即将屈、伸肌腱和靠骨面的腱鞘做牢固缝合，以增加稳定性，防止分离、旋转和成角。

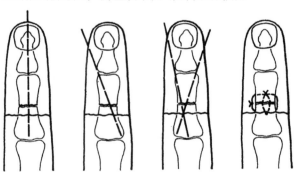

图5-5　指骨内固定方法

（3）肌腱修复：肌腱修复应以恢复原来的解剖结构为目的，要严格按照无创技术要求，仔细加以修复。肌腱修复顺序为先伸肌腱后屈肌腱。

伸肌腱没有腱鞘，周围有固有疏松的腱旁组织存在，用3-0丝线做间断缝合。在掌指关节和近节指近侧一半离断时，除缝合中央腱束外，侧方的蚓状肌、骨间肌肌腱及侧腱束均应同时修复。在中节离断时则缝合侧束的延伸部与支持韧带。伸肌腱缝合前必须调整其长度，使其缝合后的张力适中，将中节及远节手指处于伸直位。

指屈肌腱的修复应包括指浅、深屈肌腱与腱鞘，但通常只缝合指深屈肌腱，将浅肌腱予以切除。屈肌腱修复一般先用3-0丝线做"8"字缝合，然后用9-0尼龙单丝做间断缝合周边的腱旁膜，使肌腱对合平整光滑。为保证缝合时肌腱滑动顺畅，屈肌腱鞘远、近断端均应切开0.5~1.0 cm。指屈肌腱的张力调整以手指自然落在休息位为宜。

（4）血管修复：精细的血管修复是再植手术成败的关键。应集中精力，一丝不苟地做好每一步操作，求得高质量、一次性完成吻合。操作上的不谨慎，修修补补，不但浪费时间，延长缺血时间，还可增加术后血栓形成的可能性，甚至导致手术失败。

血管缝合前必须对血管的质量做进一步检查，发现或怀疑血管内膜有损伤时必须切除，必要时应沿血管走行切开检查。血管缝合顺序宜先缝合指背静脉，再缝合指动脉。吻合血管的数量，如血管质量可靠，缝 1 条动脉、2 条或 3 条静脉即可。如果血管条件不太理想，则宜多缝合几条血管。缝合血管时应予局部肝素化，用肝素、利多卡因氯化钠溶液间断冲洗。笔者通常采用二定点间断血管缝合法，针数视血管周径而定，外径 0.5 mm 以下者，用 11-0 无损伤尼龙单丝缝 4～6 针；外径为 0.5 mm 以上者，用 11-0 无损伤尼龙单丝缝 6～8 针。缝合时要求血管内膜外翻，针距、边距对称，以通血后不漏血为原则。

缝接静脉时，如血管长度不允许上血管夹，或血管壁菲薄使用血管夹容易损伤内膜时，可采用开放式缝合，即在两侧断端行清创后对管腔反复冲洗，去除凝血、积血或异物，再次检查内膜的完整性后边冲洗边缝合。少量的静脉血反流可使管腔充盈，形成红白对比，有利于血管缝合操作，避免缝上后侧血管壁。不做缝合的静脉断口，均应结扎，以防术后血肿形成及影响静脉血回流。

缝接动脉时，除常规进行血管清创外，要检查近侧端动脉喷血状态。若开放血管夹后，出现有力的喷血，则可进行缝合；如果近侧动脉搏动无力或仅有少量涌血，则说明近端血管有痉挛，应寻找发生痉挛的原因。发生血管痉挛最常见原因为：①清创不彻底。②外界压迫。③麻醉不全，创口疼痛。一般原因被纠正后痉挛均能被解除。对顽固性血管痉挛，可采用剥离动脉外膜，管腔内外用解痉药或对血管壁行液压扩张等措施，常能奏效。

（5）神经修复：良好的神经修复是再植手指感觉恢复的基础，必须认真细致地做一期修复。最好将指两侧 2 条神经都缝接，确有困难者，示、中、环指也需修复桡侧一支，拇、小指修复尺侧一支。每条神经用 11-0 无损伤尼龙单丝间断缝合 3～4 针。

（6）伤口缝合：断指再植手术应一期修复创面，用 3-0 丝线缝合皮肤。缝合皮肤前，用温氯化钠溶液反复清洗伤口内血凝块、线头或异物。缝合处应尽量避开已缝合的血管。缝合不宜过紧过密，以防肿胀时压迫血管，影响血供。两侧手指周径相差过大时，可将周径小的一侧皮缘做多个三角瓣切开，以防狭窄及瘢痕挛缩。皮肤过长时，应予切除，防止臃肿的皮瓣压迫其下的静脉，影响血液回流。皮肤缺损时，应做局部皮瓣转移覆盖在已修复的血管之上。

（7）术后包扎和固定：术后对伤手清洗血污，进行消毒，用小块凡士林纱布覆盖，再用于纱布做交叉重叠包扎。包扎时应注意以下 4 点：①断指上的纱布均交叉重叠包扎，禁止作环行包扎。②手指指端外露，以便观察血循环。③敷料不能过紧或过松。④患手置功能位置，石膏托外固定。

（8）术中血管危象的处理：术中出现的血管危象以动脉危象为多，且多数发生在仅吻合一条指动脉者。其表现为已重建血循环指的色泽由鲜红变为苍白，毛细血管反应消失，指体发凉、僵瘦、张力减小，指端侧方切开后无出血现象。如见远断端创面有暗紫色血液渗出，指腹张力大，指端肤色变为暗红，提示有静脉危象出现。

术中血管危象处理方法如下：①动脉痉挛，术中动脉痉挛为室温偏低或局部疼痛造成，可通过提高手术室室温，使室温保持在 25 ℃左右，或局部用 3% 罂粟碱或 2% 利多卡因湿热敷以及及时追加麻醉药来解除。如遇顽固性痉挛，可对痉挛段血管的外膜做局部松解或切除或在血管外膜注入少量罂粟碱，并做持续湿热敷等综合处理，痉挛均可解除。②动脉栓塞，术中栓塞一般都发生在吻合口附近，常是由于对血管损伤段未做彻底清创或吻合质量欠佳造成的。处理方法为切除栓塞段，用肝素氯化钠溶液冲洗血管，清理管腔内的血凝块、纤维条，见血管断口光滑，无漂浮物后重新缝接血管。如果血管缺损，可取同侧腕掌侧口径相似的小静脉移植予以修复。③静脉栓塞，常是由于清创不彻底或缝合质量差而引起。遇静脉栓塞时均需将栓塞段切除，重新缝合，或将静脉重新搭配后加以缝合。静脉如有缺损，也需做同口径的小静脉移植予以修复。

4. 断指再植术后的处理　断指再植术后观察与护理非常重要，是断指再植成功的重要环节。虽然再植手术可能做得较为成功，但因观察和护理不当而导致失败者也不少见。

（1）一般要求和常规治疗：

病房要求：术后患者应安置在安静、舒适和空气新鲜的病室中。室内最好有保温设备，使室温经常维持在25 ℃左右。另外，在再植指的上方用60W侧灯照射，以提高局部温度。灯的高度距手30～40 cm为宜，切勿放置过近引起烫伤。

体位：术后患者要求卧床7～10天。患手抬高到略高于心脏水平，以利静脉及淋巴回流。禁止侧卧，以防肢体受压，影响血供和血液回流。

常规使用抗凝、解痉药物：抗凝、解痉药物的预防性应用，有助于避免或减少血管痉挛或血栓形成。常规用500 mL右旋糖酐-40，每日2次，连用7天左右。罂粟碱30 mg或妥拉唑林25 mg，每6小时肌内注射1次，连用5天左右。术后出现血管危象时，可在500 mL液体中加入山莨菪碱10～20 mg或双嘧达莫（潘生丁）10～20 mg静脉注射。当前大剂量肝素疗法已被弃用，如对特殊病例要使用肝素疗法，以应用小剂量肝素预防术后血栓形成为好。一般用10 mg左右的肝素肌内注射，每4～6小时使用1次。使用肝素时要注意全身出血倾向的发生。

抗菌药物应用：抗菌药物的选择应根据污染的轻重、组织损伤的严重程度等酌情使用，但要避免使用对血管刺激性较大的抗生素，同时应注意对肝、肾功能的损害。

注重生活护理和心理护理：患者术后不能随意翻身，经常会出现腹胀、恶心、烦躁不安、便秘等症状，应及时给予处理。术后早期常因疼痛而诱发动脉痉挛，术后3天常规使用镇痛药是十分必要的。有的患者术后思想负担重，担心手指能否成活，而患者的精神状态常会影响再植手指血液循环。所以，对这类病例要十分注意心理护理，帮助他们消除精神负担。

（2）术后血循环观察的主要内容：断指再植术后，由于种种原因，常不可避免地会发生血管危象，对此需及时发现，认真处理，才能转危为安，保证再植指的成活。

断指再植术后血循环观察的主要内容有：①指体色泽，指甲、指体色泽红润为正常；指体由红润变为苍白或由红润变为浅灰色，或呈花斑状，说明断指缺血，系有动脉危象发生；指体由鲜红变为暗红，继而变为暗紫色，说明静脉回流受阻，系有静脉危象发生。②指体温度，再植指体皮肤温度的高低变化是反映毛细血管床内血循环好坏的重要指标。术后指温常低于健指1～2 ℃。如指温下降3～4 ℃，则说明断指供血障碍。③毛细血管回流充盈试验，正常供血手指毛细血管回流充盈时间约为1秒。如动脉供血不足，皮肤血色差，毛细血管回流充盈缓慢。如静脉回流不畅，毛细血管床淤血时，毛细血管回流充盈迅速。④指腹张力，正常手指指腹饱满而富有弹性。如再植指供血不足，指腹张力立即降低；如静脉回流不畅，则指腹张力增高。指腹张力增高到一定程度时皮肤会出现张力性水泡。⑤指端侧方切开出血试验，在指端侧方用小尖刀做一深3 mm、长5 mm的皮肤切口，当即有鲜血流出，说明循环正常。如切开后不出血，挤压指腹可挤出少许血液，说明有动脉供血障碍。若切开后3～5秒，在切口缓慢溢出暗红色液，说明有动脉堵塞。如切开后立即流出暗紫色血液，不久指体由暗紫变红润，说明有静脉回流障碍。如切开后流出少许暗红血液后不再有血液流出，仅有一些血浆液溢出，说明再植指已发生了静脉危象，继之又发生了动脉危象。

以上5项观察内容每小时观察1次，并记录在专用表格纸上做动态观察。当发现异常情况时，应综合以上观察内容来判断其病理变化的性质与程度，从而采用相应的治疗对策。

（3）康复治疗和功能练习：断指再植的目的是要恢复良好的功能。手术后的康复治疗对于功能恢复的重要性不亚于手术。康复治疗的主要手段是术后早期进行功能练习。具体方法是：术后3周，对于不固定的关节可以做被动屈、伸练习，活动范围在无痛幅度内由小到大，次数由少到多。待指骨连接，克氏针拔出后，在理疗配合下，每日练习3～5次，每次10～20分钟，活动幅度逐渐增加。要求患者用伤手做抓、握、捏活动，如捏皮球、握核桃、抓豆粒、拣火柴与钱币等。在锻炼的同时，尽量让患者用患手活动，如扣衣纽、写字、系腰带、系鞋带等。

理疗是康复治疗中必不可少的措施，在治疗的早期、中期和晚期，根据病情与恢复情况，可使用红外线、TDP治疗机、微波、蜡疗等物理疗法，可起到消炎、消肿、促进血循环、软化关节、软化瘢痕、松解粘连等作用。

康复治疗最大的障碍是患者怕痛、怕损伤的思想。因此，术前、术后要向患者和家属全面介绍治疗过程中各阶段具体要求，做好思想教育工作，取得患者积极主动配合。在出院前和随访期间应加以检查和具体指导。

（张　毅）

第三节　断掌再植

断掌再植系指腕关节以下、掌指关节以上区域的肢体离断再植。与断指再植相对而言，其属于肢体最远平面的一种断肢再植。通常所统称的"断肢再植与断指再植"中前者即包含了断掌再植的内容。

手掌结构复杂，创伤断离后损伤组织多，涉及多类组织，离断形态多变，再植手术操作亦有别于一般断肢再植。故近些年来临床已将其作为专题进行研究报道。

一、临床应用解剖

掌部解剖结构复杂，系手部神经、肌腱、肌肉、骨和关节的重要分布区。熟悉掌部的解剖结构特点，有利于掌部断离再植的手术操作，提高再植成活率。

掌部不同平面的解剖结构有明显区别。为便于叙述与指导临床，掌部大体可将其分为 3 个区域，即掌近区（腕掌区）、掌中区和掌远区。

1. 掌近区　掌近区相当于腕骨段或掌深弓以近的区域。两侧为鱼际和小鱼际的起始点，中央为腕管远端。指浅、深屈肌腱，拇长屈肌腱和正中神经均集中于腕管内。此区内尺动脉和尺神经位于腕尺侧管内，指伸肌腱在腕背侧较集中，正中神经和尺神经为神经干，手背浅静脉已汇合成数条静脉干。此区断掌时尺、桡动脉均应修复。在修复腕背侧头静脉和贵要静脉的同时，也应修复较粗大的静脉交通支。此区尺神经、正中神经必须全部修复，桡神经浅支也应力争修复。

2. 掌中区　掌中区相当于掌骨段或掌深弓与掌浅弓之间。两侧为鱼际和小鱼际，掌中部有手内在肌（骨间肌、蚓状肌）。此区内指浅、深屈肌及指伸肌腱渐呈散发状分开，正中神经、尺神经分出肌支、指掌侧总神经和皮神经支，掌浅弓发出 3 条指总动脉和小指尺侧固有动脉，拇主要动脉由桡动脉发出后位于此区桡侧；掌背侧有 1~4 条掌背动脉，手背浅静脉相互吻合成 6~10 支不等。此区断掌常涉及掌浅、深弓及其分支，且血管位置较深，修复有一定的困难。应力争修复掌浅弓或 3 条指掌侧总动脉，在手背吻合 4~6 条较粗大的浅静脉。力争全部修复正中神经、尺神经分出的各肌支，3 条指总神经和桡神经的皮支。

3. 掌远区　掌远区相当于远侧掌横纹即掌指关节平面以远的区域。指浅、深屈肌腱位于骨纤维鞘管内，指伸肌腱扩张形成指背腱膜。该处 3 条指总动脉与 3 条指总神经已各自发出 2 条指掌侧固有动脉与固有神经，走向相邻的两手指侧。示指桡侧和小指尺侧指掌侧固有动脉和神经分别位于相应掌骨的桡侧和尺侧。近节指背静脉已在相应掌骨头间隙内汇合成头间静脉，继而形成手背浅静脉。此区断掌时拇指常不易伤及。此区血管、神经多易修复，应力争修复 3 条指总动脉或 6 条指掌侧固有动脉的始段。指掌侧固有动脉难以全部修复时，可优先修复优势侧血管。必要时示指桡侧指掌侧固有动脉和小指尺侧指掌侧固有动脉也应争取修复。静脉修复时吻合位于掌骨间隙内的头间静脉 4~6 条即可。此区的神经应力争全部修复。

二、断掌分型

掌部结构复杂，创伤离断的形态不一。为便于概念统一并能指导临床，已有多位学者相继提出断掌的分型方法。目前常用的临床分型方法有以下 3 种。

1. 按掌部动脉解剖平面分型

掌弓主干型（Ⅰ型）：掌近区即掌深弓以近离断，相当于掌骨底到桡腕关节平面。此型为尺动脉浅弓动脉干损伤。

掌弓动脉型（Ⅱ型）：掌中区即掌深弓与掌浅弓之间离断，相当于掌骨中段至掌骨底部。此型为掌浅弓动脉损伤。

掌指动脉型（Ⅲ型）：掌远区即掌浅弓以远离断，相当于掌骨中段至掌指关节平面。此型为指掌侧总动脉损伤。

掌部动脉混合型（Ⅳ型）：为不规则损伤，动脉损伤涉及两型以上的动脉部位。

2. 按掌部断离的形态分型

横型断掌：掌部水平面离断。

斜型断掌：掌部不同方位斜向离断。常涉及两型以上部位。

纵型断掌：掌部呈矢状方向离断，多为电锯伤所致。常涉及胸部和前臂远端。

圈型断掌：掌部中央呈圆圈状离断，周围组织可环状相连，但远端手指无血运。多为冲床冲压所致。

毁损性断掌：掌部组织呈挫灭性断裂，多无原位再植条件。为沉重的钝性物压轧或挤压伤所致。

3. 按掌部断离的平面分型

掌远区离断：远侧掌横纹，即掌骨头平面以远的断掌（经掌骨头及掌指关节）。

掌中区离断：相当于掌骨段（经掌骨底及掌骨干）离断。

掌近区离断：相当于腕骨段（经腕骨、腕掌关节）离断。

掌部多平面离断：掌部呈2个以上平面的多节段离断或掌心呈圆形离断。

掌部混合平面离断：离断形状不规则或斜形离断，创伤不局限在单一区域内。

三、断掌分类

1. 完全性断掌　其定义同完全性断肢或完全性断指。

2. 不完全性断掌　手掌平面有少许皮肤相连或有少许指蹼与健指相连，但远端无血运或指体严重缺血，不吻接血管远端难以成活。

掌指部平面离断又可依据包含手指多少分为两种类型：①全手掌离断，包含全部手指或除拇指外其他指的手掌离断。②部分手掌离断，仅有部分手指的手掌斜型、纵型或不规则型离断。

四、断掌再植术

1. 适应证　手掌部离断对手的功能影响甚大，可导致手的严重残废。因此明确再植适应证与禁忌证是保证再植成活，最大限度降低手伤残的重要环节。通常应依据下列条件进行选择。

（1）离断手掌与指体组织结构完整，无明显挫伤或神经、血管撕拉伤。

（2）离断手掌虽有一定的挫伤，但经清创后断端相对完整，有可修复的神经、血管和肌腱；预计再植成活后能恢复一定的功能。

（3）伤者全身情况尚好，且伤后时间较短，常温下未超过8小时。

2. 禁忌证

（1）伤者全身情况较差，不能耐受长时间手术。

（2）离断手掌软组织广泛碾挫伤，血管床破坏，粉碎性腕掌骨骨折或有严重神经、血管撕拉伤。

（3）手掌两离断面损伤严重，清创后缺损过大，预计再植后手的外形与功能不佳。

（4）离体段掌指缺血时间过长，组织已发生缺血变性。

3. 麻醉与体位　采用臂丛神经阻滞麻醉或颈部硬膜外麻醉。小儿宜采用全身麻醉。患者取平卧位，术侧上肢外展80°置手术台上。

4. 手术步骤

清创：用无菌肥皂乳刷洗断离手掌及近端，再用0.9%氯化钠溶液冲洗，先后3遍。然后用1∶2 000氯己定液泡洗伤肢及离断面5～10分钟。用无菌纱布擦干断离手掌及近端后，再常规消毒铺手术巾。清创的顺序、方法类同断肢再植。切除指浅屈肌腱及远端内在肌，用5-0显微尼龙线分别标记两断面的血管和神经。近端清创后，指深屈肌腱用缝线牵引或以 9 号针头横穿固定以防回缩。

骨骼固定：掌骨内固定一般选用克氏针，也可选用微型掌骨钢板内固定。腕掌部的骨折应在腕背伸 25°～30°、拇指外展位固定。掌骨中、远段骨折采用克氏针纵形贯穿固定时，近端穿过腕掌关节，远端尽可能从掌骨头背侧穿出。

肌腱修复：伸肌腱修复采用间断"8"字缝合法，屈肌腱修复采用 Kessler 或 Kleinert 缝合法，使诸肌腱张力调节于休息位。在腕掌区应同时切除腕横韧带。在掌中区可采用蚓状肌包绕肌腱缝合断面，以减少粘连。在掌指需切除部分纤维鞘管。

血管修复：根据伤情及类型分别修复尺动脉、掌深弓、掌浅弓、拇主要动脉及 3 条指掌侧总动脉。手的静脉系由深静脉回流到浅静脉，故断掌再植时不必吻合深静脉，只要吻合手背 3～4 条浅静脉就能保证足够的手部静脉回流。血管吻合方法采用两定点或四定点端端吻合法。

神经修复：掌部离断的神经均应做一期修复，以防止或减轻手内肌的萎缩和利于手指的感觉恢复。在腕掌区离断应修复正中神经、尺神经或其深、浅支；在掌中区需注意修复正中神经和尺神经的主要分支。神经缺损时应行神经游离移植修复。神经缝合采用神经外膜缝合法。

闭合创面：创面应一期闭合。缝合皮肤时应慎防伤及血管或神经；不宜缝合过紧、过密，以防肿胀时压迫血管，影响血供。为了预防手术环状瘢痕挛缩，有时可将皮肤形成几个"Z"字缝合。

术后用小片凡士林纱布覆盖，外面敷以多层纱布。包扎时应将指端外露，以便观察血循环情况并利于测量指温，然后行前臂石膏托外固定。

5. 术后处理　断掌是严重的创伤，再植是复杂的手术，术后难免会出现全身和局部的多种变化。术后处理对于再植肢（指）体的成活，乃至伤者的生命都至关重要。术后必须根据患者的全身情况、断离伤情与再植情况制订出完善的治疗和护理方案。

设置专门监护室：为便于术后观察与护理，伤者应住入专门病房，并卧床休息 1 周，不能随意下地活动。伤肢抬高 20°～30°，以利于静脉血回流，减轻手部肿胀。室内温度保持在 23～25 ℃，避免寒冷刺激。患者、陪护及探视人员均应严禁吸烟。

严防伤口活跃出血：主干血管破裂出血是所有断肢再植术后最严重的并发症之一，如不能及时发现处理，可导致失血性休克。病室应常规备置橡皮止血带，一旦发生活跃出血即可迅速结扎、止血。抢救时在局部止血的基础上，应及早行血管探查修复术，必要时可行血管移植修复。

注意血循环观察：血循环观察是断肢（指）再植术后一项重要的护理内容。能否及早发现血循环障碍并及时给予处理，直接关系到手术的成败。临床观察的主要指标为皮肤颜色、皮肤张力、皮肤温度、毛细血管充盈时间、指端小切口渗血状态等。

引起血循环障碍的常见原因为血管受压、血管痉挛或血栓形成。若怀疑系血管受压所致，应明确系体外因素或体内因素。体外因素多系石膏、敷料、缝线压迫所致，应立即解除。体内因素多为隧道狭窄、血肿压迫、血管蒂扭曲所致，应行手术探查。动脉血管危象时，通常应立即静脉注射盐酸罂粟碱 30 mg。30 分钟后若血循环仍无改善，应立即行血管探查术。静脉回流障碍时，可先采用抬高伤肢，向心性按摩肢体，解除可能的外在压迫等措施。若无明显改善，应行血管探查术。

合理使用"三抗"药物：血循环危象与感染的预防，关键在于良好的清创与高质量的血管吻合，而抗凝药物、抗血管痉挛药物与抗生素（"三抗"药物）的使用，应视为术后的一种辅助措施。

常用的抗凝药有低分子右旋糖酐和小剂量肠溶阿司匹林等。低分子右旋糖酐的分子量较小，为 20 000～40 000，在血液中的分散性较大，能使红细胞分离，降低红细胞之间的凝集力和对血管壁的附着作用，增加血容量，降低血液黏稠度；它所带的负电荷能与损伤的血管内皮细胞的正电荷结合，避免了血小板与损伤的内皮细胞结合形成血栓。成人每日 500～1 000 mL，静脉滴注，一般用 4～6 天停药，儿童酌减。少数患者可能出现变态反应。小剂量肠溶阿司匹林（每次 50 mg，3 次/日）能抑制血小板的黏附、凝聚及释放反应，常与低分子右旋糖酐合用。此外，尚可选用复方丹参、双嘧达莫（潘生丁）等药物。肝素一般不主张全身用药，在血管危象探查术后可在密切监测凝血状态的情况下酌情使用。

常用的解痉药有盐酸罂粟碱和妥拉唑林等。罂粟碱属吗啡类药物，是一种非特异性解痉药，作用机制为解除血管平滑肌痉挛和控制心肌兴奋性，但无镇痛和抑制呼吸作用。用药后 1~2 小时血药浓度可达高峰，作用时间持续 2~6 小时。一般成人剂量为 30~60 mg（小儿酌减），每 6 小时肌肉注射 1 次，3 天后逐渐减量，术后 7~9 天停药，不宜突然停药。妥拉唑林属于咪唑啉衍生物，为 α 受体阻断剂，与 α 受体起烷化作用，直接松弛血管平滑肌，扩张周围血管。一般成人剂量为 25 mg，每 6 小时肌内注射 1 次。常与罂粟碱合用，以增强疗效。此外，还可选用烟酸（成人每次 50~100 mg，3 次/日）、普鲁卡因、烟酸肌醇酯及毛冬青等。对有溃疡病的患者，应用抗痉挛药时应注意酌情减量，以免造成消化道出血。

抗生素仍应首选青霉素类或头孢类，过敏者可选用克林霉素类或氨基苷类。

积极防治并发症：肢体离断再植术后可导致的并发症有血容量不足、急性肾衰竭、毒血症、再植肢体筋膜间隙综合征等。这些并发症的发生可直接影响再植肢体的成活，甚至危及生命，临床绝不可掉以轻心。应根据可能发生的原因，及早有效地加以预防。一旦发生，应采取相应措施积极处理，防止病情进一步发展。

及早进行物理治疗与功能锻炼：断掌因创伤重、修复组织多，再植术后组织反应较重，可致组织纤维变、肌腱粘连与关节的挛缩僵直。术后一旦血循环危象高峰期过后，即应开始物理治疗，如局部烤灯照射、红外线照射等，并开始在控制下被动轻度活动手指，包括掌指关节和指间关节。术后 3 周，肌腱的愈合已有一定的强度，主动和被动活动的力量及幅度可加大。可辅以手的弹簧夹板，以使腕、掌指和手指关节处于功能位。掌骨平面的克氏针可酌情在术后 6 周左右拔除，切不可待骨痂形成时才予拔除，否则将导致严重的手部关节挛缩僵直。克氏针拔除后，即可逐步加大手部关节的活动量，尤应加大主动活动运动量。有条件时可采用运动器具帮助训练，可大大提高关节功能训练的效果。

适时进行再次功能改进手术：对于损伤重，神经、肌腱、关节一期未能修复者，一般可在 3~6 个月后作移植、修复重建手术。影响功能的肌腱、神经粘连应予松解；若掌指关节僵直，可作关节囊粘连松解、侧副韧带切除或关节成形术。若晚期手内在肌功能未恢复，拇指不能对掌，可行拇指对掌功能重建术，以改善手的功能。

（张　毅）

第四节　断腕再植

断腕再植以往多归类于断肢再植中。但由于腕部解剖结构复杂、腕管内容物集中、常涉及多个关节（桡腕关节、腕中关节、桡尺远侧关节）等特点，其再植过程与方法也有特殊之处，故将其单独列题叙述。

一、临床应用解剖

腕部连接前臂和手掌。前臂远端与 8 块腕骨共同构成腕关节。腕部关节有桡骨远端关节面与舟骨和月骨构成的桡腕关节，桡骨远端尺侧面与尺骨头构成的桡尺远侧关节，近侧列腕骨与远侧列腕骨构成的腕中关节。

指浅、深屈肌腱，拇长屈肌腱和正中神经集中于腕管内。4 条指浅屈肌腱在腕管内呈两层排列，中指及环指为浅层，示指及小指为深层。4 条指深屈肌腱在腕管内示指为单独 1 条，而其他 3 条形成扁平的一条尚未完全分开，到掌部后才分成 3 条。尺神经和尺动脉位于腕尺侧管内。在腕部桡动脉位于桡骨茎突与桡侧腕屈肌肌腱间隙内，在腕部桡背侧也有桡神经浅支穿过。

指伸肌腱在腕背侧也较集中，桡、尺侧腕屈肌腱和腕伸肌腱分列于掌、背两侧。腕背浅静脉已汇集成头静脉、贵要静脉及数条交通支。

二、断腕再植术

1. 适应证与禁忌证　腕部再植适应证相对较宽，即使两断面损伤较重，经前臂缩短再植后对手的外形与功能影响也不大。故只要手部结构完整，无严重血管、神经、肌腱撕脱伤及前臂严重粉碎性骨折，同时缺血时间短、全身状况较好者均适宜再植，多可取得较满意的功能。对于血管、神经、肌腱从近端完全性长距离撕脱，难以用协同肌移位替代，血管和神经无条件修复，尺、桡骨粉碎性骨折，温缺血时间过长者则不适宜再植。

2. 麻醉与体位 采用臂丛神经阻滞麻醉或颈部硬膜外麻醉，小儿宜采用全身麻醉。患者取平卧位，术侧上肢外展80°置于手术台上。

3. 手术步骤

清创：技术力量允许时应分两组同时进行清创。由浅入深彻底切除断面一层组织。远端清创时可将指浅屈肌腱抽出剪除一段，骨骼一般缩短2~3 cm。逐一解剖出两断面的桡动脉、尺动脉、尺神经、正中神经、头静脉、贵要静脉及腕背其他粗大静脉，并分别予以标记。

骨骼固定：尺、桡骨远端平面离断时，应尽量保留桡骨的关节面及桡尺远侧关节。骨干缩短后宜采用克氏针交叉固定或者钢板内固定。桡腕关节离断时可将桡腕关节于功能位融合，采用重建钢板或交叉克氏针内固定。

肌腱修复：分别修复背侧指总伸肌腱、拇长伸肌腱、拇短伸肌腱及拇长展肌腱，掌侧仅修复4条指深屈肌腱及拇长屈肌腱，并使肌张力调节到手指休息位。腕关节未融合时，应同时修复尺侧腕屈肌腱及桡侧长伸肌腱。指浅屈肌腱不予修复。

神经修复：在显微镜下按尺神经及正中神经的解剖位置、神经营养血管走向及神经束的形态，用9-0尼龙单线行神经外膜缝合，每根神经缝合3~4针即可。桡神经背支也应予以修复，以恢复虎口区的皮肤感觉功能。

血管修复：修复头静脉、贵要静脉及腕背较粗大的浅静脉共3~4条，然后分别吻合桡动脉和尺动脉。尺动脉和桡动脉直径多在0.5~3.0 mm，较易缝合，但应注意防止吻合口漏血。皮肤闭合时可放置橡皮片引流。包扎后行前臂石膏托外固定。

4. 术后处理 断腕再植术的术后处理基本上同断掌再植术。但腕部掌侧由于有数条肌腱集中在腕管内，修复手术导致多个肌腱吻合口过于集中在一小范围内，故术后极易发生严重的肌腱粘连并常累及神经。因此，断腕再植应特别强调术后的功能锻炼。

术后1周，创伤和手术反应已经开始减退，即可开始在控制下被动轻度活动手指，包括掌·指关节和指间关节。术后3周，肌腱已基本愈合，应加大主动与被动活动的力量和幅度；有条件时应采用腕关节和手指关节CPM装置加强手的被动活动。术后3个月，经过严格、系统的功能锻炼，仍有较严重的肌腱、神经粘连，影响功能恢复时，可做肌腱、神经粘连松解术。

（张 毅）

第五节 特殊断指再植术

所谓特殊类型的断指再植术，是不同于条件较好及常规的一般断指再植术。此类断指情况特殊，伤情复杂，再植难度大，技术要求高，有时需要一定的技术力量、特殊的技术手段方能顺利实施再植及保证手术的成功。再植时应根据其各自不同的特定情况，采取相应妥善、正确的处理方法予以再植。断指再植开展40年来，这项手术技术已被众多学者所掌握。随着再植技术的进步与发展，在特殊类型断指再植中取得了突破性进展：①突破了再植平面的界限，从指根到指尖任何部位都可以再植。②突破了年龄界限，从10个月的婴儿到年逾七旬的老人都取得了成功并恢复了较好的功能。③取得了10指完全离断再植成功。④突破了离断形态的界限，取得了多平面离断及环型、纵型等各种离断组织块的再植成功。⑤通过组织移植手段实现了合并多种组织缺损的断指再植成功。

根据特殊断指的概念和特点，其范围主要包括小儿断指、末节断指、指尖离断、多指断指、多平面断指、旋转撕脱性断指、指组织块离断、老年断指、妊娠晚期断指、哺乳期断指、液体浸泡断指等。特殊断指再植的手术步骤及再植操作技术基本与一般断指再植手术相同，在此不再赘述。本节就临床常见的特殊断指再植不同于一般断指再植的手术特点与再植要点加以叙述。

一、小儿断指再植术

小儿断指再植是指从出生至12岁儿童手指离断所进行的再植手术。按其年龄分为：新生儿期（出生至1个月）；婴儿期（1个月至1岁）；幼儿期（1~3岁）；学龄前期（3~7岁）；学龄期（7~12岁）。小儿处在生长发育时期，不同的年龄阶段都各有不同的解剖生理特点，但生长发育是连续过程，各年龄段之间并没有严格的区分界限。小儿断指再植手术与成人相比有其特殊性及较高的技术难度。小儿正处于生长发育期，免疫机制尚不完善，组织娇嫩，血管、神经、肌腱纤细，组织辨认困难，再植难度大。且年龄越小，指体血管越细，手术难度明显增加。因此，小儿断指再植术应根据其特点采取不同于成年人的一些特殊手术操作与再植技术。为确保再植成功，术中应做到细中再细，精中再精。

1. 适应证与禁忌证　小儿手指离断大多为玩耍时锐器、铡刀等造成切割伤，故断面多较整齐，指体完整，多适宜再植。挤压伤、指体欠完整或神经、血管撕脱性离断的手指则不宜再植。

2. 麻醉与体位　小儿断指再植的麻醉选择，应根据年龄、断指数和小儿配合情况而定。可酌情选用臂丛神经阻滞麻醉加基础麻醉或用全身麻醉。

由于小儿断指再植的手术时间较长，在麻醉时应注意以下5点：①小儿常不能合作，麻醉时应做好充分的准备工作和必要的基础麻醉，使其在术中始终能处于安静或睡眠状态。②臂丛神经阻滞麻醉时应选择长效、不良反应小的麻醉药物。③小儿对药量的安全幅度较窄，故应注意麻醉用药的剂量。④在长时间的再植术中，随时注意保持呼吸道通畅。⑤小儿循环血容量的绝对值小，注意血容量补充。⑥术中四肢与躯干适当予以保护性固定，防止麻醉变浅或疼痛时突然躁动及意外损伤。

患儿采取平卧位，上肢外展置于小手术台上。注意用软垫保护好背部及四肢，防止受压。四肢可在软垫垫妥的情况下予以固定，以防躁动影响手术操作、静脉液体输入及造成意外的损伤。

3. 手术特点与再植要点

清创：小儿手指离断，离体指段细小，组织细嫩，血管口径小而壁薄，尤其指尖离断更为细小，指骨骨骺应注意保护。因此对清创术有极高的要求。小儿断指再植清创的每一动作必须在4~6倍显微镜下进行，对于小儿的神经、血管、肌腱、骨骼和皮肤的清创，应按毫米长度计算其去留，采用最小量清创术，这样既能做到清创彻底，又能最大限度地保留健康的组织。小儿组织娇嫩，操作时动作应轻柔，防止继发损伤。神经、血管标记时也不应过多结扎正常组织。

骨骼固定：对切割性离断可不必缩短骨骼，用注射器液压冲洗即可。对挤压伤或其他损伤，骨骼短缩一般应在2 mm以内，术中应尽量保护骨骺，以免日后生长不均衡出现畸形。临床实践表明，只要骨骺完整无损，再植术后的手指纵向生长良好。具体方法是：①除关节部位严重破坏外，一般不宜行关节融合术，以免引起永久性关节活动障碍或骨关节发育障碍。②关节处离断，只要关节或骨骺尚完整，应予以保留。③关节附近离断，缩短骨骼时应远离关节端，尽量保留近关节端。④采用健侧血管神经移位或皮瓣转移修复，以保留断指骨骼的长度。⑤将骨骼完好的断指移位再植于骨骺损伤的断指上。一般采用直径为0.8 mm的克氏针纵形髓内固定。为防止指体旋转，可将屈指腱鞘两侧的软组织各缝合固定1针。术后2周即可拔除克氏针，绝不能等骨骼愈合后再予拔除，以便早期活动关节，避免发生肌腱粘连和关节强直。

肌腱修复：小儿手指肌腱十分细嫩，修复过程中应特别注意无创操作技术，不能钳夹肌腱。伸肌腱可用4-0或5-0尼龙单丝行双"8"字缝合；屈肌腱应采用4-0尼龙单丝行腱内缝合，于断端腱内打结。

血管修复：小儿手指血管细小嫩薄，管腔狭小，弹性差、抗拉力小。因此，血管吻合时更应精细和严格无创操作，手术操作更强调稳、准、轻、巧，避免废动作，术者与助手配合默契。根据小儿手指血管的特点，应在15~20倍手术显微镜下进行吻合。血管吻合时宜在上肢气性止血带下进行，尽量不用血管夹，如需使用血管夹，应挑选压力适宜的，同时夹持时间尽量不要过长。小儿指血管直径一般为0.2~0.4 mm，采用12-0尼龙单丝缝合4~6针即可。应尽可能吻合2条指动脉和尽可能多的指背静脉。

神经修复：小儿指神经细小娇嫩，应在手术显微镜下用 11-0 尼龙单丝行外膜缝合 2 针。小儿手指正处于生长发育时期，有条件者两侧指神经均应修复，以使断指恢复良好的神经支配和营养。

皮肤缝合与制动：皮肤缝合应采用细小皮针在手术显微镜下操作，以防伤及或压迫已吻合的指动脉、指神经和指背静脉。皮肤缝合时动作应轻柔，避免因过度牵拉皮肤将已吻合的血管撕裂。缝合不宜过紧、过密，术后敷料包扎与成人相同。

制动对小儿断指再植至关重要。由于小儿不能主动配合，手术后患指疼痛以及实施各种治疗与护理措施，均可引起小儿哭闹和躁动，易诱发血管痉挛或栓塞形成。目前常用"飞机翼"式胸臂前后石膏夹制动（两侧上肢与躯干固定在一起），因患肢、健肢和躯干同时被固定，患儿哭闹时患肢仍能保持稳定。

4. 术后处理　小儿断指再植能否取得成功，主要取决于 3 个环节，即血管吻合、断指制动、术后观察与处理，三者同等重要，缺一不可。对小儿术后观察与处理的基本内容与成人相似，但因为小儿不能主诉感受和主动配合治疗，加上年小体弱，对创伤反应较重，加上由于精神紧张而哭闹躁动，故医护人员必须仔细观察和周密护理。其术后处理需注意以下几点。

密切观察体温、脉搏、呼吸、血压的变化：断指再植尤其是多指离断再植对小儿是一种严重的创伤，而小儿抵抗力、适应能力与代偿能力均较差，故尤应加强对小儿生命体征及全身情况的观察。术后每 1~2 小时测量血压与脉搏 1 次，2 天后改为每日 3~4 次，3 天平稳后可改为每日 1~2 次，并详细记录。测量体温、呼吸每日 3 次，必要时需记录每小时尿量，以便及时根据全身情况进行相应处理。

维持水和电解质平衡：术后 2~3 天，由于惊恐、创伤、麻醉、手术及对环境陌生不适应等影响，患儿食欲不佳，且消化能力降低。加之小儿对水和电解质的平衡调节能力差，因此，必须注意维持水和电解质的平衡，除按千克体重适当补液外，应尽量经口服补充，进食易消化且小儿乐于吃的食物，采取少量多次的进食方法。

"三抗"治疗：小儿由于遭受创伤及手术的惊吓，常常精神紧张而哭闹不安，尤其在打针、换药等治疗时，不能配合治疗。而精神紧张又易引起血管痉挛。因此，小儿断指再植术后除需常规按千克体重进行"三抗"治疗外，还应常规肌内注射冬眠 Ⅰ 号进行镇静，它不仅能使患儿安静入睡，同时也具有扩张血管的作用。对年龄太小或不配合的患儿，尽量不用口服药，以免引起恶心呕吐，甚至窒息等不良后果。

小儿断指再植术后敷料的更换：小儿断指再植术后敷料的更换不宜过勤。对于精神紧张、不予配合的小儿，在换药前宜肌内注射一次镇静药物（如冬眠 Ⅰ 号），使其安静或睡眠后再换药。若血痂粘贴伤口不能轻易揭下时，应采用温热 1∶2 000 氯己定液泡洗 3~5 分钟，待其浸软后再慢慢揭下，以免引起疼痛或诱发血管痉挛。

功能康复：小儿正处于生长发育期，组织修复能力强，积极的康复训练效果较成人更佳。小儿好动，喜欢玩耍，但不能主动配合，故不宜进行常规的指体功能训练方法。只要患指不痛不肿，可于再植术后 3~4 周拔除内固定物，进行患指屈伸功能锻炼，可给予橡皮球、橡皮筋、方木、小汽车等玩具让其玩耍，并逐渐增加活动幅度。这样小儿乐于接受，可在其游戏玩耍中达到锻炼手指伸、屈功能的目的。待骨折愈合后，医护人员及家长可协助主动或被动活动关节，但在指神经未恢复之前，需注意避免冷热致伤或碰伤。

二、末节断指再植术

手指末节离断指为手指拇指在近节指骨或其他手指在中节指骨远端以远平面的离断。对于末节指离断再植，20 世纪 70 年代以前多不主张再植，而采用原位缝合或清创闭合的方法处理。其原因在于：一是认为末节手指离断对手的外观与功能影响不大；二是小血管吻合技术不过关，操作难度大，失败率高。随着显微外科技术的发展及人们生活水平的不断提高，这一观念已经完全转变。近年来，临床上已经开展了大量末节断指再植手术，并取得了 95% 以上的再植成活率，目前手指再植的平面已经达到了指尖。

末节手指离断再植，由于不伤及指浅屈肌腱、指屈肌腱管、中央腱及主要神经，故再植后外形美观、指腹饱满，指腹精细感觉恢复好，符合现代审美观点的要求；即使远侧指间关节已融合，其运动功能受影响仍甚微，再植疗效远优于近、中节平面的手指离断再植。再植成功术后可改善和恢复手指外形，手指再植后可弥补患者暂时的心理创伤，增强自身生存信心。

1. 末节断指的损伤特点与分类　手指末节离断因平面不同或损伤程度上的区别，吻合血管时相应增加了难度。为使再植手术顺利进行并获得再植成活，许多学者对末节离断做了相应的区域性划分。

（1）张成友将手指末节离断分为 4 个区：Ⅰ区，末节指骨以远部位；Ⅱ区，甲弧影以远部位；Ⅲ区，甲弧影部位；Ⅳ区，甲根至远侧指间关节部位。

动脉弓在Ⅲ区内，Ⅲ、Ⅳ区的动脉直径为 0.2 ~ 0.5 mm，而两区内的指背静脉直径为 0.3 ~ 0.6 mm，只要能掌握 0.33 mm 血管吻合技术，则不难吻合，因此末节离断是可以再植的。

（2）孙雪良将手指末节离断分为 3 个平面：

1）远侧指间关节至甲根平面处离断：其间宽度成人为 10 ~ 15 mm，拇指为 15 ~ 18 mm。越向近端，血管、神经越粗，寻找、吻合、移植均易获成功。其再植成活率与中节离断相似，此区为再植的主要部位，原位缝合难以成活。经远侧指间关节的末节离断，其血管外径为 0.6 ~ 0.8 mm，较易吻合，如欲保存关节使其有一定活动度，则需缝合关节囊及屈、伸指肌腱，不能缩短断指，常需做血管移植。在屈、伸指肌腱止点以远的断指，既能保存关节的活动度，手术也较简单。

2）甲根至甲弧影缘处离断：相当于指腹中部，指端动脉弓附近，寻找动脉、神经后，吻合尚无困难，缺损时可做移植。断指如已无指背静脉，有时可找到供吻合的掌侧静脉，但不少患者仅能吻合动脉，指端做切口引流或将一侧指动脉与近端静脉吻合，此区尚能施行显微血管吻合的末节断指再植。

3）甲弧影缘以远处离断：相当于指端动脉弓以远的终支，其血管外径为 0.2 ~ 0.4 mm，有时尚能做吻合，但难以找到可供吻合的掌侧皮下静脉。此区多数仅能行原位缝合。

（3）Yamano 将手指末节离断分为 3 个区：Ⅰ区，指动脉弓以远处离断；Ⅱ区，拇指近侧指间关节，其他手指为远侧指间关节至动脉弓处离断；Ⅲ区，拇指近节指骨，其他手指为中节指骨远端至远侧指间关节处离断。

2. 适应证　一般而言，单纯手指末节或指尖离断者，受全身情况的制约因素较少（个人体弱或幼儿者除外），能否施行再植手术常有局部条件与缺血时限有关。当然，术者技术水平与经验也很关键。其再植的具体适应证如下。

最佳再植适应证：①切割或挤切性离断，指端具有完整性。②撕脱性断指，患者要求再植愿望强烈。③各个指端离断，尤其是拇指离断。④青年女性或小儿指端离断。

试行再植适应证：下列情况应持慎重态度。①手指挤压撕脱性多段离断。②离体指段有较严重的合并损伤。③酗酒后或精神不正常者自伤性断指。

3. 麻醉与体位　可选择臂丛神经阻滞、指掌侧总神经阻滞或两侧指掌侧固有神经阻滞麻醉。患者取平卧位，上肢外展置于手术台上。

4. 手术特点与再植要点　末节断指再植无论清创方法、手术过程、术中特殊情况的处理，均与手指其他平面的再植基本相似，其再植的操作要点如下。

（1）清创：手指端软组织较少，按解剖层次切除挫伤及污染层，创缘及皮下组织不可切除过多，可用手术刀片刮除创面污染物或用显微剪刀稍加修剪即可。既达到彻底清创要求，又不过多地切除组织，使其形成清洁的外科创面，有利于组织修复及防止感染的可能性。在显微镜下切除皮肤边缘中仔细寻找指背侧及掌侧静脉、指动脉、指神经并予以标记。骨端可不做缩短。

（2）骨关节与肌腱的处理：手指末节离断因骨关节与肌腱的离断部位不同，在处理方法上也应区别对待。

远侧指间关节以近的中节指骨远端离断：有较完整的远端指骨髁与指间关节囊时，将中节指骨缩短，尽量保留远侧指间关节，修复手指伸、屈肌腱以利术后恢复关节的活动功能。

远侧指间关节处离断：关节为开放性损伤伴关节面或指骨髁部粉碎骨折时，则应做关节融合术，指伸、屈肌腱可不做缝合，但能行缝合时最好予以缝合，术后则有利于固定的关节稳定。对于儿童则尽量不做关节融合，最大限度地保留骨骺，以免影响手指的生长发育，在指关节间隙处离断时，若损伤是切割离断者，应在最小量清创后保存关节并固定。必须修复手指伸、屈肌腱，直接做血管神经吻合并不困难，对日后关节功能的恢复有利。

指属肌腱止点区离断：离断后远侧指间关节远侧关节面保存完整时，除仅用克氏针固定骨骼外，还应视情况做指伸、屈肌腱的修复；若离断后远侧关节面保留较多时，仅做骨固定即可。若远侧关节面虽保留较多，但已存在纵行骨折或较大块状粉碎骨折时，为保留关节的完整性，应用 1 号丝线捆扎骨块，然后再行骨折固定。

指尖区离断：手术仅做骨折固定，不需处理肌腱，最为困难的是吻合动、静脉。

（3）血管神经修复：吻合血管与神经最好采用逆行再植法，这一方法对吻合单侧指静脉十分方便。由于指端血管外径细小，管壁较薄，吻合血管时一般不用血管夹，而采用在指根部扎橡皮筋止血带止血，以避免造成血管尤其是静脉损伤。掌侧指静脉与背侧指静脉相比，具有位于皮下、壁薄、游离度小和回流血压力大等特点。因此，进行手指末节再植必须吻合掌侧指静脉，对防止术后静脉危象具有重要意义。大多数末节再植中通常可直接吻合动脉，如果不能直接吻合时，可采用动脉交叉吻合、动静脉转流或血管移植等方法修复。两侧指掌侧固有神经尽量同时吻合。

动脉交叉吻合：在撕脱离断时，由于一侧指动脉从近端抽出，而另一侧指动脉又从远端撕脱，可将两侧指动脉做交叉吻合。其张力不可过大或过小。

动静脉转流：在离体指段缺乏回流静脉时。一侧指动脉做对端吻合，而另一侧的远端动脉与近端静脉吻合，达到静脉回血的目的。还有一种情况，在远端动脉撕脱时，直接修复动脉已不可能，可用近端动脉与远端静脉做吻合，使静脉动脉化，以使断指获取血供。目前这种方法应用较少。

血管移植：在撕脱性末节离断时，血管均从近端抽出，尤其是指动脉的抽出伤，有的动脉血管损伤较重，有的则损伤较轻。在修复时有两种情况：对损伤重者均行静脉移植修复。移植静脉时，可在指动脉离断处做纵形切口，其大小以暴露出动脉断端为宜，找出动脉并清创，而后将移植的静脉段倒置后，经过皮下隧道引至伤指残端行血管吻合，完毕后再吻合其近端；对损伤轻者，同法显露动脉断端，而后将远端抽出的动脉端，经皮下隧道引至动脉断端切口内，将动脉血管做端端吻合，但这一方式应在清创时判明动脉的损伤程度，在直接行吻合的长度适宜的情况下才可采用。

5. 术后处理

（1）术后指端仅敷几片小凡士林纱布块，外包薄层纱布即可，但要指尖外露。手指稍加固定即可，不必行石膏托外固定。

（2）术后酌情使用 5～7 天抗血管痉挛及抗凝药物。

（3）发生静脉危象时，只需在指端做一小侧切口渗血；或将指甲拔下，在甲床上用肝素棉片湿敷即可，以暂时维持静脉血流通畅，待 5～7 天两断面毛细血管新生后即可代偿恢复。

其他处理同一般断指再植术的术后处理。

三、指尖断指再植术

指尖是指甲根部以远的手指末梢部分，是手指的重要功能区和手指美学中极为重要的部分，是手指最特殊的区域。从功能上讲，细小物品的挟捏、翻掘、精细准确的感触觉都离不开完整的指尖。从美学上讲，完整的指尖是整个手静态美最耀眼的部分及动态美最富于表现力的部分。在日常生活与工作中指尖使用最多，损伤极为常见。指尖缺损后不仅使手指外形受到严重破坏，而且造成指尖灵敏的感觉功能丧失，并对患者的心理造成严重的创伤。

以往认为指尖再植难度大，残端缝合不影响手指的功能长度而不主张再植，仅采用离断手指原位缝合法。但原位缝合不建立血循环，只靠组织液营养生存，不仅成活率较低，而且远非功能解剖及美学概念上的修复，指尖常脱壳，指甲多有畸形，指腹饱满程度和感觉恢复均较差。而吻合血管的指尖离断再植，因血供有保障，再植术后指尖红润，指腹饱满，成活后指尖外形较正常，指甲生长无畸形，功能良好。随着人们生活水平的提高和审美观念的变化，对手指的外形和功能均提出了更高的要求。不少指尖离断患者，特别是年轻、特殊行业患者要求再植的愿望往往十分强烈。随着显微外科技术的不断发展。指尖再植已在临床广泛开展。大量临床实践表明，指尖再植可获得较高的成功率及良好的功能效果，是减少手指伤残的最有效方法，同时手指离断平面越远，再植成活后的外形与功能越好。

1. 指尖的解剖特点与离断分型　不少学者对指尖进行解剖研究发现，指尖部两侧指固有动脉的终末支在指甲半月线处与对侧同名动脉汇合后形成指端动脉弓，再向远端发出 5 条主要分支，走行于掌侧指屈肌腱附着处表面，两侧的较细（外径为 0.1 ~ 0.2 mm），居中的 3 条较粗（外径为 0.2 ~ 0.3 mm），各支相互交汇，任何一条均可供吻合，指尖动脉弓的体表投影位于指腹螺纹中心处。指尖的掌侧静脉紧贴于指腹两侧皮下，管壁菲薄，分布规律为拇小指桡侧、示中环指尺侧静脉的外径较粗大，静脉外径为 0.1 ~ 0.4 mm，其对侧静脉相对细小，这一规律主要与手指的受压摩擦情况呈负相关。在指腹正中可找到一条恒定的动脉及静脉，并分别可在 8 点及 4 点处再找到静脉，在指甲中段以近平面的静脉均可供吻合。指尖的神经自手指远侧横纹处向远端延续中已呈树状分布，在指动脉弓处由动脉前内侧移行至动脉前外侧，外径为 0.2 ~ 0.3 mm。根据以上特点，清创时有目的地寻找血管是保证手术顺利进行的关键。

指尖离断的分型，目前国内外尚无统一的标准。根据指尖显微解剖和指尖断离损伤程度，尤其在指尖再植中，有些病例可找到供吻合的静脉，少数病例则找不到供吻合的静脉，故裴国献、田万成等依指尖的显微血管解剖和临床应用将指尖（Yamano Ⅰ 区）损伤进一步分为 6 种类型。

Ⅰ型：甲弧至半月线处离断。正好伤及指动脉弓，可在指腹侧找到供吻合的静脉。

Ⅱ型：甲中段以远离断。5 个指动脉终末支均受损，掌侧难以找到供吻合的静脉。

Ⅲ型：指甲区各种斜型离断。指动脉弓或 5 个指动脉终末支中的部分分支或指动脉弓部分受损，掌侧可找到供吻合的静脉。

Ⅳ型：指腹撕脱离断。指动脉弓或动脉终末支部分受损，掌侧有可供吻合的静脉。

Ⅴ型：指尖脱套离断。指动脉弓损伤或在其近端撕脱损伤，掌侧也有供吻合的静脉。

Ⅵ型：指尖任何一型离断伴有同一手指近端不同平面的离断（一指两段）。手指损伤严重，再植难度增大，两段离断进行再植时必须吻合掌侧静脉。

指尖离断的分型对判断伤情和指导再植手术具有重要价值，从 Ⅰ 型到 Ⅳ 型手术难度也随之增加，Ⅰ、Ⅱ 型断指可采用顺行法再植，而 Ⅲ ~ Ⅵ 型断指多采用逆行法再植。

2. 指尖再植手术适应证　不论什么原因导致的指尖离断，只要断指较完整，没有明显的软组织损伤，无粉碎骨折及血管神经撕脱伤，至少有一条可供吻合的血管，患者有再植的愿望，在全身情况许可的情况下，均应尽一切可能积极争取再植。

3. 麻醉与体位　指尖再植时单指离断采用指根阻滞麻醉，多指离断采用臂丛神经阻滞麻醉，小儿采用基础麻醉加全身麻醉。患者取平卧位，上肢外展置于手术台上。

4. 手术特点与再植要点　指尖再植并不复杂，不需要缝合肌腱，指骨不必短缩或仅短缩 1.0 ~ 2.0 mm，采用注射器针头或细克氏针使远侧指间关节微屈即可固定骨骼。但离体组织小，指尖血管外径细小，尤其小儿血管，其外径仅为 0.1 ~ 0.2 mm，就血管吻合而言再植难度大，特别是进行静脉吻合更为困难。因此，妥善处理指尖的血管，运用精湛的小血管吻合技术进行高质量的显微血管吻合，重建指尖的生理性循环是手术成功的关键。在指尖再植手术时应注意以下事项。

（1）清创：离断指尖的清创不同于其他部位断指，因离体组织小，尤其是小儿指尖则更细小，不允许把创缘切除过多，可用手术刀刮除创缘污染物或用显微剪刀在显微镜下仔细清创，在清创中找出并逐一标记可供吻合的指动、静脉及指神经。

（2）动脉寻找方法：动脉位于末节指骨指屈肌腱止点区域的腹侧面，一般寻找并不困难，可找出 2 ~ 3 支。寻找困难时，术者可用拇、示指挤压指腹侧，将动脉支挤出并显露至伤口内，这一方法极为奏效。

（3）静脉寻找方法：指尖掌侧静脉紧贴皮下，呈网状分布。其主干支位于指腹两侧，应在手指非主要受力侧寻找（又称为掌侧静脉的优势侧），通常有以下方式：①按显微解剖部位，可在真皮深面仔细寻找，静脉壁极薄管腔内无血液，若发现白色条状边缘整齐的组织结构，剪开部分残端，顺势用剪刀尖端一拨，即可发现管腔。②按静脉优势侧，小指主要在桡侧，其他手指主要在尺侧寻找，容易发现静脉。③按皮下出血点，可挤压离体指尖，将其残存血液挤出，出血点处即是静脉。④按手指残端静脉暴露部位，有时近端残面有明显淤血的静脉显出，可在离体指尖相应的解剖部位找到静脉。⑤动脉供血后寻找法，吻合动脉后即给指尖少量供血，皮下出血点处即是静脉。在清创与手术过程中应综合运用这几种方法进行寻找静脉，一般情况下，除Ⅱ型难以找到静脉外，其他类型均可找到可供吻合的静脉。

（4）指骨不做缩短对血管吻合无影响：离体指尖中指骨较少，甚至无骨骼损伤端，末节指骨底又有指屈肌腱附着，一般不宜缩短，尤其对切割或挤切性指尖离断更不需做缩短。在清创时只需将骨折端去除污染物，以注射器液压冲洗后，再用氯己定棉球擦洗骨折端两遍即可。骨折端保持伤后原状，应用注射针头固定十分方便，骨端结合紧密，有利于骨折愈合。尽管在清创中或吻合时要剪除一段损伤血管，但血管张力并不会加大，通常不需要进行血管移植。

（5）再植方法：再植手术时依据离断的指别及断指类型采用逆行或顺行的再植方法。顺行法再植（Ⅰ、Ⅱ型断指）时先固定骨骼→两侧甲襞近、远端各缝合 1 针→修复甲基质或甲床→吻合指动脉→指神经或分支→指腹皮下静脉→闭合伤口；逆行法再植（拇指、Ⅲ ～ Ⅵ型断指）时先缝合掌侧皮肤→吻合指腹皮下静脉→吻合指动脉→缝合指神经或分支→固定骨骼→闭合伤口。为了有效恢复指尖的感觉，应尽量修复指尖的神经。如果指神经缺损未能直接缝合，可采用近端指神经与远端指尖的指神经交叉吻合。指甲的外形关系到美观，也是指尖再植成活后品质评价的重要组成部分，术中应最大限度保护甲基质，仔细修复甲床，重建甲床的完整性。

（6）手术操作技巧：

术中不用血管夹：离断指尖血管极为细小，可供吻合的动、静脉外径为 0.1 ～ 0.4 mm，管壁菲薄，吻合血管时，操作必须做到稳、准、轻、巧，不宜使用血管夹，以防对血管产生副损伤，最终影响血管通畅率。通常多采用指根橡皮筋止血法，一般一次止血带即可完成指尖再植手术。另外，按照指尖的解剖学特点，仔细寻找并标记可供吻合的血管也很重要，既便于吻合时寻找，又可减少以后操作的副损伤。

血管吻合：血管残端仅被剪掉 3/5，另 2/5 的管壁与血管相连，术者或助手用镊子夹持并靠拢牵拉，而后术者于时钟 6 点方位缝合第一针，打结后再剪除与血管相连的 2/5 管壁，最后依次缝合血管。

重建动脉血循环时通常只吻合优势侧动脉即可。如血供欠佳，则吻合两侧动脉；如一侧动脉近端、另一侧动脉远端损伤严重，可行动脉交叉吻合。当动脉缺损时，可将动脉弓一侧剪断使血管延长后再做吻合，或取自体静脉移植修复；当动脉弓破坏或远端找不到可供吻合的动脉时，可采用远端静脉与近端动脉吻合的静脉动脉化的方法修复。但静脉动脉化属非生理循环，应尽量在指腹两侧各吻合 1 条血管才能保证指尖的供血，并可采用拔甲放血或吻合指背静脉来建立血循环。吻合 1 条指动脉的指尖再植在术后 1 ～ 2 天指腹的张力较高，色泽略紫，毛细血管返流较快。因指体较小，对缺血缺氧耐受性较高，远段保持小量供血即可维持再植指尖成活。

良好的静脉吻合也是再植手术成功的重要因素。由于指尖静脉菲薄细小，因此应尽量多吻合静脉，无法吻合静脉或静脉回流欠佳时，可采用抬高患指，将远端动脉与近端的静脉吻合的动静脉转流，短缩指骨使远端指体套入近端指体内直接增加指体间的接触面积，指端侧方切开，拔甲放血局部应用肝素钠，甚至全身抗凝等方法解决。未修复回流静脉或静脉回流不良者，采用抬高患指，拔甲放血及全身抗凝等方法解决。因再植的指尖体积小，若能一直维持良好的血液供应，即使未吻合静脉，通过上述处理，即可维持再植指尖的血流平衡，通常 3 ～ 5 天后即可建立良好的侧支循环。

此外，经临床观察发现，吻合双侧动脉可以代偿一定的静脉回流。其原因可能是由于指尖离断吻合双动脉后，重建的指端动脉弓相当建立一个连通器。根据拉普拉斯定律（Laplaee law）：$P = T/R$，在指尖部管径较小的动脉内压力较大，抵消一部分管径较大的动脉内压，就有可能造成经较粗动脉的血液逆流，类似动静脉转流，从而代偿一部分指端静脉回流，早期建立血液回流途径。

吻合血管时尽量少用肝素盐水冲洗血管腔：冲洗管腔后必然要用纱布将水擦除，常使细小的血管腔闭缩，反而给吻合血管造成困难。术中应使血管吻合区存有少量血液，此时管腔内充有血液易于进行吻合，避免缝住血管对侧壁的现象。同时，由于血液具有颜色，与血管对比明显，极利于保证血管吻合口高质量的吻合。

（7）血运观察：指尖通血后，确定再植指尖血循环情况主要有以下两种方式。

离体指段创面出血情况：动脉供血后即可见到远端创面有明显出血，但在缺血时间较长或存有挤压损伤的指尖中，供血后远端断面出血少而慢，往往又会被近侧断面的出血所掩盖，则不利于观察，应用肝素盐水外洗远侧断面，确定有出血后即可关闭伤口。

闭合创面后血运观察：术中创面已闭合时，一般因再植指尖较小，不宜做小切口出血观察血运，可采用装有肝素盐水的注射器针头刺破皮肤，并稍推注肝素盐水。拔除针尖后，即可观察到刺入点处有明显出血。这种方法应用较少，仅在特殊情况下使用，刺入点应选择避开血管吻合部位。

5. 术后处理　指尖再植后，尤其仅吻合动脉的再植术后，在48小时或72小时后使用脲激酶或应用全身抗凝治疗，持续3~5天，对减少血管危象的发生具有重要作用。其他治疗按断指再植术后常规用药。

6. 术后功能评价　指尖神经分布较多，是一个特殊的感觉部位，要求神经功能的恢复与手指再植成活同等重要。指尖再植后达到了感觉功能的生理要求，是所有断指再植病例中恢复功能最好的一组。同时具有与原手指相等的尺度，手指伸屈功能正常。未损伤甲根及存在甲床者，指甲生长良好，外形美观，因此，在指端损伤病例中应提倡指尖再植。

四、旋转撕脱性断指再植术

旋转撕脱性断指是指伤者戴手套的手指被高速旋转的机器（车床、钻床之类）缠绕而卷入机器滚轴上，伤者由于极度惊恐而猛力抽拉手臂，致使手指在掌指关节附近离断。此类损伤的血管、神经、肌腱、皮肤均有不同程度的从近端撕脱，尤其肌腱由于坚韧而结实，可抗很大拉力而不断裂，致使常在肌腱与肌腹交界处被抽断。此外，由于某种原因手指被挤压或卡压，虽然没有外力牵拉，但由于手指被撞压的突然性，患者迅猛抽手时也可导致该类损伤。撕脱性手指离断多见于拇指与环指，拇指离断最为常见。

旋转撕脱性断指是手指离断中的特殊类型，离断后各组织结构可从近端或远端参差不齐抽出与撕脱损伤，抽出部分常难以利用，而清创后又遗有较长距离的缺损，指体远段并存有挤压损伤，致手术难度加大。此类创伤伸、屈肌腱因多是从肌腱与肌腹交界处抽断，故近端也无相应的肌腱可供利用，因而早期被列为再植禁忌证。Pho于1979年采用示指尺侧血管神经束、示指指背静脉移位及腱固定的方法为5例拇指撕脱性离断行再植术，结果成活了3例。程国良于1982年采用示指桡侧指动脉、尺侧指神经及背侧指静脉转位代拇指的血管和神经，示指伸肌腱移位代拇长伸肌，环指指浅屈肌腱移位代拇长屈肌的方法施行旋转撕脱性断指再植，术后有较理想的感觉与运动功能恢复。

1. 适应证　手指从关节平面（掌指关节或指间关节）断离，其肌腱从肌腹处、血管与神经从近端不同平面撕脱，而离体指段组织结构尚完整，有其他可供指浅屈肌腱、血管与神经或指伸肌腱取材移植的健指存在，均适宜再植。尤其拇指的旋转撕脱性断指为绝对再植适应证，因为再植成活后的拇指无论外形与功能均优于其他任何方法再造的拇指。一般认为，除非伤者再植欲望较强，通常环、小指的旋转撕脱性断指多可不考虑再植。

2. 麻醉与体位　采用臂丛神经阻滞麻醉。患者取平卧位，上肢外展置于小手术台上。

3. 手术特点与再植要点　此类手指离断在刷洗、清创过程中与常规断指再植一致，而再植手术技术要复杂得多。必须在术前术中仔细判断伤情，制订周密完善的手术计划。

（1）将与离断指体相连的指屈、伸肌腱各保留5cm，其余撕脱部分切除。抽出的血管、神经在显微镜下去除损伤部分直至健康处。指体近断端由于神经、血管、肌腱已被抽出，清创仅为断面处理。

（2）指动脉与神经移位：游离邻指非主要功能侧动脉和神经，并切取适宜长度，通过皮下隧道引至断指近侧断面掌侧。若拇指尺侧缺损较少时，可采用掌部动脉弓转位法或在腕部取外径相似的静脉倒置移植修复；若动脉缺损较长，示指或掌部无条件做动脉转位时，也可切取静脉移植桥接于桡动脉背侧支与拇指尺侧指动脉之间，这种方法手术难度较小。神经缺损长度通常较动脉缺损长度要多，除采用邻指非主要功能侧神经移位修复外，采用在第二掌指关节桡侧近端桡侧切口内显露的桡神经感觉支移位副损伤可明显减少，应提倡应用。

（3）屈指肌腱的处理：将环指指浅屈肌腱切断抽出并穿过断指屈肌腱鞘管，从断指断面引出。对于拇指离断尚有条件者，采用拇长屈肌腱清创后原位修复，腱与肌肉做荷包缝合，术后也可获得优良的功能，同时可减少切取环指屈肌腱的副损伤。

（4）指背静脉及指伸肌腱移位：该类损伤静脉缺损相对少见，个别存在缺损时，可在相邻指背侧找出可供吻合的静脉2~3条，或游离出一分叉形静脉并切取适宜长度。找出示指固有伸肌腱并在止点处切断。将静脉与示指固有指伸肌腱一起经皮下隧道引至待植手指断端背侧创口内。

（5）再植：根据术者的习惯，可采用顺行或逆行法进行再植。由于指血管、神经和肌腱均采用移位修复，故指骨可不必缩短，仅将骨断面挫平即可。关节面无明显损伤时，则不予融合而直接固定并修复关节囊即可。指骨采用克氏针纵形髓内固定。将转位的示指伸肌腱与断指远端伸肌腱行"8"字缝合，转位的指浅屈肌腱与断指远端指深屈肌腱调节张力后行 Kesskr 缝合。然后分别将转位的指背静脉、一侧指神经、一侧指动脉与断指远端指背静脉、主要功能侧指神经、指动脉相吻合。旋转撕脱性断指的指动脉通过邻指一侧指动脉的移位修复一侧指动脉即可，而断指未被移位修复的另一侧指神经可通过神经移植修复。

4. 术后处理　旋转撕脱性断指再植的术后处理同一般断指再植的术后处理。但由于旋转撕脱性断指的神经是利用别指的神经移位修复的，故术后存在感觉定向再转换的问题，即术后在一段时间内修复手指的感觉仍为供神经指的感觉，需要通过感觉功能训练促进感觉定向的转换。

五、多指断指再植术

手指多指离断是2个以上手指同时离断的手部严重性损伤，常系手部机械性卡压或挤压所致，少数系锐器损伤。此类手指离断，其创伤重、伤情复杂，对手的功能影响大，不同于单一手指的离断伤。再植难度大，技术要求高，手术时间长，参与人员多。施行再植手术时，应制订严密的手术方案，精确无误地对待每一个治疗环节，确保再植手术成功。对于多指离断再植，早期主张仅再植主要功能指的观念已经转变。尽可能恢复原有手指指数和外形，全植全活，最大限度地恢复手的功能已成为临床工作者的共识。

1. 适应证

（1）离断各指断面整齐，组织结构完整。

（2）离断手指远、近端虽有一定挫伤，但指体结构尚完整，预计再植后能够成活和恢复功能。

（3）伤者全身情况尚好，能够耐受长时间的多指再植手术。

造成10指同时完全离断的伤因，一般为机器切断伤。故此类手指离断的断面十分整齐，指体完整无损，均适宜再植，有较强的再植适应证。

对于主要功能指毁损无条件再植，而其他手指仍有再植条件时，可将其移位再植恢复主要手指的功能，如拇、示指的移位再植。

2. 禁忌证

（1）离断各指断面损伤较重，清创后缩短过多，严重影响手的正常排列顺序与抓握功能。

（2）离断各手指远、近端组织结构不完整。指断面有明显的血管、神经抽出及粉碎性骨折，预计再植后难以成活或严重影响手的功能。

（3）全身情况较差，难以承受长时间手术。

3. 麻醉与体位　由于手术时间较长，常采用颈部硬膜外麻醉或全身麻醉，并使用长效麻醉剂。患者取平卧位，上肢外展置于小手术台上。

4. 手术特点与再植要点　多指离断者应尽可能予以全部再植，手术中应根据手指的主要功能确定断指再植的先后顺序。通常按拇指至小指序列进行再植。

（1）多手指离断再植是一项极艰辛复杂的手术。为了争取全植全活，应严密组织手术人员，保证以最佳阵容来完成手术。技术力量允许时，应组织多组手术人员同时展开手术操作。手术人员多组清创，轮替上台，以保证手术人员的精力和体力。

（2）术中由一位经验丰富、技术全面的上级医师做纵观全局的技术指导。统一协调各手术组之间的配合，充分发挥每一组手术人员的技术能力。

（3）为减少断指缺血时间，断指应放入冰箱内冷藏。清创时手术台上仅留一个断指，做到清创一指，取出一指，再植一指。若为多组清创，可将已清创的各离体指段用无菌纱布包裹后置于 2～4 ℃冰箱内冷藏，再植时再逐一取出。

（4）再植顺序可根据术者习惯由一侧向另一侧逐指进行。

（5）技术操作熟练时，一侧离断的多手指各组织的修复，可在同时一次性完成后一起通血，同步灌注，以避免术中由于用、放止血带所带来的不便。

5. 术后处理　多手指离断再植的术后处理同一般断指再植。但由于涉及多个手指、多条血管与多个血管吻合口，术后发生血循环危象的概率增高。因此，更应注意再植指血循环的观察。一旦发生血循环危象，应按常规积极进行处理。在手术探查血管时，应避免影响血循环正常的手指。

六、手部多平面离断再植术

手部多平面离断是指腕部以下不同部位 2 个平面以上的肢（指）体离断。由于肢（指）体系 2 个以上平面离断，其创伤重、伤情复杂、手术部位多、再植难度大、技术要求高，不同于一般断肢（指）再植手术。肢（指）体多平面离断再植，是再植技术的进一步发展，标志着断肢（指）再植技术又跨上了一个新的台阶。

有关肢（指）体多平面离断再植病例，国内刘毅 1989 年首先报道，裴国献于 1995 年首次对腕、掌及手指部此类严重创伤进行了综合系统报道，并首先提出了此类肢（指）体严重特殊创伤的命名、分类、再植指征与手术技术关键等。

1. 肢（指）体多平面离断的命名　肢（指）体在遭受外部多力界点创伤后，使肢（指）体的离断面沿其纵轴呈相间分布，而并非局限于一个平面上，形成肢（指）体多个节段的断离体。临床上有"多段离断""多节离断"等称谓，但这些称谓有不尽恰当与准确之处，易与一个致伤力界点所致的单一平面多手指离断的指段相混淆。因单一平面多个手指断离的离体手指体也可作为"指段"或"节段"来理解。

笔者认为，此类特殊致伤因素所致的特殊肢（指）体损伤的命名以"多平面肢（指）体离断"为宜，这样其受伤机制、性质与伤情的概念更加清晰。

2. 手部多平面离断的分类　手部多平面离断是指包括腕、掌、指 3 个部位中的 2 个以上平面的离断。临床根据单一或联合离断损伤的不同部位可分为以下 5 种类型。

断腕、断掌并断指：是最为严重的一种类型，包含腕、掌、指 3 个部位，离断平面在 3 个以上。此类伤情最为复杂，再植难度最大，技术要求最高。

断腕并断掌：伤面位于腕和掌部，离断平面在 2 个以上。是仅次于上一类型的一种严重损伤。

断掌并断指：伤面位于掌和指部，离断平面在 2 个以上。手指离断可为单指或多指，甚至是 5 个手指。

手掌多平面离断：损伤仅涉及手掌部，离断平面在 2 个以上。离断类型有横型、斜型、混合型。由于 2 个离断面相距较近，手术操作较为困难，且术后神经、肌腱粘连情况较重，影响疗效。

手指多平面离断：损伤仅涉及手指部，离断平面在 2 个以上。手指离断可为单指、多指，甚至 5 个手指。此类型离断节段与再植部位最多，操作费时。但若经过良好的功能康复锻炼或适时的晚期功能重建手术，术后功能多较满意。

3. 适应证与禁忌证　对多平面肢（指）体离断再植适应证目前看法不一。笔者认为，多平面肢

（指）体离断再植与多指离断再植一样，其适应证很强。特别是手部多平面的离断伤，因涉及多个部位、多种组织和多个手指，致残率高，致残程度重，对于指的外形和功能影响甚大，甚至造成手的完全残废，必将给伤者造成严重的精神创伤，严重影响其日常生活与工作，并给其家庭和社会带来沉重负担。再则，从临床角度分析，手部多平面离断再植，出于创伤平面低，通常不会出现高位离断再植术后的严重并发症及低劣的术后效果。故只要伤者全身情况许可，肢（指）体缺血时间不长，离断的肢（指）体尚完整，无明显挫伤及血管、神经抽出缺损，预计再植后能够成活并可恢复一定功能者均应予以再植。

若肢（指）体结构已失完整，血管、神经及皮肤挫伤严重，离断平面过多，再植后于指长度顺序发生变化，预计再植后外形不佳、效果低劣时，则不宜行再植术。

对于手部多平面离断，其主要功能手指指体节段损伤较重，难以原位再植时，可将完整的次要功能手指离断节段移位至主要功能手指再植。若系单一手指离断段血管、神经、皮肤挫伤严重或缺损较长时，则可采用邻指相应组织移位修复；邻指难以取材时，则应行游离移植修复。

4. 麻醉与体位　常选用颈部硬膜外麻醉或全身麻醉，并使用长效麻醉药物。患者取平卧位，两上肢外展置于小手术台。

5. 手术特点与再植要点

（1）手术人员要合理组织，分组清创。以缩短肢（指）体缺血时间，并保证手术人员精力旺盛，体力充沛。多平面离断创伤重，再植部位多，再植技术要求高。手术时间长，故手术人员要优化搭配，合理分组。技术力量允许时，应分多组同时对离断的肢（指）体各节段进行清创，然后根据单手损伤或两手损伤而分一组或左、右两组同时进行再植。若技术力量不足，应将暂不予清创与再植的肢（指）体节段置于冰箱内冷藏，做到清创一节段，取出一节段，再植一节段。各手术组应分别由经验丰富、显微血管吻合技术熟练的医师担任主刀，以提高再植质量，加快手术速度，缩短缺血时间。

（2）再植顺序：单纯手指多平面离断时，应先对远端平面在"无血状态"下进行再植，然后依次再将已再植的远侧节段与近端再植。这样不但使术野清洁，而且各节段肢（指）体一齐通血，同步灌注，有利于防止吻合口的血栓形成。

若系腕部、掌部或同时合并指部多平面离断再植时，则可依次从近侧平面向远侧平面再植，通血一个平面，再植一个平面，以减少腕、掌部组织缺血时间。此时远侧平面再植应操作熟练，加快再植速度。防止已通血的近侧平面血管吻合口由于时间过长而增加栓塞的机会。若肢（指）体再植条件较好，术者操作熟练，估计术时不会过长，也可采取几个平面全部再植后一起通血，同步灌注。这样可使术野清晰，便于操作，同时有利于防止术中与术后血循环危象的发生。

（3）确保每条血管与每个吻合口的吻合质量。多平面肢（指）体再植时，手术难度大，技术要求高，要在同一条血管上同时做几个吻合口。故任一吻合口栓塞，均可导致远端肢（指）体的坏死。另外，血管吻合口数量与吻合口的增多，又增加了术后血循环危象的发生率。所以，对于肢（指）体多平面离断再植，注意血管本身与血管吻合质量显得尤为重要。

（4）对离断中间段组织的处理：离断中间段血管、神经、肌腱等组织再植时，应注意无创操作，防止将其牵拉抽出。若中间段的血管、神经、肌腱、骨骼与皮肤较长无明显损伤者，应予保留行分段修复；若中间段的血管、神经、肌腱、骨骼、皮肤较短（<1.5 cm），可予舍弃；而将远、近端的血管、神经、肌腱、骨骼与皮肤直接予以对接修复，以减少血管、神经与肌腱的一个吻合口，有利于防止血管危象的发生和术后功能恢复，并缩短了手术时间。若中间段离断组织挫伤严重或缺损较长，则应采用邻指相应组织移位修复。邻指难以取材时，应行游离移植修复。对手部多平面离断的骨骼固定，若中间段掌指骨较长，可采用克氏针交叉内固定或钢板内固定，否则，宜采用克氏针纵形贯穿固定。

（5）保护好已再植的肢（指）段：肢（指）体多平面离断时，尤其涉及到多手指时，往往会有10多段离断的肢（指）体，再植时动作应轻柔。随时随处注意保护已再植的肢（指）体节段，防止由于碰撞、牵拉、压迫、旋转等机械刺激而导致血管痉挛、神经及肌腱的撕脱。

6. 术后处理　手部多平面离断再植术后处理同一般断指再植。但多平面离断再植时，由于创伤重，手术时间长，尤其涉及多条血管与多个吻合口（有时可达40多个），增加了术后血循环危象发生的机会。因而对术后血循环的观察要求更高，强调进行严密、连续的观察。

临床上除常规观察皮肤颜色、皮肤温度、皮肤张力、毛细血管充盈反应、指端侧切口渗血等客观指标，以及借助皮温计测量皮温、超声Doppler探测血流等外，近年来临床已采用一些新的监测方法，如激光Doppler、光电体积描记和经皮氧分压监测等，均有一定的临床应用价值。

七、断指再植中几种特殊情况的处理

手指离断因各种重要组织结构缺损，既往均被视为断指再植的禁忌证。近年来，随着显微外科技术的发展与提高，国内外致力于断指再植专业的学者们，提出了许多解决这些难题的新方法，明显扩大了断指再植适应证，挽救了不少伤员的手指。实践证明，这些方法切实可行，便于临床应用。

1. 指皮肤缺损 断指再植中皮肤缺损的病例并不少见，常用的处理方法有以下几类。

邻指皮瓣：适用于示、中、环或小指远侧指间关节与指蹼间掌侧皮肤缺损者。根据需要将邻指背侧皮肤形成皮瓣转移至指掌侧皮肤缺损区，缝合后并做适当固定。

示指背侧岛状皮瓣：适用于拇指背侧皮肤缺损。按需要在示指背侧切取皮瓣，近端的血管神经蒂应仔细解剖，经皮下隧道转移至拇指背侧皮肤缺损区。

前臂静脉皮瓣：适用于手指既有皮肤缺损又有血管缺损者，按皮肤缺损大小，在前臂沿细小静脉走行方向设计皮瓣，切取后用于修复指背侧时，将皮瓣顺行嵌于受区，指背侧静脉的两断端分别与皮瓣中静脉吻合，至少要吻合其中2条静脉，皮瓣的营养靠静脉血提供；用于指掌侧时，将皮瓣倒置于受区，选用1条指动脉两断端与皮瓣中1条静脉吻合，皮瓣中另1条静脉与指掌侧静脉吻合，以利于皮瓣成活；有时也将皮瓣中2条静脉分别与2条指动脉吻合，皮瓣尽管无静脉回流，也能顺利成活。

手指带血管神经岛状皮瓣：适用于拇、示、中指皮肤缺损或皮肤与动脉、神经同时缺损者。按皮肤或动脉与神经缺损范围，在中指尺侧或环指桡侧切取皮瓣，属单纯皮肤缺损时转移至受区缝合即可；需要修复指动脉与神经者，应将皮瓣中动脉与神经的远端与再植手指远端相应血管神经吻合。

游离植皮：适用于多指同时离断无上述皮瓣转移条件者，以及再植手指掌侧静脉已吻合2条者。对指背皮肤缺损区，可行游离植皮。手指游离植皮的前提是基底床应健康，软组织或腱膜完整。

腹股沟交叉皮瓣：适用于单一手指离断皮肤环状或半环状缺损者。这种损伤血管神经相对完好，仅有皮肤缺损，若清创缩短过多会失去再植意义，故可在再植后于腹股沟处切取带蒂交叉皮瓣予以修复皮肤缺损。

2. 指神经缺损 断指再植时必须保证缝合一侧神经，示、中指修复桡侧，拇、环、小指修复尺侧，常用方法如下。

交叉吻合：适用于同侧指神经不能直接缝合，可利用手指的两侧指神经交叉缝合。

神经移植：适用于多指离断者，可利用废弃手指的指神经做移植修复，也可用再植手指的非主要侧指神经移植修复主要侧指神经。

神经移位：适用于撕脱性断指，神经已从近端抽出者，无法进行原位缝合时，可采用相邻较近的部分神经移位与断指神经缝合。供区神经为邻指指神经和桡神经。

3. 指动脉缺损 再植手术中指动脉缺损较为多见，主要处理方法如下。

交叉吻合法：适用于某些斜型断指，术中将手指的两侧指动脉做相互交叉吻合。

邻指动脉转移法：适用于拇指撕脱离断，可将示指的尺侧指动脉、掌深动脉弓或桡动脉背侧支转位，分别游离足够长度，切断后转移至拇指，与尺侧指动脉吻合。

指动脉移植法：适用于多指离断，因某种原因不能将全部断指均再植者或个别病例受局部条件限制者。可将废弃手指的指动脉用于移植修复其他手指指动脉；也可在同一断指中牺牲一条指动脉，取其一段，移植于另一侧缺损的指动脉处，以保持一条动脉的通畅。

静脉移植法：掌侧腕横纹处有一条小静脉，较直而且分支少，可用作移植修复指动脉。其外径与指动脉相似，切取较为方便，临床上多用此静脉作移植材料。

4. 指静脉缺损　手指离断伤，因静脉位于皮下，易损伤并形成缺损，解决缺损的主要方法有以下几种。

邻指静脉移位修复：适用于拇指撕脱伤后静脉缺损，可将第二掌骨背侧"Y"形静脉移位，以修复拇指的静脉缺损。

静脉皮瓣移植修复：同皮肤缺损的处理。

邻指皮瓣移位修复：同皮肤缺损的处理。术中可将掌侧静脉与指背静脉两断端吻合，以恢复静脉回流血液的功能。

邻指静脉筋膜瓣移位修复：适用于指背静脉损伤者，将断指相邻于指背侧静脉筋膜瓣转移至再植于指背侧静脉缺损区，分别吻合其中静脉。供区以原皮肤缝合覆盖。受区为单纯静脉缺损时，可将筋膜蒂切断形成游离移植，表面用断指皮肤覆盖；如果受区同时存在皮肤缺损时，筋膜蒂不予切断，表面行游离植皮。不打包仅做加压包扎即可。

吻合掌侧静脉：适用于指背静脉缺损而掌侧静脉存在者。术中仅行掌侧静脉吻合即可保证断指血液回流功能。

静脉移植修复：单纯静脉缺损时，可采用移植静脉的方法修复静脉缺损，但静脉血压力低、流速慢也导致静脉栓塞。如果个别病例必须采用此方法时，静脉的移植数一般不得超过2条，2条指动脉必须吻合，以增加静脉内回血压力和速度，防止血栓形成，利于手指成活。

5. 指肌腱缺损　断指中肌腱缺损者相对少见，仅在少数撕拉性断指中，因肌腱从近端肌腱与肌腹交界处抽出，可导致此类缺损。也可因撕拉性损伤，致肌腱止点处撕裂，真正形成肌腱缺损者罕见，如一指多平面或多指多平面离断时，可使肌腱导致多段损伤而缺损。其主要修复措施有以下几种方式：

（1）肌腱撕脱伤的修复：常采用肌腱移位方式替代。

拇长伸腱缺损：采用示指固有伸肌腱或桡侧腕伸肌腱移位术。

拇长屈肌腱缺损：首选环指指浅屈肌腱移位术，其次再考虑选用中指指浅屈肌腱移位替代，个别情况下还可在清创后将拇长屈肌腱经原通道引至腕部，找出拇长屈肌近侧部，做原位缝接。术后均可获优良效果。

其他手指屈肌腱缺损：环指撕拉性离断伤最为多见，当指屈肌腱从近端撕脱时，首选修复方法是将肌腱清创后引至腕部与原肌肉缝接，还可分侧将浅、深肌腱与中指相应肌腱做编织缝接，以此替代环指的屈指功能；次选方法是将中指浅屈肌腱移位，用来修复环指指深屈肌腱，这种方式术后效果不如前者。

有时临床上也可遇到示、中、环指同时撕脱离断者，其修复肌腱的部位也应在腕部，能与肌肉缝接者尽量缝接，确因多块肌肉损伤严重而担心肌力不足者，可用腕屈肌或掌长肌腱移位替代。

（2）肌腱止点处撕裂的修复：肌腱虽无缺损，但不能直接缝合，必须重建止点。

指深屈肌腱止点重建：采用钢丝纽扣法予以重建。

指伸肌腱止点重建：可用细克氏针在肌腱止点处做45°交叉钻孔，孔中引线与肌腱断端做褥式缝合固定。

（3）多平面肌腱离断的修复：切割性离断者可在清创后做对端缝接；在挤压钝挫伤时，直接缝合有困难者，应以以下方式修复。

肌腱移植法：适用于手指近侧指间关节以远处多平面离断者，可用掌长肌腱做一期移植修复。

肌腱移位法：适用于掌指关节全近侧指间关节区域多平面离断者。可用其他手指的指浅屈肌腱移位修复。

6. 动、静脉转流再植　手指离断后血管条件不好，实行再植手术难度较大，学者们在这方面也做了新的尝试和深入的研究。

（1）手术适应证：压砸撕脱性断指，远侧动脉、静脉缺损或条件不好。末节断指，远侧缺乏可供吻合的静脉。适用于伤情复杂、皮肤与软组织挫伤严重的断指。

（2）手术方法：修复血管时，不是将相应的血管行断端吻合，而是将动、静脉内的血液转流，又称为动、静脉交叉吻合。具体有两种方式。

断指动脉静脉化：断指远端静脉损伤严重但动脉条件尚可，将远端一侧指动脉与近端一侧指静脉吻合，以此达到再植手指的静脉回流目的。

断指静脉动脉化：断指远端静脉条件好而动脉条件不好时，将近端的一条动脉与远端的一条静脉吻合，以解决动脉供血问题。

（3）成活机制：蔡锦方对手指中、远节的血管显微解剖和动、静脉转流的血液流变学进行研究之后提出：①手指耐受缺氧的能力较强，有少量的血液供应就能成活。②手指血管的侧支循环非常丰富，动、静脉在指端呈网状相互吻合交错。③小静脉没有瓣膜，且动、静脉之间有短路。当断指远端动脉缺损时，将近端一条动脉与远端一条静脉吻合，动脉血流可通过没有瓣膜的小静脉进入毛细血管床，实现物质交换，然后通过其他小静脉回流。当断指远端静脉缺损时，将远端一条指动脉与近端一条指静脉吻合，血流从另一端的指动脉进入毛细血管床返回微静脉后，因远端指静脉损伤后闭塞，回路压力逐步升高，势必通过开放的动、静脉短路向对侧压力低的动脉系统反流，再经过吻合口进入近端静脉，完成静脉血回流。由此可见，这两种非生理的循环途径，既是保证动、静脉转流断指再植成活的基础，又为扩大断指再植适应证提供了一种行之有效的方法。

7. 经关节平面离断的断指再植　手指自关节平面离断，常因撕脱离断或自残性切割伤引起，少数病例为冲压或电锯伤。临床表现为关节面部分损伤，甚至两端关节面保持完整无损，离体指段在切割性断指中也无损伤，仅在撕脱或冲压断指中合并有挤压损伤。对此类断指进行再植手术时，除精细操作设法保证其成活外，还应把着重点放在关节的修复与功能重建上。

（1）关节面的保护：在清创与固定手术中应注意保护关节面的完整性。

显微镜下清创：辨认清楚损伤与污染组织，做到以"最小量"清创，既可保存每毫米有生机的组织，又能使骨关节有良好的软组织覆盖。

保存部分损伤关节面：凡与关节囊相连的损伤关节面，不论游离块大小都应在清创中予以保存，其断面的清创仅用刀刮除血迹及污物即可。相连的关节囊有可能供给损伤关节面血液，使其具有愈合能力。

断面固定：可选用纵向髓内克氏针固定，既要保证固定牢固，又要使损伤的关节面与断面间保持结合紧密。

（2）掌板提升半关节重建：对于手指指间关节近侧关节面损伤缺如者，既往常实行假关节成形或关节融合手术，日后将导致患者手指活动受限。应用掌板提升进行半关节重建，可使关节活动恢复。

解剖学基础：掌板是软骨样平板，附于指骨底掌侧唇部，向近端形成一游离缘，并以两个外来束附于指骨头的侧嵴，其血供来自掌侧固有动脉分支及其相连的骨膜，游离掌板的远近两侧缘血供不受影响。其次，掌板结构光滑坚硬，大小与近节指骨远端关节面相似，具有耐磨等特点。

手术方法：常规清创，骨折端稍做修整。将直径 0.8 mm 或 1.0 mm 的克氏针逆向钻入中节指骨内（出针点位于中节指骨背侧近中 1/3 交界处），针尾端与中节指骨近端关节面平齐。游离掌板切开其近侧缘，保留两侧软组织，并以此为蒂将掌板提升至近节指骨远端，靠关节面侧稍做修整，成为似原关节面形状，然后将克氏针顺行通过掌板钻入近节指骨固定。伤术后行臂固定 3 周。

适应证与优点：①主要适用于近指间关节近侧关节面损伤与缺损者。②掌板位于指间关节掌侧，提升代替指间半关术中解剖容易，副损伤小，操作方便。③掌板呈软骨样结构，表面光滑坚硬，形成新关节面具有耐磨性，符合关节生理要求。④掌板提升时两侧方带有软组织蒂，本身存在血运，易于愈合。⑤作为急诊重建关节的方法，切实可行，便于推广应用。

（3）血管修复术：术中宜做最小量清创，以便有良好或足够皮肤覆盖。由于术中不缩短骨骼并保持关节的完整性，如果不存在明显的血管缺损，进行血管吻合操作时尚存在一定困难。此时如果采用逆行法再植，手术操作将更为方便。如果存在动脉缺损，术中应常规进行血管移植修复。

（4）肌腱修复：再植手术中除了使关节保持完整并有良好皮肤覆盖外，要想术后恢复关节良好功能，还要取决于肌腱的修复。对于切割伤，断面较整齐，肌腱断端可直接缝合，修复术中如果肌腱断端位于近指间关节处，在修复中央腱的同时还应修复侧腱束；修复指屈肌腱时，其浅、深肌腱均应缝合。对于撕脱或冲压损伤者，如果肌腱从止点处撕裂或损伤，应做腱止点重建术。

（5）术后处理：按断指再植常规观察与处理，一般术后3周拔除克氏针并去掉外固定物，开始进行被动或主动功能锻炼。

（谢　峰）

第六节　血循环危象的处理

血循环危象也称血管危象或血循环障碍，是指吻合的血管发生血液通路受阻，从而危及再植肢（指）体及移植组织成活的一种病理现象。血循环危象是显微血管术后最严重的并发症，也是显微血管术后最重要的监护内容。一旦发生血循环危象又得不到及时正确的处理，常可导致再植肢（指）体或移植组织的失败。因此，血循环危象的处理是显微外科至关重要的一个环节和课题。

一、血循环危象的发生原因

血循环危象的发生机制与病理基础主要为血管痉挛或血管栓塞。血管痉挛若得不到及时纠正必然演变为血管栓塞，故血管栓塞是血循环危象发生的主要病理基础。

引起血管痉挛和血管栓塞的常见因素有以下5类。

1. 血管因素　血管壁损伤，血管内膜损伤，血管吻合质量不高，血管扭曲、受压，吻合口张力过大等。

2. 血管外因素　血肿压迫，缝线压迫，局部感染，肢体位置不妥牵拉血管，石膏或敷料压迫等。

3. 血流与血液因素　血容量不足，血流缓慢，血液浓缩，血黏度增高，红细胞或血小板过度增加等。

4. 精神、环境因素　精神紧张，情绪波动，室温过低，寒冷刺激等。

5. 其他因素　伤口疼痛，吸烟（主动或被动）等。

二、血循环危象的术后预防

断指再植术后手术失败的最主要因素是血循环危象，尤其是静脉危象导致失败者更为多见。采取积极措施进行预防，对提高再植成活能起到积极的作用。有学者对微小血管吻合后的愈合过程研究发现，微小血管吻合后内皮细胞有损伤、肿胀及脱落过程，于第3天开始出现新生内皮细胞。它来自邻近吻合口的正常内皮细胞增殖，并具有抗凝及解痉功能。术后5天新生内皮细胞已越过吻合口表面并覆盖缝线。根据这一病理生理变化认为，断指再植术后3天内是血循环危象的高发期。影响血循环危象发生的因素是多方面的，有时可能为综合因素。这就为血循环危象的预防带来了一定的困难，同时也决定了血循环危象的预防应从多方面着手才能主动和有效。

1. 保持适宜室温　周围小血管对环境温度的变化非常敏感。室温过低或突然下降会引起血管痉挛。一般室温要求控制在23～25 ℃，室内要有暖气或空调等保暖设备。

2. 局部复温和保温　过去临床常规采用60 W灯床旁照烤局部，旨在提高局部温度。但这种方法仅能提高局部组织表面温度，并有灼伤皮肤的可能，故目前主要将此作为观察移植组织、再植肢（指）体血循环时一种临时的照明手段。在寒冷季节，局部复温和保温方法多采用热水袋或电热毯。近年来也有专门用于组织移植、肢（指）体再植的多功能肢体恒温架，具有照明、自动调温、报警、紫外线消毒等多项功能，较为实用。

3. 伤肢位置妥当　组织移植、肢（指）体再植术后肢体的放置位置很重要。肢体位置过度抬高，会影响移植组织或再植肢（指）体血供；过低则影响静脉回流，加重肢体的肿胀。若位置不妥可导致血管蒂扭曲或受压，影响血循环。因此，伤肢一般应略高于心脏水平。也可以用支被架保护移植组织或再植肢（指）体，既可保暖，利于血循环观察，又可防止被褥压迫，影响血循环。

4. 维持有效循环血容量　伤者由于严重创伤，术前失血过多又未能及时有效地补充，长时间复杂手术及术中失血过多等均可导致血容量不足，血容量不足表现为血压下降、周围血管收缩、血流减慢。因此，血容量不足很容易导致血管痉挛和吻合口栓塞。所以术后应密切观察伤者的脉搏和血压情况，保持收缩压在 100 mmHg 以上。如有血压下降，应及时采取输血、输液等措施。

5. 使用扩血管和抗凝药物　血管的通畅、再植肢（指）体的成活主要取决于血管质量及吻合质量。但显微血管吻合术后使用扩血管及抗凝药物的确具有降低血浆中纤维蛋白原、血液黏度、血小板聚集功能和黏附率，以及有溶栓、扩张血管、改善微循环的作用，为吻合血管的通畅、再植肢（指）体的成活起到了辅助及保障作用，已作为显微血管术后临床常规用药。常用的药物有罂粟碱、妥拉苏林、低分子右旋糖酐-40、肠溶阿司匹林、双嘧达莫、丹参等。肝素由于其不良反应明显，目前已不列为常规用药，仅在血循环危象探查术后酌情应用。此外，低分子量肝素也具有良好的抗凝效果。

6. 血循环观察　血循环观察是组织移植、断肢（指）再植术后处理的重点。为防止术后发生不可逆转的血循环障碍，导致移植组织或再植肢（指）体的坏死，关键是要密切观察与及时有效地处理血循环障碍。血循环观察的临床客观指标为皮肤颜色与张力、毛细血管充盈反应、皮肤温度和指（趾）端侧切口渗血。这 4 项观察指标并无一个明确的"指数"可循，只是进行相互观察与对照分析。在术后 24 小时内应每半小时观察 1 次，3 天内应每 2 小时观察 1 次，而后可每 6～12 小时观察 1 次。若发现血循环危象发生，应及时采取有效措施。一旦延误，就会发生不可逆转的血循环障碍，即使再采取相应措施，也常难以避免移植组织或再植肢（指）体的坏死。

7. 避免或减轻伤肢疼痛　麻醉消失后的肢（指）疼痛和局部治疗护理时的疼痛等均可诱发血管痉挛，应采取措施尽量避免或减轻疼痛，酌情在治疗、换药前口服或注射止痛剂。特别在小儿，更应注意，可在治疗、护理前酌情使用冬眠 I 号肌内注射。

8. 伤者严禁主动和被动吸烟　显微血管术后伤者应绝对禁止吸烟，同时也应防止被动吸烟，即同病室患者、防护及探视人员等所有与伤者直接接触的人员均应禁止吸烟。烟雾中的尼古丁所致血管痉挛非常顽固，即使迅速采取相应措施，使用解痉药物也极难缓解。故显微外科病区应积极创造条件成为无烟病区。因主动或被动吸烟而导致再植手指血管顽固性痉挛坏死的病例，临床已有不少报道，应引起医护人员的足够重视。

9. 做好心理护理，稳定伤者情绪　良好安静的治疗环境、周到细致的精神与生活护理，对预防术后血循环危象也十分重要。伤者应绝对卧床 5～7 天，并进易消化食物。过早下床、室外活动、解大小便或大便干燥等情况而诱发血管痉挛的现象临床时有发生，应注意避免。伤者术后由于创伤的刺激及担心肢（指）体的残废而常恐惧、烦躁、焦虑不安，这些情绪的波动均可诱发血管痉挛。应积极做好伤者的心理护理工作，使伤者能够尽快安定下来。

三、血循环的监测方法

显微外科术后临床监护最重要的一个环节是对移植组织、再植肢（指）体的血循环观察。一种理想的监测技术应达到以下标准：①对患者及移植组织无损伤。②快速、准确、可靠。③定量连续测定。④操作简单、价廉。⑤多功能，适用于任何类型的组织移植。⑥可显示、记录和报警。然而，目前尚无任何一种监测技术能达到上述标准。目前已在实验研究与临床观察中应用的血循环监测方法可分为两大类 20 多种。本节重点叙述已在临床普遍应用的临床观察法。

1. 临床观察法

（1）皮肤颜色：皮肤颜色变化常能反映出皮下血循环的状态，是最容易观察到的客观指标。完全性断指远端指段的血管已失去神经支配，术后全部处于扩张状态，其色泽略比正常手指更为红润。移植组织或再植肢（指）体血循环正常时，其皮肤颜色红润，与健侧皮肤颜色一致；指甲粉红，指腹饱满。

（2）皮肤张力（弹性）：再植手指恢复血运后，萎瘪、空虚的指腹立即变为饱满而富有弹性，其张力与健指相似或略高。供血不足时，指腹张力会降低。血液回流受阻时，则指腹张力增高。指腹张力高低变化与再植指温度、颜色及毛细血管充盈试验的改变是一致的。

（3）毛细血管充盈试验：采用一小棒状物或手指轻压皮肤或甲床，肤色（甲床）即变苍白，移去压迫后，肤色（甲床）应在 1~2 秒转为红润。

（4）皮肤温度：再植手指皮肤温度的高低变化是反映毛细血管床内血循环好坏的重要指标。术后使用皮肤点温计定时测试再植指皮肤表面温度，在再植指腹上固定一个测试点，在健康邻指上也取一个相应测温点同时测试作为对照。伤侧与健侧（或邻近正常部位）并没有一个绝对"温度"，而只是两者相互对照比较而言。只要两者相差不超过 3~4℃，即多无异常。

（5）皮瓣缘或指（趾）端小切口渗血观察：此为一种最可靠、最直接的血循环观察指标，同时根据渗血颜色可鉴别出为动脉危象或静脉危象。若切开后 1~2 秒有鲜红色量多的血液溢出，证明血循环良好。

临床观察法最大的优点在于方法简单，无须特殊仪器，是目前临床最普遍、最基本的血循环观察方法。但临床观察法由于大多系采用"手摸眼看"的方法，没有定量指标，仅凭主观经验而定，误差较大。

2. 仪器监测法　随着现代新技术的应用与显微外科技术的发展，近年来在血循环的监测方面已涌现出不少新的仪器设备，归纳起来仪器监测法如下：①超声 Doppler 电流测定。②激光 Dolololer 血流测定。③经皮氧分压测定。④光电容积描记测定。⑤反射光分光光度测定。⑥经皮下 pH 值测定。⑦荧光亲钠染色测定。⑧放射性核素测定。⑨电磁血流测定。⑩神经电生理测定。⑪组织化学测定。⑫组织间液压测定。上述监测设备比较精确，但多局限于实验研究中，未列为临床常规应用。

目前有关用于血循环监测的仪器，由于受到其各自的技术性能、创伤介入、实用意义等因素的制约，实际应用均有一定的局限件。无论何种监测仪器，均只能作为临床的一种辅助手段，而不能取代临床的一系列观察。理想的能达到前述 6 项监测技术标准的血循环监测仪器有待基础、临床和科技工作者的合作开发研制，以提高移植组织、再植肢（指）体术后的血循环监测水平和再植成活率。

四、血循环危象的判断

血循环危象分为动脉危象和静脉危象。动脉危象根据病理特点又分为动脉痉挛和动脉栓塞。静脉血管平滑肌少，极少发生血管痉挛，即使发生痉挛，其痉挛程度也不至于达到影响静脉血回流或导致静脉栓塞的病理程度，故静脉危象临床多单指静脉栓塞。

1. 动脉危象　动脉危象表现为移植组织或再植肢（指）体皮肤颜色苍白，皮瓣边缘或指（趾）端皮肤小切口出血少或不出血，指（趾）腹张力降低，皮温较健处约低 3℃ 以上，毛细血管充盈反应迟缓，超声 Doppler 检查听不到血流声。

动脉痉挛和动脉栓塞的鉴别较为困难，至今尚无可靠的血循环危象定性的监测方法。通常认为，移植组织或再植肢（指）体皮肤颜色突然苍白，皮肤温度急剧下降 3℃ 以上，则多为动脉痉挛；而皮肤苍白和皮温下降缓慢发生，则多为动脉栓塞。

2. 静脉危象　静脉危象多指静脉栓塞，表现为移植组织或再植肢（指）体皮肤颜色暗红、发绀，并起水泡。早期皮瓣边缘或指（趾）端小切口溢出暗紫色血液，毛细血管充盈反应由迅速至消失，皮肤张力增高，皮温逐渐下降，超声 Doppler 检查时声音渐弱至消失。

五、血循环危象的处理方法

血循环危象发生时，通常应分两步进行处理，即首先给予解痉与相应措施处理；若经短时间（30分钟）观察仍无效，则应迅速行血管探查术。

1. 解痉与相应处理

（1）仔细寻找可能引起血循环危象的原因，积极解除诱发因素，如是否为石膏、敷料或缝线压迫，以及位置不妥牵拉、室温过低寒冷刺激、血容量下降、疼痛和精神紧张等因素所致等。一旦确定或可疑，应积极采取相应措施予以消除。

（2）臂丛神经阻滞扩张血管：肢体部位组织移植、再植肢（指）体发生血循环危象后，若怀疑系血管痉挛时，可通过臂丛神经阻滞、硬脊膜外神经阻滞的方法，常可迅速解除血管痉挛，使血循环恢复正常。

（3）迅速静脉注射罂粟碱注射液 30～60 mg（小儿酌减），观察 30 分钟。

（4）静脉危象时，除采用上述措施外，应迅速抬高伤肢，寻找并解除可能的外在压迫因素，并行向心性按摩。若为手指末节或指尖离断再植时，则通过指端小切口放血或拔除指甲，肝素棉片湿敷等方法即可缓解。

2. 血管探查术　若经过上述积极处理，在 30 分钟内血循环危象仍未改善，则应果断行血管探查术。

血循环危象发生后，短暂观察相应处理的效果，旨在解除有可能是血管外因素，如血流或血液因素、精神环境因素及其他因素引起的血管痉挛，促使其血管扩张，使病程逆转，避免盲目的手术探查。若系顽固性血管痉挛、血管本身因素或已逐渐形成血栓时，则解痉与相应处理措施显然是无法奏效的。此时，应立即果断行血管探查术。根据术中所发现的不同情况，采取相应的手术处理措施。

（1）动脉栓塞：动脉栓塞常系血管清创不彻底，血管吻合质量欠佳或吻合张力过大引起，也可因血肿压迫，指体过度肿胀卡压，局部感染或动脉长时间痉挛所致。再植手指动脉栓塞的多发时间与动脉痉挛大体一致，术后 3 天内的动脉栓塞，大部分是由清创不彻底或吻合质量差所致。而 3 天以后的动脉栓塞，大都是局部血肿、指体过度肿胀压迫或感染刺激引起。

动脉栓塞手术探查适应证：①术后动脉危象，经各种处理措施后，超过 30 分钟仍无血循环改善。②断指损伤较严重，术中仅吻合 1 条动脉。③小儿手指再植术后，对血管吻合无把握。④撕脱性断指，吻合的指动脉条件差。⑤术后局部出血引起血肿压迫。

动脉栓塞后不宜做探查的 5 种情况：①伤指未经妥善保存，温缺血超过 24 小时。②断指被各种刺激性液体浸泡过。③术后伤口感染，继发动脉栓塞。④患者与家属不希望再做探查。⑤静脉危象继发动脉栓塞。

手术探查同再植手术一样，需要良好的麻醉。拆除原缝线后，在手术显微镜下检查吻合口情况，查明动脉栓塞的范围。此时可见动脉吻合口表面呈节段性暗紫色，压之有一定硬度无弹性，切忌做勒血试验，以免将血栓挤向动脉远端。若血栓形成时间不长或在显微镜下检查血管内膜无异常时，可取出血栓，以肝素氯化钠注射液冲洗干净后，重新吻合即可；否则应按血管清创要求，剪除栓塞的动脉段，直到健康血管处，再重新吻合。若动脉张力较大难以直接吻合时，应行血管移植修复。根据临床经验，绝大多数需做血管移植。为防止术后再度发生动脉危象，两侧指动脉均应尽量同时修复，以增加保险系数。

（2）静脉栓塞：静脉管壁中层平滑肌稀少，而且口径相对粗大，痉挛也不足以引起严重回流障碍，因而临床上发生的静脉危象都是由静脉栓塞所致。静脉危象的原因以吻合质量差、静脉血管清创不彻底或缝合皮肤过紧与指体过度肿胀引起的压迫为主。

静脉栓塞应根据致伤原因、离断部位，采取不同处理方法。凡单纯性切割伤或电锯伤所致手指中节以近离断，术后 3 天内发生静脉栓塞，局部无明显感染存在者，应予以手术探查，切除栓塞段重新做吻合。凡绞轧性中节中段以远离断伤，局部已有感染或术后 5 天以上发生栓塞者，可采用尿激酶静脉滴注和滴血法治疗，等待其侧支循环的建立。这是因为绞轧性损伤除断面静脉有直接损伤外，指体其他部位的静脉也可能有间接损伤。手术方法虽然可解决吻合口处的栓塞，但解决不了指体内其他静脉的血栓。同样，因感染造成的静脉栓塞范围较广，难以获得明确的清楚界限，即使手术重新吻合静脉，也没把握保存断指。因此，一般情况下不宜做探查手术。

滴血方法：手指常规消毒后，在指端侧方与甲弧线交界处做一长 5 mm、宽 1 mm、深 3 mm 的梭形切口，表面敷以肝素生理氯化钠溶液棉球，静脉滴注尿激酶，任其滴血。切口放血后首先流出紫红色血液，继之流出鲜红色血液，毛细血管充盈试验渐变为阳性，使再植手指暂时达到血循环平衡状态。一般经过 5～7 天滴血，待侧支循环建立，尽管此时伤口不再滴血，指端色泽仍能保持红色，随后即可停药。在这一治疗过程中每 2 天应检查 1 次血红蛋白，必要时给予输血。同时每天至少要更换 1 次敷料，并保持伤口清洁，以防止继发性感染的发生。

（谢　峰）

第六章

上肢损伤

第一节　锁骨骨折

一、概述

锁骨干较细，弯曲呈"S"形，内侧半弯凸向前，外侧半弯凸向后，内端与胸骨相连构成关节，外侧与肩峰相连构成肩锁关节，横架于胸骨和肩峰之间，是肩胛带与躯干唯一的联系支架。锁骨骨折为常见骨折，多发生于儿童及青壮年。锁骨外端受侧向伤力，肩部被推向胸壁，常引起锁骨中段骨折，直接外力常引起锁骨内侧段骨折，自上而下的外力常引起外侧段骨折，严重外力可并发锁骨下血管神经损伤或肋骨骨折。

二、损伤机制

间接暴力造成骨折多见，如跌倒时手或肘着地，外力自前臂或肘部沿上肢向近端冲击，肩部着地更多见，撞击锁骨外端造成骨折。间接暴力造成骨折多为斜形或横形，其部位多见于中段，直接暴力造成骨折因着力点不同而异，多为粉碎或横形，幼儿多为青枝骨折。

骨折好发于锁骨中段，因肌肉牵拉和肢体重力骨折断端重叠移位。近段受胸锁乳突肌牵拉向上，远段因上肢重量及胸大肌牵拉向下，向前及向内移位。

三、诊断要点

1. 病史要点　外伤致锁骨部位疼痛，患肩活动受限。

2. 查体要点　锁骨位置表浅，骨折后肿胀、压痛或有畸形，能摸到骨折断端，可有骨擦音、骨擦感，患肢有活动障碍，伤肩下沉并向前内倾斜，上臂贴胸不敢活动，健手托扶患侧肘部，以减轻上肢重量牵拉引起疼痛，注意有无锁骨下血管及臂丛神经受损的情况。

幼儿多为青枝骨折，皮下脂肪丰满，畸形不明显，因不能自述疼痛位置，只有啼哭表现，但患儿头多向患侧偏斜，下颌部转向健侧，此为临床诊断特点之一。

3. 辅助检查

（1）常规检查：摄锁骨正位 X 线片，了解骨折类型。

（2）特殊检查：必要时行 CT 检查及三维重建，明确骨折的详细情况；对怀疑有神经损伤的患者，施行肌电图检查明确诊断。

4. 分类　包括以下分类方法。

（1）按解剖部位分类：①内侧 1/3 骨折。②中 1/3 骨折。③外侧 1/3 骨折。大约 80% 的锁骨骨折发生在中 1/3 段。

（2）外侧 1/3 骨折又可分成 3 个亚型：①无移位骨折，喙锁韧带无断裂。②有移位骨折，喙锁韧带断裂。③关节内骨折，易漏诊，后期可发生创伤性关节炎。

5. 诊断标准　包括以下几点。

（1）患者多有明显外伤史。

（2）查体局部疼痛、肿胀，可有皮下瘀斑，肩关节活动受限。

（3）X 线检查显示骨折。

（4）对难以确诊的患者采用 CT 检查。

四、治疗

1. 治疗原则　锁骨骨折大多数经非手术治疗可获得较好疗效，仅少数需手术治疗。即使骨折对位略差，骨折愈合后对患侧上肢的功能影响很小。

2. 治疗方法

（1）非手术治疗：幼儿和年龄较大的儿童无移位者，用吊带或三角巾保护 3 周；有移位者，常用"8"字绷带固定 3 周。成人无移位者，用吊带或三角巾保护 3～4 周；有移位者，需手法复位，用"8"字绷带或锁骨带固定 6～8 周。全身情况较差者和老年人也可仅用吊带或三角巾保护。

手法复位可在局部麻醉下进行。患者坐在木凳上，双手叉腰，肩部外旋后伸挺胸，医生位于背后，一脚踏在凳上，顶在患者肩胛间区，双手握住两肩向后、向外、向上牵拉纠正。复位后纱布棉垫保护腋窝，用绷带缠绕两肩在背后交叉呈"8"字形，然后用石膏绷带同样固定，使两肩固定在高度后伸、外旋和轻度外展位置（图6-1）。固定后即可练习握拳，伸屈肘关节及双手叉腰后伸，卧木板床休息，肩胛区可稍垫高，保持肩部后伸，3～4 周拆除。锁骨骨折复位并不难，但不易保持位置，愈合后上肢功能无影响，所以临床不强求解剖复位。

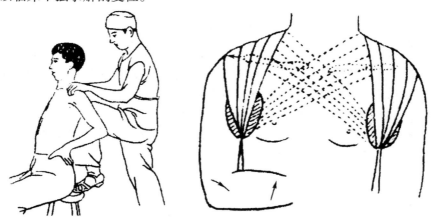

图6-1　锁骨骨折复位法及"8"字形石膏绷带固定法

（2）手术治疗：手术适应证包括 6 个方面。①并发血管神经损伤。②骨折断端间有软组织嵌入。③开放性或多发性骨折。④非手术治疗不能改善骨折的严重移位者。⑤骨折不愈合者。⑥锁骨外端骨折并发喙锁韧带撕裂。

内固定方法：①钢针髓腔内固定。②钢板螺钉内固定。③螺钉内固定。④经皮内固定等。目前多数观点认为钢板螺钉固定较为牢固，可以早期功能锻炼。术后需用三角巾固定 3～6 周。

（谢　峰）

第二节　肩胛骨骨折

一、概述

肩胛骨为一扁宽形不规则骨，位于胸廓上方两侧偏后，肩胛骨对稳定上肢以及发挥上肢的功能起着重要的作用，肩胛骨骨折较为少见，文献报告为 0.4% ~1%。

肩胛骨包括体部、肩胛冈、肩峰、喙突、肩胛颈以及肩盂，喙突是喙肱肌、肱二头肌短头及胸小肌的起点，腋动脉及臂丛神经位于胸小肌腱深层，经喙突的内下方通过，喙突基底的内侧、肩胛骨的上缘部分是肩胛切迹，切迹上有肩胛横韧带桥架相连，肩胛上神经在肩胛横韧带下通过肩胛切迹走向背侧，肩胛上动脉在该韧带上方通过。

肩胛冈的外端为肩峰，在肩峰部位，14 ~16 岁时可出现 2 ~3 个甚至 4 个骨化中心，19 岁时彼此相互融为一体，至 20 ~25 岁时才与肩胛冈融合。有时 25 岁以后，肩峰端仍有一骨化中心未与肩胛冈相融合，X 线片显示为一单独的骨块，称为肩峰骨，双侧同时发生率为 60%，应与肩峰骨折相鉴别。

肩峰与锁骨形成肩锁关节，从而使肩胛骨通过肩锁关节、锁骨、胸锁关节连接，此外肩胛骨通过肌肉与躯干形成软组织连接。肩胛骨的稳定主要由肌肉连接来完成，上臂上举过程中，1/3 的活动发生于肩胛胸壁间，肩胛胸壁之间虽不具备典型的关节结构，但却提供相当于关节功能的活动，肩关节的活动是盂肱关节和肩胛胸壁之间协调一致的活动，肩胛骨旋转到外展位，以便于上臂前屈、内收、上举、外展活动，肩胛骨的活动限定于胸壁的床内。肩胛骨骨折后，肌肉、软组织瘢痕粘连、骨折畸形愈合，可影响肩胛骨的协调运动，从而可使肩关节的活动范围受限。

二、损伤机制

肩胛骨虽然扁薄，但是周缘部位骨质明显增厚，加强了肩胛骨的强度，而且肩胛骨被丰厚的肌肉包绕，形成完整的肌肉保护垫，外力首先作用于软组织，不易造成骨折。此外，肩胛骨在胸壁上有一定的活动度，作用于肩胛骨的外力可以得到一定的缓冲，因此肩胛骨骨折发生率较低。

肩胛骨骨折多为严重暴力引起，高能量、直接外力是造成肩胛骨骨折的主要原因，汽车事故占50%，摩托车事故占 11% ~25%，因此常并发有多发损伤。肩盂骨折多因外力直接作用于肱骨近端外侧，肱骨头撞击盂窝所致。直接外力撞击也可造成肩胛骨骨突部位的骨折，如肩胛冈、肩峰或喙突骨折。部分肩胛骨骨折可由间接外力引起，当上肢伸展位摔倒时，外力通过上肢的轴向传导可造成肩盂或肩胛颈骨折。此外，当肩关节脱位时，可造成盂缘的撕脱骨折，拮抗肌不协调的肌肉收缩，如电休克时也可造成骨突起部位的撕脱骨折。

三、诊断要点

1. 病史要点　有明确的外伤史。肩胛骨骨折后局部疼痛，上臂处于内收位，肩关节活动时疼痛加重。

2. 查体要点　体部骨折时，由于血肿的刺激可引起肩袖肌肉的痉挛，使肩关节主动外展活动明显受限，临床上表现为假性肩袖损伤的体征，应与神经损伤和真正的肩袖损伤相鉴别。当喙突骨折或肩胛体部骨折深吸气时，由于胸小肌和前锯肌带动骨折部位活动可使疼痛加剧。移位的肩胛颈或肩峰骨折时，肩外形变扁，骨折严重时，可见肩部软组织肿胀及瘀斑，并有触压痛，有时可触到骨折部位的异常活动及骨擦音。

诊断骨折的同时，应注意检查肋骨、脊柱以及胸部脏器的损伤。

3. 辅助检查　由于肩胛骨骨折多由高能量直接外力引起，因此并发损伤发生率高达 35% ~98%。多发损伤患者或怀疑有肩胛骨骨折时，应常规拍摄胸部平片。由于肩胛骨平面与胸廓冠状面有一定角度并且相互重叠，因此一般胸部正位片肩胛骨显示不清。根据需要尚需摄肩胛正位、肩胛侧位、腋位和穿胸位 X 线片，肩胛正位片可清楚显示盂窝的骨折，腋位片可显示盂前后缘的骨折，并可确定肱骨头是否有半脱位，向头倾斜 45°前后位片可较清楚显示喙突骨折。

必要时可在麻醉后，在透视的条件下进行动态检查，确定肩关节及骨折的稳定性。对肩胛盂骨折常需施行 CT 检查，关节镜检查也可为确定关节面骨折移位情况以及决定治疗提供帮助。

4. 骨折分类　肩胛骨骨折的分类有多种不同方法。

（1）一般根据解剖部位分类，即可分为肩胛骨体部骨折、肩胛冈、肩盂、喙突、肩峰骨折等，体部骨折最为多见，占肩胛骨骨折的49%～89%，其次为肩胛颈骨折。

（2）根据骨折与肩盂相关的位置以及肩关节整体的稳定性，将肩胛骨骨折可分为稳定的关节外骨折、不稳定的关节外骨折和关节内骨折3种。

稳定的关节外骨折包括肩胛体骨折和肩胛骨骨突部位的骨折，肩胛颈骨折，即使有一定的移位，常相当稳定，也属关节外稳定骨折。

不稳定的关节外骨折为肩胛颈骨折并发喙突、肩峰或锁骨骨折，此种类型骨折使整个肩关节很不稳定。

关节内骨折为肩盂的横行骨折或大块盂缘骨折，常并发肱骨头脱位或半脱位。

（3）Zdravkovic和Damhoh将肩胛骨骨折分为3种类型：Ⅰ型为体部骨折；Ⅱ型为骨突部位的骨折，如喙突、肩峰骨折；Ⅲ型为肩胛骨外上部位的骨折，即肩胛颈、肩盂的骨折。Ⅲ型骨折是肩胛骨骨折中最需要特殊治疗和最难以治疗的部位，移位的或粉碎的Ⅲ型骨折只占全部肩胛骨骨折的6%左右，肩盂骨折中只有10%有明显的骨折移位。

（4）肩盂骨折约占肩胛骨骨折的10%，Ideberg根据300例肩盂骨折的病例分析，将肩盂骨折进行分型，并限定肩盂骨折是由肱骨头直接撞击所致，盂缘骨折块一般较大，而肩脱位时并发的盂缘小片撕脱骨折不属于此分类。根据盂的骨折部位和损伤程度，Ideberg将肩盂骨折分为如下类型。

Ⅰ型骨折是盂缘骨折，盂前缘骨折为Ⅰa型，盂后缘骨折为Ⅰb型。

Ⅱ型骨折是外力通过肱骨头，斜向内下方撞击盂窝，造成自盂窝至肩胛体的外缘骨折，形成盂窝下半骨折块移位。

Ⅲ型骨折是外力通过肱骨头斜向内上方撞击盂窝，造成盂窝外上部分骨折。骨折块可包括盂内上部关节面和喙突，骨块向内上方移位，常并发肩峰、锁骨骨折或肩锁关节脱位。

Ⅳ型骨折是肱骨头撞击盂窝的中央，骨折线横行通过盂窝，并通过肩胛体部至肩胛骨内缘，肩胛骨连同盂窝横向分裂为二，上方骨块较小，下方骨块较大。

Ⅴ型骨折是Ⅱ、Ⅲ、Ⅳ型骨折的组合损伤，其主要损伤是从盂窝至肩胛骨内缘的横行骨折，是由更加复杂、强大的外力引起，可分为3种类型。

Ⅴa型是Ⅱ型和Ⅳ型损伤的组合，即有肩胛骨横行骨折再加一盂窝至肩胛体外下缘的骨折线，形成一附加盂下方的分离骨块。

Ⅴb型是Ⅲ型和Ⅳ型损伤的组合，即再附加一盂上方分离的骨折块。

Ⅴc型是Ⅱ、Ⅲ、Ⅳ型损伤的组合，即盂上、下方各增加一附加的骨块。

Ⅵ型骨折是盂窝严重的粉碎骨折。

（5）喙突骨折占全部肩胛骨骨折的2%～5%，Eyres根据损伤机制及骨折部位及范围将喙突骨折分为5种类型。

Ⅰ型为喙突顶端或骺的骨折。

Ⅱ型为喙突中部骨折。

Ⅲ型为喙突基底骨折。

Ⅳ型为波及肩胛体上部的骨折。

Ⅴ型为延及肩盂的骨折。

5. 诊断标准

（1）患者多有明显外伤史，局部疼痛，上臂处于内收位，肩关节活动时疼痛加重。

（2）查体：局部疼痛，肩部软组织肿胀淤血，并有触压痛，有时可触到骨折部位的异常活动及骨擦音，肩关节活动受限。

（3）X线显示骨折。

（4）对关节盂骨折可进行CT检查，进一步了解骨折情况。

四、治疗

肩胛骨骨折中绝大多数病例采用非手术方法治疗，由于血液循环丰富，骨折愈合较快，只有少数病例需进行手术治疗。

1. 体部及肩胛冈骨折 一般经过保守治疗即可取得满意的结果,以三角巾悬吊上肢或将上肢固定于胸壁,伤后48小时内骨折部位可以冷敷,以减轻水肿及出血,也可减轻疼痛。伤后1周,即可令肩关节做钟摆样运动,进行功能操练,防止肩关节粘连。有学者报道,肩胛体骨折移位超过1 cm,手术治疗者功能恢复较满意。

2. 肩胛颈骨折 对无移位或轻度移位的肩胛颈骨折,采用保守治疗,三角巾保护患肢2~3周,伤后1周内开始肩关节功能锻炼。

对有明显移位的肩胛颈骨折可采用尺骨鹰嘴牵引3~4周,再改用三角巾保护治疗,也可进行手法整复,再以肩人字石膏固定6~8周。

肩胛颈骨折并发同侧锁骨骨折时,由于失去锁骨的支撑稳定作用,使得颈部骨折移位明显而且很不稳定,称为浮动肩,应施行锁骨切开复位,并用钢板固定。锁骨骨折复位固定后,肩胛颈骨折也即得到大致的复位而不必手术治疗,并可获得相对的稳定。

3. 肩峰骨折 无移位的肩峰骨折,保守治疗即可,以三角巾悬吊上肢,症状消失后早期功能锻炼。对移位的肩峰骨折、骨折不愈合的肩峰骨折,应切开复位内固定,以张力带钢丝或钢板螺钉内固定,肩峰基底部骨折不愈合的可能性较大,早期切开复位内固定是良好的选择。

4. 喙突骨折 Eyres I~III型喙突骨折一般可施行非手术治疗,用三角巾保护3周。IV型及V型的移位骨折多需手术复位以松质骨螺钉固定,喙突骨折并发臂丛神经受压迫或通过肩胛切迹部位的骨折并发肩胛上神经损伤,经肌电图检查证实有冈上肌和冈下肌麻痹时,应施行手术探查。

5. 肩胛盂骨折 对大多数无移位和轻度移位的肩盂骨折可用三角巾或吊带保护,一般制动6周,早期开始肩关节功能锻炼。

盂缘的小片撕脱骨折,一般是肱骨头脱位时由关节囊、唇撕脱所致,前脱位时发生在盂前缘,后脱位时见于盂后缘。肱骨头复位后,采用三角巾或吊带保护3~4周。

根据Ideberg分类来决定手术方案。

I型骨折:如骨折移位大于1 cm,骨折块占关节面1/4以上,即有可能造成不稳定,需手术治疗。

II型骨折:肱骨头移位,盂肱关节不对称,关节面台阶超过0.5 cm,即有手术指征。

III型骨折:关节面台阶超过0.5 cm,同时关节上方悬吊复合体损伤,就应考虑手术。

IV型骨折:关节面台阶超过0.5 cm,上下方骨折块有分离,即有手术指征。

V型骨折的手术指征是:关节面台阶超过0.5 cm,关节面分离,肱骨头移位,盂肱关节不对称,肩关节上方悬吊复合体损伤伴关节盂移位。

VI型骨折:由于盂窝严重粉碎,不论骨块移位与否或有无肱骨头半脱位的表现,都宜进行切开复位。如果肩上方悬吊复合体有严重损伤,可手术复位、固定,改善盂窝关节面的解剖关系。

(谢 峰)

第三节 肩关节脱位

一、概述

在关节脱位中,肩关节脱位最为常见,约占全身关节脱位的50%。这与肩关节的解剖和生理特点有关,如肱骨头大、关节盂浅而小、关节囊松弛、其前下方组织薄弱、关节活动范围大、遭受外力的机会多等,肩关节脱位多发生在青壮年,男性较多。

二、损伤机制

肩关节脱位按肱骨头的位置分为前脱位和后脱位。肩关节前脱位者多见,常因间接暴力所致,如跌倒时上肢外展外旋,手掌或肘部着地,外力沿肱骨纵轴向上冲击,肱骨头自肩胛下肌和大圆肌之间薄弱部撕脱关节囊，向前下脱出，形成前脱位。肱骨头被推至肩胛骨喙突下，形成喙突下脱位，如暴力较大，肱骨头再向前移至锁骨下，形成锁骨下脱位。后脱位很少见，多由于肩关节受到由前向后的暴力作用或在肩关节内旋位跌倒时手部着地引起。肩关节脱位如在初期治疗不当，可发生习惯性脱位。

三、诊断要点

1. 病史要点　外伤性肩关节前脱位均有明显的外伤史，肩部疼痛、肿胀和功能障碍。

2. 查体要点　伤肢呈弹性固定于轻度外展内旋位，肘屈曲，用健侧手托住患侧前臂。外观呈"方肩"畸形，肩峰明显突出，肩峰下空虚，在腋下、喙突下或锁骨下可摸到肱骨头。伤肢轻度外展，不能贴紧胸壁，如肘部贴于胸前时，手掌不能同时接触对侧肩部（Dugas 征，即搭肩试验阳性）。

后脱位临床症状不如前脱位明显，主要表现为喙突明显突出，肩前部塌陷扁平，在肩胛下部可以摸到突出的肱骨头，上臂略呈外展及明显内旋的姿势。

3. 辅助检查　X 线检查可明确脱位类型和确定有无骨折情况。

4. 诊断标准

（1）患者多有明显外伤史，肩部疼痛、肿胀和功能障碍。

（2）查体：伤肢呈弹性固定于轻度外展内旋位，外观呈"方肩"畸形，Dugas 征阳性。

（3）X 线：明确脱位类型。

四、治疗

1. 保守治疗　脱位后应尽快复位，选择适当的麻醉方法（臂丛麻醉或全身麻醉），使肌肉松弛并使复位在无痛下进行，注意防止在复位过程中造成医源性骨折，习惯性脱位可不用麻醉。复位手法要轻柔，禁用粗暴手法以免发生骨折或神经损伤等附加损伤。常用复位手法有如下 3 种。

（1）手拉足蹬法（Hippocrate 法）：患者仰卧，术者位于患侧，双手握住患肢腕部，足跟置于患侧腋窝，两手用稳定持续的力量牵引，牵引中足跟向外推挤肱骨头，同时旋转，内收上臂即可复位（图 6-2），复位时可听到响声。

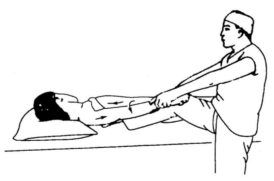

图 6-2　手拉足蹬法

（2）科氏法（Kocher 法）：此法在肌肉松弛下进行容易成功，切勿用力过猛，防止肱骨颈受到过大的扭转力而发生骨折。手法步骤：一手握腕部，屈肘到 90°，使肱二头肌松弛，另一手握肘部，持续牵引，轻度外展，逐渐将上臂外旋，然后内收使肘部沿胸壁近中线，再内旋上臂，此时即可复位，并可听到响声（图 6-3）。

（3）牵引推拿法：患者仰卧，第一助手用布单套住胸廓向健侧牵拉，第二助手用布单通过腋下套住患肢向外上方牵拉，第三助手握住患肢手腕向下牵引并外旋内收，三方面同时徐徐持续牵引，术者用手在腋下将肱骨头向外推送还纳复位（图 6-4）。

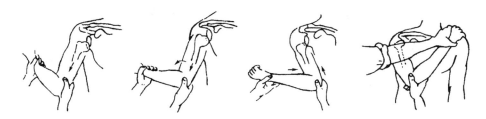

图6-3　科氏法

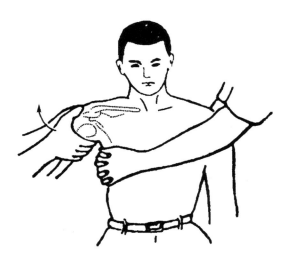

图6-4　牵引推拿法

后脱位可用足蹬法或牵引推拿法复位。

复位后肩部即恢复圆钝丰满的正常外形，腋窝、喙突下或锁骨下摸不到脱位的肱骨头，搭肩试验变为阴性，X线检查肱骨头在正常位置上。如并发肱骨大结节撕脱骨折，因骨折片与肱骨干间多有骨膜相连，在多数情况下，肩关节脱位复位后撕脱的大结节骨片也随之复位。

复位后处理：肩关节前脱位复位后应将患肢保持在内收内旋位置，腋部放棉垫，再用三角巾、绷带或石膏固定于胸前，3周后开始逐渐做肩部摆动和旋转活动，但要防止过度外展、外旋，以防再脱位。后脱位复位后则固定于相反的位置（外展、外旋和后伸位）。

2. 手术复位　有少数肩关节脱位需要手术复位，其适应证为：肩关节前脱位并发肱二头肌长头肌腱向后滑脱阻碍手法复位者；肱骨大结节撕脱骨折，骨折片卡在肱骨头与关节盂之间影响复位者；并发肱骨外科颈骨折，手法不能整复者；并发喙突、肩峰或肩关节盂骨折，移位明显者；并发腋部大血管损伤者。

3. 陈旧性肩关节脱位的治疗　肩关节脱位后超过3周尚未复位者，为陈旧性脱位。关节腔内充满瘢痕组织，与周围组织粘连，周围的肌肉发生挛缩，并发骨折形成骨痂或畸形愈合，这些病理改变都阻碍肱骨头复位。

陈旧性肩关节脱位的处理：脱位在3个月以内，年轻体壮，脱位的关节仍有一定的活动范围，X线片无骨质疏松和关节内、外骨化者可施行手法复位。复位前，可先进行患侧尺骨鹰嘴牵引1～2周；如脱位时间短，关节活动障碍轻易可不作牵引。复位在全身麻醉下进行，先进行肩部按摩并作轻轻地摇摆活动，以解除粘连，缓解肌肉痉挛，便于复位，复位操作采用牵引推拿法或足蹬法，复位后处理与新鲜脱位者相同。必须注意，操作切忌粗暴，以免发生骨折和腋部神经血管损伤。若手法复位失败或脱位已超过3个月者，对于青壮年伤员，可考虑手术复位。如发现肱骨头关节面已严重破坏，则应考虑做肩关节融合术或人工关节置换术。肩关节复位手术后，活动功能常不满意，对于年老患者，不宜手术治疗，应鼓励患者加强肩部活动。

4. 习惯性肩关节前脱位的治疗　习惯性肩关节前脱位多见于青壮年，究其原因，一般认为首次外伤脱位后造成损伤，虽经复位，但未得到适当有效的固定和休息，由于关节囊撕裂或撕脱、软骨盂唇及盂缘损伤没有得到良好修复，肱骨头后外侧凹陷骨折变平等病理改变，关节变得松弛，以后在轻微外力或做某些动作如上肢外展外旋和后伸动作时可反复发生脱位。肩关节习惯性脱位诊断比较容易，X 线检查时，除摄肩部前后位平片外，应摄上臂 60°～70°内旋位的前后 X 线片，如肱骨头后侧缺损可以明确显示。

对习惯性肩关节脱位，如脱位频繁宜用手术治疗，目的在于增强关节囊前壁，防止过分外旋外展活动，稳定关节，避免再脱位。手术方法较多，较常用的有肩胛下肌关节囊重叠缝合术和肩胛下肌止点外移术。

（申意伟）

第四节　肱骨近端骨折

一、概述

肱骨近端骨折的类型和患者人群各不相同，治疗目标是重建无痛、满意的肩关节功能，这主要通过重建骨的解剖结构和保护软组织完整来达到，治疗因患者和骨折的众多变异因素不同而差异较大。

肱骨近端由 4 个解剖部分组成：大结节、小结节、肱骨干和肱骨头。解剖颈是以前骺板的部位，外科颈则位于结节和解剖颈的远端，该区域皮质薄，使其结构薄弱易于骨折。颈干角平均 145°，肱骨头相对于纵轴线后倾 25°～30°，肩胛带肌和肩袖止点使肱骨近端处于平衡状态，每一个部分的骨折都会破坏这种平衡，对骨折块造成变形力，胸大肌通过其在肱骨干的止点对肱骨干施加向前和向内的变形力，冈上肌、冈下肌和小圆肌附着于大结节，对肱骨头施加外旋力，肩袖的完整性比骨质量更重要，尤其对老年人而言。骨折时，肱骨头关节部分的位置由保留下来的骨—韧带止点来决定，这些变形力及其带来的骨折块移位使得闭合方法很难达到满意的复位。

肱骨头的供血动脉主要来自旋肱前动脉的分支，旋肱前动脉来自腋动脉，旋肱前动脉沿肩胛下肌下缘水平走行向外，于喙肱肌深层通过，到达二头肌腱沟处，并发出一升支，在大结节的水平进入骨内，在骨内弯曲走行通向后内，供应头部的大部血运。在头内弯曲走行的血管称为弓形动脉，此外，通过大、小结节肌腱附着于骺端的血管以及旋后动脉的分支——后内侧血管，肱骨头也能得到部分血液供应。在肱骨近端四部分骨折后，上述血管都被损伤，易造成肱骨头坏死。

二、诊断要点

1. 病史要点　同样的外力作用于肱骨近端，由于年龄因素以及骨与关节囊韧带结构的强度不同，可发生不同类型的损伤。一般肱骨近端骨折均有明显的外伤史，造成肱骨近端骨折最常见的外伤机制是上肢伸展位摔伤所致。造成骨折的外力多较轻微或为中等强度，而发生骨折的内在因素是骨质疏松。年轻患者遭受严重的外力，可造成严重的损伤，常表现为骨折伴盂肱关节脱位。造成肱骨近端骨折的另一种外伤机制是上臂过度旋转，尤其是在上臂外展位过度旋转时，肱骨上端与肩峰相顶触发生。还有一种外伤原因是肩部侧方遭受直接外力所致，可造成肱骨大结节骨折。此外，肿瘤转移性病变，可使骨质破坏，骨强度减弱，遭受轻微外力即可发生骨折，肱骨近端是病理骨折好发部位之一。

2. 查体要点
（1）伤后患侧肩部疼痛、肿胀、活动受限。
（2）外伤 24 小时后肩胛带区、患侧上肢以及胸廓广泛的瘀斑。
（3）由于肩部肿胀，局部畸形可不明显。
（4）主动、被动活动时可引起疼痛加重，可听到骨擦音。

3. 辅助检查　包括以下几点。

（1）常规检查：最先摄与肩胛骨纵轴垂直和平行的肩胛正侧位像，还需摄腋位像来判断脱位、结节移位程度和关节盂损伤的情况，该 X 线片需很少的外展，否则会引起患者的不适，改良 Velpeau 腋位像是退而求其次的方法。

（2）特殊检查：肱骨头的劈裂和压缩损伤最好通过 CT 来加以鉴别，该技术可以进一步了解骨折程度、骨折块移位情况以及肱骨头和关节盂损伤的范围。

4. 分类　Neer 在 1970 年建立了四部分分型系统，尽管其可重复性有争论，但 Neer 分型仍是评估和治疗常用的标准，Neer 将肱骨近端分为四部分：肱骨头或解剖颈、大结节、小结节、肱骨干或外髁颈，分型时考虑到骨折的部位和骨折块的数目，分类的依据是骨折移位的程度，即移位大于 1 cm 或成角畸形大于 45° 为明显移位。

5. 诊断标准　包括以下几点。

（1）典型的外伤史。

（2）伤后患肩疼痛、肿胀、活动受限。

（3）肩胛正侧位像，腋窝位像，改良 Velpeau 腋窝像提示。

（4）肱骨头的劈裂和压缩损伤最好通过 CT 加以鉴别。

6. 鉴别诊断　本病需要和下列疾病相鉴别。

（1）肩关节脱位：有外伤史，局部疼痛，方肩畸形，患肢活动障碍，需拍摄 X 线片明确诊断。

（2）肱骨病理性骨折：只需要很小的暴力即引起骨折，患者可有肿瘤病史，拍摄 X 线片可显示局部骨质异常，对疑有病理性骨折时，需进行 CT 扫描、ECT（全身同位素骨扫描）或 MRI 检查。

三、治疗

肱骨近端骨折的治疗原则是争取理想的复位，尽可能地保留肱骨头的血液循环供应，保持骨折端的稳定，并能早期开始功能锻炼。但也要认识到肩关节是全身活动范围最大的关节，因此一定程度的畸形，由于活动范围的代偿，一般不会造成明显的功能障碍。因此，在决定治疗方案时，除根据骨折的移位、成角的大小及骨折的解剖部位等因素外，尚需考虑患者年龄、全身状况、并发损伤、医疗技术条件等因素综合分析判断。

1. 轻度移位骨折（一部分骨折）　肱骨近端骨折中 80% ～ 85% 为轻度移位骨折，一般均可采用非手术方法治疗。由于骨折块间没有明显的移位和成角畸形，骨块间仍留有一定的软组织联系，因此，骨折比较稳定，一般无须再复位。初期治疗是适当制动，保持患者舒适与骨折的稳定，早期开始肩关节功能锻炼，一般皆可取得满意的治疗效果。对有一定的移位或成角的骨折，也可给予适当的整复后采用相应的方法制动。一般可使用颈腕吊带、三角巾将患肢保护于胸侧，腋窝部垫一棉垫，也可采用绷带、棉垫将患肢包扎固定于胸侧，以达到制动、止痛舒适的效果。制动 7 ～ 10 天后，当肿胀开始消退、疼痛减轻，骨折端相对更为稳定后，即可开始肩关节功能锻炼。功能锻炼期间需间断拍摄 X 线片，复查骨折有无移位，以便指导功能锻炼的进程。功能锻炼的活动范围和强度应由小到大、循序渐进。初期主要为被动活动，增加活动范围为主，随着软组织的修复及骨折的愈合进程，逐渐转变为主动的增进肌肉力量的锻炼和抗阻力功能锻炼，一般每日练习 3 ～ 4 次，每次持续 20 ～ 30 分钟，初期功能锻炼时可配合应用止痛药物。

2. 两部分解剖颈骨折　解剖颈骨折较为少见，由于肱骨头的血液循环受到破坏，因此，肱骨头易发生缺血坏死。对于年轻患者，早期仍建议采用切开复位内固定。术中操作应力求减少软组织的剥离，减少进一步损伤肱骨头血运，尤其头后内侧仍连有部分干骺端骨折块时，肱骨头有可能经由后内侧动脉得到部分供血而免于坏死。此外，有碎骨块或解剖复位有困难时，可接受一定的骨折移位，不必强求解剖复位而增加更多的软组织剥离。内固定应力求简单有效，多采用克氏针、螺钉或钢丝张力带固定，以减少手术创伤。如果肱骨头骨折块较小，难以进行内固定或老年患者，可进行一期人工肱骨头置换术。

3. 两部分外科颈骨折　移位的外科颈骨折原则上应首选闭合复位治疗，闭合复位应在满意的麻醉下进行，全身麻醉效果较好，以保证肌肉松弛，易于手法操作及复位。复位操作应轻柔，根据创伤解剖及移位的方向按一定的手法程序进行，不要盲目、反复、粗暴地进行复位，否则不仅增加损伤，而且使骨折端变得圆滑，影响骨折端的稳定，有条件者可在 C 形臂 X 线透视机监视下进行复位，移位的外科颈骨折可分为骨折端间成角嵌插、骨折端间完全移位以及骨折端间粉碎移位 3 种类型，嵌插成角畸形大于 45°者，应予手法矫正。外科颈骨折正位 X 线片上为内收畸形，侧位多有向前成角畸形，整复时需先进行轻柔牵引，以松动骨干与近骨折端间的嵌插，然后前屈和轻度外展骨干，矫正成角畸形。整复时牵引力不要过大，避免骨端间的嵌插完全解脱，影响骨端间的稳定。复位后用颈腕吊带或绷带包扎固定，也可采用石膏夹板固定。断端间有移位的骨折，近骨折块因大、小结节完整，旋转肌力平衡，因此肱骨头没有旋转移位；远骨折段因胸大肌的牵拉向前、内侧移位，整复时应先沿上臂向远侧牵引，当骨折断端达到同一水平时，轻度内收上臂以中和胸大肌牵拉的力量，同时逐渐屈曲上臂以使骨端复位，最好能使骨端复位后正位片上呈轻度外展关系，整复时助手需在腋部行反牵引，并以手指固定近端骨折块，同时，帮助推挤骨折远端配合术者进行复位。复位后如果稳定，则可以吊带及绷带包扎固定或以石膏固定，如果骨折复位后不稳定，可进行经皮穿针固定，骨折复位后，自三角肌止点以上部位进针斜向内上至肱骨头，一般以两枚克氏针固定，然后从大结节部位进针斜向内下以第三枚针固定。最好在 C 形臂 X 线透视机监视下操作，核实复位固定后，将克氏针尾剪断并折弯留于皮下，必要时可在前方经远端骨折块向头方向以第四枚针固定。术后以三角巾保护，早期进行肩关节功能锻炼，术后 4～6 周，可拔除固定针。有时骨端间由于软组织嵌入，影响骨折的复位，肱二头肌长头肌腱夹于骨块之间是常见的原因，此时只能采用切开复位内固定治疗，手术操作应减少软组织的剥离，可以松质骨螺钉、克氏针、钢丝缝合固定或以钢板螺钉固定。粉碎型的外科颈骨折，如果移位不明显，复位改善移位后以吊带、绷带或以石膏夹板固定，有时也可采用肩人字石膏固定或应用尺骨鹰嘴骨牵引维持复位，上臂置于屈曲，轻度外展位，待骨折处相对稳定或有少量骨痂时，可去除牵引，以三角巾保护，并开始肩关节功能锻炼。如粉碎骨折移位明显，不能进行闭合复位或很不稳定时，则需进行切开复位内固定，一般可用钢板螺钉内固定，如内固定后骨折断端仍不稳定时，则需加用外固定保护。

4. 两部分大结节骨折　移位大于 1 cm 的大结节骨折，骨折块向后上方移位，肩外展时大结节与肩峰撞击，影响盂肱关节功能，应采用手术治疗，缝合固定。盂肱关节前脱位并发大结节骨折发生率较高，一般应先进行闭合复位肱骨头，脱位复位后大结节骨块多也自动复位，可采用非手术方法治疗，如骨块不能复位时，则需进行手术复位固定。

5. 两部分小结节骨折　单独小结节骨折极为少见，常并发于肩关节后脱位，骨块较小，不影响肩关节内旋时，可进行保守治疗，骨块较大且影响内旋活动时，则应进行切开复位、缝合固定。

6. 三部分骨折　三部分骨折原则上应手术治疗，手法复位难以成功。由于肱骨头的血液循环受到部分损伤，因此肱骨头有缺血坏死的可能。手术的关键是将移位的结节骨块与肱骨头及干骺端骨块复位固定，无须力求解剖复位而剥离更多的软组织，以免增加损伤肱骨头的血液循环。内固定以克氏针、钢丝、不吸收缝线固定为主，不宜采用钢板、螺钉固定。有报告经钢板固定治疗者，肱骨头坏死率高达34%。年老、严重的骨质疏松者，难以进行内固定维持复位时，可进行人工肱骨头置换术。

7. 四部分骨折　四部分骨折常发生于老年人、骨质疏松者。肱骨头缺血坏死发生率比三部分骨折更高，有的报告高达13%～34%，年轻患者一般应施行人工肱骨头置换术。在肱骨头骨折块没有脱位，并保留有一定软组织附着的条件下，可试行切开复位，以克氏针、钢丝等较小创伤的内固定物固定。

8. 骨折脱位　包括以下几种。

（1）两部分骨折脱位：盂肱关节脱位并发结节移位骨折时，应先复位肱骨头，关节脱位复位后，结节骨块也多可复位，复位后以吊带或绷带固定患肩。肩关节脱位复位后，如果结节骨块仍有明显移位时，需手术复位固定结节骨块。肱骨头脱位并发解剖颈骨折移位时，多需施行人工肱骨头置换术。肱骨头脱位并发外科颈移位骨折时，可先施行闭合复位肱骨头，然后复位外科颈骨折，如闭合复位不成功，则需施行切开复位内固定。

（2）三部分骨折脱位：一般均需切开复位肱骨头及移位的骨折，选择克氏针、螺钉、钢丝缝合固定，术中注意减少组织剥离。

（3）四部分骨折脱位：由于肱骨头失去血液供应，因此应施行人工肱骨头置换术。

9. 肱骨头嵌压和劈裂骨折　肱骨头嵌压骨折一般是关节脱位的并发损伤，头压缩面积小于20%的新鲜损伤，可进行保守治疗。后脱位常发生于较大面积的头压缩骨折，如果压缩面积达20%～45%时，由于肩关节不稳，可发生复发性后脱位，需进行肩胛下肌及小结节移位至骨缺损处，以螺钉固定。压缩面积大于45%时，需进行人工肱骨头置换术。肱骨头劈裂骨折或粉碎骨折多需进行人工肱骨头置换术，对于年轻患者而言，如果肱骨头骨折块连有较长的颈骨片时，肱骨头骨折块可能仍保留有一定血循环供应，可进行切开复位内固定。

（申意伟）

第五节　肱骨干骨折

一、概述

肱骨干骨折的发生率占所有骨折的1%～3%，可发生在任何年龄段，但在各人群中的发生原因不同，骨折可同时并发神经损伤，因此细致地询问病史和体检非常重要。完整的软组织覆盖和丰富的血供为骨折愈合提供了良好的环境，大多数病例保守治疗能够获得成功的愈合和优良的功能结果，但附着在肱骨上的多个肌肉共同作用可引起畸形和患者的不适，所以部分骨折仍需要手术治疗。成功的治疗方法包括接骨板、髓内钉和外固定支架固定。手术入路可选择前路、前外侧、外侧、内侧或后方入路，对于骨折时或闭合复位时发生桡神经瘫痪者应特别引起注意。

二、诊断要点

1. 病史要点　大多数肱骨干骨折由创伤引起，摔倒时前臂伸展或体育活动时的低能量机制引起，螺旋骨折可由摔跤或投掷造成。更为复杂的肱骨干骨折并发更高能量的损伤机制，包括交通事故、高处坠落、工业事故和火器伤。在这类骨折中，辨别病因很重要，因为高能量损伤和开放性骨折常并发肢体的神经和血管损伤。桡神经损伤可并发于远端骨折和开放性骨折，病理性骨折更多见于老年人群，常由低能量损伤机制造成，多并发代谢性或转移性肿瘤疾病。

2. 查体要点　肱骨干骨折并发有疼痛、肿胀和上肢畸形，除了患者因多发伤无反应外，都容易诊断。骨折相对于肌肉止点的位置决定了畸形和骨折块移位的特点，在胸大肌止点近端的骨折，近端骨折块外展并因肩袖作用而外旋，同时，远端骨折块因胸大肌作用而向内移位；发生在胸大肌止点和三角肌止点之间的骨折特点是近端骨折块的内收和向内移位，以及远端骨折块因三角肌作用而向近端和外侧移位；发生在三角肌止点远端的骨折，近端骨折块受牵拉而外展，而远端骨折块发生轴向短缩。必须强调准确、完整体检记录的重要性，应进行细致的软组织和神经系统检查，由于桡神经与肱骨干邻近（尤其在中远端1/3处），易于损伤。应检查手的虎口背侧感觉和伸腕、伸指的运动功能；正中神经和尺神经的损伤不太常见。如进行闭合手法复位，必须再次进行神经和血管检查。

3. 辅助检查　影像学检查应包括肱骨干和相邻关节的两个彼此垂直的X线片（前后位和侧位），应拍摄肩肘关节的X线片以排除并发损伤和延至关节内的骨折，如果体检提示漂浮肘或漂浮肩，应进行前臂或肩部影像学检查加以排除。对有神经功能缺失的患者不宜在最初的7～10天内进行电生理检查。除病理性骨折外，不一定需要CT、MRI和骨扫描检查。

4. 分类　肱骨干骨折的分型见图6-5。

5. 诊断标准　包括以下几点。

（1）典型外伤史。

（2）体格检查发现有疼痛、肿胀和上臂畸形。

（3）肱骨干和相邻关节的2个彼此垂直的X线片（前后位和侧位）提示。

（4）对可疑骨折和怀疑病理性骨折者进行CT、MRI和骨扫描检查明确。

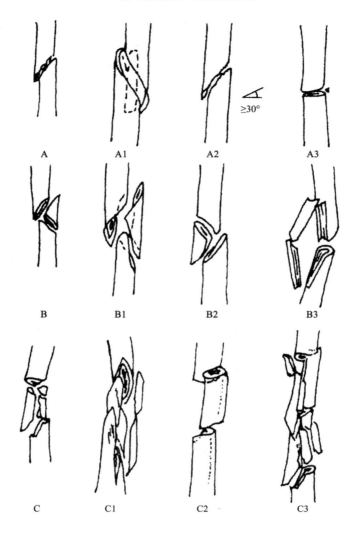

图 6-5　肱骨干骨折分型

A. 简单骨折。A1. 简单骨折，螺旋形；A2. 简单骨折，斜形；A3. 简单骨折，横断

B. 楔形骨折。B1. 楔形骨折，螺旋楔形；B2. 楔形骨折，弯曲楔形；B3. 楔形骨折，粉碎楔形

C. 复杂骨折。C1. 复杂骨折，螺旋形；C2. 复杂骨折，多段；C3. 复杂骨折，无规律

三、治疗措施

1. 保守治疗　适用于移位不明显的简单骨折（A1，A2，A3）及有移位的中下 1/3 骨折经手法整复可以达到功能复位标准的。常用的有悬垂石膏、"U" 形或 "O" 形石膏、小夹板固定、肩人字石膏、外展架加牵引或尺骨鹰嘴牵引等。

2. 手术治疗　适应证：①开放性骨折（Ⅱ型及以上）。②不能接受的对线不良。③浮动肘或浮动肩。④双侧肱骨骨折。⑤病理性骨折。⑥多发伤（脑外伤、烧伤、胸外伤、多发骨折）。⑦骨不连。⑧涉及关节内的骨折。伴有桡神经损伤不是探查或切开复位内固定的指征，但骨折复位时出现桡神经损伤则是探查指征，另外伴有臂丛神经损伤时，固定肱骨可使患肢早期康复，缩短住院时间。伴有下肢损伤时，肱骨干内固定后辅助应用石膏托或支架，使前臂掌侧和上臂内侧部分负重，有利于尽早扶拐行走。可选择的固定方法有开放复位钢板螺钉固定、髓内钉固定，只有当开放性骨折大量骨质缺损或广泛粉碎性骨折无法应用内固定时，才考虑用外固定支架。

（1）钢板螺钉固定：钢板螺钉固定被许多创伤专家认为是金标准，良好的手术技巧可达到解剖复位和坚强内固定。钢板螺钉固定的最大益处是它能完全恢复肱骨干的长度、控制肱骨干的旋转和成角，复位质量高于其他外科治疗，并可避免对肩、肘关节功能的影响，使病程缩短至最小，对肩关节功能恢复尤其有利。

（2）髓内钉固定：和其他长管状骨一样，肱骨干骨折也适合髓内钉治疗。髓内钉可经肱骨大结节顺行置入，也可由肱骨髁上逆行置入，应用 Enders 钉、Hackethal 钉和 Rush 钉后骨折愈合率超过 90%，硬质交锁钉因其强大的稳定性和可靠的治疗效果已取代了软质、半硬质钉，主要用于更为严重的粉碎性骨折。

（申意伟）

第六节　肱骨髁上骨折

一、概述

肱骨髁上骨折是指肱骨远端内外髁上方 2～3 cm 处的骨折，以小儿最为多见。发生率居肘部骨折首位，6～7 岁为发病高峰年龄，72.4% 的病例为 10 岁以下的儿童。肘内翻是肱骨髁上骨折最常见的并发症之一。治疗的同时着重应预防神经、血管损伤、Volkmann 缺血挛缩。

二、诊断要点

1. 病史要点　多为间接暴力引起，如跌倒时手掌着地，暴力经前臂向上传递，身体向前倾，由上向下产生剪应力，使肱骨干与肱骨髁交界处发生骨折；或者跌倒时肘关节处于屈曲位，肘后方着地，暴力传导至肱骨下端导致骨折。

2. 查体要点　肘部出现弥漫性肿胀、皮下瘀斑，肘部呈枪托样双曲畸形，局部明显压痛，有骨擦音及异常活动，肘关节前后方可扪到骨折断端，肘后三角关系正常。应注意有无神经血管损伤，腕部有无桡动脉搏动，手的感觉及运动功能。

3. 辅助检查

（1）常规检查：肱骨髁上骨折一般通过临床检查多能做出初步诊断，肘关节的正侧位 X 线片有助于了解骨折类型各移位情况，裂缝骨折有时需照斜位片才能分辨骨折线。

（2）特殊检查：必要时可施行多排螺旋 CT 加二维重建来确诊。当怀疑有肱动脉损伤时，需施行动脉多普勒超声检查。

4. 分类　肱骨髁上骨折根据不同的分类方法可以分为不同的类型。

（1）按受伤机制分类：可分为伸直型和屈曲型（图 6-6）。

（2）Gartland 分类：1959 年 Gartland 把伸展型骨折分为 3 型，Ⅰ型、Ⅱ型和Ⅲ型，其中Ⅱ型又可分为ⅡA 型和ⅡB 型（图 6-7）。

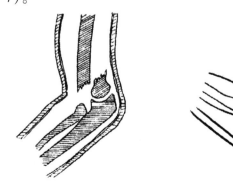

图 6-6　伸直型和屈曲型肱骨髁上骨折

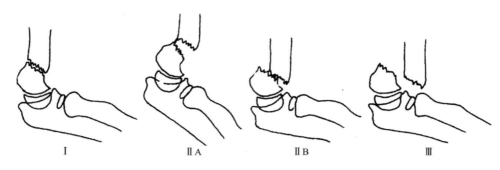

I ⅡA ⅡB Ⅲ

图6-7 Gartland 分类

三、治疗

1. 保守治疗 治疗措施如下。

（1）闭合复位外固定：是治疗儿童肱骨髁上骨折最常用的方法，但这种治疗方法所带来的并发症很高，肘内翻发生率为24%~58%，Volkmann 缺血挛缩的发生率为3%。手法复位尺偏畸形发生率高的主要原因是骨折断端旋转，骨折端受到前臂重力作用向尺侧倾垂，近端骨膜对远端骨折牵拉，是造成肘内翻的主要原因。闭合复位易加重创伤，复位成功率难以确定，复位后维持对位较为困难，肿胀消退后有再移位的可能。需要再整复者，可能引起关节僵硬和骺板损伤，并且皮肤水疱破损处理困难，功能恢复差，因此，闭合复位夹板或石膏固定只用于无移位的骨折。

（2）骨牵引对治疗：肱骨髁上骨折是一种简单、安全、可靠的方法，并且是纠正尺偏和旋转、防止肘内翻的最佳方法。其主要优点：①操作简单，创伤小。②小儿骨折愈合快，牵引2~3周即可，对肘关节功能影响不大。③采用悬吊式牵引，使患肢处于高位，利于消肿，对防止缺血性挛缩比其他方法有优越性。④配合床边X线机或C形臂X线透视机，能够及时发现和调整骨折的再移位，保证骨折正常愈合，防止肘内翻的发生。对新鲜肱骨髁上骨折，如肿胀严重或手法复位失败者可选用骨牵引，牵引1~2周后可改用石膏固定，也可牵引至骨愈合。

2. 手术治疗 治疗方法如下所述。

（1）闭合复位经皮穿针固定：在C形臂X线机的透视下采用闭合复位经皮穿针内固定治疗儿童肱骨髁上骨折，目前，该方法已经成为国内外广泛使用的治疗方法。这种方法治疗儿童肱骨髁上骨折不仅创伤小，避免了开放复位对组织的损伤，可以避免骨折远端向尺侧再移位，防止骨折畸形复位形成肘内翻，特别是对 Gartland Ⅱ、Ⅲ型有部分和完全移位的骨折，应作为首选方法。

（2）切开复位内固定：儿童肱骨髁上骨折闭合复位不满意或有明显神经、血管损伤者，才有切开复位内固定的指征，可应用交叉克氏针加"8"字钢丝、交叉克氏针、平行克氏针3种方法固定。切开复位内固定因创伤大、出血多，操作较困难，术后有感染、粘连、异位骨化和关节僵硬等危险，故应严格掌握其适应证。

（申意伟）

第七节 肱骨髁间骨折

一、概述

肱骨髁间骨折是青壮年严重的肘部损伤之一，但50~60岁的伤者也时常可见。由于损伤程度的差异，以及所采用的治疗措施是否合宜，其最终结果往往有很大不同。无移位的髁间骨折无须特殊处理，但必须保持骨折的稳定，经适当的制动及功能锻炼后，肘关节的屈伸活动多可恢复。明显移位的肱骨髁间骨折，多有骨折块的旋转及关节面的严重损伤。对这种类型骨折的治疗，各家意见多不一致，非手术疗法往往不能得到满意的骨折复位。在某些病例中，手术疗法可得到理想的骨折对位，功能恢复良好，但必须具备一定的条件。究竟采用什么方式治疗这类骨折，仍然要取决于伤者的情况及医疗条件。

二、诊断要点

1. 病史要点

（1）伸展型：跌倒时，肘关节处于伸展位，手掌和人体重力向上、下传导并集中在肱骨髁部，暴力作用于尺骨，向上撞击造成骨折，使肱骨内、外髁分裂，向两侧分离，骨折近端向前移位，骨折远端分裂为两块或多块并向后方移位。

（2）屈曲型：肘关节在屈曲位时直接撞击地面，也可能由于尺骨鹰嘴向上撞击所致，内上髁断面呈三角形，当暴力传导至该部时，尺骨鹰嘴犹如楔子撞击内外髁间的滑车沟，致两髁间分离移位，而肱骨下端向后移位。

2. 查体要点 肘关节剧烈疼痛，压痛广泛，肿胀明显，可伴有畸形，肘关节呈半屈曲状，伸展、屈曲和旋转受限，前臂多处于旋前位。检查时可触及骨折活动和骨摩擦感。肘后三角骨性标志紊乱，血管和神经有时受到损伤，检查时务必予以注意。

3. 辅助检查 摄肘部正侧位 X 线片，不但可明确诊断，而且对于骨折类型和移位程度的判断也有重要意义，对并发肘部其他损伤也可显示。必要时可行多排螺旋 CT 加二维、三维重建明确骨折块的大小、形态、位置及关节面的形态。

4. 分类 肱骨髁间骨折可分为以下类型。

（1）伸直内翻型：肘伸直位受伤，伴有明显的肘内翻应力作用，骨折块向尺侧及后方移位，依损伤程度而将其分为三度。

Ⅰ度：骨折外力沿尺骨传导到肘部，尺骨鹰嘴半月切迹就像一个楔子嵌入肱骨滑车而将肱骨髁劈裂。内翻应力仅将骨折远段及前臂移向尺侧。髁间的骨折线偏向内侧并向内上方延续，内上髁及其上方的骨质完整。

Ⅱ度：骨折也是伸直内翻应力致伤，内翻应力较Ⅰ度损伤时大，致使在内上髁上方有一个蝶形三角骨折片，但它并未完全分离，其骨膜仍与肱骨下端内侧骨膜相连，它的存在不利于骨折复位后的稳定。

Ⅲ度：骨折内翻应力较Ⅰ度及Ⅱ度时更大，内侧的三角形骨折片已完全分离。即使将其复位也难以维持其稳定，由于肘内侧结构的缺陷而极易导致骨折段向内倾斜，是导致晚期发生肘内翻的一个因素。

（2）屈曲内翻型：肘关节在屈曲位受伤，同时伴有肘内翻应力，骨折块向尺侧及肘前方移位，依据损伤程度也将其分为三度。

Ⅰ度：骨折有两种不同的表现。一种为肘在屈曲位受伤，尺骨鹰嘴从后向前将肱骨髁劈裂，同时屈曲应力致使在髁上部又发生骨折。其特点为肱骨髁关节面较完整、髁上部骨折线较高且呈横断状，是典型的"T"形骨折表现。另一种为屈曲及内翻应力共同致伤者，骨折形状类似于伸直内翻型的Ⅰ度骨折，但骨折块移向肘前方。

Ⅱ度：骨折也是屈曲及内翻应力共同致伤者，其表现和伸直内翻型的Ⅱ度类似，但骨折块也是向肘前方移位。

Ⅲ度：骨折致伤外力与前者相同，与伸直内翻型Ⅲ度骨折类似，但内侧三角形骨折片的形状不如伸直型的典型，骨折块也是处在肘前内侧。

绝大部分的肱骨髁间骨折都可纳入这两种类型的损伤之中，但因致伤外力的复杂性（尤其是还有直接外力致伤者），故而骨折的类型较多。进行上述骨折分类的目的在于根据不同的骨折类型选择合适的治疗方式。

5. 诊断标准 包括以下几点。

（1）典型的外伤史。

（2）体格检查发现疼痛、肿胀和肘关节畸形。

（3）摄肘关节正侧位 X 线片提示。

（4）多排螺旋 CT 加二维、三维重建明确骨折块的大小、形态、位置以及关节面的形态。

三、治疗

肱骨髁间骨折的治疗方法很多，而要得到优良的结果，其关键在于掌握好各种方法的适应证及正确的操作技术。

1. 保守治疗　闭合复位外固定是常采用的治疗方法之一，适用于内、外髁较为完整及轻度分离而无明显旋转者。在良好的麻醉下，在上臂及前臂施行牵引及反牵引，待肱骨下端与髁的重叠牵开后，再从肘的内外侧同时向中间挤压两髁，此时内外髁的分离及轻度旋转即可矫正，透视后如果复位满意即可用长臂石膏前后托制动固定，2 周后再更换一次石膏，肘部的屈曲程度不能单纯依靠是屈曲型还是伸直型而定，更要在透视时观察在何种位置最稳定，复位固定即固定于此位置。制动时间为 4~5 周，去除制动后再逐渐练习肘关节的屈伸活动。至于无移位的骨折则仅维持骨折不再移位即可，可用石膏托或小夹板制动 4 周。

2. 手术治疗　采用切开复位内固定，辨认肱骨下端骨折块移位方向及骨折线、关节面。将其复位，但常常是粉碎严重无法复位，若碎骨为两三块可在两髁间用骨栓固定，肱骨下端用两枚短钢板螺钉，也可用"T"形、"Y"形钢板、重建钢板等予以固定，但是任何一种内固定都并非完美。若钢板固定牢靠，有利早期功能锻炼，但肱骨远端皮质较薄，钢板固定比较困难，尤其是粉碎严重者，以及骨质疏松患者，无法达到有效的内固定，内外侧髁及髁上骨块较大的骨折，用钢板固定比较合适。术后以上肢石膏固定，3~4 周后拆除石膏，进行功能锻炼。

3. 尺骨鹰嘴牵引加闭合复位　伤后未能及时就诊或经闭合复位而未成功者，肘部肿胀严重，皮肤起水疱等。此种情况不宜再次手法复位及应用外固定，可施行床边尺骨鹰嘴牵引，待肱骨髁和骨折近端的重叠牵开后，再做两髁的手法闭合复位，其后可用夹板或大的巾钳夹持住内外髁以维持复位，待 3~4 周后去除牵引再逐渐练习关节的屈伸活动。

4. 功能疗法　骨折后，由于各种因素的限制而不宜行骨折的复位或不能做复位及制动者，将患肢悬吊在胸前，及早进行肘关节的屈伸活动，利用尺骨鹰嘴的模造作用形成一定范围的活动，最终能满足一般的日常生活需要，这就是所谓的功能疗法。但是由于骨折未行复位及早期就开始活动，使得肘部损伤组织的修复很慢，肿胀持续时间较长而恢复较慢。在医疗条件不具备时，功能疗法仍不失为一种治疗方法。

（申意伟）

第七章

下肢损伤

第一节　髋臼骨折

一、概述

髋臼骨折主要由压砸、撞挤、轧碾或高处坠落等高能量损伤所致，多见于青壮年。由于其解剖复杂、骨折往往移位严重、手术暴露和固定困难等原因，以往治疗髋臼骨折多采用保守方法，但其最终的治疗结果往往不令人满意。因而，髋臼骨折的诊断和治疗对于多数骨科医师来说仍然具有挑战性。Letournel 和 Judet 等经过长期艰苦的工作，为髋臼骨折的诊断和治疗奠定了基础。目前采用外科手术治疗髋臼骨折已成为治疗的主要方法。

二、分型

关于髋臼骨折的分类已有多种方法，其中以 Letournel-Judet 分型最为常用。以下重点介绍 Letournel-Judet 分型及 AO 分型。

1. Letournel-Judet 分型　Letournel 和 Judet 主要根据解剖结构的改变进行分型，而不像大多数骨折分型那样考虑骨折的移位及粉碎程度，以及是否并发脱位等因素。根据髋臼前后柱和前后壁不同骨折组合，Letournel 和 Judet 将它们分为两大类、10 个类型的骨折。

（1）单一骨折：即涉及 1 个柱或 1 个壁的骨折，或 1 个单一骨折线的骨折（横断骨折），共有 5 个单一的骨折类型。

1）后壁骨折：多见髋关节后脱位，髋臼后方发生骨折并有移位，但髋臼后柱主要部分未受累及。后壁骨折最常见，约占髋臼骨折的 23%。其放射学上有如下特点：前后位可见一骨块影，与脱位股骨头重叠，臼后缘线缺如。其余 5 个放射学标记均完整。这种骨折与髋关节后脱位伴髋臼骨折不同：前者骨块大，多在 3.5 cm×1.5 cm 以上，后者骨块小；前者无弹性固定，只需将伤肢伸直外展即可复位，但屈曲内收，可再脱位，后者手法复位后较稳定。闭孔斜位，对于后壁骨折最为重要。①可显示后壁骨折的大小。②股骨头可能处于正常位置或处于半脱位及脱位。③前柱和闭孔环是完整的。髂骨斜位：a. 显示髂骨后缘、髋臼前缘及髂骨翼完整。b. 后壁骨折块和髂骨翼相重叠。CT 扫描检查：a. 可判断骨折块的大小、移位程度。b. 显示股骨头的位置。c. 最重要的是显示有无边缘压缩骨折。d. 关节内有无游离骨折块。

2）后柱骨折：多见于髋关节中心性脱位，少数见于髋关节后脱位，其骨折发生率约为 3%。骨折始于坐骨大切迹顶部附近，于髋臼顶后方进入髋臼关节面，向下至髋臼窝、闭孔及耻骨支，但并不累及髋臼顶。后柱骨折的放射学特点如下：前后位，髂坐线、后缘线断裂，髋臼顶、髂耻线、前缘及泪滴完整；股骨头随骨块向内移位。闭孔斜位，显示前柱完整，偶尔可看到股骨头后脱位。髂骨斜位，清楚地显示后柱骨折移位程度，而前缘完整。CT 扫描检查：①在髋臼顶部的骨折线为冠状面。②显示股骨头伴随后柱骨折的移位程度。③通常可看到后柱向内旋转。

3）前壁骨折：见于髋关节前脱位，其发生率最低，约为 2%。骨折线通常从髂前下棘的下缘始，穿过髋臼窝底，达闭孔上缘的耻骨上支。其放射学上有如下表现：前后位，前缘出现断裂；髂耻线在其中部断裂。闭孔斜位，完整地显示斜方形的前壁骨折块；后缘完整；显示闭孔环断裂的部位——坐耻骨切迹处。髂骨斜位，显示髋臼后缘及髂骨翼完整；可见前壁骨折面。CT 扫描检查：显示前壁骨折的大小及移位程度。

4）前柱骨折：前柱骨折的发生率为 4% ~5%。骨折线常起于髂嵴，终于耻骨支，使髋臼前壁与髋臼顶前部分离，也可起于髂前上棘与髂前下棘之间的切迹而向耻骨角延伸。此外，当骨折线位置较低时则由髂腰肌沟向耻、坐骨支移行部延伸并累及前柱下部。其典型的放射学表现为：前后位，髂耻线和前缘断裂；泪滴常常向内移位；闭孔环在耻骨支处断裂。闭孔斜位，对前柱骨折很重要，可看到股骨头随前柱骨折的移位程度、闭孔环断裂的部位；髋后臼缘完整。髂骨斜位，髋骨后缘完整；可看到竖起的骨块的截面。CT 扫描检查：显示前柱有移位程度和方向；可看到后柱是完整的。

5）横断骨折：典型的横断骨折系骨折线横形离断髋臼，将髋骨分为上方的髂骨和下方的坐骨、耻骨。骨折可横穿髋臼的任何位置，通常位于髋臼顶与髋臼窝的交界处，称为顶旁骨折；有时骨折线也可经髋臼顶，称为经顶骨折；偶尔骨折线也可经过髋臼窝下方，称为顶下骨折。发生横断骨折其坐、耻骨部分常向内侧移位而股骨头向中央脱位。横断骨折占整个髋臼骨折的 7% ~8%。其放射学表现为：前后位，4 个垂直的放射学标记（髂耻线、髂坐线、前缘和后缘）均断裂；闭孔环完整，股骨头随远折端向内移位。闭孔斜位，为显示横断骨折的最佳位置，可看到完整的骨折线；闭孔环完整；显示骨折向前或后移位的程度。髂骨斜位，显示后柱骨折的移位程度及后柱骨折在坐骨大切迹的位置。CT 扫描检查：可判断骨折线的方向，在矢状面骨折线呈前后走向。

（2）复合骨折：至少由 2 个单一骨折组合起来的骨折为复合骨折。

1）"T"形骨折：系在横行骨折基础上并发下方坐骨、耻骨的纵形骨折，这一纵形骨折垂直向下劈开闭孔环或斜向前方或后方，当纵形骨折线通过坐骨时闭孔可保持完整。与横形骨折相似的是，发生"T"形骨折时髋臼顶多不累及。"T"形骨折约占髋臼骨折的 7%。其放射学表现复杂，主要表现是在横形骨折的基础上存在着远端前后柱的分离，所以除横形骨折的所有放射学表现外，还有以下特点：前后位片上远端的前后柱有重叠，泪滴和髂耻线分离；闭孔斜位上看到通过闭孔环的垂直骨折线；髂骨斜位上可能发现通过四边体的垂直骨折线。CT 扫描检查：前后方向骨折线的基础上，有一横形骨折线将内侧部分分为前后两部分。

2）后柱并发后壁骨折：此类型骨折的发生率为 4% ~5%。其放射学表现如下：前后位，髂耻线和前缘完整，髂坐线断裂并向骨盆入口缘的内侧移位，可发现有股骨头的后脱位及后壁骨折块。闭孔斜位，可清楚地显示后壁骨折的大小及闭孔环的破裂则说明髂耻线完整。髂骨斜位，显示后柱骨折的部位及移位程度，证实前壁骨折完整。CT 扫描检查：所见同后壁骨折及后柱骨折。

3）横断并发后壁骨折：约占 19%，在所有复合骨折中，仅次于双柱骨折而排在第 2 位。其放射学表现为：前后位，常见股骨头后脱位，有时可见股骨头中心脱位；4 个垂直的放射学标记（髂耻线、髂坐线、前缘和后缘）均断裂；泪滴和髂坐线的关系正常，闭孔环完整。闭孔斜位，可清晰显示后壁骨折的形状和大小；显示横断骨折的骨折线及移位闭孔环完整。髂骨斜位，可显示后柱骨折部位及移位程度则髂骨翼和髋臼顶完整。CT 扫描检查：所见同后壁骨折及横断骨折。

4）前壁或前柱合并后半横形骨折：指在前壁和（或）前柱骨折的基础上伴有 1 个横断的后柱骨折，其发生率为 6% ~7%。前后位及闭孔斜位，可显示骨折线的前半部分，髂耻线中断并随股骨头移位，髂坐线及髋臼后缘线则因横断骨折而中断。髂骨斜位，显示横断骨折位于髋骨后缘。

5）完全双柱骨折：2 个柱完全分离，表现为围绕中心脱位股骨头的髋臼粉碎骨折。其发生率高，约占 23%。前后位，股骨头中心脱位，髂耻线、髂坐线断裂，髋臼顶倾斜，髂骨翼骨折，闭孔环断裂。闭孔斜位，可清楚地显示分离移位的前柱骨折，移位的髋臼顶上方可见形如"骨刺"的髂骨翼骨折断端，此为双柱骨折的典型特征。髂骨斜位，显示后柱骨折的移位及髂骨的骨折线。CT 扫描检查：可显示髂骨翼骨折；在髋臼顶水平，前后柱被一冠状面骨折线分开。

2. AO 分型　在 Letournel-Judet 分类的基础上，AO 组织根据骨折的严重程度进一步将髋臼骨折分为

A、B、C 3 种类型。

A 型：骨折仅波及髋臼的 1 个柱。

A1：后壁骨折。

A2：后柱骨折。

A3：前壁和前柱骨折。

B 型：骨折波及 2 个柱，髋臼顶部保持与完整的髂骨成一体。

B1：横断骨折及横断伴后壁骨折。

B2："T"形骨折。

B3：前壁或前柱骨折伴后柱伴横形骨折。

C 型：骨折波及 2 柱，髋臼顶部与完整的髂骨不相连。

C1：前柱骨折线延伸到髂骨嵴。

C2：前柱骨折线延伸到髂骨前缘。

C3：骨折线波及骶髂关节。

三、诊断要点

临床主要表现为髋关节局部疼痛及活动受限，如并发股骨头脱位则表现为相应的下肢畸形与弹性固定。当发生髋关节中心脱位时，其疼痛及功能障碍均不如髋关节前、后脱位，体征也不明显。脱位严重者可表现患肢短缩。同时应注意有无并发大出血、尿道或神经损伤，以及其他部位有无骨折。

四、治疗

对于髋臼骨折，在治疗前应对患者进行全面、详细地评估，这些评估包括：患者的一般状况、年龄、是否并发其他损伤及疾病、骨折的情况、是否并发血管神经的损伤等。髋臼骨折多为高能量损伤，并发胸腹脏器损伤以及其他部位的骨折比例较高，常因大出血导致休克，在治疗上应特别强调优先处理那些对于生命威胁更大的损伤及并发症。关于髋臼骨折的治疗目前意见尚未完全统一，多数意见主张对骨折块无移位或较小移位者应行下肢牵引，对骨折块移位较大或股骨头脱位者，则先行闭合复位及下肢牵引，对效果不满意者则应尽早行手术复位及内固定治疗，对无法行早期手术治疗者可非手术治疗，后期视病情行关节重建手术。

（一）非手术治疗

1. 适应证

（1）年老体弱并发全身多脏器疾病，不能耐受手术者。

（2）伴有严重骨质疏松者。

（3）手术区域局部有感染者。

（4）无移位或移位 <3 mm 的髋臼骨折。

2. 非手术治疗的方法　患者取平卧位，采用股骨髁上或胫骨结节牵引，牵引重量不可太大，以使股骨头和髋臼不发生分离为宜。牵引时间一般为 6~8 周，去牵引后不负重做关节功能锻炼；8 周后渐开始负重行走。

（二）手术治疗

1. 适应证　对髋臼骨折移位明显、骨折累及髋臼顶负重区或股骨头与髋臼对合不佳者，应手术复位及内固定。髋臼骨折的移位程度较难掌握，目前多数意见将 3 mm 作为标准，当骨折移位超过 3 mm 时，一般应手术治疗。如骨折线位于髋臼顶负重区，尽管髋臼骨折移位较轻，但髋关节的稳定性较差，此时仍应考虑手术治疗。

2. 手术时机　除开放性损伤或股骨头脱位不能复位外，对髋臼骨折一般不做急诊手术。Letournel 根据从髋臼受伤到接受手术治疗的时间，将髋臼骨折、手术治疗分为 3 个时间段（从受伤当天至伤后

21 天，伤后 21 ~120 天，伤后超过 120 天）进行临床对比，研究认为，内固定在 2 周内完成的髋臼骨折，其治疗效果优良率超过 80%；如果时间超过 21 天，由于有明确的病理改变出现在髋臼的周围软组织中，增加了手术显露、复位和固定的难度，影响术后效果。因此，多数学者认为，最佳手术时机一般为伤后 5 ~7 天。

3. 术前准备　术前应对患者进行全面、细致地检查，对影像学资料应周密分析，根据骨折类型，确定手术方案，做到对手术途径、步骤以及术中可能遇到的困难心中有数。术前患者应常规备皮及清洁肠道，留置导尿，术前应用抗生素。

4. 手术入路　Letournel 认为任何手术入路都无法满足所有类型髋臼骨折的需要，如果手术入路不当，则可能无法对骨折进行复位的固定，对于一特定类型的髋臼骨折而言，总有一个合适的手术入路。常用的主要手术入路有：Kocher-Langenbeck 入路、髂腹股沟入路、延长的髂股入路等。

一般来说，髋臼骨折类型是选择手术入路的基础。有学者推荐的手术入路选择如下：

（1）对于后壁骨折、后柱骨折及后柱并发后壁骨折，一定选择后方的 Kocher-Langenbeck 入路。

（2）对于前壁骨折、前柱骨折及前壁或前柱并发后半横形骨折，应选择前方的髂腹股沟入路。

（3）对于横断骨折，大部分可选用 Kocher-Langenbeck 入路，如果前方骨折线高且移位大时，可选髂腹沟入路。

（4）对于横断伴后壁骨折，大部分可选用 Kocher-Langenbeck 入路，如果前方骨折线高且移位大时，可选前后联合入路。

（5）对于"T"形骨折和双柱骨折，则应进行具体分析，大部分"T"形骨折可经 Kocher-Langenbeck 入路完成，大部分双柱骨折可经髂腹股沟入路完成。

5. 术中复位与内固定　髋臼解剖复杂，骨折固定困难，需要专用的复位器械和内固定物。最常用的器械包括各种型号的复位钳和带有柄的 Schanz 螺钉等。复位钳主要用于控制骨折块的复位，Schanz 螺钉拧入坐骨结节可控制后柱或横行骨块的旋转移位。而内固定材料为各种规格的重建钢板和螺钉。髋臼骨折的复位没有固定的原则，每一具体的骨折类型采取不同的方法。一般应先复位并固定单一骨折块，然后将其他骨折块与已固定的骨折块固定到解剖复位。钢板放置前一定要准确塑形，以减少骨折端的应力。在完成固定后，检查髋关节的活动，同时注意异常声音或摩擦感，如有异常，可能有螺钉进入关节内。术中应施行 C 臂透视以检查骨折复位及内固定情况。

术后伤口常规负压引流 24 ~72 小时。如果复位和固定牢靠，术后一般无须牵引。尽早开始髋关节功能锻炼，有条件者应使用连续性被动运动（CPM）器械进行锻炼，注意预防深静脉血栓形成（DVT）及肺栓塞。术后应定期复查 X 线片，以了解骨折愈合情况。开始负重时间应视骨折严重程度及内固定情况而定，但完全负重时间不应早于 2 个月。

（马莉影）

第二节　骨盆骨折

一、概述

骨盆位于躯干与下肢之间，是负重的主要结构；同时盆腔内有许多重要脏器，骨盆对之起保护作用。骨盆骨折可造成躯干与下肢的桥梁失去作用，同时可造成盆腔内脏器的损伤。随着现代工农业的发展和交通的发达，各种意外和交通事故迅猛增加，骨盆骨折的发生率也迅速增高，在所有骨折中，骨盆骨折占 1% ~3%，其病死率在 10% 以上，是目前造成交通事故死亡的主要因素之一。

二、损伤机制

引起骨盆骨折的暴力主要有以下 3 种方式：

1. 直接暴力　由于压砸、碾轧、撞挤或高处坠落等损伤所致骨盆骨折，多系闭合伤，且伤势多较严重，易并发腹腔脏器损伤及大量出血、休克。

2. 间接暴力　由下肢向上传导抵达骨盆的暴力，因其作用点集中于髋臼处，故主要引起髋臼中心脱位及耻骨、坐骨骨折。

3. 肌肉牵拉　肌肉突然收缩致使髂前上棘、髂前下棘及坐骨结节骨折。

三、分类

由于解剖上的复杂性，骨盆骨折有多种分类，依据不同的标准可有不同的分法。如依骨折的部位分为坐骨骨折、髂骨骨折等；依骨折稳定性或是否累及骨盆负重部位而分为稳定与不稳定骨折；依致伤机制及外力方向分为前后受压及侧方受压骨折；依骨折是否开放分为开放或闭合骨折。目前主要的分类方法有：

1. Tile 分型　Pennal 等于 1980 年提出了一种力学分型系统，将骨盆骨折分为前后压缩伤、侧方压缩伤和垂直剪切伤。Tile 于 1988 年在 Pennal 分型的基础上提出了稳定性概念，将骨盆骨折分为：A 型（稳定）、B 型（旋转不稳定但垂直稳定）、C 型（旋转、垂直均不稳定），这一分型系统目前被广泛应用。

A 型：可进一步分为两组。A1 型骨折为未累及骨盆环的骨折，如髂棘或坐骨结节的撕脱骨折和髂骨翼的孤立骨折；A2 型骨折为骨盆环轻微移位的稳定骨折，如老年人中通常为由低能量坠落引起的骨折。

B 型：表现为旋转不稳定。B1 型骨折包括 "翻书样" 骨折或前方压缩损伤，此时前骨盆通过耻骨联合分离或前骨盆环骨折而开放，后骶髂的骨间韧带保持完整。Tile 描述了这种损伤的分期。第一期，耻骨联合分离小于 2.5 cm，骶棘韧带保持完整；第二期，耻骨联合分离 >2.5 cm，伴骶棘韧带和前骶髂韧带破裂；第三期，双侧受损，产生 B3 型损伤 B2-1 型骨折为有同侧骨折的侧方加压损伤；B2-2 型骨折有侧方加压损伤但骨折在对侧，即 "桶柄状" 损伤，韧带结构通常不因伴骨盆内旋而遭到破坏。

C 型：旋转和垂直均不稳定。包括垂直剪切损伤和造成后方韧带复合体破坏的前方压缩损伤。C1 型骨折包括单侧的前后复合骨折，且依后方骨折的位置再分为亚型；C2 型骨折包括双侧损伤，一侧部分不稳定，另一侧不稳定；C3 型骨折为垂直旋转均不稳定的双侧骨折。Tile 分型直接与治疗选择和损伤的预后有关。

2. Burgess 分类　1990 年，Burgess 和 Young 在总结 Pennal 和 Tile 分类的基础上，提出了一个更全面的分类方案，将骨盆骨折分为侧方压缩型（LC）、前后压缩型（APC）、垂直压缩型（VS）、混合型（CM）。APC 与 LC 每型有 3 种损伤程度。APC-Ⅰ型为稳定型损伤，单纯耻骨联合或耻骨支损伤。APC-Ⅱ型损伤为旋转不稳定并发耻骨联合分离或少见的耻骨支骨折，骶结节、骶棘韧带及骶髂前韧带损伤。APC-Ⅲ型损伤常并发骶髂后韧带断裂，发生旋转与垂直不稳定。LC-Ⅰ型损伤产生于前环的耻坐骨水平骨折以及骶骨压缩骨折。所有骨盆的韧带完整，骨盆环相当稳定。LC-Ⅱ型损伤常并发骶后韧带断裂或后部髂嵴撕脱。由于后环损伤不是稳定的嵌插，产生旋转不稳定。骨盆底韧带仍然完整，故相对垂直稳定。LC-Ⅲ型损伤又称 "风卷样" 骨盆。典型的滚筒机制造成的损伤首先是受累侧骨盆因承受内旋移位而产生 LC-Ⅱ型损伤。当车轮碾过骨盆对侧半骨盆时其产生外旋应力（或 APC）损伤。损伤方式不同，典型的损伤方式为重物使骨盆滚动所造成。垂直剪切损伤（VC）为轴向暴力作用于骨盆，骨盆的前后韧带与骨的复合全部撕裂。髂骨翼无明显外旋，但其向上和向后移位常见。混合暴力损伤（CMI）为由多种机制造成的损伤。此分类系统对临床处理上有 3 点意义：①提醒临床医师注意勿漏诊，特别是后环骨折。②注意受伤局部与其他并发伤的存在并预见性地采取相应的复苏手段。③能使得临床医师根据伤员总体情况和血流动力学状况以及对病情准确认识，选择最适合的治疗措施，从而降低病死率。

3. Letournel 分类　Letournel 将骨盆环分为前、后两个区域。前环损伤包括单纯耻骨联合分离、垂直骨折线波及闭孔环或邻近耻骨支、髋臼骨折。后环损伤的特征为：

（1）经髂骨骨折未波及骶髂关节。

（2）骶髂关节骨折脱位伴有骶骨或髂骨翼骨折。

（3）单纯骶髂关节脱位。

（4）经骶骨骨折。

4. Dennis 骶骨解剖区域分类

Ⅰ区：从骶骨翼外侧至骶孔，骨折不波及骶孔或骶骨体。

Ⅱ区：骨折波及骶孔，可从骶骨翼延伸到骶孔。

Ⅲ区：骨折波及骶骨中央体部，可为垂直、斜形、横形等任何类型，全部类型均波及骶骨及骶管。此种分类对并发神经损伤的骶骨骨折很有意义。Ⅲ区骶骨骨折其神经损伤发生率最高。

四、临床表现

1. 全身表现　主要因受伤情况、并发伤、骨折本身的严重程度及所致的并发症等的不同而不尽相同。

低能量致伤的骨盆骨折，如髂前上棘撕脱骨折、单纯髂骨翼骨折等，由于外力轻、无并发重要脏器损伤、骨折程度轻及无并发症的发生，全身情况平稳。高能量致伤的骨盆骨折，特别是交通事故中，由于暴力大，受伤当时可能并发颅脑、胸腹脏器损伤，且骨折常呈不稳定型，并发血管、盆腔脏器、泌尿生殖道、神经等损伤，可出现全身多系统损伤的症状体征。严重的骨盆骨折可造成大出血，此时主要是出血性休克的表现。

2. 局部表现　不同部位的骨折有不同的症状和体征。

（1）骨盆前部骨折的症状和体征：骨盆前部骨折包括耻骨上、下支骨折，耻骨联合分离，坐骨支骨折，坐骨结节撕脱骨折。此部骨折时腹股沟、会阴部耻骨联合部及坐骨结节部疼痛明显，活动受限，会阴部、下腹部可出现瘀斑，伤侧髋关节活动受限，可触及异常活动及听到骨擦音。骨盆分离、挤压试验呈阳性。

（2）骨盆外侧部骨折的症状和体征：包括髂骨骨折，髂前上、下棘撕脱骨折。骨折部局部肿胀、疼痛、伤侧下肢因疼痛而活动受限，被动活动伤侧肢可使疼痛加重，局部压痛明显，可触及骨折异常活动及听到骨擦音。髂骨骨折时骨盆分离、挤压试验呈阳性，髂前下棘撕脱骨折可有"逆行性"运动，即不能向前移动行走，但能向后倒退行走。

（3）骨盆后部骨折的症状和体征：包括骶髂关节脱位、骶骨骨折、尾骨骨折脱位。症状和体征有骶髂关节及骶骨处肿胀、疼痛，活动受限，不能坐立翻身，严重疼痛剧烈，局部皮下淤血明显。"4"字试验、骨盆分离挤压试验呈阳性（尾骨、骶骨骨折者可阴性）。骶髂关节完全脱位时脐棘距不等。骶骨横断及尾骨骨折者肛门指诊可触及尾骨、骶骨异常活动。

五、诊断要点

1. 外伤史　询问病史时应注意受伤时间、方式及受伤原因、伤后处理方式、液体摄入情况、大小便情况。对女性应询问月经史、是否妊娠等。

2. 症状　见临床表现。

3. 体格检查

（1）一般检查：仔细检查患者全身情况，明确是否存在出血性休克、盆腔内脏器损伤，是否并发颅脑、胸腹脏器损伤。

（2）骨盆部检查：①视诊，伤员活动受限，局部皮肤挫裂及皮下淤血存在，可看到骨盆变形、肢体不等长等。②触诊，正常解剖标志发生改变，如耻骨联合、髂嵴、髂前上棘、坐骨结节、骶髂关节、骶尾骨背侧可发现其存在触痛、位置发生变化或本身碎裂及异常活动，可存在骨擦音，肛门指诊可发现尾骶骨有凹凸不平的骨折线或存在异常活动的碎骨片，并发直肠破裂时可有指套染血。

（3）特殊试验：骨盆分离、挤压试验阳性，表明骨盆环完整性破坏；"4"字试验阳性，表明该侧骶髂关节损伤。特殊体征：Destot 征——腹股沟韧带上方下腹部、会阴部及大腿根部出现皮下血肿，表明存在骨盆骨折；Ruox 征——大转子至耻骨结节距离缩短，表明存在侧方压缩骨折；Earle 征——直肠检查时触及骨性突起或大血肿且沿骨折线有压痛存在，表明存在尾骶骨骨折。

4. X 线检查 X 线是诊断骨盆骨折的主要手段，不仅可明确诊断，更重要的是能观察到骨盆骨折的部位、骨折类型，并根据骨折移位的程度判断骨折为稳定或不稳定及可能发生的并发症。一般来说，90% 的骨盆骨折仅摄骨盆前后位 X 线片即可诊断，然而单独依靠正位 X 线片可造成错误判断，因为骨盆的前后移位不能从正位 X 线片上识别。在仰卧位骨盆与身体纵轴成 40° ~ 60° 角倾斜，因此骨盆的正位片对骨盆缘来讲实际上是斜位。为了多方位了解骨盆的移位情况，Pennal 建议加摄入口位及出口位 X 线片。

（1）正位：正位的解剖标志有耻骨联合、耻坐骨支、髂前上、下支、髂骨嵴、骶骨棘、骶髂关节、骶前孔、骶骨岬及 L_5 横突等，阅片时应注意这些标志的改变。耻骨联合分离 > 2.5 cm，说明骶棘韧带断裂和骨盆旋转不稳；骶骨外侧和坐骨棘撕脱骨折同样为旋转不稳的征象；L_5 横突骨折为垂直不稳的又一表现。除此之外，也可见其他骨性标志，如髂耻线、髂坐线、泪滴、髋臼顶及髋臼前后缘。

（2）出口位：患者取仰卧位，X 线球管从足侧指向骨盆部并与垂直线成 40° 角投射，有助于显示骨盆在水平面上的上移及矢状面的旋转。此位置可判断后骨盆环无移位时存在前骨盆环向上移位的情况。出口位是真正的骶骨正位，骶骨孔在此位置为一个完整的圆，如存在骶骨孔骨折则可清楚地看到。通过骶骨的横形骨折，L_5 横突骨折及骶骨外缘的撕脱骨折也可在此位置观察到。

（3）入口位：患者取仰卧位，球管从头侧指向骨盆部并与垂直线成 40° 角，入口位显示骨盆的前后移位优于其他投射位置。近来研究表明，后骨盆环的最大移位总出现在入口位中。外侧挤压型损伤造成的髂骨内旋、前后挤压造成的髂骨翼外旋以及剪切损伤都可以在入口位中显示。同时入口位对判断骶骨压缩骨折或骶骨翼骨折也有帮助。

对于低能量外力造成的稳定的骨盆骨折的 X 线表现一般比较易于辨认。而对于高能量外力造成的不稳定骨盆骨折，需综合不同体位的 X 线以了解骨折的移位情况，如果发现骨盆环有一处骨折且骨折移位，则必定存在另一处骨折，应仔细辨认。

5. 骨盆骨折 CT 扫描 能对骨盆骨及软组织损伤，特别是骨盆环后部损伤提供连续的横断面扫描，能发现一些 X 线平片不能显示的骨折和韧带结构损伤。对于判断旋转畸形和半侧骨盆移位有重要意义，对耻骨支骨折并伴有髋臼骨折特别适用。此外，对骨盆骨折内固定，CT 能准确显示骨折复位情况、内固定物位置是否恰当以及骨折愈合情况。CT 在显示旋转和前后移位方面明显优于普通 X 线片，但在垂直移位的诊断上，X 线片要优于轴位 CT 片。

6. MRI 适用于骨盆骨折的并发损伤（如盆内血管的损伤、脏器的破裂等），骨盆骨折急性期则少用。

7. 数字减影技术（DSA）对骨盆骨折并发大血管伤特别适用，可发现出血的部位同时确认血管栓塞。

六、治疗

（一）急救

骨盆骨折多为交通事故、高处坠落、重物压砸等高能量暴力致伤，骨盆骨折患者的病死率为 10% ~ 25%。除了骨折本身可造成出血性休克及实质脏器破裂外，常并发全身其他系统的危及生命的损伤，如脑外伤、胸外伤及腹部外伤等。对骨盆骨折患者的急救除了紧急处理骨折及其并发症外，很重要的一点是正确处理并发伤。

1. 院前急救 据报道严重创伤后发生死亡有 3 个高峰时间：第 1 个高峰发生在伤后 1 小时内，多因严重的脑外伤或心血管血管损伤致死；第 2 个高峰发生在伤后 1 ~ 4 小时，死因多为不可控制的大出血；第 3 个高峰发生在伤后数周内，多因严重的并发症致死。急救主要是抢救第 1、第 2 高峰内的伤员。

抢救人员在到达事故现场后，首先应解脱伤员，去除压在伤员身上的一切物体，随后应快速检测伤员情况并做出应急处理。一般按以下顺序进行：①气道情况，判断气道是否通畅、有无呼吸梗阻，气道不畅或梗阻常由舌后坠或气道异物引起，应予以解除，保持气道通畅，有条件时进行气管插管以保持通气。②呼吸情况，如果伤员气道通畅仍不能正常呼吸，则应注意胸部的损伤，特别注意有无张力性气胸及连枷胸存在，可对存在的伤口加压包扎及固定，条件允许时可给予穿刺抽气减压。③循环情况，判断心跳是否存在，必要时行胸外心脏按压，判明大出血部位压迫止血，有条件者可应用抗休克裤加压止血。④骨折情况，初步判定骨盆骨折的严重程度，以被单或骨盆止血兜固定骨盆，双膝、双踝之间夹以软枕，把两腿捆在一起，然后将患者抬到担架上，并用布带将膝上下部捆住，固定在硬担架上，如发现开放伤口，应用干净敷料覆盖。⑤后送伤员，一般现场抢救要求在 10 分钟之内完成，而后将伤员送到附近有一定抢救条件的医院。

2. 急诊室内抢救　在急诊室内抢救时间可以说是抢救的黄金时间，如果措施得力、复苏有效，往往能挽救患者的生命。患者被送入急诊室后，首先必须详细了解病情，仔细全面地进行检查，及时做出正确的诊断，然后按顺序处理。McMurray 倡导一个处理顺序的方案，称 A-F 方案，即：

A——呼吸道处理。

B——输血、输液及出血处理。

C——中枢神经系统损伤处理。

D——消化系统损伤处理。

E——排泄或泌尿系统损伤处理。

F——骨折及脱位的处理。

其核心是：优先处理危及生命的损伤及并发症；及时进行对骨折的妥善处理。这种全面治疗的观点具有重要的指导意义。

（1）低血容量休克的救治：由于骨盆骨折最严重的并发症是大出血所致的低血容量休克，所以对骨盆骨折的急救主要是抗休克。

1）尽可能迅速控制内外出血：对于外出血用敷料压迫止血；对于腹膜后及盆腔内出血用抗休克裤压迫止血；对于不稳定骨盆骨折的患者，经早期的大量输液后仍有血流动力学不稳，应施行急症外固定以减少骨盆静脉出血及骨折端出血。对骨盆骨折的急诊外固定的详细方法将在下面讨论。有条件者可在充分输血、输液并控制血压在 90 mmHg 以上时，行数控减影血管造影术（DSA）下双侧髂内动脉栓塞。

2）快速、有效补充血容量：初期可快速输入 2 000～3 000 mL 平衡液，而后迅速补充全血，另外可加血浆、右旋糖酐等，经过快速、有效地输血、输液，如果患者的血压稳定、中心静脉压（CVP）正常、神志清楚、脉搏有力、心率减慢，说明扩容有效，维持一定的液体即可。如果经输血、输液后仍不能维持血压或血压上升但液体减慢后又下降，说明仍有活动性出血，应继续输液特别是胶体液。必要时进行手术止血。

3）通气与氧合：足量的通气及充分的血氧饱和度是抗低血容量休克的关键辅助措施之一，应尽快给予高浓度、高流量面罩吸氧。必要时行气管插管，使用加压通气以改善气体交换，提高血氧饱和度。

4）纠正酸中毒及电解质紊乱：休克时常伴有代谢性酸中毒。碳酸氢钠的使用最初可给予每千克 1 mmol/L，以后在血气分析结果指导下决定用量。

5）应用血管活性药物：一般可应用多巴胺，最初剂量为 2～5μg/（kg·min），最大可加至 50μg/（kg·min）。

（2）骨盆骨折的临时固定：Moreno 等报道，在不稳定骨盆骨折患者中，即刻给予外固定较之不进行外固定，输液量明显减少；而 Riemer 等的研究表明，即刻外固定可明显降低骨盆骨折患者的病死率。骨盆外固定有多种方法，简单的外固定架主要用于翻书样不稳定骨折；对于垂直不稳定骨折由于其不能控制后方骶髂关节复合体的活动，则不适用，应用 Ganz C 型骨盆钳可解决上述问题。有学者在不稳定骨盆骨折的急救中应用自行创制的骨盆止血兜，可明显降低骨盆骨折的病死率，其主要作用是通过对骨折的有效固定，减少骨折的活动、出血，更有效地促进血凝块形成；对下腹部进行压迫止血；其独特的结构便于搬动患者。

（二）进一步治疗

1. 非手术治疗

（1）卧床休息：大多数骨盆骨折患者通过卧床休息数周可痊愈。如单纯髂骨翼骨折患者，只需卧床至疼痛消失即可下地活动；稳定的耻骨支骨折及耻骨联合轻度分离者，卧床休息至疼痛消失可逐步负重活动。

（2）牵引：牵引可解痉止痛、改善静脉回流、减少局部刺激、纠正畸形、固定肢体、促进骨折愈合，并方便护理。骨盆骨折中应用牵引治疗一般牵引重量较大，占体重的 1/7～1/5，牵引时间较长，一般 6 周内不应减重，时间在 8～12 周，过早去掉牵引或减重可引起骨折再移位。牵引方法一般采用双侧或单侧下肢股骨髁上牵引或胫骨结节牵引。对垂直压缩型骨折可先用双侧股骨髁上或胫骨结节牵引，以固定骨盆骨折，并纠正上、下移位，向上移位的可加大重量，3 天后摄片复查，待上下移位纠正后，加骨盆兜带交叉牵引以矫正侧向移位，维持牵引 8～12 周。对前后压缩型骨折基本处理方法同上，但须注意防止过度向中线挤压骨盆，造成相反的畸形。对侧方压缩型骨折，应行双下肢牵引，加用手法整复，即用手掌自髂骨嵴内缘向外按压，以矫正髂骨内旋畸形，然后再行骨牵引。如为半骨盆单纯外旋，同时后移位，可采用 3 个 90°牵引法，即在双侧股骨髁上牵引，将髋、膝、距小腿 3 个关节皆置于 90°位，垂直牵引。利用臀肌做兜带，使骨折复位。

（3）石膏外固定：一般用双侧短髋"人"字形石膏，固定时间为 10～12 周。

2. 手术治疗

（1）骨盆骨折的外固定术：外固定术最适用于移位不明显、不需要复位的垂直稳定而旋转不稳的骨折，而对垂直剪切型骨折常需配合牵引、内固定等。如单侧或双侧垂直剪切型骨折，可先进行双侧股骨髁上牵引，待骨折复位后行外固定，可缩短牵引住院时间。对耻骨联合分离或耻骨支、坐骨支粉碎骨折并发一侧髋臼骨折及中心脱位者，可先安装骨盆外固定器，然后在伤侧股骨大粗隆处行侧方牵引。6 周后摄 X 线片证实股骨头已复位即可去牵引，带外固定下地，患肢不负重，8 周后除去外固定器。对一些旋转及垂直均不稳的骨折，一般后部进行切开复位内固定，骶髂关节用 1～2 枚螺钉或钢板加螺钉固定，前部用外固定架固定耻骨联合分离或耻骨支骨折。术后 3～4 周可带外固定架下床活动。

（2）骨盆骨折的内固定：对于不稳定型骨盆骨折的非手术治疗，文献报道后遗症达 50% 以上，近年来随着对骨盆骨折的深入研究，多主张切开复位，其优点是可以使不稳定的骨折迅速获得稳定。

1）骨盆骨折内固定手术适应证：Tile 于 1988 年提出内固定的指征为：①垂直不稳定骨折为绝对手术适应证。②并发髋臼骨折。③外固定后残存移位。④韧带损伤导致骨盆不稳定，如单纯骶髂后韧带损伤。⑤闭合复位失败，耻骨联合分离 >2.5 cm。⑥无会阴部污染的开放性后环损伤。Matta 等认为骨盆后部结构损伤移位 >1 cm 者或耻骨移位并发骨盆后侧部失稳，患肢短缩 1.5 cm 以上者应采用手术治疗。

2）手术时机：骨盆骨折内固定手术时机取决于患者的一般情况，一般来说应等待患者一般情况改善后，即伤后 5～7 天行手术复位为宜。14 天以后手术复位的难度明显加大。如患者进行急诊剖腹探查，则一部分耻骨支骨折或耻骨联合分离可同时进行。

（马莉影）

第三节　股骨颈骨折

一、概述

股骨颈骨折常发生于老年人，随着我国人口的老龄化，其发病率日渐增高，以女性较多。造成老年人发生骨折的因素有以下 3 个方面：①由骨质疏松引起的骨强度的下降。②老年人髋部肌群退变，反应迟钝，不能有效地抵消髋部的有害应力。③损伤暴力，老年人的骨质疏松，只需很小的扭转暴力，就能引起骨折，而中青年患者需要较大的暴力，才会引起骨折。

　　股骨颈骨折后约有15%的患者发生骨折不愈合，20%～30%发生股骨头缺血坏死，这是由它的血供特点决定的。成人股骨头的血供有3个来源：股圆韧带内的小凹动脉，它只供应股骨头少量血液，局限于股骨头的凹窝部；股骨干的滋养动脉升支，对股骨颈血液供应很少；旋股内、外侧动脉的分支是股骨颈的主要血液供应来源。旋股内外侧动脉来自股深动脉，在股骨颈基底部关节囊滑膜反折处形成一个动脉环，并分4支进入股骨头，即骺外侧动脉（上支持带动脉）、干骺端上动脉、干骺端下动脉（下支持带动脉）和骺内侧动脉，骺外侧动脉供应股骨头外侧2/3～3/4区域，干骺端下动脉供应股骨头内下1/4～1/2区域。股骨颈骨折后，股骨头的血供受到严重影响。实验发现，头下骨折，股骨头血供下降83%，颈中型骨折，股骨头血供下降52%，因此，股骨颈骨折后容易造成骨折不愈合和股骨头缺血坏死，这使得它的治疗遗留许多尚未解决的难题。

二、诊断要点

　　1. 病史要点　　所有股骨颈骨折患者都有外伤病史，骨折多由外旋暴力引起，不同患者引起骨折的暴力程度不同，对于中青年患者需要较大的暴力才会造成骨折，而对于伴有骨质疏松的老年患者，只需要较小的暴力就会引起骨折，随着暴力程度的不同，产生不同的移位。

　　骨折后患者局部疼痛，行走困难，但有一部分患者，在刚承受暴力而骨折时，断端会表现为嵌插型，或者无移位的骨折，骨折线接近水平位，此时患者虽有疼痛，仍能行走，若不能及时诊断患者继续行走，暴力持续下去，"嵌插"就变成"分离"，骨折线也变成接近垂直位，产生移位。因此，对于伤后仍能行走的患者，不能认为不会发生股骨颈骨折，如果不给予恰当的治疗，所谓"嵌插"骨折可以变成有移位的骨折。

　　2. 查体要点　　包括以下几点。

　　（1）畸形：伤侧下肢呈45°～60°的外旋畸形。

　　（2）疼痛：患髋有压痛，有轴向叩击痛。

　　（3）功能障碍：下肢不能活动，行走困难。

　　（4）患肢缩短。

　　3. 辅助检查

　　（1）常规检查：常规拍摄髋关节的正侧位X线片，观察股骨颈骨折的详细情况并指导分类，需要注意的是有些无移位的骨折在伤后立即拍摄的X线片上看不见骨折线，容易漏诊。对于临床上怀疑有股骨颈骨折而X线片暂时未见骨折线者，可立即行CT、MRI检查或仍按嵌插骨折处理，等待1～2周后再摄片，因骨折部位骨质吸收，骨折线可以显示出来。

　　（2）特殊检查：对于隐匿难以确诊的股骨颈骨折，早期诊断可以采用CT、MRI检查，CT检查时要注意采用薄层扫描，并行冠状面的二维重建，以免漏诊；MRI检查对于早期的隐匿骨折显示较好，敏感性优于骨扫描，扫描时在脂肪抑制像上能清晰地看到骨折后水肿的骨折线。

　　4. 分类　　股骨颈骨折分类如下。

　　（1）按骨折线的部位：①股骨头下型骨折。②经股骨颈骨折。③基底骨折。头下型骨折，由于旋股内、外侧动脉的分支受伤最重，因而影响股骨头的血液供应也最大；基底骨折，由于两骨折段的血液供应的影响最小，故骨折较易愈合。

　　（2）按移位程度（Garden分型）：这是目前临床常用的分型方法。包括：①不完全骨折（Garden Ⅰ型）。②无移位的完全骨折（Garden Ⅱ型）。③部分移位的完全骨折（Garden Ⅲ型）。④完全移位的完全骨折（Garden Ⅳ型）。

　　（3）按骨折线方向：①内收型骨折。②外展型骨折。内收骨折是指远端骨折线与两髂嵴联线所形成的角度（Pauwels角）大于50°，属不稳定骨折；外展骨折是指此角小于30°，属于稳定骨折，但如果处理不当或继续扭转，可变为不稳定骨折。目前，这种分类方法对临床治疗指导作用有限，已较少采用。

　　5. 诊断标准　　包括以下几点。

　　（1）患者多有外伤史。

（2）查体局部疼痛，多有下肢外旋畸形和活动受限。

（3）X线片显示骨折。

（4）对难以确诊的患者采用CT或MRI检查。

6. 鉴别诊断 股骨颈骨折需要和下列疾病相鉴别。

（1）股骨转子间骨折：有髋部外伤病史，局部疼痛，外旋畸形明显（多大于60°，甚至达到90°），但单纯根据外旋畸形判断骨折不够准确，需摄X线片明确诊断。

（2）股骨颈病理性骨折：只需要很小的暴力就能引起骨折，有的患者有肿瘤病史，拍摄X线片提示局部骨质异常，对怀疑病理性骨折而X线显示不清者进行CT扫描。

（3）髋关节骨折脱位：髋关节骨折脱位有明显的脱位特征，髋关节处于屈曲、内收、内旋弹性固定位或外展外旋屈曲弹性固定位，X线片可明确诊断。

三、治疗

1. 保守治疗 由于股骨颈骨折保守治疗存在卧床时间长、并发症多、骨折容易移位等问题，目前多主张手术治疗。保守治疗适用于个别年龄过大、体质差，有严重的器质性病变，无法耐受手术者，可采用皮牵引，保持下肢于中立位。1个月疼痛缓解后，骨折虽未愈合，但仍能扶腋杖下地活动。

2. 手术治疗 目前，大多数的股骨颈骨折需要手术治疗。

（1）治疗原则：对所有Garden Ⅰ型或Ⅱ型骨折，采用内固定治疗，小于60岁患者的Garden Ⅲ型或Ⅳ型骨折，采用复位内固定加肌骨瓣移植术，对于60岁以上患者有明显移位的Garden Ⅲ型或Ⅳ型骨折，全身情况能够耐受手术者，建议进行人工髋关节置换术；陈旧性股骨颈骨折不愈合者，建议进行人工髋关节置换术。

（2）手术方法：手术方法很多，较常用的是在X线辅助下手术。

1）三枚空心加压拉力螺钉固定：对于Garden Ⅰ型、Ⅱ型骨折及小于60岁患者的Garden Ⅲ型或Ⅳ型骨折，AO的空心加压螺钉固定成为治疗的标准手术。它具有操作方便、固定牢靠的优点，通常采用三枚空心加压拉力螺钉，固定时注意使螺钉在股骨颈内呈倒等腰三角形旋入并使螺纹越过骨折线，以发挥拉力螺钉的加压作用和负重时骨折断端间的动力加压作用，螺钉尖端距离股骨头软骨面下以5 mm为宜，以防发生切割作用。

2）动力髋螺钉系统（DHS）或与此类似的滑动式钉板固定装置：此类内固定钢板多适用于靠近股骨颈基底部的骨折，使用DHS时多在主钉近端的股骨颈内再拧入一枚螺钉，以增强抗旋转能力，固定牢靠。

3）人工髋关节置换术：对于骨折明显移位的Garden Ⅲ型或Ⅳ型骨折、年龄大于60岁、全身情况能够耐受手术者，行人工髋关节置换术可以使患者早期下床活动，避免内固定失败后再次手术的风险。对于原有骨关节炎等疾病导致髋关节疼痛的股骨颈骨折患者，目前，也推荐采用人工髋关节置换术。人工髋关节置换术又分为人工全髋和人工股骨双动头置换两种术式。对于老年患者选用人工全髋置换还是人工股骨头置换需要根据患者的预期寿命、活动范围、身体状况和骨质质量综合判断。有学者主张对于大于75岁以上患者可以选择人工双动头置换术，75岁以下患者宜选择人工全髋置换术。

（马莉影）

第四节 股骨干骨折

一、概述

股骨干骨折是指小粗隆下2～5 cm至股骨髁上2～5 cm的股骨骨折，发生率占全身骨折的6%，男性多于女性，约为2.8∶1。10岁以下儿童多见，约占总数的1/2。股骨干骨折多由强大暴力所造成，主要是直接外力，如汽车撞击、重物砸压、碾压或火器伤等，骨折多为粉碎、蝶形或近似横形，故骨折断端移位明显，软组织损伤也较严重。因间接外力致伤者如高处坠落、机器绞伤所发生的骨折多为斜形或螺旋形。旋转性暴力所引起的骨折多见于儿童，可发生斜形、螺旋形或青枝骨折。骨折发生的部位以股骨干中下 1/3 交界处为最多，上 1/3 或下 1/3 次之。骨折端因受暴力作用的方向、肌群的收缩、下肢本身重力的牵拉和不适当的搬运与手法整复，可能发生各种不同的移位。

股骨上 1/3 骨折后，近端受髂腰肌、臀中肌、臀小肌和髋关节外旋诸肌的牵拉而屈曲、外旋和外展，而远端则受内收肌的牵拉而向上、向后、向内移位，导致向外成角和缩短畸形；股骨中 1/3 骨折后，其畸形主要是按暴力的撞击方向而成角，远端又因受内收肌的牵拉而向外成角；股骨下 1/3 骨折端受腓肠肌的牵拉而向后倾倒，远侧骨折端可压迫或刺激腘动脉、腘静脉和坐骨神经（图 7-1）。

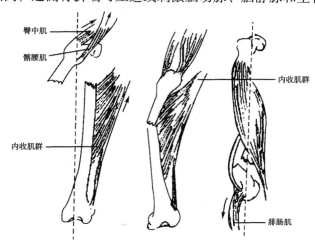

图 7-1　股骨干上、中、下 1/3 骨折移位情况

二、诊断要点

1. 病史要点　多数伤者均有较严重的外伤史，并发多发伤、内脏伤及休克者较常见。注意骨折的同时不能忘记其他部位的损伤，尤其注意基本生命体征的变化。股骨骨折部疼痛比较剧烈，可见大腿的成角、短缩畸形，常有骨折断端的异常活动。股骨干骨折可并发坐骨神经、股动脉损伤，有时可同时存在股骨远端骨折、股骨颈骨折、转子间骨折以及髋关节脱位。

2. 查体要点　患者不愿移动患肢，股骨骨折部压痛、肿胀、畸形、骨擦音、肢体短缩及功能障碍非常显著，有的局部可出现大血肿、皮肤剥脱、开放伤及出血。全身系统检查必不可少，髋部、背部、骨盆部的疼痛往往提示这些部位的并发伤。单纯股骨干骨折失血一般为 600～800 mL，患者存在低血容量性休克时应排除其他部位出血的可能。在患肢临时固定前应检查膝关节，膝关节肿胀、压痛提示膝关节韧带损伤或骨折。神经功能支配和血管情况在伤后应立即检查，注意伤肢有无神经和血管的损伤。

3. 辅助检查

（1）常规检查：股骨正侧位 X 线片可显示骨折部位、类型和移位方向，且投照范围应包括骨折远近侧关节，这有助于治疗方案的制订，注意摄股骨近端 X 线片，股骨颈骨折或转子间骨折有 30% 的漏诊率，疑有膝关节周围损伤的加摄膝关节正侧位 X 线片。

（2）特殊检查：对于轻微外力引起的骨折，可予 CT 扫描，以排除病理性骨折可能。对伤肢怀疑有血管损伤，应施行 B 型超声检查或血管造影。疑有髋关节和膝关节并发伤的患者，必要时行 CT 和 MRI 检查，明确有无关节及韧带损伤，有坐骨神经症状者施行神经电生理检查。

4. 诊断标准

（1）患者有明确的外伤史。

（2）大腿局部疼痛比较剧烈，可见大腿的成角、短缩畸形，骨折断端常有异常活动。

（3）正侧位 X 线片示显示骨折部位、类型和移位方向。

（4）怀疑有血管损伤，应行 B 型超声检查或血管造影。

（5）坐骨神经损伤者行神经电生理检查。

三、治疗

1. 保守治疗　股骨骨折，如有并发伤，必须优先处理，如贻误诊断或处理不当，常造成患者死亡。由于股骨骨折常有周围软组织严重挫伤，如急救输送时未妥善固定，骨折端反复活动刺伤软组织（肌肉、神经、血管），特别是股动脉、股静脉、腘动脉、腘静脉的破裂可引起大出血，因此，观察和治疗休克是治疗股骨骨折重要的一环，不可忽略。股骨干骨折因周围有强大的肌肉牵拉，手法复位后用石膏或小夹板外固定均不能维持骨折对位。因此，股骨干完全骨折不论何种类型，皆为不稳定性骨折，必须用持续牵引，维持一段时间后再用外固定。常用牵引方法有：

（1）悬吊牵引法：用于 4~5 岁以内儿童，将双下肢用皮肤牵引向上悬吊，牵引重量 1~2 kg，要保持臀部离开床面，利用体重作对抗牵引。3~4 周经摄 X 线片有骨痂形成后，去掉牵引，开始在床上活动患肢，5~6 周后负重。对儿童股骨干骨折要求对线良好，对位要求达功能复位即可，不强求解剖复位，如成角不超过 10°，重叠不超过 2 cm，以后功能一般不受影响。在牵引时，除保持臀部离开床面外，并应注意观察足部的血液循环及包扎的松紧程度，及时调整，以防足趾缺血坏死。

（2）滑动皮肤牵引法（Russell 牵引法）：适用于 5~12 岁儿童。在膝下放软枕使膝部屈曲，用宽布带在膝关节后方向上牵引，同时，小腿进行皮肤牵引，使两个方向的合力与股骨干纵轴成一直线，合力的牵引力为牵引重力的两倍，有时也可将患肢放在托马斯架及 Pearson 连接架上，进行滑动牵引。牵引前可行手法复位或利用牵引复位。

（3）平衡牵引法：用于青少年及成人股骨干骨折，在胫骨结节处穿针，如有伤口可在股骨髁部穿针，患肢安放在托马斯架上做平衡牵引，有复位及固定两种作用。可先手法复位小夹板维持，然后维持重量持续牵引（维持重量为体重 1/10）或直接用牵引复位（复位重量为体重 1/7），复位后改为维持重量。根据骨折移位情况决定肢体位置：上 1/3 骨折应屈髋 40°~50°，外展约 20°，适当屈曲膝关节；中 1/3 骨折屈髋屈膝约 20°，并按成角情况调整外展角度；下 1/3 骨折时，膝部屈曲 60°~80°，以便腓肠肌松弛，纠正远侧骨端向后移位。牵引后 24~48 小时要摄床边 X 线片，了解骨折对位情况，同时，每日多次测量患侧肢体长度，并加以记录，以资参考。要根据 X 线片及患侧肢体长度测量情况，及时调整肢体位置、牵引重量和角度，要防止牵引不够或过度牵引，在牵引时还应注意观察穿针部位有无感染，注意肢体保温，教会患者锻炼躯体、上肢、患肢关节和肌肉的方法。

使用平衡牵引，患者较舒适，牵引期间能活动髋、膝和踝关节，擦澡和大小便较方便，一般牵引 4~6 周，经摄 X 线片有骨痂形成后，可改用髋人字石膏固定 4~8 周。在牵引中可同时应用小夹板固定，纠正成角，去除牵引后也可用小夹板外固定，但要经常复查以防骨折移位或成角。

2. 手术方法

（1）手术时机和适应证：手术时间一般选择伤后的 3~7 天，便于及早发现术前并发症，尤其脂肪栓塞综合征的发生。但有研究发现伤后 10~14 天手术的患者骨折愈合快。近年来，由于外科技术提高和医疗器械的改善，手术适应证有所放宽。具体的手术适应证有：①牵引失败。②软组织嵌入骨折端。③并发重要神经、血管损伤，需手术探查者，可同时施行开放复位内固定。④骨折畸形愈合或不愈合者。

（2）常用手术方法：

1）股骨上 1/3 或中上 1/3 骨折：多采用顺行股骨髓内钉固定，交锁髓内钉适用于股骨干小转子以下至膝关节 9 cm 以上的各种类型闭合骨折，包括严重长节段粉碎性骨折、三段或三段以上的多节段骨折。此法具有术后不用外固定及早期下床活动的优点。鱼口状髓内钉兼有动力加压和静力加压的作用，临床应用中取得了较好的疗效。过去用开放式打入髓内针的方法，近十年来已广泛使用 C 形臂 X 线透视，仅在穿钉处做小切口，不显露骨折端闭合穿钉。闭合法较开放损伤小、出血少，不破坏骨折端的血供，有利于骨折愈合。

2）股骨中下 1/3 骨折：传统方法是采用 8~10 孔接骨板固定及髋人字石膏固定。目前，多采用加压钢板、锁定加压钢板（LCP）以及逆行股骨髓内钉固定。加压钢板有多种类型，20 世纪 60 年代开始应用加压器的加压钢板固定，其后出现动力加压钢板（DCP）、LCP 等。逆行交锁髓内钉应选择距膝关节间隙 20 cm 以内的股骨髁上及髁间骨折，还可用于股骨干并发股骨颈骨折、多发骨折以及并发同侧胫腓骨和胫骨平台骨折。

3）陈旧性骨折畸形愈合或不愈合的治疗：开放复位，选用适当的内固定，并应常规植骨以利骨折愈合。

（李培峰）

第五节　股骨远端骨折

一、概述

股骨远端骨折所指范围尚无明确规定，一般认为膝关节上 7～9 cm 内或股骨远侧 1/3 的骨折。本节讨论重点为股骨髁上骨折和股骨髁间骨折，股骨远端骨折占所有股骨骨折的 6%。大多数是高能量损伤的年轻人和骨质疏松的老年人，可同时并发其他部位损伤。股骨远端皮质薄、髓腔大，呈松质骨样复杂的三维解剖结构，其解剖轴与重力轴之间、与下端关节面之间存在着生理性夹角，约为 6°。股骨干远端为股骨髁，外侧髁比内侧髁宽大，内侧髁较狭窄，其所处的位置较低。股骨两髁关节面于前方联合，形成一矢状位凹陷，即髁面，当膝伸直时，以容纳髌骨。在股骨两髁间有一深凹，为髁间窝，膝交叉韧带经过其中，前交叉韧带附着于外髁内侧后部，而后交叉韧带附着于股骨内髁外侧的前部。附着在股骨远端上的肌腱、韧带和关节囊组成了一个复杂的应力传导系统，维持着膝关节的功能和稳定。股骨髁解剖上的薄弱点在髁间窝，三角形的髌骨如同楔子指向髁间窝，易将两髁分开，股骨远端骨折及其软组织损伤将破坏这一结构和系统，若治疗不当将造成膝关节畸形和伸屈功能障碍以及其他并发症。

二、诊断要点

1. 病史要点　股骨远端骨折常发生于年轻人和老年妇女。在青年人中，这类骨折为高能量损伤所致，多见于车祸、机器伤和高处坠落等事故，常为开放性和粉碎性骨折，波及膝关节，严重影响下肢的负重和膝关节功能；而老年人由于骨质疏松，在跌倒时膝关节处于屈曲位而致股骨远端骨折，年轻患者常并发其他部位的损伤，严重者可并发休克。在接诊中应仔细诊查，有无重要脏器以及其他肢体损伤，尤其注意同侧股骨颈骨折、股骨转子间骨折、胫腓骨骨折以及膝关节周围的损伤。股骨髁周围有关节囊、韧带、肌肉及肌腱附着，骨折块受这些组织的牵拉不易复位，复位后难以维持。股骨远端后方有腘动脉及坐骨神经，严重骨折时，可造成其损伤。因此，对于怀疑并发神经血管损伤的患者需进一步详细检查。

2. 查体要点　伤后主要表现为大腿远端肿胀、疼痛，大腿短缩、向后成角畸形。波及关节时，关节腔明显积血，浮髌试验阳性，前后交叉韧带损伤时，抽屉试验可阳性。

3. 辅助检查

（1）常规检查：股骨远端常规前后位和侧位 X 线片，观察股骨远端骨折的情况并指导分类。摄片时最好适当予以下肢牵引，纠正股骨下端成角、短缩和旋转移位，有助于看清骨折情况。多排螺旋 CT 扫描和二维、三维图像重建能明确骨折的详细情况，对手术方案的制订很有帮助。膝关节 MRI 可以确定关节、韧带及半月板损伤。

（2）特殊检查：怀疑血管损伤时，多普勒超声检查必不可少，对超声检查后仍然不能明确或开放性损伤的患者可行血管造影；怀疑有神经损伤的患者进行神经电生理检查。

4. 诊断标准　包括以下几点。

（1）患肢有明显外伤史。

（2）膝上出现明显肿胀，股骨髁增宽，可见成角、短缩和旋转畸形。做膝关节主动及被动活动时，可听到骨擦音。

（3）可出现肢体远端血管和神经损伤体征。血管损伤后膝以下皮温下降，肤色苍白，足背动脉搏动减弱或消失，神经损伤后小腿感觉减退或消失，踝关节不能主动背伸等。

（4）X线片观察骨折范围及移位，必要时CT扫描和MRI检查，明确骨折和韧带损伤的详细情况。

5. 鉴别诊断　股骨远端病理性骨折：轻微外力引起的骨折，既往有肿瘤、骨髓炎等病史，X线片发现骨折局部存在骨质破坏，CT或MRI可见骨质破坏的详细情况以及有无软组织受累。

三、治疗

1. 保守治疗　对于无明显移位的Muller A型骨折或儿童的股骨远段青枝骨折，可长腿石膏固定在屈曲20°位，6周后开始逐渐功能锻炼。

2. 手术治疗

（1）手术适应证：任何移位的关节内骨折，并发血管损伤的骨折，同侧存在胫骨干或胫骨平台骨折，双侧股骨骨折，多发性骨折，病理性骨折，有膝关节韧带断裂，不稳定的关节外骨折。由于股骨远端骨折邻近膝关节，坚强固定，早期功能锻炼有助于减少下肢骨折并发症的发生，最大限度地恢复膝关节的功能。目前观点认为，除非嵌顿的无移位关节外股骨远端骨折或不能耐受手术的患者外，都应采取手术治疗，才能最大限度降低膝关节的病损程度。

（2）手术方法：

1）95°角钢板固定（图7-2）：宽大的钢板可提供较好的固定，并能抵抗弯曲及扭转应力，适用于股骨髁上骨折，缺点是操作不易，由于它的弯柄部与钢板连为一体，角度固定，插入后不能改变位置，且插入髁的方向难以掌握，易造成髁部内外翻畸形。此外，钉板的打入可引起髁间骨折的分离。

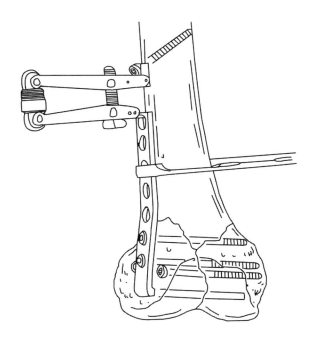

图7-2　95°角钢板固定示意图

2）双加压"L"形钢板，主要是在95°角钢板的横板内加一螺孔，可放入螺栓，对股骨髁间和胫骨平台起横向加压作用，对骨骼较小的人来说，减少了附加拉力螺钉的风险。

3）AO动力髁螺钉（DCS）：应用AO动力髁螺钉在技术上比角钢板更容易，因为钢板与螺钉是单独部件，可在矢状面上调整。另外，螺钉插入松质骨允许骨折端轻微活动，刺激骨痂生长，但对于严重骨质疏松的患者，建议先将骨水泥注入钉道以加强稳定性。

4）GSH逆行带锁髓内钉固定：逆行髓内钉固定，比钢板获得更接近生物学的固定，是均分负荷型，且手术时间短、出血少、周围软组织保护好，可早期进行CPM功能锻炼。缺点是关节入口可引起髌股关节炎及膝关节僵直，骨折部位感染则可导致化脓性关节炎，髓内钉的尖端易产生应力集中致骨折，对于延伸至峡部的骨折、髁关节面严重粉碎者，要慎重使用。

5）股骨下端解剖钢板：这种钢板主要优点在于贴合髁部解剖形态的钢板远端多孔设计，便于在髁间粉碎性骨折时，多方向、多点和多枚拉力螺钉的固定选择，手术易于操作。手术暴露广、创伤大是其缺点。

6）股骨下端 LISS 钢板：LISS 钢板是符合微创外科原则的一种新型内固定系统，其形状与骨的解剖轮廓一致。一般在不暴露骨折区域的情况下，经皮插入钢板并完成锁定螺钉的固定。LISS 的稳定性依赖于螺钉与钢板组合锁定后的成角稳定性，其特有的锁定固定有利于股骨远端骨折复位后更好地维持固定。

7）外固定支架加有限内固定：对于开放性骨折污染严重时，常首选外固定支架加有限内固定。由于只有外固定支架钢针和少数螺钉与骨骼接触，所以骨折感染率低，感染时也可得到有效控制，具有手术操作快、软组织剥离少和方便换药等优点。缺点是针道渗出和术前与术后感染，股四头肌粘连导致膝关节活动受限。

（李培峰）

第六节　髌骨脱位

一、概述

髌骨的稳定性依靠内、外侧力量的动力性平衡，当外伤或先天、后天性疾患使平衡受到破坏时，髌骨可偏离正常位置，发生脱位或半脱位。髌骨脱位可分为内、外方向，临床以外侧移位最常见，而且常易复发，称为复发性脱位。

创伤性髌骨脱位多为外侧脱位，常由膝关节伸直位急剧外旋小腿引起，也可由直接撞击髌骨引起，多可自动复位，未自动复位者常弹性固定于半屈曲位，被动伸膝用手推挤髌骨外缘常可复位。复发性髌骨脱位可继发于急性外伤之后，但有 1/3 左右的患者无明确外伤史。文献列举下列改变可能单独或联合构成髌骨脱位或半脱位的病因：高位髌骨、股骨外髁发育不良、膝外翻、股内侧肌萎缩、股外侧肌肥大、髌外侧支持结构挛缩、髌内侧支持结构减弱或松弛、膝关节普遍性松弛、髌韧带止点偏外、膝反张、胫骨外旋、股骨内旋或股骨颈前倾、髌骨先天性异常。

二、诊断要点

1. 病史要点　髌骨急性脱位，膝关节常可有明显肿胀，脱位后当膝关节呈伸直位时极易自行复位。对于复发性脱位和半脱位患者，膝痛是较常见的症状，但疼痛较轻，多有膝关节不稳定的各种感受，如乏力、支撑不住、突然活动不灵和摩擦等。

2. 查体要点　髌骨急性脱位，髌骨内侧有瘀斑，压痛明显，将髌骨向外推移时有松动感，屈膝时（通常在麻醉下）发现髌骨向外移位，即可明确诊断。

复发性脱位和半脱位患者，检查可发现髌股关节及髌骨内侧压痛、肿胀。髌骨位置异常是一个重要体征。伸直膝关节时，一般不表现髌骨侧方移位，但在屈膝位常可观察到受累髌骨的位置偏外，严重者可完全滑到股骨外髁的外侧。检查时可发现髌骨向外侧移动的幅度明显大于对侧。在肌肉松弛条件下，检查者将髌骨向外侧推，并徐徐屈膝，至 30°左右时髌骨被推向半脱位或接近于脱位状态，此时，常可引起患者不适和恐惧，害怕脱位复发而加以阻止，并试图伸膝使髌骨回到正常位置，股四头肌特别是股内侧肌萎缩。

临床检查中，Q 角的测量具有诊断和治疗意义，Q 角是股四头肌牵拉轴与髌韧带长轴在髌骨中点的交角，临床上以髂前上棘至髌骨中点连线和胫骨结节至髌骨中点连线的交角表示。在男性正常为 8°～10°，女性为 10°～20°，Q 角增大，股四头肌收缩将使髌骨向外侧脱位。

3. 辅助检查　X 线片对诊断有很大帮助，可以显示髌骨的形态和位置是否正常，Insall 发现髌骨与髌韧带长度之比约为 1：1，测量两者在侧位片上的长度比若小于 1，则考虑高位髌骨的可能。

轴位 X 线片可显示髌骨和滑车发育不良，髌股关节面不相适和髌骨移位，轴位片上最常见的病征是髌骨向外侧偏斜及半脱位。Laurin 等发现仰卧屈膝 20°~30°时拍摄髌骨轴位片，可显示股骨髁间线与髌骨外侧关节面两缘的联线之间形成一外侧髌股角，正常此角向外侧张开，髌骨半脱位时此角消失或向内侧张开。复位后应拍侧位、轴位 X 线片，除观察是否完全复位外，还应观察髌骨及股骨髁的发育形态及有无骨软骨碎片残留在关节内。

MRI 检查可以了解髌骨内侧支持带损伤情况、髌股关节软骨损伤情况等。

4. 分类　按髌骨脱位方向分为外侧脱位和内侧脱位，内侧脱位极为少见。

5. 诊断标准　包括以下几点。

（1）患者外伤后感觉髌骨向外滑脱，当膝关节呈伸直位时极易自行复位。复发性脱位有反复脱位病史。

（2）查体：髌骨内侧有瘀斑，压痛明显，将髌骨向外推移时有松动感。屈膝时可发现髌骨向外移位，可有 Q 角异常。

（3）轴位 X 线片：可显示髌骨和滑车发育不良，髌股关节面不相适和髌骨移位。最常见的病征是髌骨向外侧偏斜及半脱位。

三、治疗

1. 保守治疗　髌骨脱位不难整复，麻醉下膝关节伸直位，松弛股四头肌，用手将髌骨向内侧推回原位。经常复发的病例，患者多可学会自行整复。复位后石膏固定 3 周，及时进行功能锻炼，如股四头肌练习、膝关节屈伸活动等。

2. 手术治疗　如患者有解剖学不稳定倾向，如向外推髌骨活动度过大、髌骨内侧支持带损伤、远端股内侧肌发育不良、股骨外髁低及高位髌骨、膝外翻角增大等应手术治疗，同时清除关节内骨软骨碎片，修补撕裂的髌内侧支持结构及股内侧肌，术后长腿石膏固定 3~4 周。

治疗髌骨复发性脱位和半脱位的手术方法甚多，可以概括为两类。一类是着眼于改善股四头肌的功能或稳定髌骨，适用于髌股关节尚无显著变性者；另一类是切除髌骨，重建股四头肌结构，适用于髌股关节有严重变性的病例。没有一种手术能保证治愈所有患者，必须查明致病原因，根据具体情况选择适当的手术方法。当一种手术不足以解决问题时，应采用综合手术，即几种手术同时应用。

（1）膝外侧松解术：这是最简单和应用最广的手术，可单独或综合应用。切开外侧翼状韧带和关节囊，向上分离股外侧肌下部纤维，直至髌骨回到正常位置。膝外侧松解术也可结合关节镜检查施行，膝外侧松解术对髌骨移位较轻的病例可单独使用，病情较复杂者可结合其他手术进行。Chen 等报告单独采用本手术治疗髌骨不稳症，优良疗效达 86%。

（2）内侧关节囊缩紧术：当膝关节前内侧关节囊结构松弛、股四头肌力线正常、髌股关节面无明显变性时，缩紧内侧关节囊有一定效果。有主张对撕裂的膝内侧软组织，包括股四头肌的内侧扩张部，均给予手术修复。术后用长腿石膏固定 4~6 周，在修复软组织愈合后，开始膝关节的功能锻炼。

（3）髌腱止点移位术：有多种手术方式，适用于髌股关节发育异常、Q 角过大、上述软组织手术仍不能矫正者。

（李培峰）

第七节　髌骨骨折

一、概述

髌骨是人体中最大的籽骨，它是膝关节的一个组成部分。切除髌骨后，在伸膝活动中可使股四头肌肌力减少 30% 左右。因此，髌骨能起到保护膝关节、增强股四头肌肌力的作用，除不能复位的粉碎性骨折外，应尽量保留髌骨。

髌骨骨折为直接暴力或间接暴力所致。直接暴力多因外力直接打击在髌骨上（如撞伤、踢伤等），骨折多为粉碎性，其髌前腱膜、股四头肌及髌两侧腱膜和关节囊多保持完好，骨折移位较小。间接暴力多由于股四头肌猛力收缩所形成的牵拉性损伤，如突然滑倒时，膝关节半屈曲位，股四头肌骤然收缩，牵拉髌骨向上，髌韧带固定髌骨下部，而股骨髁部向前顶压髌骨形成支点，三种力量同时作用造成髌骨骨折。间接暴力多造成髌骨横形骨折、移位大、髌前筋膜及两侧扩张部撕裂严重。

二、诊断要点

1. 病史要点　有明显外伤史，多为跌倒后膝部着地，也可是外力直接打击在髌骨上，如撞伤、踢伤等。局部疼痛，不能活动、行走。

2. 查体要点　骨折后膝关节腔积血，髌前皮下淤血、肿胀，严重者可有皮肤张力性水疱。髌骨局部有压痛，移位的骨折，可触及骨折线间的空隙，膝关节不能活动，屈伸活动明显受限。陈旧性骨折有移位者，因失去股四头肌作用导致伸膝无力，走路缓慢，并可有关节活动障碍。

3. 辅助检查　多数病例摄髌骨正侧位 X 线片即可证实。对可疑髌骨纵形或边缘骨折，须拍髌骨轴位片。对于诊断有疑问或骨折不明显者，可进行 CT 检查进一步证实。

4. 分类

（1）无移位的髌骨骨折。

（2）有移位的髌骨骨折：①髌骨横形骨折。②髌骨粉碎性骨折。③髌骨下极粉碎性骨折。④髌骨上极粉碎性骨折。⑤髌骨纵形骨折。

5. 诊断标准　包括以下几点。

（1）患者多有明显外伤史。

（2）查体局部疼痛、肿胀，可有皮下瘀斑、水疱，膝关节活动受限。

（3）X 线显示骨折。

（4）对难以确诊的患者采用 CT 检查。

三、治疗

髌骨骨折是关节内骨折，对新鲜髌骨骨折的治疗，应最大限度地恢复关节面的平整，恢复原关节面的形态，力争使骨折解剖复位、关节面平滑，给予坚强内固定，修补断裂的肌腱腱膜和破裂的关节囊。早期活动膝关节，防止创伤性关节炎的发生，恢复膝关节的功能。

1. 保守治疗　石膏托或管型固定适用于无移位的髌骨骨折，可抽出关节积血，适当加压包扎，用长腿石膏托或管型固定患肢于伸直位 4~6 周。在此期间，练习股四头肌收缩，去除石膏托后练习膝关节伸屈活动。

2. 手术治疗　对于有移位的髌骨骨折应行切开复位内固定。内固定方法有多种，对于髌骨横形骨折应尽可能采用张力带固定。此法优点是固定牢固，不需外固定，可以早期活动膝关节（图 7-3）。对于髌骨粉碎性骨折可采用髌骨环扎术，术后需加石膏外固定。记忆合金髌骨爪形固定器，可用以固定髌骨横形骨折及粉碎性骨折，术后无须外固定，膝关节也可较早活动。

髌骨部分切除术适用于髌骨下极或上极粉碎性骨折。切除较小骨块或骨折粉碎部分，将髌韧带附着于髌骨上段或将股四头肌附着于髌骨下段骨块，术后长腿石膏伸直位固定 3 周，去石膏后不负重练习关节活动，6 周后扶拐逐渐负重行走，并加强关节活动度及股四头肌肌力锻炼。此法可保全髌骨作用，韧带附着于髌骨，愈合快，股四头肌功能得以恢复，无骨折愈合后关节面不平滑问题。只要准确按上法处理，术后及时作关节活动及股四头肌锻炼，可以达到关节活动好、股四头肌肌力恢复好的治疗目的。且因关节面平滑，不致因骨折引起髌股关节炎。

髌骨全切除适用于严重粉碎性骨折无法复位固定者，髌骨全切除将不可避免地影响伸膝功能，应尽可能避免。将碎骨全部切除，同时直接缝合股四头肌腱与髌韧带，修复关节囊，术后用石膏固定膝于伸直位3～4周，逐渐锻炼股四头肌及步行功能。

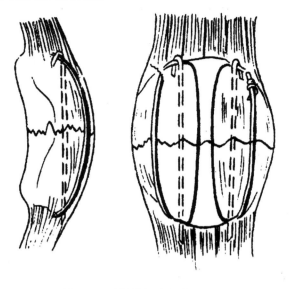

图7-3　髌骨骨折张力带固定

（刘立东）

第八节　髋关节后脱位

一、损伤机制

无论是何种运动损伤，髋关节损伤的病理机制都有以下3个方面因素：①屈曲的膝关节前缘受到撞击。②膝关节伸直的情况下足底受到撞击。③大转子受力。极少数的情况下，暴力从后侧作用在骨盆上，而同侧的膝或足构成反作用力。髋关节后脱位多由间接暴力引起，当髋关节屈曲90°位，过度的内收并内旋股骨干，使股骨颈前缘以髋臼前缘处为支点形成杠杆作用；当股骨干继续内旋并内收时，股骨头受杠杆作用而离开髋臼，造成后脱位。当髋关节屈曲90°，外力作用于膝部沿股骨干方向向后，或外力作用于骨盆由后向前，也可使股骨头向后脱位。有时可并发髋臼后缘或股骨头骨折。

没有系安全带的司机，在紧急刹车时，躯体以踩在刹车板上的右下肢为轴旋转向前，左膝在屈膝屈髋90°时撞击仪表盘。这样可以导致股骨头后侧脱位，通常不伴有骨折。如果髋关节屈曲较少，股骨头撞击髋臼后侧和后上部分，导致骨折脱位。

在股骨头脱出髋臼的时候可以导致股骨头骨折、压缩和划痕，在股骨头向前和后脱位撞击盂唇的时候，剪切力可以发生在股骨头上表面、前上面和后上面，圆韧带撕脱骨折经常可以见到。撕脱块可以从很小的软骨块到大的骨软骨块。这些松动的骨块可以在复位后卡在关节间隙内，不取出这种碎块可以导致游离体症状和关节软骨损害。

伴随股骨颈骨折的髋关节脱位可以由两种机制造成。一种是暴力造成髋关节脱位，由于暴力仍未消散，股骨头顶在骨盆上，造成股骨颈和股骨干骨折；另一种是医源性损伤，在手法复位的时候导致股骨颈骨折。在所有报道的医源性股骨颈骨折中，都有股骨头骨折。这可能是由于外伤时股骨头吸收了大部分的暴力，导致没有移位的股骨颈骨折，这种骨折很难在复位前的X片上发现。因此，在复位之前必须认真观察股骨颈部有无移位骨折。另外，复位必须轻柔和控制力度，必须避免杠杆复位的方法。

二、分类

髋关节后脱位综合分型（图7-4）：

Type Ⅰ：没有严重伴发骨折，复位后没有临床不稳。

Type Ⅱ：难复性脱位，没有严重的股骨头和髋臼骨折（复位指全身麻醉下复位）。

Type Ⅲ：复位后不稳定或伴有关节内骨块，盂唇、软骨嵌顿。

Type Ⅳ：伴随需要重建稳定性或髋臼形态的骨折。

Type Ⅴ：伴随股骨颈或股骨头骨折（包括凹陷骨折）。

依据股骨头相对于髋臼的位置和伴有的髋臼、股骨近端骨折。Thompson 和 Epstein 将髋关节后脱位分为 5 个类型：

Ⅰ型：脱位伴有或不伴有微小骨折。

Ⅱ型：脱位伴有髋臼后缘孤立大骨折。

Ⅲ型：脱位伴有髋臼后缘的粉碎骨折，有或无大的骨折块。

Ⅳ型：脱位伴有髋臼底部骨折。

Ⅴ型：脱位伴有股骨头骨折。

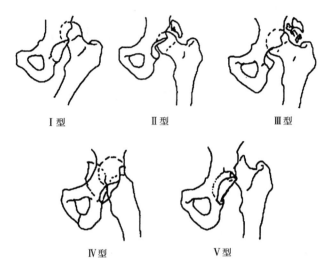

图 7-4　髋关节后脱位综合分型

历史上中心性脱位一词是指不同类型的髋臼内壁骨折后，股骨头向内移位。准确说应该属于髋臼骨折部分，现在临床已逐渐不用这个术语了。

三、诊断要点

有髋关节脱位和骨折脱位的患者会感到非常不舒服，患者无法活动患肢，可能有患肢远端麻木。外伤常常是由高能量创伤造成，比如交通事故、工业事故或从高处坠落。

复合伤的患者常常感到多处疼痛而无法明确说出特定位置的损伤。胸腹部、脊柱、四肢都会导致功能障碍并且表现不同。很多患者在到达急诊室的时候已经反应迟钝或意识不清而无法配合医生检查和评估。

单纯髋关节后脱位的患者表现为髋关节屈曲、内收、内旋和肢体短缩。虽然单纯的髋关节脱位容易诊断，但在伴有同侧肢体损伤的时候这些脱位的典型表现会改变，当髋关节脱位伴有同侧髋臼后壁或后柱骨折时下肢会维持在中立位，下肢短缩则不明显。同侧股骨或胫骨骨折也会影响脱位的表现。

正常骨盆平片上股骨头的大小应该对称，关节间隙也是均匀对称。髋关节脱位患者的 X 片除了头臼关系改变外，后脱位的患者股骨头会显得较小，而在前脱位的患者则表现较大。正常的 Shenton 线应该光滑连续，大小转子的关系提示髋关节旋转的位置。同时也要注意股骨干是否处在内收或外展的位置，股骨干在后脱位处于内收位，前脱位则处于外展位。

四、治疗

在处理高能量损伤患者时，医生应想到可能存在的髋关节脱位。所有钝器损伤导致精神异常或伴有局部体征和症状，必须拍骨盆前后位片。同样，所有伴有严重下肢损伤、脊柱损伤或胸腹部损伤的患者必须拍摄骨盆前后位片。当然，清醒并且配合检查的患者如果没有血压不稳和局部症状体征就没有必要拍摄骨盆片。初次体格检查必须包括整个肢体，特别需要注意有无神经损伤。坐骨神经损伤很常见，在进行闭合或开放复位之前必须明确有无坐骨神经损伤，一些重大的骨盆骨折还常伴有腰骶丛神经损伤。膝关节前侧的皮肤擦伤提示了暴力作用的部位和方向。如果患者有这些发现，还须排除是否有潜在的膝关节韧带损伤，髌骨骨折或股骨远端骨软骨骨折。骨盆环损伤和脊柱损伤也是常见的并发伤，必须注意这些部位的检查。最后，在手法复位前必须认真评估股骨颈排除骨折，必须拍摄股骨近端正位片来评估这个部位。

髋关节脱位的诊断确立后，如果考虑手术，则必须再做一些其他放射学检查。通常这些检查是在成功闭合复位后进行，有时候在难复性脱位准备开放复位之前进行检查。这些额外的检查包括以脱位的髋关节为中心摄前后位和内外旋45°X线片。必须仔细分析正位片明确有无骨软骨块嵌顿和关节间隙不对称。髂骨斜位片投射角度垂直后柱，有利于分析后柱和前壁的完整性。闭孔斜位可以很好地评估前柱和后壁。

CT对于判断有无伴发的髋关节骨折很有帮助。隐形骨折、划痕骨折和其他骨折都能在CT上看清楚，同时能准确判断骨折块大小及移位的严重程度。CT也能够评估股骨头，发现小的嵌顿碎片，判断股骨头和髋臼的一致性。如果在一个没有脱位表现的髋关节CT图像上的有气泡现象，提示关节曾脱位再自动复位。磁共振在髋关节创伤脱位中的价值并不明确。最近许多研究报道磁共振可以判断有无盂唇破裂、股骨头挫伤和微骨折、坐骨神经损伤、关节内碎片和骨盆静脉栓塞。特别是在CT正常但不稳定的髋关节中，MR有助于判断潜在的盂唇破损。同位素扫描并不适合外伤性髋关节脱位后成像。Meyers等建议用同位素扫描预测髋关节脱位后的股骨头改变，但是研究并没有显示这个方法有多少价值。

许多研究显示，髋关节维持脱位的时间和后期的股骨头坏死有关，因而早期复位最重要，而伴随的髋臼和股骨头骨折可以亚急性处理。由于髋关节脱位患者经常伴有复合伤，一些伴有头部、腹部或胸部损伤的患者在进行全身麻醉的时候可已进行快速闭合复位。在急诊室需要气管插管的患者也可以在气管麻醉下进行闭合复位。复位后髋关节稳定的患者可以进行牵引固定，但是牵引不一定必要。不稳定的髋关节脱位伴有骨折患者需要骨牵引，注意后侧不稳的患者保持患髋轻度外展外旋。进一步的手术治疗须等全身情况稳定后进行。

（一）闭合复位

快速复位是初步处理的目的。无论脱位的方向如何都可以用仰卧位牵引复位。如果有条件的话，最好在全身麻醉下复位。如果不便立即进行全身麻醉，可以在静脉镇静作用下进行闭合复位。注意在患者镇静起效前不要做复位的动作。

1. Allis手法复位 见图7-5。患者仰卧于低平板床上或地上。术者站在患髋侧旁，一助手固定骨盆，术者一手握住患肢踝部，另一前臂屈肘套住腘窝。徐徐将患髋和膝屈曲至90°，以松弛髂股韧带和髋部肌肉，用套在腘窝部的前臂沿股骨干长轴用力持续向上牵引，同时用握踝部的手压小腿，并向内外旋转股骨，以使股骨头从撕裂关节囊裂隙中回到囊内，此时多可感到或听到股骨头纳入髋臼的弹响，畸形消失，然后伸直外展患肢，此手术成功的关键是手法轻柔、稳妥，以松解肌肉和减轻疼痛，如肌肉松弛不够好，术者不能把股骨头拉到髋臼附近，另一助手可用手将大转子向前下推，协助复位。

2. Bigelow手法复位 见图7-6。患者仰卧位，助手双手置于患者双侧髂前上棘固定骨盆，操作者一手握住患肢踝部，另一前臂置于患者屈曲的膝关节下方，沿患者畸形方向纵向牵引，于持续牵引下保持内收内旋位，屈髋90°或90°以上。然后外展、外旋、伸直髋关节，股骨头进入髋臼内。即划一"问号"的方法，左侧为正问号，右侧为反问号，此方法需十分稳妥，不可猛力，其杠杆作用有发生股骨颈骨折的可能。

3. Stimson的重力复位法 见图7-7。患者俯卧于手术台上或车上，患肢下垂于桌边外，操作者握住小腿使髋膝关节屈曲90°，一助手固定骨盆，屈曲膝关节，在小腿后面施加纵向向下牵引，同时轻柔地内外旋股骨协助复位。

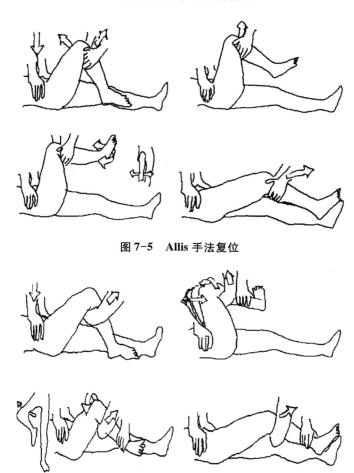

图 7-5　Allis 手法复位

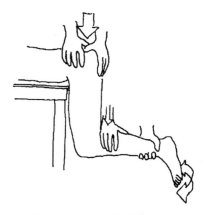

图 7-6　Bigelow 手法复位

图 7-7　Stimson 的重力复位法

　　以上 3 种方法中，以 Allis 法和 Stimson 法比较稳妥安全，也是最常用的复位方法。需注意的是由于有很大比例的患者具有复合伤，俯卧位有可能加重其他损伤。Bigelow 法在旋转复位时可能增加股骨颈骨折的风险，复位后应立即去拍摄髋关节正侧位片和骨盆正位片。分析 X 片确定关节对位是否良好，如果有髋臼骨折，则需要拍 Judet 位片。根据术后的体检和影像学检查，决定进一步的治疗方案，有不稳或髋臼内嵌顿的多需要手术治疗。

　　如果静脉镇静下复位不成功，患者需要到手术室进行麻醉下复位，如果麻醉下复位仍然不能复位则需要立即切开复位。在开放复位前，应该拍摄 Judet 片，这两张斜位片对评估髋臼和制定手术计划很重要。条件允许的话，在复位前行 CT 检查，可以判断在平片上无法看清的关节内骨块或股骨头损伤。

一旦 X 线检查确定已复位，应立即检查髋关节稳定性。这个步骤最好在患者仍然处在静脉镇静作用下进行。如果有大的后壁或后上壁骨折，不应进行稳定性检查。在出现髋臼前后柱骨折移位的时候也不应做稳定性检查。髋关节屈曲至 90°~95°、旋转中立位，分别在内收外展和中立位，从前向后施加力量，如果感觉有半脱位，患者需要进一步检查诊断，牵引甚至手术。如果患者是清醒的，可能帮助医生判断有无不稳。Larson 回顾性研究了一系列髋关节脱位发现，在 17 例明显放射学不稳或关节对合不良的患者中，每一个都最后发展成创伤性关节炎。因而最重要的原则是：如果有不稳，就需要手术探查和修复。

成功闭合复位和稳定性检查之后，患者应进行牵引等待 CT 检查。如果髋关节是稳定的，简单皮肤牵引就足够，于轻度外展位牵引 3~4 周，即可扶双拐下地活动，但 2~3 个月内患肢不负重，以免缺血的股骨头因受压而塌陷，伤后每隔 2 个月拍摄 X 线片 1 次，1 年左右证明股骨头血供良好，无股骨头坏死方可离拐，逐渐恢复正常活动。复位后如果不稳，或有骨块或关节对合不良，应采用胫骨结节牵引，根据髋关节不稳的方向适当调整骨钉的方向。髋关节后侧不稳骨钉应从前外向后内，这样可以使下肢轻度外旋保持髋关节稳定，如果是前侧不稳则做相反的调整。

两种情况下可以考虑 MRI 检查，一种情况是在没有髋臼壁骨折或关节内碎块，但是髋关节不稳定的情况下需要做 MRI 检查。MRI 可以发现一些髋臼盂唇撕脱。另一种情况是在平片和 CT 上显示无法解释的髋臼间隙增宽，MRI 可以显示嵌顿的骨块或软组织。MRI 可了解关节间隙异常增宽的原因，因为它可以鉴别是盂唇嵌顿，关节软骨嵌顿或者仅仅是血肿。

体格检查和影像分析结束后，可以进行最后的分级。最后的分级根据最严重的损伤决定。根据最终的分型来决定治疗方案。

（二）各种脱位的处理

Ⅰ型：脱位指单纯脱位，没有伴发骨折或小的髋臼缘骨折。体格检查显示良好的稳定性，不需要手术介入。这些患者予以皮肤牵引，在患者感到没有不适的时候即可开始被动关节活动锻炼，6 周内避免髋关节屈曲超过 90°和内旋超过 10°，关节肿胀消退后可以开始扶拐下地活动，建议扶拐 6~8 周，扶拐的时间根据患者获得正常的肌力和正常的步态决定。如果患者没有达到预计的恢复可以进行 X 线片检查。如果 CT 上显示的关节内小碎块处在髋臼陷窝而不是卡在关节内，这个骨块就无意义。这是非关节区域，在这个位置的骨块就像在膝关节外侧沟一样不会产生症状。如果患者后期出现症状，就有必要考虑手术取出碎片。

Ⅱ型：指无法闭合复位的脱位。如果股骨头已经回到髋臼窝而关节间隙增宽，根据导致间隙增宽的原因，最终的分型一般是Ⅲ、Ⅳ或Ⅴ型。如果难复性髋关节脱位在术中诊断是由于软组织嵌顿的原因，则分型仍属于Ⅱ型。Proctor 报道梨状肌缠绕股骨颈会导致无法复位。Bucholz 和 Wheeless 报道了 6 例难复性髋关节后侧脱位，手术显露和尸体解剖发现，髂股韧带一部分宽阔的基底部连同后壁移位的骨块阻挡了后侧脱位的股骨头回纳髋臼。

不管是什么原因导致的Ⅱ型脱位，应该立即切开，采用 Kocher-Langenbeck 切口。手术中在复位之前，应该先检查髋关节，骨折块是否和缺损大小一致。关节要彻底冲洗去除碎块和碎屑。注意髋臼和股骨头软骨的损伤，在正确的牵引下，以轻柔的手法复位，在大转子上使用骨钩牵引有利于增加关节间隙观察。直接在股骨头上用力使其复位可以避免下肢强力牵拉和扭转。成功复位后，检查稳定性，如果在屈髋 90°的情况下后推仍然保持稳定，术后处理和Ⅰ型一样。如果发现关节不稳，需要探察明确原因。广泛的关节囊撕裂和盂唇破裂应该修复。关节内碎片嵌顿也是不稳的原因之一，术中检查 X 线可以帮助判断有无碎片嵌顿导致的关节间隙增宽。如果伴有股骨头或髋臼骨折，必须做内固定。

当面对一个广泛的髋臼骨折或难复性髋关节，应谨慎地做有限的切口进行手术和复位，全面的骨折内固定应该在伤后 3~10 天，血压稳定后进行。分阶段治疗重建更为可靠，理由如下：第一，在扩大的切口进行髋臼骨折复位内固定不利于严重损伤患者的看护；第二，立即髋臼手术导致大量失血，包括潜在的大量失血；第三，复杂髋臼骨折要求认真术前分析和计划，并需要转到有经验的医生那里治疗。

Ⅲ型脱位：没有伴发骨折，但是复位后的检查显示不稳或术后的影像学检查显示骨软骨或单纯软骨片或移位的盂唇嵌顿在关节间隙。如果没有伴发骨折也没有碎片嵌顿的髋关节复位后不稳，需要查 MRI。如果 MRI 图像显示广泛的盂唇分离，需要手术修复，小的盂唇分离和破裂或韧带和关节囊破裂更适合采用支具限制髋关节在稳定的范围内活动。如果支具固定 6 周后仍然不稳定则考虑手术探查和修复。关节内碎片不仅阻止关节复位，同样会导致关节软骨磨损。无论哪一种情况，如果碎片太小无法复位固定则必须取出。认真考虑切口以利取出碎片。切开关节囊的时候必须沿着髋臼缘切开以保护股骨头的血供。

注意取出所有 CT 上发现的碎片。好的器械有利于取出碎片。有时候必须脱位髋关节来取出碎片。强力的脉冲灌洗有利于冲出小的碎屑。术中必须 X 线检查并对比健侧明确关节对位情况，检查关节稳定性，了解稳定的活动范围。必要时术后再使用支具 6 周保持关节在安全范围活动。患者使用拐杖根据情况逐步下地活动，配合积极髋关节周围肌肉锻炼。肌力恢复后可在 6 周后弃拐。

关节镜仍处在发展中，最终可能对取出关节内碎片有意义。手术需要牵引，可以使用牵引床或 AO/ASIF 股骨牵引器。术中需要透视监视下以安全插入关节镜器械。术后处理和切开手术一样。

Ⅳ型脱位：指伴有大的髋臼骨折块，需要手术重建。手术可以重建髋臼的稳定性，移位的髋臼柱骨折需要手术固定重建关节平整性。有学者指出，成功骨折内固定后的效果令人满意。

Ⅴ型脱位：股骨头骨折伴髋关节脱位远期疗效都很差。Butler 做了一个治疗股骨头骨折的前瞻性研究。闭合复位不能解剖复位的股骨头骨块采用内固定，10 位患者效果都不好。Mast 报道一种抬举股骨头凹陷骨折的技术，将凹陷骨折处抬升，松质骨填压软骨下骨，不需要使用内固定，目前这种方法的远期疗效仍待验证。

（刘立东）

第九节　髋关节前脱位

髋关节前脱位发生率远较后脱位低。文献报道该损伤仅占创伤性髋脱位的 10% ~ 12%。长期随访研究显示前脱位的预后更差，这可能是由于相应的股骨头损伤所致。

一、损伤机制

作用机制以杠杆作用为主，当患髋因外力强力外展时，大转子顶端与髋臼上缘相接触。患肢再稍外旋，迫使股骨头由关节囊前下方薄弱区脱出，髋关节囊前下方撕裂。如果发生车祸时驾驶员并没有意识到危险，右脚常是放在油门踏板上，髋关节外旋外展。在这个位置，膝关节的内面撞击仪表盘，导致右髋极度外展外旋并向前脱位。髂股韧带一般保持完整。股骨头可向前下移位，停留在闭孔内或向上向前移位，停留于耻骨上支平面，偶尔能引起股动静脉循环障碍或伤及股神经。

二、分类

前脱位综合分类法：

Type Ⅰ：没有严重并发骨折，复位后没有临床不稳。

Type Ⅱ：没有严重股骨头和髋臼骨折的难复性脱位（指全身麻醉下复位）。

Type Ⅲ：不稳定髋或伴有关节内骨块、软骨块，以及盂唇嵌顿。

Type Ⅳ：伴有需要重建髋关节稳定性或关节平整性的骨折。

Type Ⅴ：伴有股骨头或股骨颈骨折（骨折或凹陷）。

Epstein 将髋关节前脱位分类如下：

1. 耻骨方向（向上）

（1）不伴有骨折（单纯）。

（2）伴有股骨头骨折。

（3）伴有髋臼骨折。

2. 闭孔方向（向下）

（1）不伴有骨折（单纯）。

（2）伴有股骨头骨折。

（3）伴有髋臼骨折。

三、诊断要点

髋关节前脱位表现为下肢维持于外展和外旋、微屈的位置，并较健肢为长。在闭孔或腹股沟附近可触到股骨头，髋关节功能完全丧失，被动活动时引起疼痛和肌肉痉挛。有明确外伤史，X 线片可见股骨头在闭孔内或耻骨上支附近。

四、治疗

对新鲜髋前脱位的治疗应尽早在麻醉下手法复位。

1. 整复手法　患者仰卧位，麻醉方法同后脱位，一助手把住骨盆，另一助手握住小腿，屈膝 90°，徐徐增加髋部外展，外旋及屈曲，并向外方牵引即加重畸形手法，使股骨头与闭孔或耻骨上支分离。此时术者站在对侧，一手把住大腿上部向外下按压，另一手用力将股骨头向髋臼内推进，同时在牵引下内收患肢，当感到股骨头纳入髋臼的弹响时即已复位，放松牵引后畸形消失，如手法复位失败，应早期切开复位。

2. 术后处理　与后脱位同，但在术后牵引固定时，应保持患肢于内收内旋伸直位。对极少数闭合复位失败者，不宜多次重复，应立即切开复位。造成复位失败的原因多为嵌入软组织，如股直肌、髂腰肌和撕裂关节囊及股骨头嵌入关节囊的"扣眼"引起，Epstein 报道了前脱位后髂腰肌阻挡复位的情况。手术可以用 Smith-Peterson 入路，但是这个切口容易损伤股神经和股动静脉，可以采用其他一些暴露前侧关节囊的切口降低这种危险。复位后行皮牵引 3 周，然后扶拐下地行走。在闭孔脱位中，由于股骨头与闭孔前外侧相撞，易发生股骨头前上方压缩骨折，有些学者建议在当 CT 片上显示股骨头压缩 >2 mm 时，应撬起压缩部位并植骨。

（刘立东）

第八章

膝部损伤

第一节　解剖学基础

膝关节由 3 个关节组成，即由胫骨股骨关节、髌骨股骨关节、胫骨腓骨关节组成。当人在行走时，膝关节所受到的力大约是体重的 5 倍。膝关节有 3 个轴向的活动，6 个方向的自由度。膝关节的正常活动度为过伸 10°至屈膝 140°，伴随着内旋 10°至外旋 30°的旋转活动。

人类胚胎发育期内，妊娠第 28 天时下肢萌芽开始出现，第 37 天股骨胫骨腓骨开始软骨化，前交叉韧带、后交叉韧带、半月板约在第 45 天发生，在胚胎发育期的最后 10 天，膝关节才完全形成。

皮肤的血液供应主要来自两方面，即轴向的和随机的血液供应。膝关节周围的皮肤主要靠随机的血液供应，随机血液供应包括内在的和外在的分支供应。内在分支来源于腘动脉的关节上下支，在膝关节前髌骨周围形成血管环，当膝前皮肤与皮下组织剥脱时，此供应将被破坏，此时膝前皮肤只有依靠外在分支的血液供应。外在分支主要来源于 3 个方面，其一是股浅动脉关节降支，其二是胫前动脉返支，其三为旋股外侧动脉关节降支。因此，在做膝关节前的皮肤切口时，以横行或纵轴中线切口为宜（图 8-1）。

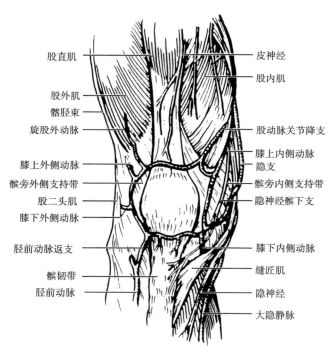

图 8-1　外在分支的血液供应

一、骨结构

膝关节由髌骨、股骨远端、胫骨近端组成。医生在描述膝关节的部位方向时，由于位置变化的干扰，通常会使用混乱的方向语言。因此，解剖命名法及髁间窝手术野命名法规范了描述膝关节的方向语言。

解剖命名法：膝关节位于伸直位，近心端为近端，远心端为远端，还有通用的内侧、外侧、前面和后面。

髁间窝手术野命名法：患者仰卧，膝关节位于屈膝位，近心端为深部，远心端为浅部，近髌骨为上（高），远髌骨为下（低），以及内侧、外侧（图8-2）。

股骨远端由股骨内髁和股骨外髁组成。前面的滑车沟与髌骨构成髌股关节。从髁间窝手术野的角度，股骨内髁较股骨外髁倾斜，与矢状面交角约22°。股骨内髁较外髁低并且窄，股骨外髁高有利于阻挡髌骨外侧脱位。从解剖位正面看，股骨内髁比股骨外髁低。从解剖位侧面看股骨内髁的关节面比外髁的长。在股骨内上髁上有一骨性体表标记，系内收肌结节，是内侧副韧带的起点。

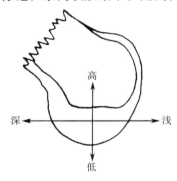

图 8-2　髁间窝手术野命名法

胫骨近端的关节面从前向后有7°～10°的倾斜。胫骨近端内侧平台大，内侧平台较平或凹，内髁长，前高，内髁后缘呈方形；外侧髁平台凸或平，外侧髁短，前低，外侧髁后缘尖圆。胫骨外髁前方有一骨性体表标记，称Gerdy结节，它位于胫骨结节外侧2～3 cm，髂胫束止于其上。

髌骨是人体内最大的籽骨。从膝前面看它似三角形，从髌骨的关节面看似椭圆形。髌骨共有7个关节面，内外侧关节面间有一纵嵴，嵴两侧各有3个成对的关节面，最内侧面是第7个关节面，称为单面。根据内外侧关节面的宽度比例，Wiberg最先将髌骨分为3型。Ⅰ型：髌骨的内外侧关节面的宽度几乎相等。Ⅱ型：内侧关节面宽度是外侧关节面宽度的一半。Ⅲ型：内侧关节面几乎不能观察到（图8-3）。髌骨与股骨关节面在伸直位接触很少，只有当屈膝45°时，才有最大面积的接触。在完全屈曲位，髌骨的单面与股骨相接触。

二、半月板

膝关节半月板分为内侧和外侧半月板。外侧半月板近于环形，前后部分宽度相似，与胫骨的接触面积较内侧半月板大，后侧以前半月板股骨韧带和后半月板股骨韧带经后交叉韧带的前后方，与股骨髁间窝相连。外侧半月板与其周边的关节囊相连，而在后外侧腘肌腱通过处，关节囊与外侧半月板不相连，为腘肌腱裂。外侧半月板只与关节囊而不与外侧副韧带相连。图8-4内侧半月板呈C形，其周缘与内侧关节囊，内侧副韧带相连。

半月板自胚胎发育的第45天发生，开始时半月板内分布大量的血管，但至发育中期，游离缘的血管消失，只有近关节囊周缘1/3的区域分布有血运。血液来源于上下关节动脉，上下关节动脉分支后形成毛细血管网，经关节囊滑膜至半月板周缘。

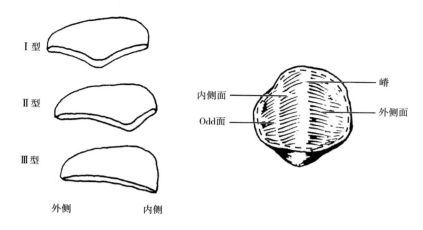

图 8-3 髌骨三型

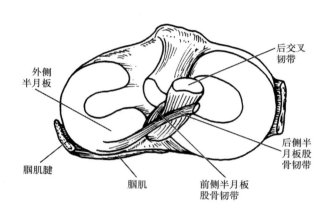

图 8-4 半月板及韧带

三、前交叉韧带

前交叉韧带长约 38 mm（25～41 mm），宽约 10 mm（7～12 mm），厚 5 mm。前交叉韧带由大量的胶原纤维束组成，其周围有关节内滑膜包裹，滑膜内有来自关节中动脉的毛细血管网。来自膝后的胫神经的神经支分布于前交叉韧带内。前交叉韧带起自股骨外髁内侧面后部，止于胫骨髁间棘。股骨附丽区呈椭圆形或半圆形，附丽区长轴与股骨纵轴交角是 26°。胫骨附丽区呈三角形，平面形分布于胫骨髁间棘处，其附丽三角区内侧为胫骨平台内侧关节面，外侧为外侧半月板前角，前方为半月板间横韧带，后方为外侧半月板后角。

四、后交叉韧带

后交叉韧带宽约 13 mm，长约 38 mm，比前交叉韧带的容积大。后交叉韧带起于股骨髁间窝股骨内髁的外侧面，止于胫骨内外髁之间的后侧面，关节平台以远 1 cm 处。后交叉韧带是关节外组织，后关节囊滑膜反折后包绕后交叉韧带内外侧和前侧，该韧带的后侧部分与骨膜和后关节囊相混合。其股骨附丽区呈半圆形（图 8-5），其胫骨附丽区为三角形（图 8-6）。后交叉韧带和前交叉韧带一样，具有相同的血液供应和神经分布。

五、前侧结构部分

前侧结构主要有股四头肌和伸膝装置。股四头肌包括股直肌、股中间肌、股外侧肌和股内侧肌。股直肌最浅表，经过髋膝两个关节，起自髂骨止于髌骨。股内侧肌分成股内斜肌和股内长肌，附丽于髌骨内上缘。股外侧肌肌腱比股内侧肌肌腱长，附丽于髌骨外上缘。股中间肌位置最深，止于髌骨上缘。股四头肌在髌骨上缘处形成混合的股四头肌肌腱，共同附着于髌骨，并形成薄膜跨越髌骨表面加入近髌腱，同时与髌旁支持带融合。

伸膝装置则包括了股四头肌、股四头肌肌腱、内外侧髌旁支持带、髌骨股骨韧带、髌骨胫骨韧带、髌腱（髌韧带）、胫骨结节。其中，髌腱是由股直肌肌腱中心纤维延续后，经髌骨表面再至胫骨结节，宽度为2.5~4.0 cm，长度为4.3~4.6 cm，近髌骨部分比近胫骨结节部分宽约15%。膝关节周围有四个滑囊：髌前滑囊、髌下浅囊、髌下深囊和鹅足滑囊（图8-7）。

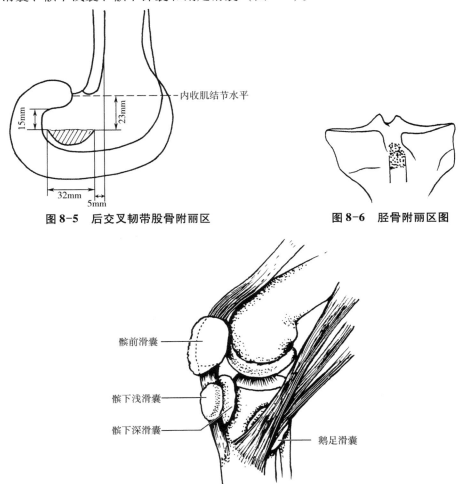

内收肌结节水平

15mm
23mm
32mm
5mm

图8-5　后交叉韧带股骨附丽区

图8-6　胫骨附丽区图

髌前滑囊
髌下浅滑囊
髌下深滑囊
鹅足滑囊

图8-7　膝关节周围滑囊

六、内侧结构部分

内侧结构也可以称作内侧支持结构，包括从髌腱旁起至后交叉韧带止的内侧区域，分为前中后3个亚区域。前1/3主要由髌旁支持带所覆盖，韧带少；中1/3主要是内侧副韧带；后1/3则是关节囊增厚部分称作后斜韧带。依据深浅分布，内侧支持结构还可分为3层。

第一层：浅筋膜层。前1/3区域主要由髌旁支持带所覆盖。内中1/3区域可以看见鹅足止于胫骨上端内侧的轮廓，鹅足是此层的重要结构，是内侧支持结构四重组合之一，其中包括缝匠肌、股薄肌、半腱肌肌腱。内后1/3区域可见腓肠肌内侧头。

第二层：这层的标志是浅层内侧副韧带。浅层内侧副韧带是内侧支持结构四重组合之二，位于中1/3区域，起自股骨内上髁的内收肌结节，止于胫骨上端内侧鹅足后方，关节间隙远端5 cm处，分为前平行部和后斜行部，在膝关节屈伸过程中，其中某一部分纤维始终保持着一定的张力。股四头肌内侧头可将其拉得更紧，以对抗胫骨的外旋，但它的抗胫骨的外旋作用比后斜韧带的作用稍差。此层的前1/3区域为前内关节囊和髌骨股骨韧带。后1/3区域为半膜肌及浅层内侧副韧带后斜部分的混合部。半膜肌是内侧支持结构四重组合之三。半膜肌止于膝关节后内角区域，它有 5 个扩展附丽点，除主附丽点——直头外，第一是胭斜韧带，从主附丽点向外上反折至腓肠肌外侧头。第二扩展至内后角的关节囊加入至后斜韧带及内侧半月板后角。第三扩展到内下方加入浅层胫侧副韧带斜行部。第四扩展至直头的前内侧。半膜肌的作用是屈曲内旋胫骨，回拉内侧半月板，胭斜韧带拉紧后关节囊。

第三层：关节囊层在浅层内侧副韧带的深部，是深层内侧副韧带，也称关节囊韧带，是关节囊的增厚，位于中 1/3 区域。此层的前 1/3 区域是滑膜腔。后 1/3 区域是后斜韧带。后斜韧带是内侧支持结构四重组合之四，是对抗外翻应力的首要结构。在膝关节屈曲 60° 以内，该韧带处于紧张态，屈曲 60° 以后处于稍松弛状态。半膜肌可以将其拉紧，是对抗胫骨外旋的主要结构。真关节囊层与内侧半月板相连接。位于股骨与半月板之间的滑膜称半月板股骨韧带，位于胫骨与半月板之间的滑膜称半月板胫骨韧带。

七、外侧结构部分

外侧部分是从髌骨外侧缘开始，向外侧至后交叉韧带止的区域，可以分为前中后 3 个亚区域。前区部分主要是髌旁外侧伸膝支持带和外前关节囊韧带。中区部分主要是髂胫束。后区部分则主要是后外侧弓形复合，包括外侧（腓侧）副韧带、弓形韧带、胭肌。同时，胭肌、腓肠肌外侧头、股二头肌的作用可以加强弓形复合。依据深浅分布，外侧支持结构还可分为 3 层。

第一层：浅筋膜层。前区为髌旁外侧伸膝支持带，股外侧肌位于其近侧。中区为髂胫束，是外侧支持结构四重组合之一。髂胫束在股骨外上髁处插入股骨，并继续向远端覆盖后止于胫骨前外侧的 Gerdy 氏结节。在膝关节屈伸过程中，髂胫束有前后方向的移动。后区为股二头肌，是外侧支持结构四重组合之二。股二头肌止于腓骨头后面，胫骨外侧及后外侧关节囊结构，具有屈膝、外旋胫骨，加强后外侧弓形结构的作用。

第二层：外侧（腓侧）副韧带层。在这一层中最重要的结构是外侧（腓侧）副韧带，是外侧支持结构四重组合之三，它位于后部区域，近端附丽于股骨外上髁，远端附丽于腓骨头。在伸膝位置有明确的抗内翻作用。此层其他的结构主要有髌骨股骨韧带和髌骨半月板韧带。

第三层：在这一层中最重要的结构是弓形韧带和胭肌，是外侧支持结构四重组合之四，它也位于后侧区域。胭肌有三个起点（图 8-8）：第一个是最强壮的，来源于股骨外上髁的胭肌腱。胭肌腱起于股骨外上髁外侧副韧带附丽点的前方，然后向后远侧行走在关节腔内，经过外侧半月板与关节囊间的胭肌腱裂，至胫骨的后侧面；第二个来源于腓骨的后侧胭腓韧带；第三个来源于外侧半月板后角。胭肌腱和胭腓韧带形成了弓形韧带（图 8-9）。胭肌具有内旋胫骨、屈膝、后拉外侧半月板和后交叉韧带协同作用。此层其余区域为滑膜组织所覆盖。

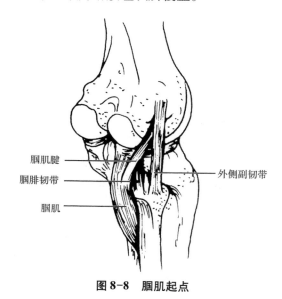

图 8-8　胭肌起点

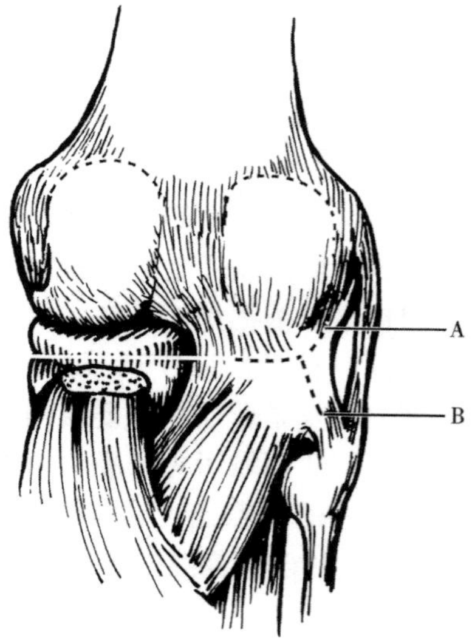

胭肌腱
胭腓韧带
胭肌
外侧副韧带

图 8-9　弓形韧带
A. 胭肌腱；B. 胭腓韧带

八、后侧结构部分

后侧部分主要包括后侧关节囊、腓肠肌的内外侧头和跖肌。后侧关节囊起自股骨远端干骺线水平，止于胫骨上端后侧关节线以远 3～4 cm 处。腓肠肌的内外侧头起自股骨后髁接近关节囊的起点部位，内外侧头随后合为一体。跖肌起自腓肠肌外侧头的近端，以细长肌腱止于跟骨的内侧。这些结构加上腘斜韧带和腘肌在股骨后髁后面组成了腘窝的底部，膝后有很多神经血管通过腘窝。腘窝呈菱形，外侧边由腓肠肌外侧头和股二头肌组成。内侧边由腓肠肌内侧头和半腱肌半膜肌组成。通过腘窝的神经血管有：腘动脉、腘静脉、腓总神经、胫神经、隐静脉、股后侧皮神经、闭孔神经关节支。

九、血液供应

膝关节周围的重要结构主要由关节循环来供应血液。关节循环主要有 4 个方面的血液来源：①股动脉主关节降支。②腘动脉发出的内、外侧的关节上动脉，关节下动脉以及关节中动脉。③胫前动脉返支。④旋股外动脉。

股动脉主关节降支直接来自股动脉，它有 3 个分支，即隐支、关节肌支和深斜支。隐支加上内侧关节下动脉，与关节肌支加上内侧关节上动脉共同组成关节循环髌骨周围丛的内侧部分。

内上关节动脉和外上关节动脉在股骨髁上部位由腘动脉直接发出。内上关节动脉走行于腓肠肌内侧头的近端，半腱肌和半膜肌的前侧。外上关节动脉则走行于股二头肌的深部，并与环股外侧动脉降支结合，组成关节循环髌骨周围丛的外上部分。在关节线水平，腘动脉发出内下关节动脉和外下关节动脉，内下关节动脉位于关节线远端 2 cm 处，外下关节动脉位于关节线水平，它们先走行于腓肠肌内外侧头的深部，继而于内外侧副韧带的深部到达膝关节的前面。外下关节动脉与胫前动脉返支共同组成了关节循环髌骨周围丛的外下部分。

关节中动脉来自腘动脉的直接分支。它在股骨髁间窝水平穿过后关节囊至关节内，供应交叉韧带血液。

十、神经分布

膝关节接受闭孔神经、股神经、坐骨神经的支配。在膝关节区域，神经分为两组。前组由股关节支、腓总神经、隐神经组成，支配膝前关节囊及股四头肌腱，多为传入纤维。腓总神经在膝关节处有两个分支，腓返神经和外侧关节支，外侧关节支自腓骨头的后上方关节线水平发出，支配前外侧关节囊和外侧副韧带。腓返神经是腓总神经的第一个分支，支配前外侧关节囊。隐神经是股神经后侧分支，位于股薄肌和缝匠肌之间，支配内下关节囊、髌腱及皮肤。后组由后关节支和闭孔神经组成，后关节支起自胫后神经，与后斜韧带交叉而过，支配腓后关节囊、半月板的周围部分、髌下脂肪垫、交叉韧带周围的滑膜。闭孔神经支配腘丛。

（于　超）

第二节　伸膝装置损伤

伸膝装置包括股四头肌、股四头肌腱、内外侧髌旁支持带、内外侧髌股髌胫韧带、髌腱（髌韧带）、胫骨结节。伸膝装置位于膝关节前方，很容易受到损伤，当伸膝装置发生横断损伤时，它所经受的力比体重大 5 倍。临床常见的主要是股四头肌腱断裂和髌腱断裂。创伤、代谢性疾病、结缔组织病、肥胖和肌腱瘢痕等是诱发损伤的诱因，特别是老年人，由于肌腱的血液供应较差，更容易发生这类损伤。

一、股四头肌腱断裂

股四头肌腱断裂主要是由于髌骨近端的股四头肌的强力收缩所致。Galen 最早报道股四头肌腱损伤。1887 年，McBurney 应用手术方法治疗股四头肌腱断裂。

（一）诊断要点

股四头肌腱断裂的主要症状是疼痛和行走障碍。疼痛的程度相对于跟腱断裂来说是比较重的。但是，当髌旁支持带没有断裂时，疼痛也可能是比较轻的。患者往往在没有人帮助时不能自行行走。

体格检查时可以检查到肿胀、空虚感。当患者主动伸膝时，可以在肌腱断裂处触及肌腱空虚感。肌腱完全断裂的患者不能做直腿抬高或伸膝运动，不完全断裂的患者则有可能做直腿抬高，但不能将屈曲位的膝关节伸直。陈旧性股四头肌腱断裂的患者可以行走，但是患膝关节僵直，摆动期时要抬高患侧髋关节。

X 线检查可见到髌骨低位，必要时可双侧摄片对比髌骨位置。侧位相上可以看见髌骨退行性变化"牙征"。磁共振检查可以获得完全或不完全断裂的鉴别诊断。正常的股四头肌腱信号为低密度信号，纤维影连续。断裂者则有密度增高的信号，纤维不连续，周围有水肿。

（二）治疗

股四头肌腱断裂的治疗方法有保守治疗和手术治疗两种。

保守治疗主要用于股四头肌腱部分断裂。石膏制动患膝关节于伸直位，时间为 4~6 周。根据损伤的范围和股四头肌力恢复情况，当患肢可以直腿抬高 10 天后，即可去除制动，在支具保护下逐渐恢复肌力及膝关节的活动。

手术治疗主要应用于股四头肌腱完全断裂。对陈旧性或新鲜的股四头肌腱断裂应采用不同的手术方式。急性股四头肌腱断裂的手术方法主要是端对端吻合修复术。国外大量文献报道其满意率可以达到83%~90%。在行股四头肌腱断裂端对端吻合修复术时，最常用的是 Scuderi 缝合技术。首先做膝关节前方正中纵向切口，将断裂的肌腱清创后，端对端用不可吸收线间断缝合，然后在断端近侧的股四头肌腱浅层，锐性分离出一等腰三角形肌腱薄片（底边靠近断端，宽为 2 cm，腰为 3 cm 的三角形，顶角位于断裂口近端 5 cm 处），剥离好后，将顶角翻向远侧，覆盖已缝合的断端，与其周围组织缝合加强端对端吻合口（图 8-10）。同时，跨过吻合端在髌骨内外两侧做 Bunnell 减张缝合，减张缝合线尾放在皮外打结，要注意防止局部皮肤压迫坏死，3 周拆除缝线。手术后长腿石膏伸膝位固定 6 周，去除石膏后行肌力练习，支具保护下屈膝练习，逐渐负重行走。

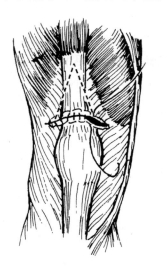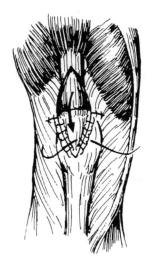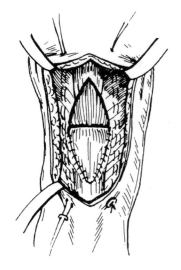

图 8-10 Scuderi 缝合

如果股四头肌腱断裂在髌骨上极，可采用骨槽骨道法缝合修复。在髌骨上极的后部做一横行骨槽，在骨槽内打 3~4 个骨道至髌骨下极，将股四头肌腱断端用不可吸收线缝合后，留出 3~4 个长线尾，穿过骨道至髌骨下极打结，使断端吻合。

在端对端吻合肌腱修复断裂时应考虑缝合对髌骨位置的影响。避免髌骨倾斜、股四头肌腱张力过大而引起髌骨位置升高。

股四头肌腱断裂的误诊率较高，其原因主要是该损伤特异性体征少，医生对此认识不足。对于陈旧性股四头肌腱断裂，往往采用 Codivilla 肌腱延长法（图 8-11）。做法很类似于 Scuderi 技术，不同点就在于切取近端三角形肌腱片时，切的厚度不同，Codivilla 肌腱延长法要求切取全层的三角形肌腱片，而不是薄片。另一处不同点是，切完三角肌片后再缝合断裂端，并缝合供肌腱区。其余步骤同 Scuderi 技术。

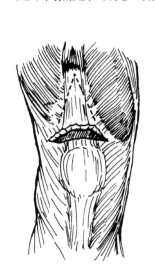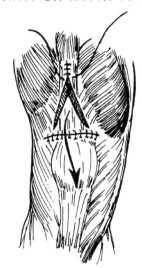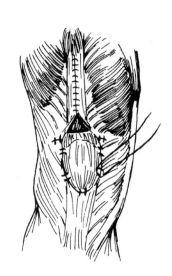

图 8-11　Codivilla 肌腱延长法

手术后处理：手术后为防止髌骨股骨粘连，早期的髌骨活动是很必要的。对于急性断裂修补，早期的石膏下直腿抬高练习可以从手术后 7 ~ 10 天开始，在完成动作良好的情况下，借助支具的帮助，活动膝关节，最好在一个月内患膝活动度达到屈膝 90°，同时股四头肌力量能举起 5% 体重时，可以去掉拐杖和支具行走，一般需要 6 个月的时间。对于陈旧性股四头肌腱断裂修补，时间可能还要更长一些。

二、髌腱断裂

髌腱位于髌骨下极与胫骨结节之间，上宽下窄，自髌骨下极至胫骨结节走行偏向外侧约 15°。髌腱断裂在临床上并不多见。其损伤机制主要是股四头肌收缩过程中，由于外力的作用，股四头肌被动拉长，髌腱不能承受而断裂。此时的髌腱常常患有肌腱炎。

（一）诊断要点

同股四头肌腱断裂一样，患者有明确的创伤史，有明显的疼痛。髌腱空虚感，髌骨上移，在侧位 X 线片上可以看到高位髌骨。磁共振有良好的影像供医生判断完全断裂还是部分断裂。

（二）治疗

对于部分髌腱断裂，伸膝位长腿石膏制动 3 ~ 6 周，去除石膏后功能练习，方法类似于部分股四头肌腱断裂。手术治疗用于急性完全髌腱断裂和陈旧性断裂的重建。

急性断裂如果在髌骨下极骨与肌腱交接处，可采用骨槽骨道法缝合修复。在髌骨下极的后部做一横行骨槽，在骨槽内打 3 ~ 4 个骨道至髌骨上极，将髌腱断端用不可吸收线缝合后，留出 3 ~ 4 个长线尾，穿过骨道至髌骨上极打结，使断端与骨槽吻合。在打结固定之前，注意调整髌骨的高度和无倾斜度，髌骨不可位置太低，以屈膝 45°髌骨下极不低于髁间窝的高度为标准。手术后长腿石膏伸膝位制动 4 ~ 6 周，同时进行股四头肌力量练习，去除石膏后在支具的保护下，练习膝关节活动度，当股四头肌力量足够强，膝关节活动度达到 90°时，可以去除支具。

如果急性髌腱断裂在实质部，可采用环行内锁缝合法修补（图 8-12），近侧断端通过骨道在髌骨缝合打结，远侧断端通过胫骨结节横行骨道缝合。术后长腿石膏制动 4 ~ 6 周，功能练习同上面的叙述。

对于急性实质部中间断裂的髌腱,修补时应当用半腱肌或股薄肌做加强缝合。取膝关节正中切口,保留半腱肌远端止点,用肌腱剥离器切取肌腱近端,所取肌腱要尽可能地长,取下的肌腱首先通过胫骨结节处一内低外高的斜行骨道至外侧远端,向上至髌骨下极外侧,再通过髌骨下极的横行骨道至髌骨内侧,然后向下至肌腱止点缝合。如果还不够强度,可以再用股薄肌反方向加强。术后处理同其他修补术(图8-13)。

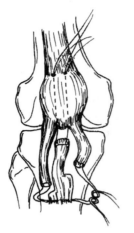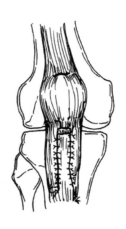

图8-12 环行内锁缝合法

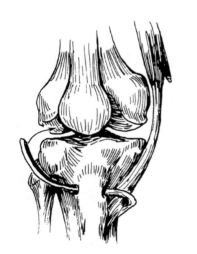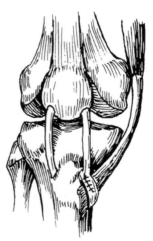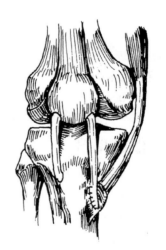

图8-13 半腱肌股薄肌加强

陈旧性髌腱断裂的方法有直接缝合加强法、同种异体肌腱移植法、人造肌腱移植法。不管使用何种方法,重建时应注意髌骨的位置高度,旋转及股四头肌的张力。手术前拍摄双侧对比膝关节侧位X线片,了解髌骨位置高度。手术中要保证髌骨下极不低于股骨髁间窝水平。手术重建肌腱完成后,股四头肌腱张力应保持在可以屈膝90°,伸直后肌腱有1~1.5 cm的活动余地的状态。当髌腱缺损后长度不足时,可以将股四头肌腱Z形延长,但应拍摄术中X线片来确定髌骨的位置高低,并在合适的位置上固定缝合,同时要用半腱肌或股薄肌加强。

异体肌腱移植最常用的是骨跟腱移植。用带跟骨骨块的跟腱移植时,首先在胫骨结节上做一宽1.5~2 cm,长2.5~3 cm,深1.5 cm的骨槽,然后将跟骨骨块塞入骨槽内,用两枚皮质骨螺丝钉固定。将跟腱分成三份,中间一份宽为8~9 mm,将此份跟腱从髌骨下极穿入髌骨的纵向骨道至髌骨上极,在45°屈膝位将髌骨下极的高度定在股骨髁间窝顶水平,缝合固定跟腱,再将另外两份跟腱缝于髌骨两侧。术后长腿石膏制动5周,去除石膏后在支具保护下进行功能练习。

（三）结果和预后

早期急诊修复髌腱断裂可以取得比较好的结果。35 例急诊修复髌腱断裂的报道显示，结果达到优良的占 92%，只有 1 例在术后 8 周发生再断裂，而且各种修复方法没有区别。在报道的 10 例对陈旧性髌腱断裂进行髌腱重建术的结果中，结果满意率低，往往留有髌骨下移、活动受限及关节疼痛。但对于使用半腱肌和股薄肌重建髌腱给予了肯定。

（于　超）

第三节　髌骨的急慢性损伤

一、损伤机制

髌骨是人体内最大的籽骨，其近端与股四头肌腱相连接，远端与髌腱相连，外侧有髂胫束的牵拉。肌肉力量的内强与外弱是正常髌骨生物力学的特点之一。髌骨与股骨髁滑车构成髌股关节，而髌股关节是最不适合的关节，尽管股骨外髁高于股骨内髁，可以弥补肌力不平衡，但是髌股关节稳定性差。当股四头肌收缩时，髌骨借助髌腱产生合力向后压迫股骨髁滑车，使膝关节伸直。股直肌起自髋关节近侧的髂前下棘，跨越髋关节稍斜向内侧附丽于髌骨上极，而髌腱自髌骨下极斜向外止于胫骨结节，结果两者在髌骨处形成了一个尖端向内的角度，这是髌股关节的生物力学特点之二，临床上常用其余角表示为 Q 角，正常男性为 8°~10°，女性为 5°~15°，如果超过 20° 应被视为不正常。

在股四头肌收缩时，Q 角的形成产生了使髌骨外移的趋势。另外，髌骨类型及股骨外髁的高度也对髌股关节的稳定性有很大影响。髌骨的损伤机制很复杂，往往无规律可以遵循。过屈膝关节常常损伤髌骨下极，俯卧位是髌骨损伤的常见体位，各方向的力量均可使髌骨受伤。

二、分类

对髌骨疾患的分类实际上起源于对髌骨软化的认识，1961 年 Outerbridge 医生首先对髌骨软化进行了分级。1970 年，Insall 医生根据髌骨软骨的情况对髌骨疾患进行了分类。随着技术的发展，于 1990 年 Fulkerson 医生发表了有关髌股关节排列紊乱的分类。目前，最全面的髌股关节疾患分类是 1988 年由 Merchant 医生建立的分类。

Merchant 分类法主要由六大部分组成。第一部分是创伤及过度使用综合征，第二部分是髌骨不稳定，第三部分是无病因的髌骨软化，第四部分是剥脱性骨软骨炎（Dissecans），第五部分是滑膜皱襞，第六部分是医源性疾患。

髌骨软化的病因很多，主要与关节表面退化、年龄相关性退化、髌骨崤的不正常、排列异常、髌骨形状、创伤、生物力学改变和骨顺从性变化有关。髌骨软化的程度可以分为四级（Outerbridge 髌骨软化分级）：一级：髌骨关节软骨完整，软骨肿胀变软；二级：髌骨软骨变，软区域有裂纹和碎片；三级：髌骨软骨剥脱或束样改变已深达软骨下骨，蟹肉样改变；四级：髌骨软骨腐蚀性改变，软骨下骨暴露。

三、关节外疾患

尽管髌骨疾患的分类很全面，在临床应用上还应判断疾患所在的部位，如关节内疾患或关节外疾患（关节外疾患主要指滑囊炎和肌腱炎）。

（一）滑囊炎

膝关节周围有 4 个滑囊：髌前滑囊、髌下滑囊、髌下深滑囊和鹅足滑囊。滑囊内有滑囊液，主要功能是减少摩擦，保护骨、肌腱和皮下组织。

髌前滑囊最容易被侵害。髌前滑囊炎就是所谓的"家庭妇女膝"，原因是长期跪地而引起髌前滑囊炎症。膝前的直接打击也可造成髌前滑囊炎。急性损伤表现为局部肿胀、发红、有波动感。而慢性损伤则滑囊增厚造成长期不适。化脓性滑囊炎主要是在创伤后由细菌感染引起的。

髌下滑囊及髌下深滑囊的作用是保护髌腱，不容易受到损伤。一旦发生损伤，很难与髌腱炎、半月板损伤、脂肪垫撞击、骨突炎相鉴别。

鹅足滑囊位于鹅足附丽点下，胫骨的前内侧面。鹅足滑囊炎的诊断比较困难，必须排除慢性损伤、半月板撕裂、骨坏死后才能确诊。

滑囊炎的治疗以保守治疗为主，休息、冷敷、加压包扎和石膏制动等方法均可采用。非类固醇激素类消炎药物有较好的疗效。抽取滑囊液的方法既可以用于治疗也可以用于诊断，可以用来进行细菌性或非细菌性分析。抽取滑液还可减轻疼痛。但是，在抽取滑液的过程中，应注意防止进一步损伤和污染。

（二）肌腱炎

肌腱炎和滑囊炎一样同属使用过度综合征，反复的过度负荷，造成伸膝肌腱的微损伤或肌腱骨化，或是髌骨与肌腱接合部处的微损伤，髌骨两极的微小碎块。肌腱炎也称"跳膝"，多发生在运动员，特别是跳远、跳高、跑步、篮球、排球等运动员身上。肌腱炎包括髌腱炎和股四头肌腱炎。有65%的肌腱炎发生在髌骨与髌腱交界处，25%的肌腱炎发生在股四头肌腱与髌骨接合处，10%发生在髌腱与胫骨结节交接处。

肌腱炎的局部表现为红肿痛。Blazina医生对髌腱炎的临床表现作了分期：第一期：只有活动后疼痛；第二期：活动前或活动后疼痛，活动中不疼痛；第三期：活动中或活动后疼痛，并影响到动作的完成。

肌腱炎的治疗主要以保守治疗为主。处于第一期、二期的患者，经过休息症状基本都会消失，要避免进行加重症状的运动，如跑、跳等。肌肉力量练习应在无痛状态下进行，短弧肌肉力量练习对股内斜肌的恢复最有效。处于第三期的患者，治疗的重点要放在局部状况和伸膝力量方面。有症状时可以进行休息、冷敷及使用消炎药。对于症状难以控制的患者也不要使用激素在局部注射，因为激素可以引发肌腱断裂。如果有顽固性病变，可以手术切除病变，有医生报道手术效果良好。

（三）交感神经反射性髌骨营养失调

在创伤或手术后，有少数患者主诉伸膝有剧烈的疼痛，并且与创伤不成比例，这时应注意患者是否有交感神经反射性髌骨营养失调症。交感神经反射性髌骨营养失调症的特点是广泛的、不成比例的疼痛，膝关节僵直，皮肤变暗，皮温降低。患者面部表情表现为忧虑。一些检查如骨髓腔内压力，骨内静脉造影、活检、温度测量及交感神经节检查可以帮助明确诊断。

四、关节内疾患

（一）滑膜皱襞

滑膜皱襞来源于胚胎发育中的滑膜间隔，有20%～60%的人会长期遗留在膝关节内。滑膜皱襞的类型主要有3种：髌骨上滑膜皱襞、髌骨下滑膜皱襞和髌骨内侧滑膜皱襞。偶尔髌骨内侧滑膜皱襞有变异而出现在外侧。

髌骨下滑膜皱襞起自股骨髁间窝前交叉韧带前面，止于髌前脂肪垫。髌上皱襞横位于髌上滑囊处。髌内侧皱襞起自髌上皱襞内侧，斜向前下经股骨内髁止于髌前脂肪垫。滑膜皱襞的临床症状特征性不强。有症状的常常表现为膝前痛。髌内侧皱襞的患者可在股骨内髁上触及条索，约有64%的有滑膜皱襞者会出现弹响症状，59%的患者会出现打软腿现象，45%会有假性膝关节绞锁。因此，有人把髌内滑膜皱襞综合征的诊断标准定为：①膝关节前方疼痛史。②关节镜下发现皱襞的纤维缘在屈膝时碰击股骨内髁。对于滑膜皱襞综合征的治疗，首先行保守治疗，以消除炎症为目的。如果保守治疗无效，关节镜下切除滑膜皱襞可以取得良好结果。

（二）脂肪垫损伤

髌下脂肪垫损伤通常是由于直接的外部打击或股骨髁与胫骨平台的直接撞击造成的局部炎症反应，局部疼痛、红肿，保守治疗可以使症状缓解。大多数患者不用手术清除。

五、髌骨发育异常

髌骨的发育异常可以造成髌骨疼痛。髌骨发育异常主要表现为髌骨的 X 线片上出现裂纹，有两裂型二分髌骨、三裂型三分髌骨和多裂型多分髌骨。这些裂的出现是由于髌骨附属继发骨化中心与髌骨主体没有融合而造成的。裂纹可以出现在髌骨的外上、外、内和下极。患者通常没有不适症状。二分髌骨的发生率在人群中占 0.05%～1.9%，双侧存在的约占 50%。当遇到外力打击或创伤时，裂部就会出现症状。有症状的髌骨发育异常裂隙应与髌骨骨折相鉴别。髌骨骨折有明显的外伤史，皮下出血或肿胀，局部红肿痛，有不规则的骨折线分离。而髌骨发育异常裂隙，特别是有症状的两裂患者，往往骨裂隙是双膝关节对称存在，裂隙多在外上方，有圆形的规律外形边缘，裂隙有硬化边缘。对髌骨发育异常裂隙的治疗，如果有症状，可以选用融合或切除手术，手术效果一般不会影响到伸膝活动。

六、髌股关节半脱位和全脱位

髌股关节半脱位和全脱位属于髌股关节排列顺序紊乱疾病的范围。半脱位的定义是髌股关节部分脱位，而全脱位是指髌股关节完全脱位。与半脱位和全脱位相联系的是随之而来的关节软骨损伤。

（一）X 线评估

X 线片对判断髌股关节半脱位和全脱位，以及髌股关节排列顺序紊乱很有意义。拍摄 X 线片主要有 3 个位置：①前后位，显示髌骨的完整性，髌骨的大小、形状，纵形裂纹骨折线，以及骨软骨的剥脱情况。②侧位，显示髌骨位置的高度。③轴位，轴位对判断髌骨排序是否正常有很重要的意义，通过伸膝轴位摄片方法发现，在膝关节伸直位，髌股关节并不是处于半脱位的状态。

在 X 线评估髌股关节排列顺序时，髌骨的高低以及髌骨与股骨滑车适合情况是两个重要的问题。

1. 髌骨高低的判断　常用的有 3 种方法：

（1）Blumensaat 线判断法：画线方法是拍摄屈膝 30°位侧位 X 线片，以股骨髁间窝顶的影像为准画线，髌骨的下极位于线上表示髌骨位置正常（图 8-14）。如果髌骨下极位于线上较远位置，表示髌骨高位。不过，有医生测量了 44 例正常人在准确屈膝 30°位上的髌骨位置，结果所有髌骨均不在 Blumensaat 线上。这项调查降低了 Blumensaat 线判断法的应用价值。

（2）Insall 测量方法：拍摄屈膝 20°～70°位侧位 X 线片，髌骨上极至髌骨下极的长度定义为髌骨长度，髌骨下极至胫骨结节的长度定义为髌腱长度，如果髌骨位置正常，两者应大致相等。即髌腱长度与髌骨长度之比值等于 1.02±0.13，如果髌腱长度多于髌骨长度的 20%，则表示髌骨高位（图 8-15）。

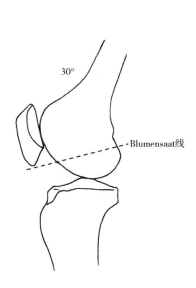

图 8-14　Blumensaat 线判断法

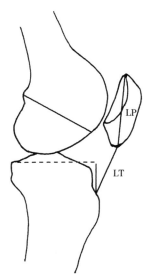

图 8-15　Insall 测量方法

（3）Blackburne 测量判断法：由于 Insall 测量方法在患者患有胫骨结节疾病或髌骨下极显示不清时不利于应用，因此产生了此法。拍摄屈膝 20°～70°位侧位 X 线片，胫骨平台至髌骨下极的垂直长度（a）与髌骨关节面的长（b）之比，a 与 b 的比值为 0.80，无性别间差异（图 8-16）。

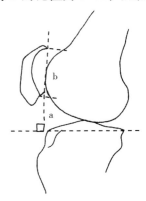

图 8-16　Blackburne 测量方法

2. 髌骨与股骨滑车适合情况　主要靠膝关节轴位片来判断。在拍摄膝关节轴位片时，应同时拍摄双侧膝关节以利于对比，屈膝在 20°～45°，屈膝过大可能掩盖髌股关节的不正常关系，双膝关节保持无旋转位，股四头肌腱放松以防止不正常的髌股关系因肌肉收缩而发生变化，X 线片应垂直 X 线管球以防止骨影变形。下面主要介绍 3 种髌骨轴位拍摄法。

（1）Hughston 方法：被摄者俯卧位，屈膝 55°，X 线胶片平放于膝下，X 线射线 45°拍照双膝关节。此法的不足之处是屈膝过大，X 线胶片未放在垂直于 X 线射线的位置上，所得影像有变形。

（2）Merchant 方法：被摄者仰卧位，小腿垂于床尾外，屈膝 45°，X 线胶片垂直于 X 线射线置于膝远侧胫骨前方，X 线射线 45°在膝关节近侧拍照双膝关节。

（3）Laurin 方法：被摄者坐位，屈膝 20°，X 线胶片垂直 X 线射线放于膝近侧股骨前方，X 线射线自双足间拍摄双膝关节。

3. 膝关节轴位片读片法

（1）沟角：股骨滑车沟底向两侧髁做直线所成的交角。Hughston 方法所测沟角的正常值为 118°，Merchant 方法所测沟角的正常值为 138°或 137°，表示滑车沟的深浅度。角度大者易发生髌骨脱位。

（2）适合角：做沟角的分角线，再做滑车沟底至髌骨脊的连线，其交角为适合角。髌骨脊在角平分线内侧表示为负角，髌骨脊在角平分线外侧表示为正角，用 Merchant 方法所测适合角的正常值为 -8°，角度越小或为正角，表示髌骨容易外侧脱位。

（3）髌股外侧角：用 Laurin 方法拍照。在股骨内外髁间做直线，再做髌骨外侧关节面线，两者交角为髌股外侧角，表示髌骨是否存在外侧倾斜。交角顶尖在外侧或平行，表示髌骨存在脱位倾向。交角顶尖在内侧，表示正常。

（4）髌股指数：用 Laurin 方法拍照。将髌骨脊至滑车沟的距离（A）比上髌骨外侧关节面至股骨外侧滑车的距离（B）等于髌股指数，正常值为 1.6。

（二）治疗

1. 急性髌骨脱位的内侧修复手术　急性髌骨脱位往往在患者就医过程中已经自行复位。医生应根据病史及体检去发现这一过程，至少应对其保持警惕。对尚未复位的髌骨急性脱位，应采取闭合复位。凡怀疑有髌骨脱位或已复位的髌骨脱位患者，均应拍摄膝关节轴位片。如有以下情况应行急诊手术治疗：①发现髌骨处于半脱位或倾斜状态。②关节内髌骨软骨骨折。③关节内股骨髁骨软骨骨折。

手术方式可以选择关节切开术或关节镜下手术。手术的术式主要是内侧支持带修复、外侧支持带松解、骨软骨切除、髌骨近侧重建。关节镜下手术的发展，对关节内疾患的治疗效果起到了良好的促进作用。国外报道了一些关于急诊关节镜下内侧支持带修复、外侧支持带松解、髌骨近端重建的研究，结果有 92% 的患者主观上对手术满意。

急性髌骨脱位手术修复技术。做膝关节前方正中切口，经过内侧裂探察关节内部结构，检查骨软骨骨折碎片，如果有大碎片或是髌骨内侧单面大骨折片，应进行内固定，小的碎片可以切除。探查关节腔后，做髌骨外侧支持带松解，最后用不可吸收线间断缝合内侧撕裂的关节囊，髌骨内侧支持带，如果髌骨内侧边缘小碎片切除后，应将内侧支持带通过人造骨道缝合在髌骨内侧入造凹槽内（骨道凹槽法）。缝合时注意髌骨内外侧张力的平衡，内侧张力过紧，也会导致髌骨内侧半脱位。手术后第二天即可使用膝关节被动屈伸练习器进行功能练习。

2. 外侧支持带松解手术　1974 年，Merchant 医生首先发表了有关髌骨外侧支持带松解的论文。外侧支持带松解的适应证是：髌骨外侧压迫综合征、髌股关节疼痛伴髌骨外侧倾斜、髌骨外侧支持带疼痛伴外侧髌骨移位。外侧支持带松解的手术禁忌证是：内侧张力不足、高位髌骨、小型游走性髌骨、明显的髌股排列顺序紊乱。对于外侧支持带过于紧张的或非韧带松弛性髌骨内侧移动受限的患者，做外侧支持带松解术能收到较好的成功的效果。而对于没有"松弛病"征象的患者，手术的结果也是可以接受的。所谓"松弛病"征象是指以下情况，如股四头肌角度过大（Q 角）、全身韧带松弛症、游走性髌骨、严重的弓形腿（O 形腿、X 形腿、膝反张）、过分的股骨反生理弧度的前倾、胫骨过分旋转或不正常的旋前。

外侧支持带松解术可以在关节镜下或切开关节进行。关节切开外侧支持带松解术采用髌骨旁外侧纵形切口，在髌骨外缘外侧 1～2 cm 处开始松解，从髌骨上缘向远端至关节线下胫骨结节，尽可能保护支持带下滑膜。经过彻底止血后关闭切口，加压包扎。手术后可以进行膝关节活动以及理疗。关节镜下手术松解时，将关节镜放在髌骨前内侧，电烧放在关节内髌骨前外侧，自髌骨旁 5 mm 开始松解，从髌骨上缘至关节线纵行切开滑膜、髌旁支持带、股外侧肌腱，深达皮下脂肪而结束，电烧止血后加压包扎。手术后处理与其他手术一样。

3. 髌骨近端重新排列手术　髌骨近端重新排列的作用在于加强髌骨内侧拉力，改进股四头肌牵拉髌骨的方向，使倾斜的或外侧偏移的髌骨恢复其正常位置。髌骨近端重新排列手术多在外侧支持带松解手术后实行，其适应证是：髌骨复发性半脱位保守治疗无效者；复发性髌骨脱位者；年轻运动员急性脱位者；髌骨脱位复位后并发髌骨内侧撕脱骨折、髌骨外侧倾斜、半脱位者。

手术切口选择髌前正中切口，起自髌骨上缘经髌骨至胫骨结节。首先做适度的髌骨外侧支持带松解，再切开髌骨内侧股内侧肌肌腱，内侧支持带，将其重叠 1～1.5 cm 缝合于远端偏外侧，以加强髌骨内侧拉力。手术后放引流管，加压包扎。手术后尽可能早的开始被动膝关节屈伸练习，当屈膝至 90° 时即可开始股四头肌力量练习。

髌骨近端重新排列手术的结果经统计得出，其满意率达到 81%～92%，髌骨脱位复发率较低，约 1.2%，手术可以改善患者症状、脱位体征，特别是对年轻男性患者有效。但是，对改善软骨软化没有明确的意义。

4. 髌骨远端重新排列手术　髌骨远端重新排列主要是针对胫骨结节的位置变化以及股四头肌腱角度过大（Q 角）所采取的措施。Q 角过大时会增加髌骨外侧拉力，使髌骨外侧倾斜，半脱位或脱位。胫骨结节的位置可以影响到 Q 角的大小，胫骨结节的高低则影响伸膝装置水平力臂的大小。髌骨远端重新排列手术的适应证是：因 Q 角增大而引起的髌骨倾斜，半脱位或脱位、高位髌骨并发髌骨脱位、低位髌骨。其禁忌证是：胫骨结节骨骺未闭合、Q 角正常、股四头肌发育不健全，当对股四头肌发育不全者施行此手术时，会引起膝反张、膝外翻、髌腱挛缩、髌骨软化以及低位髌骨。

髌骨远端重新排列手术方法首先是由 Hauser 于 1938 年提出的。整个髌腱附丽连带骨块从胫骨结节游离下来，重新固定于胫骨结节的内侧偏后部位，同时进行髌骨近端重新排列。后来的研究者发现胫骨结节内侧移位时，由于胫骨是三角形的，内移的同时会自动后移，而后移导致髌股关节间压力过大，并且由于高位髌骨矫正不彻底，Hauser 手术后骨性关节炎的发生率很高。

Elmslie-Trillat 胫骨结节内移方法（图 8-17）。膝关节前外侧髌旁纵形切口。髌骨外侧松解，游离髌腱并将胫骨结节截骨长 4～6 cm，保留远端髌腱连续不断，将胫骨结节内侧骨膜剥离后，再将胫骨结截骨向远内侧拉紧，用双皮质骨螺丝钉固定。如果还不能纠正髌骨外侧移位，增做髌骨近端重新排列。

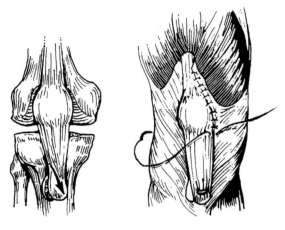

图 8-17　Elmslie-Trillat 胫骨结节内移法

5. Maquet 胫骨结节增高术　1976 年 Maquet 医生提出，将胫骨结节垫高 1~2 cm 以增加伸膝装置的水平力臂，而减少髌股关节接触压力，以此来缓解髌股关节的压力（图 8-18）。从理论上来讲，这种手术并没有改变髌股关节的排列顺序，只是对髌股关节间的压力产生了影响。有人对这种影响进行了调查分析，当胫骨结节增高后，髌股关节间的压力传导部位将向近侧转移，但压力的大小没有改变。还有人认为，在膝关节屈曲 30° 以内时，髌骨外侧面压力减轻，屈曲大于 30° 以后，压力大小没有改变，但压力部位确实向近侧转移。因此，当髌股关节外上侧有关节炎时，禁止实行该手术。

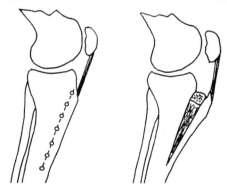

图 8-18　Maquet 胫骨结节增高术

对胫骨结节增高术的临床报道结果分析，近期 2~7 年随访的满意率多在 50% 以上，平均约为 83%（6 份报道）。特别是对髌股关节炎患者减轻疼痛，此手术有较好的满意率，平均约为 93%（3 份报道）。但是，由于此手术有较高的并发症，如皮肤坏死、感染、缺损、截骨处骨折、骨不愈合等，在外科技术上已被改进。

6. Fulkerson 胫骨结节内移增高术　1983 年，由 Fulkerson 医生提出了大块胫骨结节斜行截骨，胫骨结节内侧移位增高手术。关于该手术的适应证，他将患者分为 3 个治疗组：第一组是髌骨外侧半脱位者，以外侧支持带松解加胫骨结节内移手术治疗，有轻度髌内侧关节面变化者，结节内移可以解决问题，对于较重的退行性关节变化，常常需要结节增高前移以减少髌股关节的压力。第二组是髌骨外侧倾斜半脱位，采用胫骨结节前内移位法治疗，前移增高的角度视骨关节炎的程度而定，骨关节炎越严重前移的角度越大。第三组是髌骨外侧倾斜并发骨性关节炎者，轻度退行性变者以外侧支持带松解治疗，中重度者采用胫骨结节前内移位法治疗。

手术取髌前正中切口。松解髌骨外侧支持带。对髌股关节再次评估以决定胫骨结节内侧移位以及增高前移的角度。做胫骨近端前部骨膜下剥离，保护胫前动脉，在胫骨结节周围用骨钻钻孔以利于截骨，截骨的形状为倒楔形，短底边在髌腱远端宽 2 ~ 3 mm，宽底边在近端髌腱深层，两侧斜边在髌腱旁，长 5 ~ 8 cm，截骨的深度是远端浅，近端深，其坡度也就是增高的角度将根据髌股关节骨性关节炎的程度来决定，重度关节炎者坡度大，反之，不需要前移增高者可以去除坡度。截骨完成后试行移位，检查髌股关节情况合适后用两枚皮质骨螺丝钉固定。手术后可以冷敷，第二天开始膝关节主动或很小心地被动活动练习。手术后 6 周有骨痂生长骨愈合后，开始全面膝关节练习。

（于　超）

第四节　膝关节软骨损伤

一、关节软骨的组织学

（一）组成成分

由水、基质、软骨细胞组成。

1. 水　关节软骨中的 60% ~ 80% 为水。随着负荷的变化，部分水可以形成自由通透、营养软骨细胞、润滑关节。关节软骨发生退变后，水的含量减少。

2. 基质　主要由胶原及蛋白聚糖组成。

3. 胶原　90% ~ 95% 为 II 型胶原，V 型、VI 型、IX 型及 XI 型胶原的含量很少。I 型胶原主要存在于骨、角膜、皮肤、半月板、纤维环、肌腱中。II 型胶原存在于关节软骨、脊索及椎间盘的髓核中。

4. 蛋白聚糖　蛋白聚糖可以单体及聚合体的形式存在。单体由蛋白核心及多个硫酸葡胺聚糖组成，聚合体由透明质酸形成的主链及单体形成的侧链构成。胶原纤维及蛋白聚糖形成晶格样网架结构，使得软骨具有抗张强度及弹性。

5. 软骨细胞　源于间充质干细胞，主要功能为合成基质。软骨细胞与基质构成共生关系，软骨细胞合成基质，而基质通过液相机制维持软骨细胞营养。软骨细胞的功能活性与机体的年龄相关，幼年时，软骨细胞增生分化迅速，合成基质速度快；成年后，细胞数量减少，很少分化，功能降低。

（二）关节软骨的组织结构（图 8-19）

自表层至深层，存在典型的结构变化，可分为四区：即浅表切线区、中间区、深层区、钙化区。浅表区的胶原纤维与关节面平行，又称为切线区。软骨细胞变长，平行于关节面排列。中间区的纤维粗大，非平行排列，软骨细胞接近球形。深层区的纤维走向与关节面垂直，彼此平行排列，软骨细胞呈球形，柱状排列，垂直于关节面。钙化区的纤维附着于钙化的软骨，形成软骨—骨之间的固定。

以软骨细胞为中心呈特征性分布，分为细胞周围区、近细胞区、远细胞区。细胞周围区内很少有胶原纤维而富含蛋白聚糖；近细胞区的胶原纤维呈网状，保护软骨细胞；远细胞区的胶原纤维含量大，排列方向如上所述。

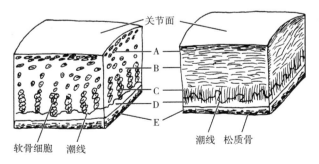

图 8-19　关节软骨的组织结构
A. 浅表切线区（10% ~ 20%）；B. 中间区（40% ~ 60%）；
C. 深层区（30% ~ 40%）；D. 钙化区；E. 软骨下骨

二、关节软骨的生物学特性

（一）关节软骨的营养

关节软骨的黏弹性特性和产生水分的弥散效应，使营养成分携带入基质，代谢产物运出。因此，当软骨的机械特性出现异常变化时，软骨细胞的代谢会受到影响，进一步使软骨基质受损，软骨逐渐退变。

（二）关节软骨的双相特性

关节软骨具有液相及固相的特点。液相由水及电解质组成，固相由胶原及蛋白聚糖组成。当关节软骨受压时，水分透过网状结构的基质溢出，负荷解除后流回，而基质的低通透性防止水分流出过快。据研究，在负荷开始作用的数秒内，75％的应力由液相承担，缓冲负荷，保护固相结构，负荷持续作用时（数百秒至数千秒），由固相承担。

（三）关节软骨的功能

节软骨是一种黏弹性物质，最主要的功能为承担载荷，满足关节的全程活动及功能需要，这种功能依赖于其特殊的组成成分及结构特点。其他功能包括减小关节磨损，保护软骨下骨。

（四）关节软骨的愈合反应

组织愈合的过程：分为组织坏死期、炎性反应期、塑形期。

组织坏死期：组织损伤时开始。根据损伤及缺血的程度，立即出现数量不等的细胞死亡，但随后还会有更多的细胞死亡。血肿及血凝块形成。血小板释放各种生长因子及细胞因子，多能干细胞迁移，血管长入。

炎性反应期：血管扩张，血管壁通透性增加，液体、蛋白质、细胞渗出，致密纤维网架形成，炎性细胞及多能干细胞聚集。

塑形期：新生血管长入纤维网架形成肉芽组织，进一步成熟并收缩，形成瘢痕组织。也可以通过细胞化生，复制为原有的组织。

组织愈合的两个要素：特定细胞及血运的存在。前者的作用为清除坏死组织、合成新生组织，这些特定细胞来源于细胞复制及细胞迁移。血运系统不仅是许多生物活性分子的来源，还可形成适当的生物化学环境。

关节软骨的愈合缺陷：关节软骨的损伤反应与上述典型的组织愈合过程有两方面根本的不同。首先是缺乏最为重要的血运系统，其次是软骨细胞被包埋在晶格网架样结构中，无法完成迁移。

关节软骨的愈合反应：根据损伤是否穿透软骨下板，反应过程不同。

非全层损伤：损伤区边缘出现坏死区，出现短暂的软骨细胞有丝分裂及分泌基质期，表现为一些小的、增生的软骨细胞丛，但随即停止，没有明显的愈合过程。此种软骨损伤稳定，不会发展为骨关节炎。

全层损伤：由于穿透了软骨下板，血管系统得以介入。纤维凝块充填缺损区，源于血液及骨髓内的细胞聚集、细胞化生，6～12周时形成典型的纤维软骨，其弹性、刚度及耐磨性均较差，很容易出现退变，发展为骨关节炎。另外，修复软骨的胶原纤维束不能与周围纤维整合，存在间隙，在垂直剪切力作用下出现微动，也是导致退变的原因。

影响关节软骨的愈合的因素：缺损大小、持续被动活动、年龄。

三、关节软骨损伤的治疗

（一）手术修复方法

1. 截骨术　通过转移关节的负重面改善症状，疗效通常是部分及暂时的，大多为3～12年。适用于不适宜做关节置换的年轻患者。

2. 打磨刨削术/清理术　此方法不会促进软骨愈合，但去除了机械性刺激症状（如交锁、弹响、别卡感）、减轻了滑膜的炎症反应，可使症状得以暂时的缓解。

3. 间充质干细胞刺激法　通过穿透软骨下板的方法引出深层骨髓内的间充质干细胞、细胞因子、生长因子、纤维凝块，诱发纤维软骨愈合反应。具体的手术方法有很多种，如钻孔、微骨折、海绵化、软骨成形术等。

这类方法的疗效具有不可预测性，更主要的是：这种愈合反应只产生纤维软骨即Ⅰ型胶原，而鲜有透明软骨所需要的Ⅱ、Ⅵ、Ⅸ型胶原成分，耐磨性差，即使早期具有好的疗效，也会逐渐减退。

4. 组织移植　目前受到广泛关注的是软骨及软骨细胞移植。软骨移植的关键是移植物必须包含活的软骨细胞。软骨移植与骨移植的根本不同点在于软骨移植物必须靠自身活的软骨细胞不断产生基质来维持移植物的长期存活，而骨移植是提供组织支架，供宿主进行爬行替代。由于软骨没有愈合能力，无法与宿主软骨愈合，所以通常是植入骨—软骨块，形成供体骨与受体骨间的愈合。

（1）异体骨软骨移植：优点是移植物来源充分，供体年龄可以选择，移植物可以精确匹配。缺点包括传播疾病（如HIV）及免疫排斥问题。

软骨本身没有血运，与血液中的免疫系统隔绝；基质内的大分子仅有弱的免疫活性；软骨细胞含有表面抗原，但由于周围基质的遮蔽作用，不会激发免疫反应；骨组织含有免疫活性细胞，所以骨—软骨块移植会出现排斥反应，同时影响骨—骨间的愈合。为降低免疫活性，通常采取冷冻的方法，但同时也会减弱软骨细胞的活性。虽然采取安全有效的冷冻方法（如两阶段降温及使用细胞保护剂），但软骨细胞的活性还是会受到影响，移植物远期的结局更容易出现退变。

异体骨软骨移植成功的关键因素包括：①匹配精确（形态，高度），固定牢固。②供体年轻。③避免出现骨吸收。

（2）自体骨软骨移植：自体软骨移植的优点是不存在免疫反应及传播疾病的危险，软骨细胞活性好，骨间愈合可靠；缺点是组织来源有限，存在供区并发症，年龄固定，匹配困难。目前流行的方法是镶嵌成形术和马赛克成形术（图8-20），即在关节面的非重要区域，如股骨外髁的外侧边缘及髁间窝，取多个小的骨软骨栓植入缺损区，如此可以避免大块移植匹配不良的问题。

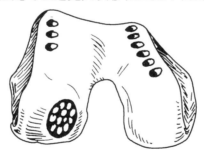

图8-20　马赛克成形术

（3）软骨膜移植：取肋软骨膜覆盖缺损区。

1）骨膜移植：此方法的理论基础为受损区的生物学环境可以决定移植物的基因表达。低氧张力可以促使形成软骨，而高氧张力则促使成骨。因此，在血运不丰富的区域移植骨膜可以形成关节软骨。

2）间充质干细胞移植：自骨膜及骨髓分离骨软骨祖细胞进行培养，生成大量间充质干细胞植入缺损区。此方法的优点为：间充质干细胞为分化细胞，软骨表达范围比成熟软骨细胞更广，能更准确复制局部区域的显微结构与生化环境。

（4）人工合成基质移植：将体外培养自体或异体软骨细胞种植于通过组织工程学方法合成的人工基质上，同时携带生物活性分子及生长因子，使用关节镜技术植入体内，软骨细胞不断合成Ⅱ型胶原，形成新的关节软骨，人工基质被逐步吸收。作为软骨细胞的载体，许多材料用于人工合成基质，如聚葡萄糖酸（PGA）、聚乳酸（PLA）、碳纤维垫、纤维原材料、胶原凝胶。

（5）药物学调控：目前有很多研究都在致力于生物活性分子对软骨合成及退变的影响，如生长因子、骨形态发生蛋白、细胞因子等。

（6）软骨细胞移植：通过切开或关节镜技术，在股骨内髁非主要负重区取软骨片段，在实验室将其切碎，经酶消化，分离软骨细胞，培养增殖。2～3周后，在胫骨近端内侧取骨膜瓣并与关节软骨缺损区缝合，将培养增殖的软骨细胞注入到骨膜下方。术后持续被动活动，2～3月后负重。其疗效尚需严格的评估及长期的随访。

（二）关节软骨损伤的临床治疗对策

将软骨缺损分为以下4组：即小于 2 cm^2 的股骨髁缺损、大于 2 cm^2 的股骨髁缺损、髌骨缺损、胫骨缺损。

1. 小于 2 cm^2 的股骨髁缺损　预后最好。如果包含性程度好，可以首先考虑行间充质干细胞刺激术，即清理、钻孔、微骨折法。治疗后3～5年内不会出现退行变及关节病。如果这种方法失效，可以考虑自体软骨细胞移植术，其成功率达到90%。另一种选择为马赛克成形术，可以进行关节镜下的微创操作，费用低。

2. 大于 2 cm^2 的股骨髁缺损　包含性差，退形变发生率很高。对于低运动水平者，可首先考虑间充质干细胞刺激术；如果失效，可行自体软骨细胞移植；对于高运动水平者，自体软骨细胞移植为一期治疗手段，其成功率为90%；失效后可再次行此种手术或者行异体骨软骨移植；如果再次失效可以行人工关节置换术。

3. 髌骨缺损　重要的是同时纠正髌股关节的对线不良，可行联合手术。

4. 胫骨缺损　难于治疗。这种缺损虽然小，但自体软骨细胞移植及马赛克成形术的疗效均不好，间充质干细胞刺激术是唯一的选择。

对于股骨剥脱性骨软骨炎，首先考虑骨块的可吸收内固定术；如无法固定且缺损小于 2 cm^2，可行钻孔、微骨折或马赛克成形术；如大于 2 cm^2，位置较深，且有囊性变，可首先考虑自体软骨细胞移植；如果缺损特别深，可以分阶段治疗，即一期植骨，二期于4～12个月后行自体软骨细胞移植。

（赵　芬）

第五节　半月板损伤

半月板曾被认为是肌肉退化后的残留物，没有任何功能。但是随着近60年来对半月板的了解越来越多，它被公认为是膝关节生物力学诸环节中的一个重要部分。大量的半月板损伤无论对患者还是医疗消费都具有重要的影响。例如，近年来，全美国每一年中有850 000名患者做过至少一次半月板手术，而全球的数字至少是其两倍。可以肯定，一侧或双侧半月板部分或全部缺失会导致后期的关节退变。

一、实用解剖及生物力学

1. 半月板的大体解剖　半月板是C形的纤维软骨盘，与胫骨相延续。弓背向外侧与关节囊相连，滑膜缘厚，逐渐向中央过渡为薄的游离缘。覆盖1/2～2/3的胫骨关节面。半月板的股骨面呈凹形，加深了胫—股关节的深度。胫骨面平坦，与胫骨的关节面相匹配。

两侧半月板的形态不同。内侧半月板为半圆形，前后角间的直线距离为3.5 cm，后角明显宽于前角。前角的附丽点在前交叉韧带前6～8 mm，与内侧髁间棘同处于一条矢状线上。由于位置靠前，所以常为髌下脂肪垫所遮盖。关节镜下如果要观察清楚，就必须适当清除髌下脂肪垫。前角的纤维融合为连接两侧半月板的半月板板间韧带或称横韧带。后角附丽于后交叉韧带胫骨附丽点的前方、外侧半月板后角附丽点的后方，即位于外侧半月板后角与后交叉韧带胫骨附丽点之间。内侧半月板的全长均与关节囊相连。

外侧半月板的形态更接近圆形。它覆盖外侧胫骨平台2/3的关节面，较内侧半月板多。前后角宽度几乎相等，前后角间的长度稍小于内侧。前后角均附丽于胫骨，前角的附丽点位于外侧髁间棘的前方，非常接近前交叉韧带的胫骨附丽点，后角附丽于外侧髁间棘的后方、后交叉韧带附丽点的前方。外侧半月板与关节囊结合松散，在腘肌腱裂孔处与关节囊分离。外侧半月板的一个特征是存在半月板股骨韧带。起自外侧半月板后角，止于股骨内髁的外侧面，紧邻后交叉韧带的股骨附丽点。位于后交叉韧带前方者称为 Humphrey 韧带，位于其后者称为 Wrisberg 韧带。半月板股骨韧带的大小及发生率都有很大的变异：可以缺如，也可以有一条或两条。由于不恒定性，其确切功能未明，推测半月板股骨韧带可以向前牵拉半月板的后角，增加股—胫关节的适合性。

　　Brantigan 与 Voshell 认为，外侧半月板直径小、周围厚、体部宽、活动度大，与交叉韧带相连，而内侧半月板正相反，所以内侧半月板更易于损伤。

　　2. 半月板的显微解剖　半月板由致密的纤维软骨构成。胶原纤维编织成网架结构，纤维软骨细胞充填其间。纤维软骨细胞是成纤维细胞与软骨细胞的混合体。浅层的细胞形态为梭形及纺锤形，类似成纤维细胞。其余部位的细胞接近卵形或多角形，许多特性类似于软骨细胞。

　　细胞外基质主要由胶原纤维构成，它由纤维软骨细胞分泌并维持恒定。大部分胶原纤维呈环形分布，同时还存在放射状排列的纤维及穿支纤维（图 8-21）。

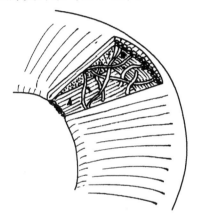

图 8-21　半月板胶原纤维的排列方向

　　胶原纤维的排列方向有其生物力学意义。环形纤维的作用颇类似于木桶周围的铁箍：当木桶受到向外扩张的水压作用时，铁箍的张力可以维持木桶的稳定性。同样，当半月板承受股骨—胫骨间的轴向负荷时，有被挤出关节间隙的趋势，而环状纤维的张力抵消了这种向外的放射状应力，从而维持了半月板的整体稳定性。当半月板出现完全性的放射状裂时，这种作用就完全消失。所以，一个简单的、完全性的放射状裂相当于半月板全切除（图 8-22，图 8-23）。放射状纤维的作用类似于网格中的"结"，可以增加结构的稳定性，协助抵抗压缩应力，防止出现纵形撕裂。胶原纤维分为浅层、表层、中间层，由浅至深纤维逐渐粗大，在结构上更为重要。

　　Arnoczky 及 Warren 对半月板血运的研究清楚地表明：膝内、外侧动脉的上、下支供应半月板前部及周围关节囊的血运、膝中动脉供应半月板后部的血运，这些血管分支形成半月板周围的毛细血管丛，位于滑膜及关节囊，呈环形分布，发出放射状分支供应半月板的边缘区域。

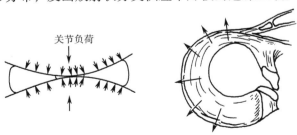

图 8-22　半月板的环箍样作用

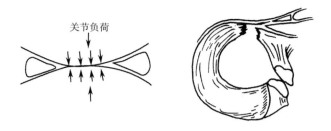

图 8-23　半月板撕裂环箍样作用消失

两侧半月板靠近滑膜缘的 10%～30% 区域接受毛细血管网的血供，前后角的血运更丰富，有一些小血管直接进入。外侧半月板的腘肌腱裂孔处没有直接的血运进入，靠周围的血运供给。

有血运的半月板区域称为红区，即半月板滑膜缘的血供区；靠近游离缘的无血运部分称为白区；二者中间的区域称为红白区，此区靠近红区的一侧有血运，而靠近白区的一侧没有血运。半月板血运分区的概念对于判断半月板的愈合能力及手术操作有重要的意义（图 8-24）。

半月板体部的神经分布类似于血运分布，前后角的神经支配比体部丰富。半月板的神经末梢有本体感觉功能，其确切的功能尚未明确。

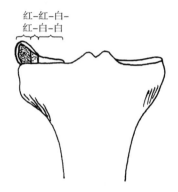

图 8-24　半月板血运分区

如前所述，半月板的细胞外基质主要由Ⅰ型胶原构成纤维网架，占 90%～95%。Ⅱ型、Ⅲ型、Ⅴ型、Ⅵ型胶原的含量很少，其功能未明。也可能存在弹性蛋白。

半月板中存在不同类型的葡胺聚糖（GAG），其含量随半月板的区域及年龄有所差异，主要包括硫酸软骨素、硫酸角质素、硫酸皮质素、透明质酸。也存在功能未明的非胶原性蛋白。

3. 半月板的生物力学功能　半月板具有液、固态双相的特点。液相主要为间质内的水分，固态主要为胶原组成的细胞外基质。间质内的水分可以通透固态基质内的空隙达到不同程度的形变，适应不同的生物力学要求。与关节软骨一样，半月板也是黏弹性物质，形变的程度可随负荷的大小及速率而变化。

半月板具有重要的生物力学功能，包括承重、分配载荷、稳定关节、润滑关节、本体感觉。

承担股骨—胫骨间的负荷为最基本的功能。半月板可以承担很大的负荷，它与关节的接触面积可随屈伸及旋转活动而变化。如上所述，胶原纤维的走行方向对于半月板的承重功能具有重要的意义。

分配载荷也可认为是吸收振荡。半月板将大的应力分配在较大的接触面积上，从而对关节软骨及软骨下骨起到了保护作用。Walker 及 Erkman 的研究表明：站立位时，半月板承受体重的 40%～60%。许多研究都证实：部分或全部切除半月板使得股骨—胫骨间的接触面积减小，导致应力集中。切除内侧半月板可以使接触面积减少 40%。按照 Wolf 定律，关节面将会重新塑形，出现扁平状股骨髁，同时软骨软化、关节间隙变窄、骨赘形成，即出现骨性关节炎。

半月板也有助于稳定股骨—胫骨的相对位置关系，即通过加深关节的球臼关系增加股骨—胫骨间的适合性，尤其是内侧半月板后角的稳定作用最为重要。半月板对关节各方向的运动，尤其是旋转运动具有稳定作用，例如在伸膝最后20°的胫骨旋转时。半月板切除后对关节松弛度的影响取决于韧带的完整性：韧带完整时影响较小，而一旦并发韧带损伤，关节的不稳定将明显增加。由于内侧半月板与关节囊结合紧密性大于外侧半月板，所以限制胫骨前移的"楔子作用"更加重要。Levy的研究表明：切除内侧半月板明显加重前交叉韧带的失效程度。虽然半月板润滑关节作用的确切机制尚存争论，但可以肯定的是：半月板实质部的液体可以渗出。同时半月板也可以均匀分配关节内滑液，协助营养关节软骨。半月板内分布的神经末梢完成本体感觉功能。虽然目前还没有动物模型的证实，但临床可以发现：半月板切除后，膝关节的本体感觉功能减退。

二、半月板损伤

（一）损伤机制

创伤性的半月板损伤常发生于屈膝位时的扭转动作。屈膝时，如果股骨强力内旋，可迫使内侧半月板向后及髁间窝区域移动。一旦半月板后方的稳定结构无法抵御这种应力，半月板的后部会被推向关节的中央区域并被股骨、胫骨所挟持固定。此时如果突然伸膝，就会发生后角的纵形撕裂。如果纵裂向前方继续延伸，撕裂的部分就会进一步向髁间窝区域移动并嵌顿，无法复位，形成典型的桶柄样撕裂及关节交锁。撕裂程度及位置取决于受伤时半月板后角与股骨—胫骨髁的相对位置。

同样的机制也可见于外侧半月板，但由于外侧半月板活动度大，所以出现桶柄样撕裂的机会比内侧小。外侧半月板曲度大且与外侧副韧带无连接，更易于出现不完全的放射状裂。内侧半月板相对固定，更容易受损。移动度差的半月板（囊性变或是外伤性病变）在轻微外力下即可受损，盘状软骨更易于退变及撕裂，退变半月板的承受能力下降，也易于受损。关节面不吻合、韧带损伤、先天性关节松弛、股四头肌异常都可以导致力学环境的异常，使半月板处于高危状态。

半月板后角的纵裂最为常见，内侧的损伤率是外侧的5～7倍。撕裂可以是完全的或不完全的，多数累及半月板的胫骨面。据统计，内侧半月板各部位的损伤中，后角占78%。后角的小撕裂不会造成交锁，但会导致疼痛、反复肿胀及不稳定感，大的纵裂可以造成交锁。Smillie认为，只有当撕裂部分向中央区明显移位，造成机械性阻挡时才会出现交锁。如果桶柄样撕裂进一步向前延伸，嵌顿的部分就会离开髁间窝区域向前方移位，导致伸膝受限。如果桶柄样撕裂的前或后部断裂，就会出现带蒂的半月板撕裂瓣。

放射状或斜形裂更常见于外侧半月板，通常位于前中结合部，为作用于半月板游离缘、使前后部分离的应力造成。由于外侧半月板接近圆形、曲率半径小，所以比内侧更易于出现此种撕裂。放射状裂还可见于退变的半月板或半月板囊肿。包含放射状裂与纵裂的复合裂也会出现并且更易于出现退行性改变。半月板囊肿通常并发撕裂，外侧的发生率是内侧的9倍。常见的原因为创伤后半月板退变，继发黏液性变并在半月板周边形成囊肿。盘状软骨由于体积的异常庞大及过度活动，在受到压缩及旋转应力时，易于出现间质部的退变或撕裂。

（二）分类

1. 根据损伤原因分型　可以分为创伤性及退行性两种。创伤性撕裂最常见于经常从事体育运动的年轻患者，为非接触性损伤，常并发ACL及PCL损伤，最常见的撕裂类型为纵裂及放射状裂。退行性损伤出现于40岁以上的患者，没有外伤史，通常并发关节的退行性变，这种损伤没有愈合能力，最常见的损伤类型为水平裂、瓣状裂及复合裂。

2. 根据解剖形态分型　①纵裂，其特殊类型为桶柄样撕裂。②放射状撕裂或斜形裂。③纵裂加放射状裂，特殊类型为瓣状裂。④水平裂。⑤半月板囊肿伴撕裂。⑥盘状软骨撕裂。

（三）诊断

诊断症状及体征不典型的半月板损伤有时对于有经验的医生也是很困难的。通过综合评估，包括详细的病史、体检、放射学检查、特殊的影像学检查直至关节镜检查，可以将误诊率减小至5%以下。但有时的确存在这样的情况：术前怀疑半月板损伤而关节镜下却未见或仅见轻微的异常，与症状不相符。此时，常易犯的错误是诊断为过度活动型半月板或脂肪垫肥厚。正确的做法是不要草率地切除不足以解释症状的异常结构。

半月板损伤常并发关节软骨及韧带损伤，应该同时熟悉这些并发症的特点，以免误诊或漏诊。

1. 病史　通常都有明确的外伤史。异常或退变的半月板不一定存在外伤史，这类损伤通常为中老年患者。

2. 症状　可以分为两大类。第一类为交锁症状，诊断明确，但需要强调的是：表现为伸膝轻度受限的交锁，有时需要双膝对比才能发现。因为正常情况下，有的膝关节会有 5°～10° 的过伸，而交锁后仍可以伸膝至 0° 中立位。只有纵裂才会造成交锁，其中，内侧半月板的桶柄样撕裂最常见，但交锁绝不是桶柄样撕裂的同义语，因为关节内肿物、游离体等都会造成交锁。无论哪一种原因造成的交锁，在经过抽吸关节内积血及一段时间的保守治疗后仍无效者，都应手术治疗。假性交锁（false locking）最常见于关节损伤后，积血刺激后方关节囊及侧副韧带，加上腘绳肌痉挛，引起伸膝受限。抽吸关节内积血及短期的制动可使反应消退，伸膝恢复正常。第二类为非交锁症状。常见的症状为反复关节不适，常伴有关节积液及短暂的功能障碍。也可能存在其他的非特异性症状，如疼痛、轻度肿胀、活动后膝前痛、打软腿、弹响、别卡感等。

打软腿现象本身无助于诊断，因为关节内的其他疾患（如游离体、髌骨软化、韧带损伤所致的关节不稳、肌力弱）也可以造成打软腿。半月板损伤造成的打软腿常见于关节扭转时，伴有关节错位的感觉。其他原因所致的打软腿常出现于抗阻力屈膝位，如下楼梯时。

积液表明滑膜受到刺激，无特异性诊断价值。损伤性的积液常为血性，包括半月板血运区损伤；半月板体部或退变的半月板损伤不会积血；带蒂的半月板碎块反复移位，刺激滑膜产生慢性滑膜炎，出现非血性积液。没有积液或积血并不能排除半月板损伤。

3. 体检　最为重要的体征为局限性关节间隙（半月板边缘）的压痛，最常见于后内及后外侧。压痛来源于局部滑膜炎。

4. 诊断性试验　在膝关节屈伸及旋转活动中出现可触及或闻及的弹响都具有诊断价值，需要反复引出并精确定位。如果弹响位于关节间隙，那么半月板损伤的可能性很大。另外需要注意鉴别的是髌股关节的类似弹响。McMurray 试验及 Apley 试验是最常用的试验，目的都在于引出弹响及定位。

McMurray 试验最广为熟悉，具体做法如下：患者仰卧位，膝关节全屈位。检查内侧半月板时，一只手触及后内关节间隙，另一只手抓住足部。维持全屈位，尽量外旋或内旋小腿，并内收小腿，逐渐伸膝。当股骨髁滑过半月板撕裂部分时，会引出弹响。在出现弹响前多先有疼痛，出现弹响后疼痛缓解。相反，膝全屈位，小腿外展，内旋或外旋并逐渐伸直，出现疼痛及弹响可以检查外侧半月板损伤。McMurray 试验引出的弹响通常为半月板后部的边缘裂、于全屈及屈膝 90° 位时引出。接近伸膝位时的关节间隙弹响提示半月板的中、前部损伤。出现弹响时的膝关节屈伸位置有助于定位。

股四头肌萎缩常在半月板损伤中存在。膝关节被动过伸试验产生疼痛，且局限于关节间隙部位时对诊断半月板损伤有一定意义。有学者是通过 4 项临床检查来诊断半月板损伤的，即股四头肌萎缩、关节间隙固定压痛点、膝过伸试验阳性以及 McMurray 试验阳性。在这 4 项检查中，以固定压痛点与 McMurray 试验阳性尤为重要。

以 Apley 命名的研磨试验的具体做法如下：患者俯卧位，屈膝 90°，大腿前方压在检查床上。检查者将足下压并旋转小腿，同时做屈伸膝活动，如引出关节间隙弹响及疼痛，则提示半月板损伤；向上方牵引足并旋转小腿，如引出疼痛，则提示韧带损伤。

McMurray 及 Apley 试验阴性不能排除半月板损伤。

另一个试验称为"下蹲试验"，具体做法为：小腿及足交替内外旋位，反复做下蹲动作。内旋位疼痛提示外侧半月板损伤，外旋位提示内侧半月板损伤；关节间隙疼痛对应两侧半月板损伤，其定位作用更准确。

5. X 线检查　常规拍摄正侧位及髌股关节切线位片，意义在于排除游离体、剥脱性骨软骨炎及其他关节内扰乱。

6. 关节造影　诊断的准确率与检查者的经验密切相关，有时具有极其重要的诊断意义，但不应作为常规检查。随着 CT 及 MRI 的出现，关节造影已经很少使用。

7. 其他　超声、X 线断层、CT、MRI 均为无创性辅助检查，关节镜检查为微创操作。Polly 的前瞻性研究表明，MRI 对内侧半月板的准确率为 98%，外侧为 90%。Manco 研究了高解析度 CT 对半月板损伤的诊断意义：敏感性为 96.5%，特异性为 81.3%，准确率为 91%。

（四）治疗

1. 非手术治疗　不完全的、小的（＜5 mm）、稳定的边缘撕裂，如果不并发关节不稳定，可采取保守治疗而且预后很好。经 3~6 周的保守治疗后，撕裂可以愈合。症状轻微的半月板撕裂可以采用康复治疗并限制关节活动。

并发关节不稳定者，如果不进行韧带重建，也应保守治疗。因为此时切除半月板，尤其是内侧半月板，会加重关节不稳定。

保守治疗需制动 4~6 周，可持拐进行足尖点地式负重，加强髋、膝周围肌肉的等长收缩。制动解除后，进行髋、膝、踝肌肉的康复锻炼。保守治疗最为重要的是急性期过后肌力的恢复，尽量通过进行关节活动及一系列锻炼恢复四头肌、腘绳肌、屈髋、外展髋肌力。如果症状复发，则需要进行特殊检查（如 MRI 等）并采取手术治疗。

经保守治疗的陈旧损伤再次急性发作后，不应再采取保守治疗，应手术治疗。对于桶柄状撕裂引起交锁者，不要试图强行复位，因为复位只能缓解疼痛症状，并可能造成撕裂进一步增大，而且这种陈旧撕裂即使复位也不会愈合。

2. 手术治疗　关节镜下手术为常规的治疗方法。

大量的动物实验及临床观察都证实，关节软骨的退变程度及范围直接与半月板的切除量相关。因此要尽量行部分切除术，只切除半月板的病损区域，保留健康的部分。只有当损伤范围过大，实在无法保留时，才行全切除术，但也要尽量保留边缘部分，特别是对于运动员及活动量大的年轻人。但也不要强求保留可能会引起症状的病损区域，因为这种危害要远远超过远期的关节退变。

总之，半月板损伤的治疗原则为：遵循缝合、部分切除、次全切除、全切除的次序。在保证半月板残留边缘稳定、光滑的前提下，尽量多保留半月板组织，尽量行关节镜下手术。

（1）半月板缝合术：早在 1885 年 Annandale 就报道了半月板的缝合方法。但是直到近 20 年，由于对半月板的功能及缺失后的结果有了充分的认识，半月板缝合技术才受到广泛重视。

半月板愈合的生物学基础：半月板的愈合能力取决于血运状况，即损伤部分必须要进入红区才有可能愈合，位于白区的损伤基本不会出现愈合反应，但如果设法使之与红区相通，血运就可以进入，愈合就有可能。有许多基础及临床研究都证实，半月板周围的血运区可以产生类似于其他结缔组织愈合的反应。初始阶段为纤维血管瘢痕的形成，需要约 10 周时间。经过数月甚至数年，逐渐转变为正常的纤维软骨。半月板完全愈合后的强度及生物力学特性尚无法证实。

1）半月板缝合的手术指征：最理想的手术指征为急性的、创伤性的、位于血运区的、半月板周围纤维环完整的、半月板体部未受损、长度大于 8 mm 的撕裂（过短的撕裂不会出现症状且有自发愈合的能力）。符合上述标准的最常见撕裂类型为边缘的或接近边缘的纵形撕裂；半月板前角附丽点的骨性撕脱也适于缝合。

相对适应证为非血运区或血运不肯定区域的撕裂。如果要缝合这种撕裂，可采用促进愈合的措施。

其他的相对适应证包括延伸至半月板滑膜边缘的完整性放射撕裂及体部严重受损的撕裂。这种撕裂即使愈合，其最终的生物力学功能也难以肯定。

2）半月板的可缝合性：术前判断对于医生及患者都很重要，医生可以进行充分的手术设计，患者也可以做好术后康复的准备。

体育运动损伤（大部分并发 ACL 损伤）的年轻患者（年龄 20 岁左右），可缝合性通常较大。

MRI 对于半月板损伤诊断很可靠，但无法准确判断其可缝合性。最适合缝合的半月板边缘裂，通常在 MRI 上表现为假阴性。最准确的方法为关节镜检查：需要确切辨认损伤类型、位置、程度、半月板滑膜边缘的情况。

进一步判断血运状况。松止血带观察创缘出血是一种方法。但是创缘不出血或没有肉芽组织也不能断定没有血运，因为关节内的水压同样也可以阻断毛细血管出血，而且位于血运区的撕裂经常没有肉芽组织存在。此时就需要根据撕裂的部位与滑膜边缘的距离进行判断。Arnoczky 及 Warren 的结论为距滑膜缘 3 mm 以内的区域为有血运区；大于 5 mm 者为无血运区；3 ~ 5 mm 者血运状况不肯定。由于大多数的纵裂都是斜形的，所以就需要判断是否大部分的撕裂区处于血运区，如果决定缝合位于无血运区或区域难以判断是否有血运的撕裂，应使用促进愈合的技术。

3）缝合技术：近 20 年来，出现了许多半月板缝合方法而且在不断完善。基本技术分为关节镜下缝合及切开缝合两类，关节镜下缝合又包括自内向外缝合、自外向内缝合、全关节内缝合 3 种。

无论采用何种缝合方法，必须遵循两个基本原则：第一，处理创缘，包括半月板侧及滑膜缘。切除游离的、不稳定的半月板碎块，打磨创缘。第二，滑膜新鲜化，即打磨半月板周围滑膜，包括半月板股骨侧及半月板胫骨侧。

半月板的愈合还需要一个稳定的力学环境，即半月板缝合后必须稳定，所以缝合强度是需要考虑的一个重要问题。实验结论是垂直缝合的初始强度大于水平缝合（大约是其 2 倍以上），关节内一端打结缝合的强度最小。各种可吸收缝合内固定物中，T 形缝合棒及半月板缝合箭的初始强度略小于水平缝合。总之，垂直缝合的强度最大，水平缝合次之，可吸收内固定最小。

①关节镜下自内向外缝合：这种技术最先是北美的 Henning 医生于 20 世纪 80 年代初期开始使用。基本原理为：在关节镜监视下将特制的缝合器置入关节内，自内向外穿过半月板撕裂区，缝线在关节囊外打结固定。

缝合内侧半月板后 1/3 区域时，必须在膝后内侧做辅助切口。以关节间隙为中心，做长 11 cm 的切口。膝关节屈曲 90°以避开隐神经的髌下支及缝匠肌支，切开深筋膜，显露但不切开关节囊，放置挡板保护膝后方的神经血管束，然后进行缝合。

缝合外侧半月板后 1/3 时也需做类似的辅助切口。膝关节屈曲 90°，在二头肌与髂胫束后缘的间隙进入深层，显露后外关节囊及腓肠肌外侧头，注意保护位于二头肌深方的腓总神经，放置挡板进行缝合。

②关节镜下自外向内缝合：基本原理为在关节镜监视下，使用硬膜外麻醉穿刺套管针自关节外向关节内穿刺，穿过关节囊及半月板裂缘，将缝线通过穿刺针套管引入关节内，接下来的步骤有以下两种方法：第一种为 Johnson 的方法：再次进行如上平行穿刺并引入圈套器，将关节内的缝线引出关节外，在关节囊外打结固定完成单纯缝合。第二种为 Warren、Morgan、Casscells 的方法：将关节内的缝线端自前方入路引出，在关节外打结后回送入关节内，牵引缝线的关节外一端，使打结后的关节内缝线端固定于半月板体部，可反复进行如上操作。完成多针缝合后，邻近的缝线在关节囊外打结固定。自外向内的缝合方法相对安全，但缝合半月板后方时仍需做辅助切口保护神经血管束。

③关节镜下全关节内缝合：为 Morgan 首创，适用于缝合距滑膜边缘 2 mm 以内的后角撕裂。这种方法避免了额外的切口，减少神经血管损伤的机会。术中需要使用 70°关节镜，经髁间窝置入后内或后外室。缝合操作通过后入路进行，大直径的缝合套管作为工作通道，使用特制的钩状缝合器进行垂直缝合，使用关节镜下打结技术进行关节内打结固定，根据撕裂长度进行多针缝合，针距 3 ~ 4 mm。这种方法的技术要求较高。

近期，人们越来越多的应用全关节内缝合的内固定物，它可以简化手术步骤，方便操作，通常可以降解或者至少有部分可以降解。

最早的全关节内缝合内固定物为可吸收半月板缝合箭。首先使用特制的穿刺针预制通道，然后将缝合箭通过套管，置入预制好的通道内。这种内固定物有很多缺陷，它只能进行半月板股骨侧表面的固定；它的坚硬质地和突出结构会损伤关节软骨；吸收时间过长，会导致移植物断裂、游离体的产生以及滑膜炎等一系列问题。

　　另一类全关节内缝合的内固定物带有缝线。T 形缝合棒发明于 1994 年，它由横形的、不可吸收的短棒及与之垂直相连的缝线组成。通过空心套管针，穿过撕裂区置入。横形短棒部分顶压在撕裂区的对侧，即半月板的滑膜缘，缝线部分暂留置于关节内。如此可多针缝合，相邻两缝线在关节内打结固定。

　　全关节内缝合操作完全在关节内进行，不必做后侧辅助切口，避免了损伤血管神经的危险，并可以达到缩减手术时间、减少组织损伤的目的，但是防止并发症发生的目的并没有达到。虽然滑膜炎、游离体、组织刺激的概率在减小，但是这些问题仍然是全内式手术所要面对的问题。

　　4）半月板缝合术的并发症：感染（浅表感染、深在感染）、深静脉血栓（包括肺栓塞）、关节粘连、交感神经性局部疼痛综合征。在关节镜下缝合技术出现的早期，即使很有经验的医生也会遇到腓总神经、隐神经及腘动脉损伤，需要修复甚至截肢。后来由于 Henning 的推荐，采用了后侧辅助入路及挡板保护，大大减少了这种并发症。

　　5）半月板缝合的术后处理：分为最大保护期及限制活动期两阶段康复。前者的目的在于提供半月板最佳愈合期内的保护；后者在愈合后的成熟期加以保护，免受强力应力的损害，防止再撕裂。

　　较保守的康复方案为：6 周的最大保护期，限制活动期至术后 6 个月。在最大保护期内，伸膝位制动 2 周，限制活动（10°~80°）2 周，严格限制负重（只允许足尖点地式负重）。在限制期内，重点在于恢复膝关节的活动度、肌力、柔韧性、耐力。避免做深蹲、全速跑及剧烈运动，鼓励直线慢跑、半速跑、骑车、游泳。如果同时进行 ACL 重建，则要遵循 ACL 重建后早期活动的康复原则，但完全负重要术后 6 周。

　　积极的康复方案为：在肿胀消退及膝关节活动度恢复后，允许早期完全负重、不限制活动、不限制急转类的体育运动。康复方法的制订应该个体化，如根据损伤类型、位置、是否同时行 ACL 重建、缝合方式（垂直或水平缝合）、缝线类型、初始缝合强度来制订。

　　6）促进半月板愈合的方法：绝大多数的半月板损伤都发生在无愈合能力的非血运区，所以有效的增强愈合能力的方法一直在受到关注。目前，大多数的技术还处于实验室研究阶段。

　　其他的方法都处于研究阶段，如滑膜瓣、纤维凝胶、血小板衍生因子、纤维凝胶加内皮细胞、生长因子、氰丙烯酸凝胶、激光刺激等方法。目前可以充分肯定的是，选择适当的适应证、采用各种先进的手术方法，可以达到很高的成功率。愈合后即使承受很大的应力，也可以长时间保持稳定并达到半月板的生物力学要求。期望能有成熟的促进愈合的手段出现，使更多的半月板撕裂能得以修复。

　　（2）半月板切除：晚期改变，目前有充分的证据表明，半月板切除会引起关节的退行性变化。

　　切除后的再生：King 曾在狗身上发现，半月板切除后，会有半月板样纤维组织自周围滑膜长入关节隙，而且外观上与正常半月板无差异。他还发现，尽管出现再生，关节软骨还是在半月板切除的相应区域出现退变。Cox 发现，部分切除狗的半月板不会出现再生，完全切除的 9 例中有 5 例出现不同程度的再生，外观接近正常，但仍然出现关节软骨退变。因此，半月板样组织形成的条件是半月板完全切除或部分切除后，滑膜或半月板血运区外露。

　　目前不认为半月板切除后可以再生半月板，半月板样组织无论从组织学与形态学均不同于正常半月板。再生的半月板样结构非常脆弱，胶原纤维排列混乱，没有环形纤维的排列结构，生物力学功能微不足道。因此，仍然要提倡尽量不做半月板的全切除。

　　（3）半月板手术的并发症：最常见的两种并发症为关节积血及慢性滑膜炎。缝合伤口之前松止血带，可以最大限度地减少关节积血。大量的积血可以抽吸。慢性滑膜炎可由于术后活动过早引起，特别是肌力没有恢复或关节积血没有消退前。抽吸、制动、免负重、等长收缩功能锻炼有助于恢复。

　　1）滑膜瘘：少见。出现于关节严重肿胀时（积血或慢性滑膜炎），四头肌收缩或关节活动，使滑膜及关节囊的缝合受到牵拉、断裂，关节液自小伤口喷出。患膝伸直位制动 7~10 天，瘘管通常会闭合，无需再次手术。

　　2）痛性神经瘤：通常为隐神经的髌下支受累。手术中需细致分离及定位，做前内侧关节切开时，要轻柔牵拉。通常需手术切除，保守治疗无效。

3）血栓性静脉炎：使用止血带、过多牵拉腘窝部（切开手术时）及术后制动都是诱发因素。临床表现为术后小腿及肢体远端疼痛、肿胀伴低热。

4）感染：是最为严重的并发症。如果术后 2～3 天开始肿胀、疼痛加重、体温升高，即可疑关节感染；需抽吸积液并做染色培养；立即静脉应用抗生素。如果为脓性积液，同时培养阳性，必须进行彻底的关节灌洗。如果 24 小时后反应好转，则表明感染已得到控制；如果再度肿胀、体温高，则必须采取手术切开引流。通过关节镜进行灌洗、清理、去除感染失活组织，是有效的治疗手段。

5）反射性交感神经萎缩（RSD）：可出现于任何一种膝关节损伤，但更常见于半月板术后，即使是关节镜下手术也是如此。RSD 是交感神经反应过重所致。临床表现为超过损伤及手术正常恢复期的长期疼痛，血管舒缩功能失调，皮肤过分敏感，皮肤营养不良，运动功能丧失，四头肌萎缩。X 线片表现为斑点状骨疏松，最明显见于髌股关节；核素扫描可见受累膝关节，尤其是髌骨的血流增加；温度测量显示患膝皮温下降 1℃以上。最重要的诊断方法为腰部交感神经阻滞后症状缓解。上述表现无法早期发现。虽然目前对它的认识越来越多并逐渐为人们所熟悉，但病因尚未明确。

镇痛药及 NSAIDs 有效，心理及社会康复也有一定意义。在发病早期、症状轻时，可以采用交感神经阻止剂治疗，配合严密观察及理疗。此阶段是最佳的治疗时机。

必须充分认识这种并发症，不要轻易再次手术，包括关节镜检查。

（五）半月板移植

半月板切除是半月板损伤的常规治疗方法，但半月板切除的范围越大，相同时间内关节炎性改变越明显。当认识到半月板的重要作用后，半月板手术理念逐渐转变为尽量多的保留半月板组织，以防止膝关节炎过早发生。但是，仍有相当一部分半月板损伤患者需行半月板次全切除术甚至半月板全切术，半月板功能部分或完全丧失。为了恢复半月板功能，同种异体半月板移植是最佳选择。目前已有中期随访结果显示，半月板移植术后关节疼痛明显减轻，关节功能明显改善。

当然，半月板移植并不能完全避免膝关节炎的发展，除半月板缺如外，膝关节稳定性、半月板撕裂类型、下肢力线均会影响膝关节炎的进程。

1. 相关基础知识

（1）免疫反应：半月板主要由胶原纤维构成，其中掺杂少量纤维软骨细胞和成纤维软骨细胞，血管分布仅限于靠近滑膜边缘部分，因此半月板移植术后，血液介导的体液免疫基本无法发挥作用，免疫排斥反应以细胞免疫为主。另外，半月板移植物附带的骨块以及滑膜同样存在免疫细胞。但根据现有文献报道，半月板移植术后有临床意义的免疫排斥反应发生率极低。

（2）半月板获取、保存、灭菌：半月板移植物的来源为无传染性疾病的志愿者，在供体去世后 24 小时内于无菌条件下获取。

取材完毕后，可应用以下 4 种方法进行保存：新鲜法、冷藏法、新鲜冷冻法和冻干法。新鲜法、冷藏法保留了半月板活体细胞，新鲜冷冻法和冻干法保存的半月板移植物不存在活体细胞。其中，冷藏法和新鲜冷冻法最常用。冷藏法需要控制降温速度以保持细胞活性，延长保存时间；新鲜冷冻法是将半月板置于 -80℃下快速冰冻，细胞被灭活，但其生物力学特性得以最完好的保留。早期应用的冻干法不仅使细胞灭活，而且影响半月板的生物力学特性，引起移植物皱缩，目前已基本停用。

移植物的灭菌方法主要有伽马射线照射、环氧乙烷熏蒸以及化学灭菌法。伽马射线照射（<2.0 Mrads）可用于细菌灭活，对组织的生物力学特性影响较小。环氧乙烷用于冻干法保存的半月板灭菌，其副产品有导致滑膜炎的可能，不推荐使用。化学灭菌法可用于灭活特定的病毒、细菌。

（3）生物力学：内侧半月板为 C 形，相对于外侧半月板活动度较差，后部比前部厚。外侧半月板为 O 形，前后厚度一致，活动性好。正常负重状态下，外侧半月板较内侧半月板分担更多重力。在半月板全切术后，外侧间室独特的生物力学和解剖学特性使其退变风险远较内侧间室高，更容易出现早期退行性改变，尤其对于膝关节外翻角度较大的女性患者更是如此。

2. 患者评估

（1）一般情况：半月板切除术后，患者关节间隙疼痛、交锁等症状立即消失。随着时间的推移，同侧关节间隙疼痛的症状会慢慢加重。临床医生需要仔细了解患者的病史，包括受伤机制、伴发损伤、手术方式等。详尽的体格检查同样重要，除关节炎体征外，还要着重检查患者下肢力线、韧带稳定性以及关节屈伸活动度。如果发现内、外翻畸形或者膝关节屈曲、伸直严重受限，应先予处理。既往手术方式不明的可根据手术切口以及关节镜入路做初步判断。

　　X线检查可提示膝关节炎进展情况。负重相膝关节正位片可观察关节间隙有无变窄、侧位及髌骨切线位片有助于进一步观察骨赘生长情况。如查体发现膝关节存在内、外翻畸形，还应行下肢全长X线片。MRI检查用于评价残留半月板位置以及关节软骨损伤情况。

　　（2）手术适应证与禁忌证：半月板全切术后，内侧间室疼痛经保守治疗6个月后疼痛仍然持续存在，关节软骨完整，下肢力线正常，关节稳定的患者可接受半月板移植手术。半月板移植术并没有绝对的年龄限制，但是年龄大于55岁的患者通常并发较严重的膝关节退行性改变，不适合该手术。同时，可根据需要进行同期、分期的力线矫正手术及韧带重建手术。

　　半月板移植的禁忌证包括下肢力线异常、严重膝关节炎性病变（Outerbridge Ⅳ级）、过度肥胖、关节内感染等。

　　3. 术前准备　半月板切除患者出现同侧膝关节持续疼痛后，首先要进行最少半年的保守治疗，包括康复训练、减轻体重、服用非甾体类消炎药止痛等。对于年纪过大、严重关节炎性病变、疼痛症状轻微的患者不适合进行半月板移植手术。术前须向患者详细说明是否需进行分期手术以及术后可能出现的并发症。

　　半月板是新月形的纤维软骨，其环状胶原纤维可抵抗环向应力，而放射状纤维用以抵抗剪切力。要取得良好的移植效果，让移植半月板能够正常传导股骨—胫骨应力，要保证半月板移植物与原有半月板形状匹配。半月板移植物内、外侧不通用，MRI、X线片等都可用于确定移植物大小。目前，通常采用Pollard在1995年提出的测量方法，利用前后位X线片测量移植物的宽度，利用膝关节侧位X线片测量移植物的前后缘长度。半月板宽度为胫骨棘最高处（内或外）至同侧胫骨平台边缘（不包括骨赘）的距离，内侧半月板长度为侧位胫骨平台长度的80%，外侧半月板长度为侧位胫骨平台长度的70%，所得结果存在一定的误差，同时应考虑X线片放大率的影响。有学者认为利用MRI估算半月板大小比普通X线片更准确。

　　4. 手术技术　符合半月板移植适应证的患者可行半月板移植手术以延缓其关节退行性改变。如患者同时存在交叉韧带断裂，可同时行交叉韧带重建手术。如患者存在膝关节内、外翻畸形，应一期行截骨手术纠正力线，二期行半月板移植术。

　　目前，半月板移植术多采用关节镜辅助技术。术中通常需要清理残留半月板组织，使移植物固定牢靠，且有助于关节镜下骨隧道的定位。另外还需要辅助小切口辅助半月板移植物进入关节。半月板移植物置入关节前，需用记号笔标注正反面。

　　内侧半月板前后角附着点距离前交叉韧带胫骨止点较近，很难在此处打骨槽，因此内侧半月板移植物应用骨栓技术以缝线穿引固定于半月板前、后角附着处。骨栓通常为圆柱形，直径7~9 mm，长度10~15 mm。如移植物后方骨栓置入困难，可行局限的内侧副韧带松解或股骨髁间窝成型，但要注意保护后交叉韧带的股骨附丽。如果前交叉韧带缺如，移植物后角骨块置入关节将会变得容易。当骨栓固定完毕后，将半月板边缘与关节囊缝合固定，类似于半月板桶柄样撕裂的缝合技术。也可单纯采用缝合的方法固定内侧半月板移植物，这种移植物不需要骨锚，操作相对简便，但是有生物力学研究显示经骨锚固定的半月板移植物在分散应力等方面与正常半月板组织相似，而缝合固定的半月板移植物外凸的风险加大，且垂直应力大部分集中于胫骨平台中心处。

　　外侧半月板的前后角距离较近，采用骨栓固定易造成两条骨隧道打通影响固定效果，故通常采用骨桥固定或钥匙孔技术，即切取含有半月板前后角的骨块，移植物前后角之间有骨性相连，将其植入胫骨平台上事先打好的凹槽中。由于前交叉韧带胫骨附着点偏内侧，因此外侧有足够的空间在半月板前后角附着点之间打骨槽。移植物引入关节后，以螺钉固定骨性结构，最后可应用自内向外技术缝合半月板边缘。移植物前后角固定位置应尽量与原有半月板位置相同。

5. 康复　半月板移植术后康复计划同半月板桶柄样撕裂术后康复计划相似。术后可立即进行膝关节全范围的屈伸活动练习；术后 3 周可扶单拐；6 周可弃拐，但应避免扭转、深蹲等动作；6 个月后可做跳跃、跑步等活动。

6. 并发症　半月板移植术后可能发生的并发症包括深静脉血栓、感染、关节软骨损伤、感染疾病传播、关节粘连、移植物移位松动等。有研究表明，内侧半月板移植物在术后 3 年内有 20%～30% 会出现后角退行性撕裂，原因可能与膝关节屈曲时后角应力过大、后角尺寸过大以及半月板本身的组织结构等有关。另一种可能发生的术后并发症为半月板固缩，据报道发生率最高可达 50%。固缩后的半月板移植物部分丧失了传导应力的功能。

三、盘状软骨损伤

盘状软骨是一种半月板畸形，各个国家的发病率差异颇大，有报道称，日本及韩国的发病率为 26%，而有的国家不到 1%。绝大多数的盘状软骨出现于膝外侧，内侧盘状软骨的发生率为 0%～0.3%。

（一）分型

Watanabe 的分型：完全型、不完全型、Wrisberg 韧带型。前两型相对常见，外形为盘状，覆盖全部或绝大部分外侧胫骨平台关节面，其后方有冠状韧带附着。这种盘状软骨在膝屈伸活动时无异常活动，属稳定型，所以通常无症状，一旦撕裂，症状类似于其他半月板损伤。Wrisberg 韧带型的盘状软骨的后方冠状韧带缺如，即没有关节囊附着，仅有 Wrisberg 韧带连接，在膝屈伸活动时存在过度异常活动，属不稳定型，有人又称为过度活动型。此型的发病年龄更小，通常无外伤史，由于存在异常活动而出现弹响。

内侧盘状软骨罕见，更易于损伤，症状与内侧半月板相同。X 线片无异常表现，可行 MRI 确诊。

典型的盘状软骨在伸直膝关节过程中出现弹跳，小腿可呈现侧方摆动。单纯盘状软骨除去膝伸屈活动时弹跳体征外，多无疼痛症状，盘状软骨并发撕裂后，弹跳声响可以改变并同时伴发疼痛及伸膝受限。盘状软骨的 X 线片可表现为关节间隙增宽、内侧髁间棘变高、腓骨小头位置有时也偏高，如需进一步明确诊断，可行 MRI 检查或关节镜检查。

（二）治疗

（1）在关节镜或关节切开手术中偶然发现的、无损伤的、完全型或不完全型盘状软骨无须治疗。但无法预测这些未经治疗的盘状软骨最终究竟有多少会发展为撕裂或退变。因此，必须根据每个患者的特点制订治疗方案。稳定的、完全型或不完全型的盘状软骨通常无需治疗，除非引起软骨软化或其他病理变化。

（2）对于引起症状的完全型或不完全型盘状软骨撕裂，如果未累及边缘部分，最佳的治疗为关节镜下成形术。有学者认为，幼年时进行成形术后，随着生长发育，被保留下来的盘状软骨边缘会出现适应性变化，最后塑形为稳定、正常的半月板。

（3）对于缺乏后方连接的 Wrisberg 韧带型盘状软骨，一般采取全切除术，因为成形术后仍然会遗留不稳定的边缘并引起症状。虽然全切除后会最终导致关节退变，但在儿童时期这种变化很小。

四、半月板囊肿

半月板囊肿相对少见。外侧的发生率是内侧的 3～10 倍。

（一）病因

（1）创伤后半月板实质部出血，继而出现黏液性退变。

（2）半月板随年龄老化而出现局部坏死及黏液性退变。

（3）滑膜细胞进入半月板实质部或泌黏液细胞化生，形成囊肿。

（4）滑膜细胞通过损伤区进入半月板实质部并分泌糖胺聚糖或黏多糖酸，形成囊肿。

Bame 提出，滑液通过损伤区进入半月板实质部形成囊肿。他分析了 1 571 例半月板损伤中的 112

例半月板囊肿，发现所有囊肿均伴有半月板水平裂或桶柄样撕裂并发边缘水平裂。在半月板实质部与关节内形成通道，滑液在囊肿与关节间流动交换。囊肿的生化分析显示其成分与滑液类似，也进一步支持这种观点。许多学者都注意到，半月板囊肿与半月板病变的相关性很强（接近100%），最常见的病变为外侧半月板中1/3的边缘裂。

（二）诊断

1. **症状**　最突出的症状为疼痛，活动后加重。肿物多为患者自行发现。如果并发半月板损伤，可出现典型的症状，如弹响、打软腿等。偶尔会有大的囊肿向后方延伸，易与腘窝囊肿（Baker囊肿）混淆。

2. **体征**　半月板囊肿可触及，多位于膝外侧、腓骨头的近端、外侧副韧带的前方，质硬、固定。囊肿通常为多房样结构，内容物为清亮的胶冻状液体。囊肿的特征为大小随膝关节屈伸活动变化，伸膝时增大，屈膝时减小或消失，称为Pisani征。

3. **影像学检查**　MRI可以很清晰地显示囊肿及半月板损伤。大的半月板囊肿可以侵犯胫骨外髁关节软骨，X线片可见缺损区。

（三）治疗

保守治疗极少（即注射抗炎药物暂时止痛），通常为手术治疗，过去采取切开囊肿切除及半月板全切除术。目前公认的方法为，关节镜下手术处理病损半月板，同时行关节镜下囊肿减压或切开囊肿切除两种治疗方法。

1. **关节镜下半月板部分切除加囊肿减压术**　首先建立常规的关节镜入路。确认半月板损伤并酌情行半月板部分切除。于体表触及囊肿并挤压，使囊液流入关节内，达到减压目的，同时可发现囊肿与半月板间的通道。如果这种方法无效，可用硬膜外穿刺针自外向内穿刺，寻找并定位通道；将蓝钳自内向外穿入通道并扩充，囊肿内容物可引流至关节内；还可以进一步将小直径的刨刀置入囊肿内，切断多房间隔进一步减压，同时清理囊肿及通道，使其瘢痕化并闭锁（图8-25）。也有人建议缝合半月板侧的通道。

2. **囊肿切除术**　在囊肿处取小切口，仔细分离并切除囊肿。偶尔可见到囊肿的蒂部，追踪至半月板退变区，切除通道并新鲜化半月板边缘，显露退变区并使之与血运区相通，用可吸收线进行缝合，术后伸膝位制动4周。

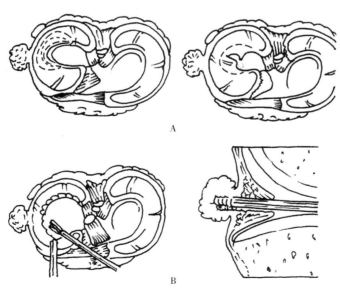

A

B

图8-25

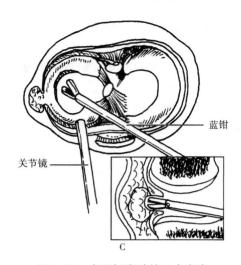

关节镜

蓝钳

C

图 8-25 半月板囊肿的手术方案
A. 外侧半月板损伤伴囊肿形成；B. 半月板部分切除 + 囊肿减压；C. 用蓝钳进行半月板切除及囊肿减压

（赵　芬）

第九章

踝 关 节 损 伤

第一节　概述

踝关节外伤不仅可引起骨结构的破坏，还常造成韧带和软组织等结构的损伤。略有移位的踝关节骨折可能不影响关节功能。踝关节骨折复位后的 X 线片应满足下列要求：①必须恢复踝穴的正常解剖关系。②踝关节负重面必须与小腿纵轴线垂直。③踝关节面的轮廓必须复位满意。恢复踝关节的正常解剖关系即可获得最佳结果，为此，可采取闭合手法复位或切开复位内固定（ORIF）。对于大多数骨折，后者最有可能恢复踝关节的正常解剖及确保骨折愈合。

踝关节骨折可单纯按解剖部位分类，如单踝骨折、双踝骨折或三踝骨折。Lauge-Hansen 分类法试图将损伤机制与骨折类型相结合，提出了非常详细的分类，每种类型再分为 4 个亚型。根据 Lauge-Hansen 分类法，大多数骨折属于旋后外翻型、旋后内收型、旋前外展型和旋前外翻型损伤。在这个分类系统中，"外翻"应该是一个误称，称为"向外"或"外侧"旋转更为准确。分类命名的第 1 个词表示损伤时足的位置，第 2 个词表示造成畸形的暴力方向。

一、Lauge-Hansen 分类法

1. 旋后外翻型（外旋型）（SER）
（1）前胫腓韧带断裂。
（2）腓骨远端螺旋斜行骨折。
（3）后胫腓韧带断裂或后踝骨折。
（4）内踝骨折或三角韧带撕裂。

2. 旋后内收型（SA）
（1）在踝关节平面以下腓骨横行撕脱骨折或者外侧副韧带撕裂。
（2）内踝垂直骨折。

3. 旋前外展型（PA）
（1）内踝横行骨折或三角韧带撕裂。
（2）联合韧带断裂或其附着点撕脱骨折。
（3）踝关节平面以上腓骨短、水平、斜行骨折。

4. 旋前外翻型（外旋型）（PER）
（1）内踝横行骨折或三角韧带断裂。
（2）前胫腓韧带断裂。
（3）踝关节面以上腓骨短斜行骨折。
（4）后胫腓韧带撕裂或胫骨后外侧撕脱骨折。

5. 旋前背屈型（PD）
（1）内踝骨折。

（2）胫骨前缘骨折。

（3）腓骨踝上骨折。

（4）胫骨下关节面后侧横行骨折。

最常见的损伤机制是旋后外翻型，此型骨折的特点是腓骨远端螺旋斜行骨折伴有三角韧带撕裂或内踝骨折；旋后内收型损伤的特征是腓骨远端横行骨折和较垂直的内踝骨折；旋前外展型损伤机制造成内踝横行骨折，在侧位 X 线片上显示较为水平的腓骨短斜行骨折；旋前外翻型损伤机制的特征是三角韧带撕裂或内踝骨折，以及踝关节平面以上较高位置的腓骨螺旋斜行骨折。如果外科医师计划行闭合复位和固定治疗，那么对骨折类型及骨折受力机制的分析尤为重要。总的原则是手法闭合复位应与骨折的受力机制相反。例如，如果骨折由旋后、外翻或外旋机制所致，则采用旋前、内翻或内旋手法进行复位。

一些学者警告并反对单独用 Lauge-Hansen 分类法决定治疗方案并推荐治疗方案的制订应以临床稳定性为基础。O'Leary 和 Ward 描述了一个外展外旋机制导致内踝骨折和三角韧带撕裂，并强调在高能量创伤情况下很难判定整个受伤的范围。这种损伤起因于最初的外展和外旋，紧接着暴力的内转造成内踝的骨折。Whitelaw 等推荐在固定骨折和手术修复伴发的韧带撕裂损伤后，采用前抽屉及距骨倾斜试验检查踝关节的稳定性。

二、Danis-Weber 分类法

根据腓骨骨折部位及其形态进行分类。A 型骨折是由内旋和内收应力所致的平胫骨下关节面或其下的外踝横行骨折，伴有或不伴有内踝斜行骨折。B 型骨折是由外旋应力所致的外踝斜行骨折，骨折线始于前内侧面并向近侧延伸至后外侧；可伴有下胫腓前韧带断裂或撕脱、内踝骨折或三角韧带断裂。80% ~ 90% 的外踝骨折可以包括在 Danis-Weber 分类 B 型范围内。C 型骨折分为外展型损伤和外展外旋型损伤。外展型损伤，即下胫腓韧带断裂及其近侧的腓骨斜行骨折（C1 型）；外展外旋型损伤，即腓骨更靠近侧的骨折和更广泛的骨间膜撕裂（C2 型）。C 型损伤可有内踝骨折或三角韧带断裂。三种类型骨折均可伴有后踝骨折。AO 分类法根据踝关节内侧损伤的情况，将 Danis-Weber 的 3 个类型进一步分类。有报道称，不同的研究者和同一研究者利用 Danis-Weber 分型的可靠性高，分别为 78% 和 85%。

三、踝部骨折的 AO 分类

1. A 型　韧带联合平面以下腓骨骨折（韧带联合下型）。

（1）A1：单纯腓骨骨折。

（2）A2：合并内踝骨折。

（3）A3：合并后内侧骨折。

2. B 型　韧带联合平面腓骨骨折（经韧带联合型）。

（1）B1：单纯腓骨骨折。

（2）B2：合并内侧损伤（踝或韧带）。

（3）B3：合并内侧损伤及胫骨后外侧骨折。

3. C 型　韧带联合平面以上腓骨骨折（韧带联合上型）。

（1）C1：单纯腓骨干骨折。

（2）C2：复合性腓骨干骨折。

（3）C3：腓骨近端骨折。

有学者已经阐述了不同研究者对踝关节的分型有高度的可变性。此外，尽管 Lauge-Hansen 和 Danis-Weber 分型对于受伤机制的理解和治疗方案的制订的有效性已经得到证明，但是没有一个分型对预后具有作用。而且 Lauge-Hansen 分型对于用 MRI 评估相关的软组织损伤的局限性已经得到了证明。

（赵　芬）

第二节　单纯内、外踝骨折

一、内踝骨折

无移位的内踝骨折一般可采用石膏固定治疗，但对于对踝关节功能要求较高的患者，应行内固定以促进骨折愈合及康复。Herscovici 等报道，用非手术方法治疗单纯内踝骨折有高的骨愈合率和好的功能结果。移位的内踝骨折应采取手术治疗，因为持续的移位允许距骨内翻倾斜。仅涉及内踝尖端的撕脱骨折与踝穴部受累者不同，其稳定性较好，除非有明显的移位，一般不需内固定。如果症状明显，可行延迟内固定。常用 2 枚直径 4 mm 的骨松质拉力螺钉在垂直于骨折的方向固定内踝。一些学者建议使用 3.5 mm 的单皮质拉力螺钉，而不采用 4 mm 的骨松质螺钉，因为生物力学数据表明，这样可以增加骨结构的强度。

较小的骨折块可用 1 枚拉力螺钉和 1 枚克氏针固定以防止旋转；对于骨折块太小或粉碎性骨折不能用螺钉固定者，可用 2 枚克氏针及张力带钢丝固定；另外，现在已经研发出适合于微小骨折块固定的螺钉，这将是固定小骨折块最好的选择方法。内踝的垂直骨折需要水平导向的螺钉或防滑钢板技术，Dumigan 等证明了用中和钢板固定内踝的垂直骨折具有生物力学优势。

虽然不锈钢置入物最常用于内踝骨折，但对生物可吸收置入物的安全性和疗效已有研究。可吸收置入物主要的理论优点是减少了因螺钉帽周围皮肤软组织的突起或触痛而需后期取出置入物的概率。尽管生物可吸收置入物已经得到成功应用，并且从已经报告的临床结果来看与不锈钢相比没有显著性差异，但是有 5% ~ 10% 的患者后期出现与聚乙交酯降解有关的分泌物从无菌窦道流出。

内踝应力性骨折的常见临床表现为局部疼痛、肿胀、压痛。最初，骨折在 X 线片上可能看不清楚，但是通过骨扫描、CT 或 MRI 检查可以清晰地看到骨折线。在复查的 X 线片中，应力性骨折经常清晰可见。Shelbourne 等建议，对 X 线片上可以看到清晰骨折线的应力性骨折行内固定治疗，而对仅通过骨扫描发现者则采用石膏固定。内踝应力性骨折有很高的发展为完全骨折的风险，会延迟愈合或不愈合。手术等积极的治疗方法是必需的。如果应力性骨折采用手术治疗，需要限制活动 4 ~ 5 个月。

二、外踝骨折

虽然不伴有明显踝关节内侧损伤的外踝骨折很常见，但对这些骨折的开放复位指征仍有争议。有文献报道，腓骨骨折所能接受的最大移位范围为 0 ~ 5 mm。对于大多数患者，根据其功能要求，可以接受 2 ~ 3 mm 的移位。在双踝骨折中已经显示了距骨移位伴随外踝的移位；因此，对于这些损伤，解剖复位外踝是必需的。生物力学研究发现，单纯外踝骨折在轴向负荷时并不干扰关节运动学或引起距骨移位。长期临床随访研究表明，应用闭合复位治疗旋后外旋 Ⅱ 型骨折，即使腓骨骨折移位 3 mm，功能结果优良率仍达 94% ~ 98%。不管是否达到解剖复位，对于旋后外展型的二期损伤，手术治疗的效果与闭合复位的效果相似。如果不能确定外踝骨折的稳定性，应拍摄踝关节旋后外旋位应力 X 线片，检测距骨有无移位，了解内侧损伤情况。

（赵　芬）

第三节　下胫腓联合损伤

下胫腓联合损伤一直以来都是一个持续争论的焦点。下胫腓联合损伤最常见的损伤机制是旋前外旋、旋前外展，较少见的是旋后外旋（Danis-Weber C 型和 B 型损伤）。这些外力引起距骨在踝穴内外展或外旋，导致下胫腓联合断裂。

恢复下胫腓联合的解剖关系非常必要。如果腓骨在下胫腓联合平面以上骨折，则认为该联合已被撕裂，因此，必须达到解剖复位。以前，对所有的下胫腓联合损伤都必须考虑行内固定，但 Boden 等在尸体解剖研究中证实，如果踝关节内侧未损伤，下胫腓联合的撕裂并不引起踝关节不稳。如果存在踝关节内侧损伤，并且下胫腓联合撕裂向踝关节近侧延伸超过 4.5 cm，将改变踝关节的生物力学特性；如果下胫腓联合撕裂向踝关节近侧延伸 <3 cm，则不然；下胫腓联合撕裂在 3~4.5 cm，将产生不同的结果。有学者建议，如果下胫腓联合撕裂延伸至胫骨远端关节面以上 <3 cm，或者内、外踝损伤经内踝固定或三角韧带修复后获得稳定，则没有必要进行下胫腓联合固定。

在下胫腓联合处做固定的公认指征是：①下胫腓联合损伤伴有不计划做内固定的腓骨近侧骨折和不能进行稳定的内侧损伤。②超过踝穴顶近侧 5 cm 的下胫腓联合损伤。对距踝关节 3~5 cm 的外踝骨折，且内侧损伤（三角韧带）不能修复者，是否需要修复联合韧带仍存在争议。如果高位腓骨骨折合并下胫腓联合损伤而未行骨折固定，那么确切地恢复腓骨正常长度是困难的。再者，与固定单纯联合韧带相比，同时固定腓骨中段骨折和联合韧带可以改善生物力学特性。

对下胫腓联合螺钉是否需取出及何时取出仍有争议。文献上的建议出入很大，既有允许负重之前（6~8 周）常规取钉者，也有直到骨折完全愈合且因此出现症状时再取钉者。提倡取钉者的理由是下胫腓固定扰乱了踝关节的力学机制，限制了背屈时腓骨正常的外旋运动。过早取钉可引起下胫腓联合再分离。然而，有报道当螺钉取出后允许负重前出现下胫腓联合再次移位的，也有报道带钉负重的少数病例发生了螺钉断裂。如果采用三层骨皮质固定，螺钉一般是松动而不断裂，可能不影响踝关节的正常力学机制。如果采用四层骨皮质固定，发生断钉后可较容易取出两侧断端。一般说来，与断钉相比较，晚期产生的下胫腓联合再分离引发更难处理的临床问题，因此，建议保留螺钉至少 12 周。再者，在另一项研究中显示，在 1 年的随访中保留下胫腓联合螺钉或取出下胫腓联合螺钉在临床结果上没有差别。事实上，一小部分螺钉断裂的患者临床结果有所改善。因此，该作者建议不取出完整或断裂的下胫腓联合螺钉。我们倾向于不常规取出下胫腓联合螺钉，除非踝关节有僵硬症状和背伸受限。

在螺钉固定之前，下胫腓联合必须解剖复位，并暂时用克氏针或复位钳固定。Miller 等注意到，在一群患者中于直视下复位下胫腓联合会显著减少下胫腓联合复位不良。我们也鼓励在直视下切开复位下胫腓联合。螺钉的拧入位置应在胫骨远端关节面以上 2~3 cm，与关节面平行并应向前成 30°，以使其与下胫腓关节垂直。若螺钉的位置太靠上，可能使腓骨畸形并致踝穴增宽；假如螺钉不与踝关节面平行，腓骨可能向近端移位；如果螺钉没有与下胫腓关节垂直，腓骨可能依然向外侧移位；AO 组织主张应用全螺纹螺钉以中立位固定下胫腓联合；然而，其他学者认为拉力螺钉的固定更可靠。传统上，在下胫腓联合固定时，踝关节要最大限度的背屈以预防术后的活动受限。然而，有数据反驳了这个结果，他们认为最大背屈无作用，而且可能产生外旋复位不良的风险。在对尸体进行的研究中，他们发现，在踝关节跖屈位用拉力螺钉固定下胫腓联合并不影响踝关节背屈。其他研究阐明了术后采用 X 线片评估下胫腓联合的复位是不可靠的，采用 CT 评估的效果更好。

如果用小钢板固定腓骨骨折，这枚下胫腓联合螺钉可以是将钢板固定于腓骨外侧的螺钉之一。若要获得满意的功能，腓骨的复位及固定必须达到本节开头所述的 3 个要求。偶尔，下胫腓联合可以撕脱 1 个小骨折块，在这种情况下，可通过拉力螺钉经此骨折块固定下胫腓联合。

一、外踝固定

（1）如果腓骨骨折是双踝骨折的一部分，我们通常在固定内踝之前，先将外踝或腓骨骨折复位并固定。有一个例外，那就是双踝或三踝中的腓骨骨折为粉碎性骨折时。有时，如果外踝发生严重粉碎性骨折，可能会出现在冠状位上的过度复位，而造成内踝处损伤的解剖复位困难。此时，则应优先复位固定内踝。

（2）通过前外侧纵向切口显露外踝及腓骨干远端，保护腓肠神经及腓浅神经。另外，也可以选择后外侧切口，采用后侧抗滑动技术置入钢板。后外侧入路放置钢板可以获得远端由后向前的双皮质固定，还有一个理论上的优点就是不需要在外侧直接放置内置物，然而，如果需要暴露下胫腓前联合可能有些困难。骨膜外剥离是目前的主要趋势。

（3）如果骨折线足够倾斜，骨质好，且两骨折端完整无碎骨片，可用 2 枚拉力螺钉由前向后拧入，使骨折块间产生加压作用。螺钉间隔约 1 cm。螺钉长度很重要，其必须穿透后侧骨皮质才能保证固定，但又不能向后穿出太多而影响腓骨肌腱鞘。

（4）如为横行骨折，可采用髓内固定。纵行分开跟腓韧带的纤维，暴露外踝尖端。

（5）插入 Rush 针、腓骨交锁针或其他髓内固定器材，经骨折线达骨折近端髓腔。应用髓内固定时，注意勿使外踝向距骨倾斜。髓内固定的进针点往往会位于外踝尖部的外侧面。因为髓内钉为直形，稍不注意可引起外踝向距骨倾斜，造成踝穴狭窄，踝关节活动度减小。将髓内钉塑形可避免这类错误。

（6）如果骨折在胫骨远端关节面以下，远端骨块较小且骨质好，可用 3.5 mm 踝螺钉行髓内固定。少数情况下较高大的患者可用 4.5 mm 拉力螺钉。踝螺钉也可以轻度倾斜，使其穿透腓骨近侧骨折段的内侧皮质。

（7）对有骨质疏松的患者，可用克氏针由外侧向内侧斜行穿过远近侧骨折块，并用张力带钢丝加固。此外，现在还可以通过预塑型关节周围锁定装置来固定骨折，这提供更好的稳定性。

（8）骨折必须解剖复位并维持腓骨的长度。

（9）如果骨折在下胫腓联合平面以上，对已解剖复位的小骨折块，应用 1/3 管型钢板可以提供满意固定。对于较高大的患者，可用 3.5 mm 动力加压钢板固定。钢板可增强拉力螺钉的固定作用或者用于跨过粉碎性骨折段。通常将 3 枚骨皮质螺钉置于骨折近端腓骨干上，将 2~3 枚螺钉置于骨折的远端，经单侧骨皮质的骨松质螺钉放置在胫骨下关节面以下。如果钢板置于后外侧，它将起到抗滑钢板的作用。

（10）下胫腓联合如需固定，其方法详见下胫腓联合损伤部分。

二、内踝固定

（1）做前内侧切口，起自骨折线近侧约 2 cm，向远端并轻度向后延伸，止于内踝尖端下约 2 cm。我们主张这个切口有两个原因：首先，损伤胫后肌腱及其腱鞘的可能性小；其次，术中可看到关节面，尤其是前内侧面，以便准确复位骨折。

（2）仔细保护皮肤，将皮瓣与其皮下组织一起掀起。该部位皮肤血供较差，必须小心操作，以防发生皮肤坏死。保护大隐静脉及其伴行神经。

（3）内踝远端骨折块一般向下、向前移位，且常有小的骨膜皱褶嵌入骨折内。用刮匙或骨膜起子清除嵌入骨折的骨膜，暴露齿状骨折面。

（4）清除小的、松动的骨或软骨碎片，应保留大的骨软骨块并通过移植骨块来支撑。

（5）用持骨器或巾钳将内踝骨折复位至正常位置并予以维持，然后钻入 2 枚 2 mm 的光滑克氏针，穿过骨折部位做临时固定。

（6）摄正、侧位 X 线片检查骨折复位情况。如果复位满意，拔除其中 1 枚克氏针并拧入 1 枚 4 mm 拉力螺钉，然后拔除置换另 1 枚克氏针。也可用 2.5 mm 和 3.5 mm 的钻头为螺钉钻孔。如果采用双皮质的拉力螺钉固定，则需要一个长的骨盆钻头。

（7）仔细检查关节内情况，特别是踝关节内上角（内穹窿位置），确保螺钉没有通过关节面，同时治疗踝关节前内侧存在的任何形式的骨质压缩。

（8）摄 X 线片观察螺钉及骨折的位置。

（9）如果内踝骨折块很小或粉碎，可能不适于螺钉固定。在这种情况下，可用几枚克氏针或张力带钢丝固定。内踝大块的垂直形骨折且其近侧粉碎时，需用支撑钢板固定以防骨折再移位。通常用一块小的 1/3 管型钢板便可。由于该部位皮肤覆盖条件差，在应用体积较大的金属固定物时，应特别小心以免发生伤口并发症。

术后处理：石膏后托固定踝关节于中立位并抬高患肢。如果骨质条件好且内固定牢固，术后第 1 次复查时可去除石膏后托，改用可卸夹板或石膏靴固定，然后开始关节活动度的练习。6 周内限制负重，如果骨折愈合较好，6 周后开始部分负重，并且逐渐完全负重。

如果皮肤条件、骨质、并发症（如糖尿病）或其他因素影响了固定的牢固程度，必须延长骨折保护时间。通常采用短腿石膏托固定。在骨折良好愈合之前，患者的踝部不能负重（8~12周）。其后改用可行走的短腿管型，并逐渐开始负重。

（张丹妹）

第四节　三角韧带撕裂合并外踝骨折

　　三角韧带撕裂伴外踝骨折，其受伤机制与造成双踝骨折者相同，即由足部旋后外旋所致。所不同的是内踝未发生骨折，而是三角韧带撕裂，允许距骨向外侧移位。通常，踝关节的前侧关节囊也被撕裂。三角韧带，尤其是它的深束，对于踝关节的稳定性非常重要，因为它可以防止距骨向外侧移位和外旋。当外踝骨折伴有踝关节内侧面压痛、肿胀和血肿时，应怀疑合并三角韧带撕裂。传统观点认为，踝关节内侧压痛会令临床医师怀疑在外踝骨折的同时还有三角韧带的损伤。然而，已经证明在内踝压痛与深部三角韧带断裂方面没有明显的关联。常规的踝关节前后位 X 线片可能显示距骨没有向外移位，如果摄踝关节旋后和外旋应力位 X 线片，可发现距骨移位及倾斜，并显示踝穴内侧间隙明显增宽（>4 mm）。进行如上摄片时，应注意将踝关节置于中立位。如若踝关节跖屈，距骨最狭窄的部位进入踝穴，这样即使没有损伤也可显示踝穴增宽，还可以拍摄负重下的外旋应力 X 线片。

　　由于距骨在踝穴内的移位，对这类损伤难以行闭合治疗。距骨外移 1 mm，胫距关节的有效负重面积将减少 20%~40%；如果外移 5 mm 则可减少 80%。如果选择闭合治疗，应密切随访观察距骨移位情况。对这种损伤的最佳治疗是有争议的。在皮肤条件、患者年龄及一般情况允许的情况下，可以行腓骨切开复位内固定，同时进行或不进行三角韧带修复。非手术治疗也是可行的，需要仔细阅读 X 线片以确保维持一个合适的踝穴。如果只修复三角韧带，尽管术后用管型石膏固定，距骨仍可向外移位。如果只固定腓骨，三角韧带断端可能嵌于内踝与距骨之间而影响骨折的准确复位，或者可能造成此韧带愈合后松弛。对于应力性外踝骨折，伤后 1 年随访，尽管非手术治疗与切开复位内固定后的踝关节功能状态相当，但前者具有潜在的并发症，包括内踝间隙增宽、外踝的延迟愈合或者不愈合。

　　许多外科医师认为，在固定腓骨时，除非复位受阻，不应常规探查踝关节内侧。然而，我们发现即使复位看似满意，三角韧带的一些纤维可能嵌在内踝与距骨之间，仍可导致晚期移位。内侧暴露只需少许手术剥离，医师即能将三角韧带清理出踝穴；如欲修复三角韧带，也可以经此入路进行修复。我们不常规修复三角韧带，只是有选择性地切开探查。

　　外踝骨折可用几种不同的方法固定，最常用的是 1/3 管型钢板及 3.5 mm 骨皮质螺钉固定。长斜行骨折可单独使用拉力螺钉固定。位于胫骨下关节面以远的骨折（Danis-Weber A 型骨折）可用踝拉力螺钉或克氏针张力带钢丝固定。我们也用克氏针通过腓骨远端骨折块斜行穿入胫骨固定。Rush 髓内钉可用于外踝的横行骨折，但不能控制旋转。已经研制出用于固定腓骨骨折的交锁髓内钉。

　　三角韧带修复及外踝内固定技术：

　　（1）做前内侧弧形切口，与内踝骨折内固定的切口相似但稍向远端延伸。

　　（2）然后寻找三角韧带，它由 2 部分组成，浅部呈扇形，深部则短而厚。浅部几乎都在中部横行撕裂或从内踝处撕脱，而呈扇形分开的下附着点处则很少发生撕裂。

　　（3）必须切开胫后肌腱鞘并将该肌腱移位，以探查和修复更重要的三角韧带深部。深部可从内踝尖部撕裂或从距骨内侧面撕脱，也可在中部撕裂。

　　（4）最常见的是从距骨内侧面撕脱。这时，用 2 根 0 号不可吸收缝线穿过韧带，经斜穿距骨体部和颈部的骨孔由距骨窦部位将缝线引出。此缝线在腓骨解剖复位及内固定后再行打结。也可以采用缝合锚钉技术。

　　（5）如前所述，做一个外侧纵向切口暴露外踝。

　　（6）解剖复位并固定外踝骨折。

　　（7）外踝骨折坚强固定后，将从距骨窦部位穿出的缝合三角韧带的缝线收紧结扎。

　　（8）关闭外侧切口。

（9）再经踝关节内侧切口，将胫后肌腱复位纳入腱鞘，缝合腱鞘。

（10）再用不可吸收缝线间断缝合修复三角韧带浅部。

（11）若整个三角韧带从内踝部撕脱，可在内踝钻 2~3 个小骨孔，将数根缝线间断从骨孔和撕裂的韧带末端穿出，将这些缝线保留在韧带，不要打结，等外踝固定后再收紧打结；因为提前打结，在固定外踝时这些缝线可能因牵拉而松弛。如果在穿入缝线之前固定外踝，韧带的修复将非常困难。

（张丹妹）

第五节　胫骨 Pilon 骨折

胫骨远端平台骨折、Pilon 骨折或胫骨远端爆裂骨折，这些名词均用来描述胫骨远端的关节内骨折。这些名称包括一系列的骨骼损伤，从低能量的旋转暴力引起的骨折到由车祸或高处坠落所产生的高能量轴向压缩暴力引起的骨折。高能量所致的骨折常为开放性损伤或伴有严重的软组织闭合性创伤。骨折可有明显的干骺端或关节面粉碎，或向骨干延伸。为选择理想的治疗方案和评估预后，对这些骨折进行分类非常重要。其中 85% 的患者有腓骨骨折，而距骨的损伤程度有所不同。

踝部的旋转骨折，可以被看作是从单踝骨折到双踝骨折，再到累及关节面的胫骨远端骨折这样一个连续的进展过程。Lauge-Hansen 介绍了一种旋前背屈损伤，造成内踝斜行骨折、较大的胫骨前唇骨折、关节面以上腓骨骨折及胫后骨折。Giachino 和 Hammond 介绍了一种由外旋、背屈及外展联合造成的骨折，包括内踝斜行骨折和胫骨远端平台前外侧骨折。这种骨折通常几乎没有碎裂，不显著累及干骺端，软组织损伤较小。其治疗可与其他踝部骨折类似，如腓骨的内固定和通过小切口用拉力螺钉固定胫骨远端关节面骨折。

一、分类

采用骨折的分类系统可非常准确地区分胫骨远端关节面骨折的损伤程度。AO/OTA 分类系统对胫骨远端骨折提供了非常全面的描述。A 型骨折是胫骨远端的关节外骨折。根据干骺端粉碎的情况再分为 A1、A2 和 A3 3 个亚型。B 型骨折是部分关节面骨折，一部分关节面仍与胫骨干相连。根据关节面撞击和粉碎的情况又分为 B1、B2 和 B3 3 个亚型。C 型骨折是累及关节面的干骺端完全骨折。根据干骺端及关节面粉碎的程度再分为 C1、C2 和 C3 3 个亚型。

另一种比较常用的是 Ruedi 和 Allgower 提出的分类系统，他们将胫骨远端平台骨折分为 3 个类型，Ⅰ 型为累及关节面无移位的劈裂骨折；Ⅱ 型为累及关节面并有移位的劈裂骨折，但骨折粉碎较轻；Ⅲ 型为累及干骺端及关节面的粉碎性骨折。

研究显示，这些分类系统在观察者之间仅具有适度的可信度，然而，现已证明这些分类系统具有某些评估预后的价值。与严重的骨折类型（Ruedi 和 Allgower Ⅲ 型，AO 分类系统的 B3 型和 C3 型）相比，少许移位及轻度粉碎性骨折（Ruedi 和 Allgower Ⅰ 型和 Ⅱ 型螺旋骨折）的治疗能达到更好的功能结果及更少的并发症。

二、治疗

胫骨远端关节内骨折有多种治疗方法，包括石膏固定、牵引、拉力螺钉固定、切开复位钢板内固定以及伴有或不伴有限内固定的外固定器固定等。已应用的外固定架有多种类型：传统的跨越踝关节的半针外固定架、允许踝关节活动的带关节的半针外固定架、不跨越踝关节的外固定架，以及联合张力钢丝及半针的混合型外固定架。混合的固定架可由远端和近端的两个环组成。

由于急诊一期采取最终治疗的疗效令人失望，近年来提倡采取分期治疗，先临时应用跨关节的外固定架，待软组织条件改善后（通常受伤后 2~3 周）再行切开复位和钢板螺钉内固定。经皮或微创钢板固定技术已经得到发展。对于关节面广泛粉碎性骨折和距骨严重损伤者，可有选择性地行一期关节融合术。不同治疗方法的适应证有所重叠。因此，外科医师的主张及经验对术前决策可能有所影响。

（一）治疗原则

制订治疗计划时要考虑的因素包括：骨折类型、软组织损伤情况、患者的伴随疾病、可用的固定方法和手术经验。损伤决定了关节粉碎、距骨损伤和软组织损伤的程度；然而，其他预后因素的确在某种程度上受到医师的影响。治疗的目的应该是在保护软组织的同时，获得尽可能好的关节复位和轴向对线。如果通过韧带整复不能使关节面复位，一旦软组织得到恢复，通常适于采用某种形式的切开复位。在压缩、骨缺损或干骺端广泛粉碎的部位植骨可促进骨折愈合。通过辨别开放的和闭合的软组织损伤，并且不经过受累的软组织施行手术，可减少发生伤口愈合问题和感染的概率。有些时候，医师必须在解剖复位和防止伤口并发症间进行权衡。在延迟 2~3 周后进行手术获得解剖复位更难；然而，经肿胀、挫伤的软组织做手术切口可能引起严重后果：需要游离组织移植，甚至招致截肢。

无移位骨折（如 AO 分类的 A1、B1 型和 C1 型），采用手术或非手术方法均可获得满意效果。这些是唯一适合单独使用管型石膏固定的骨折类型。如果是对非关节炎的患者采用石膏固定，应密切观察有无移位情况发生，且 8 周内应避免负重。跟骨牵引，适于作为合并软组织肿胀的严重骨折的临时固定，但很少作为最终的治疗方法。外固定架不仅通过韧带整复达到骨折复位的目的，同时允许患者肢体活动。对于 AO 分类的 B1、B2 型和稳定的 C1 型骨折，可采用经皮或小切口复位，用 3.5 mm 或 4 mm 螺钉做有限固定，辅以石膏制动。如果对骨折的稳定性有任何疑虑，应采用外固定架替代石膏进行固定。

1. 切开复位钢板固定　对移位的骨折，手术治疗优于非手术治疗。20 世纪 60 年代，Ruedi 和 Allgower 普及了切开复位钢板螺钉内固定治疗胫骨 Pilon 骨折的手术方法。此技术遵循 AO 原则，即解剖复位、坚强固定和早期活动。首先行腓骨复位钢板固定，然后经前内侧切口行胫骨关节面的复位和克氏针临时固定。干骺端骨缺损进行植骨，在内侧用支撑钢板固定骨折。

钢板和螺钉固定较用外固定处理类似的骨折发生伤口裂开和感染的可能性更大。Watson 等报道了 94 例 Pilon 骨折的 5 年随访结果，外固定组的优良结果（81%）高于钢板固定组（75%）。他们依据软组织损伤的严重程度选择治疗方法：Tscherne 0 级和 I 级用钢板处理，II、III 级和开放性骨折用外固定处理。

2. 二期延迟切开复位内固定　在 20 世纪 80 年代和 90 年代早期报道的 Pilon 骨折切开复位内固定后伤口并发症的高发生率与手术经条件较差的软组织有关。为改善治疗结果，设计出分期行切开复位内固定的治疗方案，从而降低了钢板固定治疗 Pilon 骨折的伤口并发症和感染发生率。起初，用钢板固定腓骨，放置跨踝关节的外固定架。术前，设计拟采用的胫骨复位切口，使得做腓骨切口后两切口间皮桥至少宽 7 cm，尽管更窄一些的皮桥也可以耐受。如果腓骨表面的软组织损伤，应延迟腓骨钢板手术。外固定针的位置要避开术前设计的切口位置，远离皮肤损伤区域以及可能放置钢板的位置。

大多数 Pilon 骨折采用分期手术治疗，因为据报道这样可以减少相关的并发症。然而，研究者们继续深化理解这些难处理的骨折，尽全力去最小化软组织并发症及最大化治疗效果。

（二）分期有限切开复位内固定

1. 一期

（1）患者仰卧于透视床上，患肢上止血带。

（2）为了便于切开复位内固定，使用后外侧切口。

（3）复位骨折，使用 1/3 管型钢板固定腓骨。

（4）使用 3 个 0 尼龙线关闭伤口。

（5）使用三角形外固定器跨踝关节固定。

（6）在胫骨近端固定 2 根固定针，然后在跟骨上打入 1 根固定针。

（7）使用韧带修复及重建术稳定踝关节外侧，Pilon 骨折暂时复位。

2. 二期

（1）在软组织条件允许的情况下对骨折进行复位重建。

（2）患者仰卧于透视床上，如果术前确定无法进行经皮钢板固定，则使用前路有限切开复位关节面，手术切口根据主骨折线的位置选择，也可以通过该切口进行植骨，甚至同时进行钢板固定。

（3）如果允许进行经皮钢板固定，在术前 X 线片上评估钢板长度，将钢板置于皮肤上并进行透视确定其位置。

（4）使用钢板折弯器扭曲钢板，使其适合胫骨远端的解剖形态并于透视下进行确认。

（5）在钢板预期置入位置的近端和远端分别做一个前内侧切口。

（6）使用 Kelly 钳从远端切口皮下向近端切口推进或反之进行，在皮下做一个连接两个切口的通道。

（7）将 1 根结实的缝线（如 Ethibond 5 号线）绑缚在钢板第 1 个孔上，透视下使用 Kelly 钳帮助将钢板推入皮下隧道。皮外通过小的刀刺孔，使用 3.5 mm 骨皮质螺钉固定钢板。锁定钉在使用桥接钢板结构时可能用到。

（8）将 1 枚非锁定螺钉通过钢板中部置入，因为钢板是可弯曲的，可以达到良好的骨钢板接触。

（9）透视显示骨折已获得良好的复位及固定后，可去除外固定架。

（10）止血带放气，彻底止血后伤口内放置引流，分层缝合关闭伤口。

（11）伤口敷料包扎，给予石膏后托使踝关节维持在中立位。

术后处理：术后用石膏托固定患肢。闭合伤口引流常规在术后 1 天或 2 天拔出。根据固定的强度，在伤口愈合允许的情况下移除夹板固定。然后进行被动和主动的活动锻炼。拆线在术后 2~3 周进行。在 X 线片显示骨完全愈合前（通常是 12 周），不能进行完全负重。

如果微创治疗方法不适用于该骨折类型，则需要采用切开技术。类似于上述的技术，一旦临时外固定后软组织条件改善，手术医师就可以着手开始最终固定。选择的手术入路需要考虑原始骨折线以及手术入路对软组织的损害最小来复位骨折。这包括多个小手术切口。已经报道多个用来行骨折最终固定的手术切口，最常用的是前外侧和前内侧切口。

（三）后外侧入路治疗 Pilon 骨折

后外侧切口作为可供选择的手术入路，用于切开复位固定治疗 Pilon 骨折，被认为可以作为一种减少软组织并发症的尝试。入路位于腓骨肌腱和踇长屈肌腱之间，深厚的软组织覆盖钢板（踇长屈肌腱）被认为可以有效减少伤口愈合和深部感染等并发症的发生。这个切口最主要的问题是对踝关节的暴露非常有限，因此限制了此切口对踝关节前部骨折的应用。有学者认为，对于踝关节后部骨折的复位和固定来说，后外侧切口是一种可供选择的手术入路。

后外侧入路很少被单独用来治疗 Pilon 骨折，常与其他入路一起联合使用。一些学者提倡早期应用该入路治疗腓骨骨折和胫骨后方的骨折。通过分期治疗，以前入路为基础的踝关节穹顶的切开解剖复位内固定有助于踝关节后柱的稳定，也是重建胫骨远平台的基础。

（1）患者全身麻醉，去除临时外固定架，术前抗生素治疗。

（2）患者取俯卧位，患肢驱血后使用充气止血带。

（3）从腓骨肌腱和踇长屈肌腱之间入路进入胫骨远端，切口紧邻跟腱，根据需要可以向近侧延伸。

（4）找到并保护腓肠神经。

（5）如果需要获得关节长度或关节内情况，可以进行股骨牵引，牵引可通过胫骨结节和跟骨的克氏针实现。

（6）如果需要，使用同一切口显露并使用 3.5 mm 的 1/3 管型钢板固定腓骨。

（7）直视下通过骨折端复位骨折块获得关节面的复位，透视确认复位结果。

（8）使用 3.5 mm 拉力螺钉或者 4.0 mm 骨松质螺钉固定关节骨折块。

（9）针对于骺端骨折块，使用合适钢板按照骨折类型进行固定。C 型骨折通常使用 3.5 mm 钢板固定，B 型骨折使用低切线滑动加压钢板固定。

（10）大的粉碎性骨折导致的骨缺损，取髂骨或者合适的植骨替代物进行填充。

（11）常规逐层关闭切口，根据需要放置筋膜下引流。

术后处理：患肢使用石膏托固定并抬高 48 小时，针对后外侧入路，术后常规放置闭合负压引流管。

一旦伤口拆线后，即鼓励在进行物理治疗的同时早期活动踝关节，12 周后 X 线片结果显示骨痂形成时可以开始负重练习。

（四）外固定和有限内固定

为响应钢板固定治疗高能量胫骨 Pilon 骨折疗效难以接受的报道，采用外固定联合有限的内固定治疗腓骨和胫骨关节面的提议日益增加。与钢板螺钉治疗胫骨 Pilon 骨折比较，外固定联合有限的内固定治疗类似骨折的报道显示，感染率降低。然而，一项研究报道称，有 20% 的针孔并发症和腓骨切口愈合不良。

（五）外固定和腓骨钢板固定

尽管腓骨钢板固定是胫骨 Pilon 骨折切开复位内固定 AO 原则的一个基本部分，但是当外固定作为最终的治疗方法时，对腓骨钢板固定的作用存在争议。可能的优点包括增加力学稳定、便于前外侧关节骨折块的复位和恢复胫骨的长度和力线。可能的缺点包括增加手术时间、可能出现伤口感染和可能需要取出内固定。此外，腓骨钢板固定限制了外固定架的动力加压功能，如果干骺端缺损没有植骨，可能导致延迟愈合或内翻畸形愈合。有些骨折的腓骨复位困难，复位不良会影响胫骨的复位。

有作者认为，在外固定架动力加压前，通过早期诊断和胫骨骨缺损或粉碎性骨折部位植骨避免此并发症。另外，也可通过不使用腓骨钢板，而使用螺钉或克氏针固定维持腓骨在踝穴的复位来避免胫骨植骨。目前尚无确切的证据支持或否定用外固定架治疗胫骨 Pilon 骨折中采用腓骨固定。必须根据具体骨折权衡腓骨固定的风险和益处。在初次使用外固定架治疗 Pilon 骨折时，尤其是外固定架作为最终治疗时，不常规进行腓骨固定。然而，对于一些特定的患者，在使用后外侧入路治疗后方穹顶骨折块时，可同时治疗腓骨骨折，然后在软组织条件允许时再分期进行剩余骨折块的固定。

虽然与切开复位内固定相比，外固定技术可明显减少伤口并发症和深部感染，但是畸形愈合和针道感染仍待解决。此外，Wyrsch 等和 Pugh 等在其比较研究中报道，外固定架更常用于较严重的骨折，但切开复位组的关节复位好于外固定组。

1. 跨关节外固定　传统的跨踝关节半针外固定具有软组织剥离少、无大的皮下内置物的优点；从理论上讲，其造成伤口并发症及感染更低，尤其适用于开放性骨折或合并严重闭合性软组织损伤的骨折。然而，如果通过韧带不能使骨折复位，可能需要有限的切开复位。外固定架几乎可用于胫骨远端任何类型骨折，无论骨折是否粉碎，对向骨干延伸的骨折尤为适用。半针固定架使用相对简单，大部分外科医师都熟悉这种技术。潜在的缺点包括针道感染和固定针松动，可见于任何类型外固定架；如果在骨折愈合之前去除外固定，可使复位发生再移位；由于传统的半针外固定架跨越踝关节和距下关节，可致踝关节僵硬。通常至少有 1 根半针插入跟骨，如果同侧跟骨发生骨折，那么应用这一技术就比较困难。由于随时间延长半针可松动，因而可能需要对粉碎性骨折进行植骨，以便在拆除外固定架之前促进骨折愈合。

为避免固定胫距关节，已研制出带关节的半针外固定架，它带有一个铰链，允许踝关节活动。调整铰链的轴线，使其尽可能地与踝关节的真正轴线相一致；可松开关节铰链，以便关节活动。然而，尚未证明此种带关节的半针外固定架可改善总体的功能结果。

（1）铰链型关节外固定架连接远端的 2 枚螺钉（1 枚置于跟骨，1 枚在距骨）和近端的 2 枚胫骨螺钉。所有螺钉拧入前均应预先钻孔。为保护软组织，在钻孔及拧入螺钉时均应使用套筒。

（2）跟骨和距骨的进针点如图 9-1A 所示，以避开神经血管束。

（3）在透视引导下，不用固定架模板，首先置入距骨螺钉。距骨螺钉的进钉点在距骨颈内侧远端（图 9-1A）；透视观察踝关节前后位像，拧入的螺钉应与距骨顶平行（图 9-1B），并与足的纵轴大致垂直（图 9-1C）。这枚螺钉的位置和方向非常重要，因为要用它确定模板的对线，以指导拧入其余的螺钉。

（4）在 X 线透视踝关节前、后位图像上确定螺钉穿过距骨颈外侧皮质 2 个螺纹，以确保其抓持双侧皮质。

（5）以距骨螺钉为基准放置模板，安装跟骨与胫骨螺钉。通过旋转外固定架铰链，可调整跟骨螺针在跟骨结节上位置的高低。在偏高的位置拧入的跟骨螺钉允许术后有较大范围的背屈，故建议采用。

（6）在 X 线透视下观察后足跟骨轴位图像，证实跟骨螺钉穿过双侧骨皮质。固定器铰链的中心应接近距骨中部。

（7）螺钉全部上好后，去除模板，安装外固定架，锁紧近端的球形关节。应用压力撑开器牵开踝关节，X 线透视下检查复位情况。

（8）根据术前计划及术中牵开后的情况，做小切口协助关节面的准确复位，用小螺钉固定骨折块。所选择的切口与主要骨折线一致，以便将骨折作为一个窗口，用于观察关节面骨折情况。采用大的单爪复位钳复位较大的骨折块。

（9）螺钉固定仅用于关节骨折，而不要企图用螺纹钉固定跨过干骺端的骨折。不要使用胫骨钢板。可使用空心螺钉经皮拧入，尽量减少骨膜剥离。

（10）经同一切口或根据需要另做切口进行植骨，以充填干骺端的骨缺损。

术后处理：患肢抬高，直至软组织愈合允许进行活动。大部分患者应避免负重，即使负重，在最初的 6 周内也不允许超过 20 kg。在 4～12 周，外固定架改为动力固定（锁帽放松，允许滑动杆滑动），此期间逐渐增加负重。X 线检查证实骨折愈合，并且在临时移除外固定架连接杆而患者能够无痛行走时，可去除外固定架。软组织条件允许时，即可开始活动踝关节，通常在术后 1～2 周。除行关节活动度锻炼外，均应戴矫形夹板，使踝关节处于中立位。

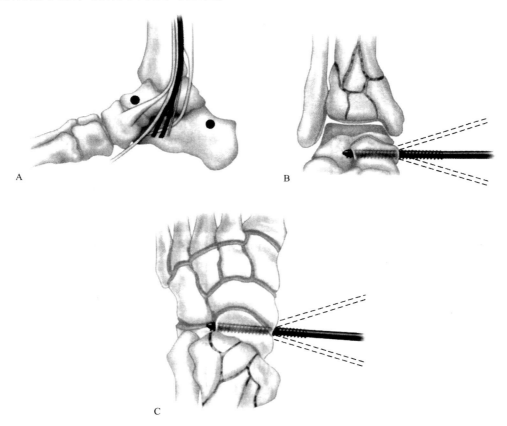

图 9-1 距骨螺钉置入

A. 距骨及跟骨螺钉进针点，避免损伤神经血管束与距下关节；B. 在前后位像上距骨螺钉平行于距骨顶（虚线表示不正确的螺钉位置）；C. 螺钉垂直于足部纵轴，其尖部应穿过距骨对侧骨皮质 2 个螺纹

2. 混合外固定 混合外固定架由位于胫骨干骺端骨折块的张力钢针与位于胫骨干的半针连接组成。

像半针固定架一样，此种外固定装置对软组织提供了更大的保护，比钢板容易跨过骨干的骨折线。张力钢针的应用方式类似于拉力螺钉，可协助关节骨折块的复位和固定。仅在踝关节平面以上行固定既有优点也有不足。因其对胫距和距跟关节未行固定，故在理论上讲可以减少这些部位发生僵硬的可能。

外科医师必须熟悉这些外固定架的生物力学机制，以确保其结构稳定。如果关节骨折粉碎严重，张力钢针可能提供不了足够的固定。为了稳妥地固定，可能需要将张力钢针置于关节囊内，虽然针道感染引起化脓性关节炎是一个潜在的并发症，但对于踝关节来说问题不大，这点不同于膝关节。如果安全放置钢针的通道未被掌握，则可能发生神经、血管和肌腱被刺穿的情况。骨折合并胫距关节不稳定也不适于用这种方法固定。此外，某些外科医师对张力钢针固定技术缺乏经验。混合型外固定架最适合于 AO 分类的 A 型、C1 型和 C2 型骨折。

Watson 强调利用早期韧带整复以闭合较大的骨折裂隙、减少骨折端出血及减轻薄弱的周围软组织套的张力的重要性。若延迟数天后再进行韧带整复，则可能难以复位干骺端的骨折块和恢复骨干延伸部分和粉碎骨块的对线，还将造成间接复位的困难，并可能需要更大或更广泛的切口。他建议，在急诊室进行伤情检查后立即行跟骨牵引，如为开放性骨折，则在手术室进行急诊冲洗清创时行跟骨牵引。他介绍了一种"快速牵引"装置，即将 2 根中央有螺纹的 6 mm Schanz 针分别穿过跟骨结节及腓骨头水平的胫骨近端，并与可透过射线的内、外侧外固定杆相连，这样便组成一个简单的四边形外固定架。然后，手法撑开此外固定架，以达到韧带整复骨折的目的。在牵引下行肢体 CT 扫描，以协助制订手术计划。如果通过韧带整复即达到了相对的骨折复位，则经皮穿入橄榄针固定，还可加用空心螺钉作为辅助固定。如果关节骨折没有复位，则应做小切口实施复位。

根据对 150 余例此类损伤的 CT 扫描结果的回顾性观察研究，Watson 设计了一种四象限入路穿针法，其切口与固定干骺端骨折块的穿针点的解剖"安全"通道相符合。对于张力钢针固定来讲，其唯一难以固定的区域是骨折线在冠状面上恰好为横行的骨折。由于解剖限制，橄榄针不能直接由前向后穿入，对具有这种骨折线方向的骨折最好选用小的空心螺钉固定。

终极环形外固定架治疗手术技术：

（1）将患者置于设有体位维持装置并可透过 X 线的手术床上。用长垫抬高整个下肢，以便放置环状外固定架时不与手术台接触。用灭菌牵引弓通过手术台延伸的牵引架维持跟骨牵引，如果应用的是双针外固定架，则用该架维持牵引。

（2）首先固定腓骨。如果软组织条件允许，采用小切口切开复位，4～6 孔钢板固定。如果腓骨外侧的软组织条件不好，采用经皮持骨钳牵拉腓骨恢复其长度，经皮穿入克氏针将其暂时固定在胫骨的外侧面，该针以后用张力橄榄针取代。

（3）外固定架通常由 3～4 个环组成。首先在踝关节平面放置远端的基础环，将第 2 个环置于骨折在骨干延伸部的近侧。如果骨干及干骺端的骨折线及范围极大，则需要增加 1 个中部环。应用长螺纹杆将骨折近端的 2～3 个环连接，但不固定远端的环。

（4）将近端环的结构呈"贝壳"状打开，将其放置在胫骨干外周。在腓骨头的水平横行穿入 1 枚与膝关节平行的参照钢针，将其与近端环相连。保持适当的软组织间隙，调整近端环在肢体上的位置，要保证其与膝关节平行，并使环的轴线与近端完好的胫骨干轴线一致。

（5）将 1 根 Schanz 针穿入胫骨干近端，并将其与外固定架的最近端环相连。这样，近端的环状结构便牢固地安放在骨折近端的胫骨干上。在其他的近端环上安装横穿的钢针或 Schanz 针，如此则在完整的近端胫骨干上的每一个环都获得了两个平面的固定。不要在任何粉碎性骨折部位放置橄榄针。

（6）然后进行关节固定。如果韧带整复获得成功，可根据术前 CT 扫描情况，用橄榄针经皮穿过主要的骨折块来稳定骨折（图 9-2A）。这种穿针方式不同于混合外固定手术，后者采用标准的横穿钢针固定。而在此方法中，横行穿针的位置由骨折类型决定。对于冠状面的骨折，应用空心螺钉辅助钢针固定。

（7）如果韧带整复未获成功，则需切开复位。

（8）根据 CT 扫描的情况，选择合适的安全入路，做长 4～6 cm 的切口，注意不要在皮下做广泛剥离。如果切口部位选择恰当，可直接进入主要骨折线。

（9）必须尽量减少骨膜剥离，像打开书本一样打开骨折线以显露关节。由于关节已经撑开，也可直接看到凹陷的关节骨折块。

（10）用小骨膜起子撬起凹陷的关节面，在直视下复位。

（11）用克氏针暂时固定骨折块，用植骨来维持其位置，并充填所有的骨松质缺损。复位干骺端骨折，暂时用克氏针固定。对任何冠状面骨折用空心螺钉做最终的关节固定。对于大部分骨折，也可采用经皮或直接经切口穿入橄榄针来固定骨折块。

（12）为了达到关节面稳妥固定，至少需要3~4根橄榄针。如果下胫腓关节已经分离，则用1根橄榄针由腓骨横穿过胫骨将其复位。如果腓骨未行钢板固定，在向胫骨横穿钢针之前要恢复腓骨的长度，并维持适当的旋转。穿入最后1根钢针作为横行的参照针，其进针的位置恰在腓骨前面踝关节近侧约1cm处，使其仅穿过胫骨，确保其与关节平行。然后将远端环"贝壳"状打开，将其置于固定针周围，以参照针为基准调整环的位置（图9-2B）。这样一旦连接好近端及远端的环，可以保证膝关节与踝关节平行。

（13）将剩余的钢针与游离环相连。由于这些钢针可能没有直接贴靠在固定环上，故需选择不同高度的短杆构件将其与固定环连接（图9-2C）。

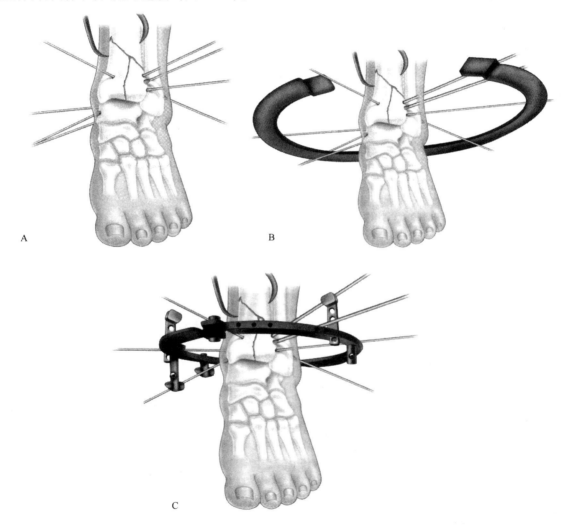

图9-2　Pilon骨折复位固定

A. 根据术前CT扫描情况，利用多枚橄榄针将骨折复位加压；B. 将远端的环呈"贝壳"状打开，置于与踝关节平行的位置；C. 利用不同长度的短杆将钢针与固定环相连

（14）利用双针拉紧装置对称性地拉紧相对应的2根橄榄针，这种操作应在X线透视指导下进行，

以防止骨折部位出现非对称性加压作用。

（15）通过配有圆锥形垫圈的螺纹杆将近端及远端的固定环连接起来，进行适当调整，以恢复和维持整体力学轴线。

（16）利用位于骨折近侧骨干延伸部的固定环复位近端的粉碎性骨折。用横穿的橄榄针或无螺纹针整复和维持骨干的对线，并且复位该部位任何较大的骨折线。将这些钢针与中远端的固定环相连，并在X线透视下将其拉紧，以便观察骨折复位情况。

（17）对于关节广泛受累和干骺端大范围粉碎的AO分类的C型骨折，预先装配一个带有足部支架的4环外固定架，有助于维持踝关节撑开。踝关节的撑开装置可以是简单的跟骨针或是连接在一个远端跟骨环上的针，也可以是与胫骨远端环相连的复杂的全足支架。

（18）用一个如上所述的撑开架，安装胫骨近端环，预留合适的软组织间隙。

（19）与足部支架或跟骨针相连，通过调节螺纹杆即可实现跨踝关节的撑开及韧带整复。

（20）如果韧带整复不满意，则需前述的切开手术。

（21）一旦复位满意，将胫骨远端的环置于骨折平面，将固定钢针穿过骨折块，再将钢针与固定环相连，并用如上所述的方法将钢针拉紧加压。该手术方法唯一不同的是远端的胫骨环已与固定架相连，不需要"贝壳"状打开后放置于钢针的周围。

术后处理：对于伴有明显的关节周围粉碎或骨折块附着的软组织极少的骨折，Watson建议维持踝关节牵引6周。一旦在关节线上出现不确定的愈合征象，可在门诊去除足部支架或跟骨针。开始理疗以增加活动范围及肌力。对于严重粉碎性骨折（AO分类C3型），应维持在完全非负重状态。对于有骨干延伸的骨折，当X线片能见到早期骨痂及某些愈合征象时，可开始试验性负重，一般在8~10周。然后逐渐增加负重，到12~14周患者即可完全扶拐或手杖行走。

（六）初期关节融合术

初期关节融合术已被推荐为治疗严重粉碎的胫骨Pilon骨折的一种方法。然而几位学者已经注意到，严重的骨骼损伤及非解剖复位并非一定不能获得满意的临床结果。因此，我们建议对这些骨折用外固定架固定，以维持其对线而获得骨性愈合。如果患者有明显症状，后期再行关节融合术。对于合并胫骨及距骨关节面软骨广泛缺损的严重开放性损伤，可考虑行初期关节融合术。清创伤口，去除胫骨及距骨关节面残留的软骨。可用外固定架固定骨折。软组织愈合后可能需要植骨。在一些严重的开放性损伤，功能结果常很差，有时可选择截肢。

（张丹妹）

第六节　其他类型踝关节损伤

一、难以复位的骨折或骨折脱位

为获得可接受的功能结果，踝部骨折的解剖复位是基本条件。一种看似无害，但如不进行治疗将引起跛行的损伤就是踝穴增宽，特别是距骨和腓骨向外侧移位造成在完整的内踝与距骨之间出现间隙而使踝穴增宽者。此种损伤中，三角韧带已经撕脱或撕裂，或者腓骨下端发生了骨折，或者下胫腓韧带已经撕裂。

通过闭合方法减小此间隙可能行不通，撕脱的三角韧带末端可能嵌在内踝与距骨之间。在个别情况下，三角韧带撕裂或内踝尖端撕脱骨折可导致胫后肌腱松弛，有时还出现胫神经及胫后血管松弛，可使它们嵌入内踝和距骨之间。需要手术清除这些嵌入物，然后才能修复三角韧带的撕裂或撕脱和外踝的任何骨折。

有时胫后肌腱嵌入三角韧带撕裂的部位，从而妨碍后者的愈合。在发生更加严重的骨折脱位时，胫后肌腱向外侧移位可更远，而嵌于远端胫腓骨之间。

Bosworth介绍的一种损伤，可能是踝关节后部骨折脱位复位失败的原因。腓骨近侧骨折块的远端可移位至胫骨后方，并被胫骨后外侧嵴锁住，由于有完整的骨间膜牵拉，手法不能使腓骨松开。在这种情况下，先暴露腓骨，然后用骨膜起子分开交锁，可能需要相当大的力量，再用前述方法固定腓骨骨折。

二、三踝骨折

三踝骨折较其他类型的踝部骨折更常需要切开复位。三踝骨折的治疗效果常不如双踝骨折。三踝骨折多由外展或外旋损伤造成。除内踝骨折和腓骨骨折外，胫骨关节面后唇骨折移位，造成踝关节后外侧移位和伴随足部旋后的外旋畸形。内踝可能保持完整，而代之以三角韧带的撕裂。

三踝骨折切开复位的原则及指征与前面列出的双踝骨折相同。后踝或胫后骨折块切开复位的指征主要取决于骨折块的大小及移位程度。采用外旋50°位图像观察后踝骨折块大小和移位最为准确。过去认为，如果后踝骨折块累及 25%～30% 以上的负重面，应该行解剖复位及内固定。将腓骨解剖复位并坚强内固定后，常使胫后骨折获得满意复位，因为骨折块最常发生于后外侧，且通过后胫腓韧带与腓骨相连。Gardner 等已经在尸体实验中显示出后踝固定给予下胫腓联合的稳定程度要大于下胫腓联合螺钉。如果胫后骨折块小，即使向近侧移位也不会出现后遗症；如果距骨相对于胫骨关节面发生向后半脱位，即使很轻微也不能接受。如果持续存在一个 2～3 mm 的台阶或间隙或持续性后侧不稳，那么就需行切开复位。胫骨骨折块向后、向近侧移位，在骨折部位产生台阶。在足部后移时，距骨的负重面与不规则的胫骨下关节面相接触，随着运动和负重则引发严重的创伤性关节炎。由于后踝在维持踝关节稳定性方面的作用，我们通常根据后踝骨折块大小来决定治疗方法。如果后踝骨折块较小，当外踝骨折解剖复位固定后，后踝骨折常能满意复位，经证明踝关节比较稳定后，则可行非手术治疗。而对于移位比较大的骨块，我们倾向于切开复位内固定。

三、后踝骨折

后踝骨折常伴随内、外踝骨折，后踝的手术入路可随其他骨折开放复位的需要而定。通常，前内侧切口用于固定内踝骨折，后外侧切口用于固定后踝及外踝骨折。如果后侧骨块更靠近内侧，可采用后内侧入路，以便同时固定内踝及后踝骨折。此外，也可在靠近跟腱的后内侧或后外侧另做一个切口，以便进行间接或直接的复位。

术前必须进行 CT 扫描来评估骨折的形态，包括骨折块大小、位置及后踝骨块任何伴随的边缘压缩。腓骨复位后，后踝骨折常可复位。如果腓骨复位后后踝骨折不能复位，且因骨折块较大或存在后侧不稳定而需内固定时，应在内、外踝复位之前，先复位固定后踝骨折。目的是恢复胫骨下关节面的解剖关系，这比复位后侧的非关节骨折更为重要。因为需要直接地暴露关节面，内、外踝骨折的复位和固定都会使胫距关节间隙难以撑开，使显露更加困难。可将 1 枚粗斯氏针横行穿过跟骨并用牵引弓牵引，以增大胫距关节间隙。如果内、外踝尚未固定，助手应用这种方法可有效地牵开胫距关节。一个大的牵张器也可能是有益的。如果后踝骨折块小，应使用螺钉由后向前直接固定，因为由前向后置入的半螺纹拉力螺钉可能使螺纹部分跨过骨折线。术前计划和 CT 扫描有助于对后踝骨折线方向的理解，进而有助于手术入路和固定方式的选择。对常见的后外侧骨折块通常采用后外侧入路进行复位固定。

（1）适当的术前计划和影像学回顾是非常必要的。

（2）通过后内侧切口，切开靠近胫骨后缘的胫后肌腱鞘可以显露后踝。

（3）推开内踝骨折块，行骨膜下剥离到达后踝。尽管这种入路可以直接暴露后踝正中，但通常只能采用螺钉固定骨折。

（4）在胫骨前唇上方 1～3 cm 由前向后插入 2 根克氏针，进入后侧骨折块。

（5）达到暂时固定后，选用合适的钻头，由前向后钻孔贯穿两个骨折块，用测量器测量深度，拧入 1 枚小的骨松质踝螺钉或其他合适的螺钉，使骨折块间产生加压作用。

（6）如果使用普通螺钉，应扩大前面的骨皮质孔以获得拉力效果。

（7）然后拔除克氏针，再依次解剖复位及内固定外踝和内踝骨折。

（8）如果后踝骨折块偏外侧，可用后外侧切口。在跟腱外侧做一长 7.5 cm 的切口，注意保护腓肠神经。

（9）将跟腱牵向内侧，腓骨肌腱牵向外侧，暴露后踝。

（10）向前牵引足部并将其内收及内翻，以恢复胫距关节的正常关系。

（11）用巾钳牵引胫骨后唇矫正其向近端移位，用 1~2 枚拉力螺钉，由后向前拧入胫骨干骺端，固定骨折块。也可以选择放置一块后方的防滑钢板，其在生物力学方面优于单纯的螺钉固定。

（12）胫骨后唇骨折固定后，如前所述修复内、外踝骨折。

（13）通过前内侧切口仔细检查胫骨下关节面，证实已达解剖复位，不允许残留任何移位。

（14）关闭伤口之前，通过 X 线片检查所有骨折块的位置。

术后处理：术后处理与双踝骨折内固定相同。

四、前踝骨折

这类骨折类型是纵向暴力造成的，可以看作是踝关节骨折和 Pilon 骨折的过渡形式。前踝骨折与后缘骨折虽然骨折位置相反，但治疗上大致相同。然而有一点不同：前缘骨折通常由高处坠落使足和踝极度背屈所引起，这种骨折使胫骨下关节面受到的挤压可能更加严重。所以，胫骨踝关节面可能难以达到完全的恢复。必要时，按前述方法治疗伴随的内、外踝骨折。手术应在伤后 24 小时内或延迟至软组织条件改善后进行。术前 CT 检查可用于指导治疗边缘压缩部分手术方案的制订。

（1）采用前外侧切口暴露骨折，切口长 7.5~10 cm。向内侧牵开伸肌腱，继续剥离直至完全暴露踝关节的前面。

（2）清除小的游离碎骨片，尽可能保留关节面的完整性。

（3）整复向前半脱位的距骨，将大的前侧三角形骨折块整复至胫骨干的正常位置，用 1~2 枚螺钉贯穿固定；如果骨块较小，可用带螺纹的克氏针固定。如果骨折块粉碎，可用小支撑钢板或暂时用外固定架跨过踝关节固定。

术后处理：术后处理与双踝骨折内固定相同。

五、糖尿病患者的踝部骨折

踝部骨折一般认为是比较良性的损伤，但是糖尿病患者的手术治疗仍会出现明显的并发症。患者多是老年人，可能伴有周围血管性疾病或周围神经病变，使其治疗变得复杂。踝部骨折的并发症在糖尿病患者为 43%，无糖尿病患者为 15.5%。并发症包括深部感染和浅表感染、固定失效、骨畸形愈合、伤口坏死以及截肢。尽管糖尿病患者非手术治疗显示出一个高发的复位丢失和骨畸形愈合，但它们很少引起症状。对功能要求较低的老年糖尿病患者的踝部骨折推荐考虑采取非手术处理。如果踝部骨折适于手术治疗，不能仅仅因为患者有糖尿病而推迟或回避手术。不合适的制动可能引发迅速发展的神经病变。然而，如果踝部骨折无移位或移位很小，并有一个稳定的外形，采用闭合处理延长石膏固定是可以接受的，但应密切观察。如果骨折有移位，需要相当大的手法复位或塑形以维持复位，有学者建议采用切开复位内固定。不论何种治疗方法，通常需要延长制动以防发生神经病变。

相反，Guo 等最近做了一项研究，发现术前漏诊的 2 型糖尿病患者和非糖尿病患者在踝关节闭合骨折后立刻进行手术固定后的术后感染没有显著差别。Jones 等阐述手术治疗无共存病的糖尿病踝关节骨折患者的并发症率与非糖尿病患者相当。糖尿病共存病，特别是有 Charcot 关节病病史的患者发生并发症的可能性增加。在一个大宗病例的系列研究中，Costigan 等报道了 84 例急性闭合踝关节骨折的患者进行切开复位内固定。开放性骨折、胰岛素依赖、患者年龄和骨折类型都会影响预后结果，83% 的患者未触及足背动脉搏动，92% 的患者由术前的神经病变发展成并发症。其他研究显示，手术治疗糖尿病患者的踝关节骨折相关的死亡率、住院时间及住院总费用更高。Ayoub 报道了 17 例由 Charcot 关节病引起的不稳定双踝骨折的糖尿病患者，对其采用胫距关节融合的结果。术后疗效不错，在术后的 3~6 个月内，在患者充分氧合情况下，没有发生密集的周围神经病变。其中 17.6% 的患者进行了截肢。

　　我们对糖尿病患者的不稳定踝关节骨折采用了标准的固定技术。然而，在某些被认为有固定失败风险的患者中，固定策略可能会被修改，以便获得坚强的固定。这些技术包括双皮质内踝固定，置入多枚横穿腓骨或胫骨下胫腓联合的位置螺钉辅助外固定，以及应用锁定钢板技术。

六、开放性踝关节骨折

　　由间接损伤所致的开放性踝关节骨折，内侧开放性损伤是外侧的 2～4 倍。多项研究均已证明，与闭合制动延迟固定或即刻用克氏针暂时固定相比较，对包括 Gustilo Ⅲ 型损伤在内的踝关节开放性骨折行初期内固定具有显著的优点。我们也倾向外科清创后即刻行内固定治疗。如果伤口污染严重，则先用跨关节外固定架做临时固定，待判定伤口清洁和肿胀消退后再行切开复位。Ngcelwane 注意到，在一些内侧损伤的下胫腓联合部位有尘土和草叶，可能是被踝关节脱位所产生的真空吸入的。他建议做一个外侧切口进行贯通冲洗，这特别适合于伴有积气且脱位的 Danis-Weber B 型和 C 型骨折。除内固定外，可加用一个跨踝关节的临时外固定架，以方便处理伤口。软组织完全愈合后可去除外固定架。

　　大部分患者（80%）骨折愈合后可重返工作岗位，但 Wiss 等指出，仅有 18% 的患者恢复到他们伤前的娱乐活动水平。开放性踝关节骨折的深部感染率约为 5%。我们发现踝关节开放性骨折，尤其是骨折脱位、糖尿病患者和伴有神经病变者，更易出现问题，经常发生感染或内固定失败，有时造成截肢。对这些患者，建议使用辅助外固定。

七、不稳定的踝关节骨折脱位

　　Childress 介绍了一种治疗方法，对不宜采用常规方法处理的不稳定踝关节骨折脱位可能有所帮助。这在用于切开复位的手术切口部位存在擦伤或浅层感染时最常见。Childress 建议此方法仅可作为一种最后的手段，但屡次发现行之有效。我们主张使用能够固定到前足的单边外固定架，如果要确保预防马蹄内翻足，应该选择外固定架固定。在外固定无法置入且需要保护软组织的罕见病例中，采用经皮的胫距距下关节螺钉。我们改良了手术方法，使钉可以直接固定在胫骨远端干骺端前方，以利于钉置入失败后的取出。

　　（1）用胶布将 1 枚克氏针纵行粘贴在踝关节内侧面，恰好在中线上。

　　（2）然后整复骨折脱位，摄踝关节正、侧位 X 线片。

　　（3）用 X 线片上所见的克氏针为引导，将 1 枚 2.8 mm 光滑斯氏针于足底中线、在跟骰关节后 2.5 cm 处向胫骨中心穿入。

　　（4）使钢针进入胫骨远端约 10 cm，拍摄 X 线片检查钢针及骨折块的位置。将斯氏针尾部留在足底皮肤外约 1.3 cm，敷料妥善包扎。

　　（5）用长腿管型石膏固定，勿将斯氏针尾埋入石膏。

　　术后处理：术后 4～6 周拆除长腿管型石膏，更换短腿管型石膏。根据愈合情况及原发骨折的稳定性，4～8 周拔除钢针。钢针拔除后方可允许负重，然后随着骨折的愈合而逐渐增加负重。

（张丹妹）

第十章

脊柱损伤

第一节 概论

一、脊柱解剖生理特点

脊柱是人体的中轴，四肢和头颅均直接或间接附着其上，故身体任何部位的冲击力或压力，均可能传导到脊柱而造成损伤。在诊治多发损伤患者时应注意，以免漏诊。

脊柱有 4 个生理弧度，在脊柱的后凸和前凸的转换处，受力作用较大，是整个脊柱中最易受伤害的部分。绝大多数的脊柱骨折和脱位均发生在脊柱活动范围大与活动度小的移行处，此处也正是生理性前凸和后凸的转换处，如 $C_{1\sim2}$、$C_{5\sim6}$、$T_{11\sim12}$、$L_{1\sim2}$ 和 $L_{4\sim5}$ 处的骨折脱位最为常见，约占脊柱骨折的 90% 以上，而胸腰段 $T_{11\sim12}$ 和 $L_{1\sim2}$ 的骨折，又约占脊柱骨折的 2/3 ~ 3/4。

不同部位脊椎关节突的方向不同。第一颈椎无椎体和棘突，环椎的前部及背部均比较细，和侧块相连处尤为薄弱，故局部容易发生骨折。颈椎关节突的方向呈冠状位，与横断面呈 45°，可作屈、伸、侧屈和旋转运动，故易向前后或左右脱位，又容易在脱位后自然复位，在临床上常常可见到外伤性高位截瘫的病例，其 X 线片显示颈椎的解剖结构正常。胸椎关节突的方向呈冠状斜行，与横断面呈 60°，可作旋转、侧屈，但只有少量屈伸运动，故极少脱位。腰椎关节突的方向呈矢状面，与横断面呈 90°，小关节突的排列是一内一外，即上关节突在外、下关节突在内，可做屈伸和侧屈运动，但几乎不能旋转。因此，腰椎不易发生单纯性脱位和绞锁，除非并发有一侧的关节突骨折。

胎儿 1~3 个月时脊髓与椎骨长度一致。自胚胎第 4 个月起，脊髓与椎骨的生长不一致，椎骨生长速度快而脊髓慢，终使脊髓的节段和椎骨的平面不相符。新生儿脊髓的下端平对第三腰椎，至成人则平对第一腰椎下缘。第二腰椎以下无脊髓，仅有脊髓发出的马尾神经。因而脊髓内部运动和感觉的分节及其神经的分出，均与相应的脊椎平面不符合，脊髓分节平面较相应椎体节段高，在颈部高 1 个节段，在胸椎$_{1\sim6}$部位高 2 个节段，胸椎$_{6\sim11}$部位高 3 个节段。整个腰脊髓位于胸椎$_{10\sim12}$之间，骶脊髓位于胸椎$_{12}$与腰椎$_1$之间。应根据脊柱损伤的节段来分析神经损伤的情况。

二、损伤原因及机制

造成脊柱骨折的各种暴力包括屈曲暴力、旋转暴力、后伸暴力、侧屈暴力和纵向压缩暴力，也可以是复合暴力。由各种暴力引起的骨折、脱位和骨折脱位的形式取决于脊柱受累的部位以及前方或后方韧带结构是否破裂。脊柱损伤后稳定与否，除与骨、关节损伤类型有关外，与周围软组织和韧带损伤的程度也很有关系。如周围的软组织和韧带还比较完整，则脊柱可保留一定的稳定性，若软组织和韧带也同时破裂，则脊柱将丧失其稳定性。

1. 屈曲暴力引起的损伤　最常见，占全部脊柱骨折的 60% ~ 70%，致伤原因有：

（1）从高处跌下，足或臀部先着地，脊柱随之猛烈向前屈曲，上位椎体前下部挤压下位椎体的前上部，致使下位椎体发生楔形压缩骨折。若屈曲力较弱，则椎体压缩只累及 1 或 2 个椎体。屈曲力较大时可波及 5~6 个椎体。后方韧带结构可有不同程度的断裂。脊柱可有后凸、侧弯等畸形。

（2）向前变腰时，重物砸于上背部，致使脊柱极度前屈，发生椎体压缩骨折，压缩范围可达椎体 1/2 以上，且常为粉碎骨折。脊椎的后方韧带结构也可断裂，常并发椎间关节半脱位、脱位、绞锁等。也常有关节突骨折。

（3）正在运动的物体撞击于站立或行走的人体背部，可发生脊柱的骨折脱位。椎体可压缩或粉碎，后方有椎板骨折、关节突骨折脱位，常有脊髓损伤。上位椎体大都移位至下位椎体的前方或侧方。在纯粹的屈曲应力下，后方韧带结构是很难破裂的。后方韧带结构完整时，应力消耗在椎体上，产生楔形压缩骨折。这是由纯粹的屈曲应力引起的。常见于胸、腰椎。

2. 屈曲旋转暴力　若受伤时的作用力不仅屈曲且伴有旋转，椎体除可发生前楔形或侧楔形压缩外，还可有一侧椎间关节脱位、半脱位或绞锁。后方韧带结构常破裂，而且旋转的成分越大，破裂的程度越严重。后方韧带断裂后，一个或两个关节突同时骨折，上位椎体带着椎间盘和下椎体上部薄薄的一块三角骨片在下位椎体之上旋转，形成典型的屈曲旋转骨折脱位，常并发截瘫。这种骨折脱位极不稳定。

3. 后伸暴力　因前纵韧带很坚强，且外力使脊椎后伸较前屈的机会少，故后伸性损伤少见。可发生于舞蹈、杂技等演员，腰部急剧过度后伸时，有时可发生椎板或关节突骨折或骨折脱位。跌倒时面部着地，颈椎过伸，也可发生此类损伤，易并发脊髓损伤。在纯粹的后伸暴力作用下，韧带通常是完整的。椎体的后部可有椎板和椎弓根骨折，较罕见。

4. 后伸旋转暴力　后伸性损伤少见，后伸旋转性损伤也极少。损伤的类型同后伸性损伤。因并发韧带断裂，故更不稳定，更易并发脊髓损伤。

5. 纵向压缩暴力　暴力直接沿着脊柱纵轴传导，只能发生于能保持直立的脊柱，即颈椎和腰椎。暴力作用于颅顶后，沿着脊柱纵轴向下传导至脊柱产生椎体的暴散骨折。在颈部常并发四肢瘫痪，脊髓常被椎体后部所伤。这种暴力也可引起典型的环椎前后弓骨折。

6. 侧向暴力　发生的机会相对少，多发生于颈椎，可造成侧块关节突的骨折。

三、分类

随着 CT、MRI 等现代影像技术在临床的广泛使用，对脊柱损伤的判断更加直观、精细，对脊柱损伤的认识也不断增加。但是由于受伤机制的多样性和脊柱解剖结构的复杂性，目前脊柱损伤的分类在国内外尚无公认的方法。根据不同的损伤特性，如病程、解剖部位、骨折形态或损伤机制，脊柱损伤有不同的方法，现将目前常用的分类方法介绍如下。

（一）根据病程分类

根据脊柱损伤病程不同进行分类，可分为以下 3 种。

1. 急性期损伤　是指在 1 周以内的损伤，损伤呈现进行性发展的特点，损伤反应在 72 小时达到高峰，这种病理状态持续大约 7 天，之后逐步缓解。

2. 早期损伤　是指损伤未超过 3 周，出血、水肿等病例变化开始减轻，脊髓功能逐步恢复，还没有形成瘢痕粘连，是修复损伤的较好时期。

3. 陈旧性损伤　是指损伤时间超过 3 周，急性损伤的病理过程逐步消退，软组织也基本愈合，如伴有脊髓损伤，其内部有瘢痕修复。

（二）按损伤部位分类

按损伤部位进行分类更为简单、方便、清晰，具体可以分为颈椎、胸椎、胸腰椎、骶椎、尾椎损伤等。

1. 颈椎损伤　颈椎损伤可分为上颈椎损伤和下颈椎损伤。

（1）上颈椎损伤：是包含枕、寰、枢复合体在内的任一部位的损伤。具体包含：①寰枕关节脱位、半脱位。②寰椎爆裂性骨折。③寰椎前、后弓骨折。④枢椎椎弓骨折。⑤枢椎椎体骨折。⑥齿突骨折。⑦寰枢间韧带损伤、寰枢关节脱位等。

（2）下颈椎损伤：指 $C_3 \sim C_7$ 椎体的损伤。损伤的类型包括以下几种：①颈椎前、后半脱位。②椎体压缩性骨折。③上下关节突关节交锁和/或脱位。④椎体爆裂性骨折、撕脱性骨折。⑤椎体水平或矢状骨折。⑥椎弓或椎板骨折。⑦单侧或双侧关节突骨折。⑧棘突骨折。⑨钩椎关节骨折。

2. 胸椎损伤　由于胸椎有完整的胸廓保护，胸椎活动度有限，相对而言胸椎损伤并不常见。但胸椎椎管空间相对狭小，活动范围有限，受到外力损伤时发生爆裂骨折、脊髓损伤的风险较高。根据其解剖部位可分为：①上胸椎损伤，$T_1 \sim T_3$。②中胸椎损伤，$T_4 \sim T_{10}$。③下胸椎损伤，$T_{11} \sim T_{12}$。

3. 胸腰椎损伤　脊柱胸腰段指 $T_{11} \sim L_2$ 这一节段，其解剖特点有：①为活动的腰椎与相对固定的胸椎转折点。②为胸椎后凸和腰椎前凸的转折部。③关节突关节面的朝向移行部位。这些解剖特点构成了胸腰段损伤发生率高的内在因素。胸腰段骨折是一种常见脊柱损伤，据统计，胸腰段骨折占脊柱骨折脱位的 $2/3 \sim 3/4$；其中压缩性骨折是胸腰段骨折中最常见类型，占 $58\% \sim 89\%$。胸腰段骨折除骨结构损伤外，常伴脊髓、马尾的损伤，增加了诊治的重要性和复杂性。有关胸腰椎骨折的具体分类方法下文将进一步阐述。

4. 腰椎损伤　腰椎椎体较大，椎管空间较大，椎间盘间歇大，活动灵活，矢状面呈前凸，伸屈活动灵活，在其他方向活动受限，是身体负荷的主要承受者，受到剧烈外力时容易出现损伤。根据其部位具体可分为：①上腰椎损伤，包括 $L_1 \sim L_3$。②下腰椎损伤，包括 $L_4 \sim L_5$。

5. 骶椎损伤　骶骨骨折多与骨盆损伤伴发出现，在骨盆骨折中占 $30\% \sim 40\%$。在治疗上常需与骨盆骨折的治疗一并考虑，所以分类上通常将其归入骨盆损伤。

6. 尾椎损伤　尾椎是人类进化后退变的结构，由于在脊柱生物力学上并无重要功能，骨折后一般没有明显的后遗症，一般保守治疗即可。

（三）按照脊柱稳定性分类

根据损伤后脊柱的不同稳定程度进行分类，可以分为稳定性损伤和不稳定性损伤。关于脊柱稳定性的判断，目前学术界还没有统一的共识。20 世纪 80 年代，Ferguson、Denis 等在前人的研究基础上将脊柱分为三柱，即前柱（椎体和椎间盘的前 $2/3$）、中柱（椎体和椎间盘的后 $1/3$ 及椎体上的附属结构）、后柱（双侧关节突关节，棘突间韧带复合体），认为累及中柱的脊柱损伤属于不稳定性损伤，该分类方法特别强调了中柱对脊柱力学稳定性的作用。

常见的脊柱稳定性损伤有：椎体轻、中度压缩骨折，单纯棘突骨折、横突骨折、关节突骨折等。不稳定损伤负重时可出现脊柱弯曲或成角畸形者，显示其机械性不稳定，比如严重的压缩骨折或爆裂性骨折以及骨折脱位等。

（四）按照损伤机制分类

颈椎与胸腰段骨折是常见的脊柱损伤类型，由于解剖和生物力学特点的不同，其损伤机制也不尽相同，现将其分开阐述。

1. 颈椎骨折的分类　现实情况中，急性颈椎损伤的受伤因素通常较为复杂，不能进行确切控制和观察，只能依据患者病史、临床表现和辅助检查进行判断，并根据实验研究中出现类似结果的外力所致的损伤进行归类。此分类方法较以上分类方式更为复杂烦琐，但有助于充分明确损伤的机制，指导治疗方法。通常采用的分类法见表 10-1 所示。

表 10-1　颈椎损伤机制分类

I	屈曲型损伤
	A 向前半脱位（过屈性损伤）
	B 双侧小关节脱位
	C 单纯楔形压缩骨折
	D 铲土者骨折（棘突撕脱骨折，多在 $C_4 \sim T_1$）
	E 屈曲泪滴状骨折（椎体前方大块三角形骨块分离）

II	屈曲旋转损伤
	单侧关节突关节脱位
III	伸展旋转损伤
	单侧小关节突骨折
IV	垂直压缩损伤
	A 寰椎爆裂骨折（Jefferson 骨折）
	B 轴向负荷的椎体爆裂、分离骨折
V	过伸性损伤
	A 过伸性脱位
	B 寰椎前弓撕脱骨折
	C 枢椎伸展泪滴状骨折（枢椎前下角撕脱之三角形骨块）
	D 椎板骨折
	E 创伤性枢椎滑脱（Hangman 骨折）
	F 过伸性骨折脱位
VI	侧屈损伤
	钩状突骨折
VII	机制不明损伤
	A 寰枕脱位
	B 齿状突骨折

2. 胸腰椎损伤分类　脊柱胸腰段骨折（$T_{10} \sim L_2$）是最为常见的脊柱损伤类型，按照损伤机制可分为：

（1）屈曲压缩骨折：是最为常见的一种类型，约占胸腰椎损伤的 50%。受伤时，因脊柱曲度处于屈曲位，矢状面应力超负荷，前柱压缩和后柱牵张造成脊柱损伤。其损伤机制的特点是：前柱受到压缩应力，后柱受到牵张应力，中柱作为支点，椎体后缘高度不变。根据所受外力方向不同，又可分为前屈型及侧屈型，受伤部位多为 $T_{11} \sim L_1$，其中侧屈型以 L_2、L_3 为多；椎体压缩一般小于 50%，当超过 50% 时，伴有后柱受累。压缩骨折以椎体上终板受累多见，下终板较少。

（2）爆裂性骨折：爆裂性骨折是椎体压缩骨折的一种严重类型，约占脊椎骨折的 20%。发生原因通常包括指纵向压力、屈曲和/或旋转应力作用于脊椎，使椎间盘的髓核进入椎体，引起椎体应力集中，导致椎体粉碎骨折。最显著的一个表现是脊柱中柱受损。前柱与中柱均损伤，椎体后柱压缩向周围移位，椎体后方骨碎片及椎间盘组织突入椎管，压迫硬膜囊，后纵韧带不一定断裂。该类损伤最常发生于胸腰段，其中 L_1 爆裂性骨折占 50% 以上，原因可能是胸椎和腰椎应力交界集中，并且无胸廓保护，结构不稳定。

（3）安全带型损伤：又称屈曲牵开型损伤，这种类型的损伤通常由于乘坐汽车时系安全带，发生撞车事故时急剧的应力将患者躯体上部迅速前移并屈曲，以前柱为支点，后柱与中柱受到紧急张力而破裂损伤。骨折包括棘突、椎板、椎弓根与椎体，以及后方复合韧带断裂。也可不发生骨折，而表现为后纵韧带及椎间盘纤维环断裂，或伴有椎体后缘的撕脱骨折。根据损伤所在的不同平面，可分为水平骨折（就是常说的 Chance 骨折）和椎间分离的脱位两种类型。

Chance 骨折在正位 X 线片示两侧椎弓根和棘突水平分离，或棘突间距增大；侧位片示椎板、椎弓出现水平间隙。典型病例可见到椎体后缘高度增大，椎间隙后部增大张开。CT 可见椎弓根骨折。此型损伤轻者可无神经症状，但对于严重骨折和脱位常出现不可逆神经损伤。

（4）骨折脱位：在各种复杂剧烈的作用力下，包括压力、张力、旋转及剪式应力等，脊柱在出现骨折同时可发生脱位或半脱位。出现脱位后常导致严重的后果，三柱可同时受损。根据患者致伤外力作用方向的不同又可分为以下 4 个不同类型。

1）屈曲旋转型骨折脱位：这种类型较为常见，压缩力与旋转力作用于前柱，中柱与后柱受到牵张与旋转力，可出现关节突骨折、椎体间脱位或半脱位，并且前纵韧带及骨膜可从椎体前缘剥离。若脱位经椎间盘水平，则椎体高度不变，棘突间距变大；若经椎体脱位可出现切割样损伤。X 线片不能进行清晰判断，CT 可见上关节突移位，可见横突及肋骨骨折，脊柱旋转变化，可见上、下两节椎体间旋转，小关节骨折，骨折片突入椎管。该类型极不稳定，通常出现脊髓或马尾损伤，畸形进行性加重。

2）剪力型脱位：又叫作平移性损伤，水平外力导致椎体向前、后或侧方移位。前、中、后三柱均可受累。过伸严重时可出现前纵韧带断裂，并可以伴有椎间盘撕裂，出现脱位，未见明显椎体骨折，如果移位超过 25% 可导致所有韧带断裂，甚至出现硬脊膜损伤伴有严重神经并发症。又分为前后型及后前型两个亚型，前者是指剪切力来自上节段向内后，常出现上一椎节棘突骨折，伴有下一椎节的上关节突骨折，出现前纵韧带的完全撕裂，伴有小关节脱位交锁，但未见椎板出现游离；后前型常发生于伸展位时，上一椎节向前移位，椎体未见明显压缩，可见多节段脱位的椎体后弓断裂，因而可有游离浮动的椎板。

3）牵拉屈曲型骨折脱位：发生在屈曲位受到应力时，在安全带型损伤的基础下，出现椎体间脱位或半脱位，合并韧带撕裂及撕脱性骨折（图 10-1）。

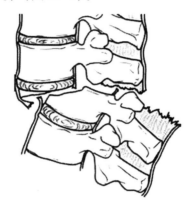

图 10-1　牵拉屈曲型骨折脱位示意图

4）牵拉伸展型：是指受到伸展位应力，导致出现前柱张力性断裂，伴有后柱压缩。

由于胸腰段骨折的发生率高，在过去的几十年间，学者们提出了多种分类系统。1993 年，Magerl 等基于骨折的形态提出了一个复杂的分类系统（即 AO 分型），将脊柱骨折按损伤机制和稳定性分为椎体压缩性骨折、牵张分离和骨折脱位伴旋转 3 种类型，同时在各个分类下按骨折形态进行亚组分型。该系统虽然较精确但分型复杂，有研究表明应用的可靠性差，因此临床应用并不方便。

近年来，学者们认识到脊柱的附属结构如椎间盘、韧带等等对脊柱稳定性起到重要作用，因此国际脊柱创伤研究组在 2005 年提出了胸腰椎损伤 TLICS 分型，其目的是借此分型系统来指导临床治疗方案的选择。该分型系统主要参考脊柱骨折的形态、后方韧带复合体的完整性和患者的神经功能状态这 3 个方面的指标，根据其评分总和用来决策是否需要手术及手术的方式。这一分型系统目前在临床应用较为广泛。

近期，AO 脊柱分类组（AOSCG）开始尝试将 Magerl 等胸腰段骨折 AO 分型和 TLICS 分型进行整合，建立新的 AO 胸腰椎骨折分型系统。该分型系统在原来的基础上对脊柱骨折形态的分型进行简化，也将神经功能纳入分型考虑因素，该分型系统对完全性和不完全性椎体爆裂性骨折有了区分，而是否是完全性椎体爆裂性骨折对保守治疗后期脊柱后凸是否进展有重要的参考意义。目前这一分型的应用还在推广中。

此外，胸腰段骨折应用较多的另一个分类是 McCormack 在 1994 年提出的 Load-sharing 评分系统，该系统主要用来评估脊柱前柱骨折后在轴向抗负荷能力，包含 3 个因素：椎体破坏的比例、骨折块的分离程度和脊柱后凸畸形程度，依据上述 3 个因素进行综合评分以评估其稳定性及是否需要前路的稳定。

（五）脊柱损伤的其他分类

1. 复杂性脊柱损伤　所谓复杂性脊柱损伤是指除了多节段脊柱损伤或同时伴有其他器官及组织损伤，这种损伤相对复杂，致伤因素多样，治疗较为棘手。脊柱复合性损伤由 Blauth 于 1998 年最早提出，从创伤分类应属于多发性创伤的一种。Blauth 将复合性脊柱损伤分为 3 型：Ⅰ型，相邻或非相邻多节段不稳定损伤，发生率约为 2.5%。Ⅱ型，合并胸或腹腔脏器损伤，大约超过 50% 的患者同时合并有肺损伤。进行 CT 检查可以明确受伤情况，2 周内进行前路手术效果不佳；大约 3% 的患者合并有腹部脏器损伤。Ⅲ型，合并有全身多发创伤的脊柱骨折，在多发创伤中占 17% ~ 18%，需要通过手术治疗的胸腰段损伤患者，大约 6.2% 合并有全身多发损伤。

2. 依据是否合并脊髓损伤的分类　部分脊柱骨折脱位的患者伴有不同程度的脊髓损伤，根据脊髓受伤严重程度可分为：①脊椎损伤合并脊髓不可逆性损伤。②脊椎损伤合并一过性脊髓损伤。③无脊髓损伤，这种类型恢复效果好，远期并发症少，对生活质量的影响小。

四、事故现场处理

对各种创伤患者进行早期评估应从受伤现场即开始进行。意识减退或昏迷患者往往不能诉说疼痛。对任何有颅脑损伤、严重面部或头皮裂伤、多发伤的患者都要怀疑有脊柱损伤的可能，通过有序的救助和转运，减少对神经组织进一步损伤。

无论现场患者的体位如何，搬运时都应使患者脊柱处于沿躯体长轴的中立位。搬动患者前，最重要的事就是固定患者受伤的颈椎或胸腰椎。用硬板搬运，颈椎用支具固定，移动患者要用滚板或设法使躯干各部位保持在同一平面，避免扭曲和头尾端牵拉，以防骨折处因搬动而产生过大的异常活动，而引起脊髓继发损伤（通过直接脊髓牵拉、挫伤或刺激供应脊髓的血管引起痉挛致伤）。

循 ABC 抢救原则，即维持呼吸道通畅、恢复通气、维持血液循环稳定。要区别神经性休克和失血引起的低血容量休克而出现的低血压。神经源性休克是指颈椎或上胸椎脊髓损伤后交感输出信号阻断（$T_1 \sim L_2$）和迷走神经活动失调，从而导致血管张力过低（低血压）和心动过缓。低血压并发心动过速，多由血容量不足引起。不管原因为何，低血压必须尽快纠正，以免引起脊髓进一步缺血。积极输血和补充血容量，必要时对威胁生命的出血进行急诊手术。当血容量扩充后仍有低血压伴心动过缓，应使用血管升压药物和拟交感神经药物。

五、急诊室初步评估

首先评价呼吸道的通畅性、通气和循环功能状态，并进行相应处理。快速确定患者的意识情况，进行 Glasgow 评分，包括瞳孔的大小和反射。硬膜外或硬膜下血肿、凹陷性颅骨骨折或其他颅内病理改变都可以造成神经功能的进行性恶化。

检查脊柱脊髓情况，观察整个脊柱有无畸形、皮下淤血及皮肤擦伤。头颈部损伤常提示颈椎外伤，枕部有皮裂伤提示为屈曲型损伤，而前额或头顶的损伤则分别提示为伸展型或轴向压缩型损伤，胸腹部外伤提示胸腰段的损伤，注意肩部或大腿是否存在安全带勒痕。观察呼吸周期中胸腹部活动情况，吸气时胸廓活动正常提示肋间肌神经支配未受损。触摸棘突有无台阶或分离。四肢的感觉运动及反射功能检查，特别是骶段脊髓的功能检查，包括肛门周围皮肤感觉、肛门括约肌自主收缩功能、肛门反射和球海绵体反射。对脊柱脊髓损伤情况作出初步判断，受伤局部用支具制动保护，下一步行影像学检查。

对于多发伤并发脊柱创伤的患者，脊柱损伤的诊断延误可能是影响创伤患者治疗的一大问题。主要原因是警惕性不高、醉酒、多发伤、意识差以及跳跃性脊柱骨折。严重头外伤患者，表现为意识下降或并发头皮撕裂伤者，很有可能会有颈椎损伤。跳跃性脊柱骨折的发生率在所有脊柱骨折中占 4% ~ 5%，而在上颈段骨折的发生率更高。

相反，存在脊柱骨折时应高度警惕有严重而隐匿性内脏损伤的可能性。胸椎骨折导致截瘫时，很可能并发多发肋骨骨折和肺挫伤，该水平的平移剪力损伤与大动脉损伤密切相关。脊柱损伤患者中内脏损伤的诊断延误率可高达50%。将近2/3的安全带引起的屈曲牵张性骨折患者会并发有空腔脏器的损伤。总之，有50%～60%的脊柱损伤患者可并发脊柱以外的损伤，从简单的肢体闭合性骨折，到危及生命的胸腹部损伤都有可能发生。

强直性脊柱炎的患者由于脊柱周围的软组织不断发生骨化以及进行性僵硬，而椎体骨密度减低，因此容易发生创伤性脊柱骨折。发生长节段融合的椎体失了间盘、韧带对能量的吸收作用，一些低能量损伤甚至生理性负荷都可能引起脊柱骨折。在遭受创伤后一定要高度怀疑其有无隐匿性骨折以及跳跃性脊柱骨折，这类患者遭受创伤后应检查全脊柱X线片，因为一旦漏诊就可能会导致进行性脊柱畸形和神经症状。MRI在评价遭受创伤后的强制性脊柱方面最为敏感，它能够显示出急性骨折后出现的髓内水肿和周围血肿。其损伤形式与长骨的损伤形式相似，颈椎是最容易受累的部位。脊柱的骨折往往穿越椎间盘，伴或不伴椎体受累，并且常伴发后柱骨折。

强直性脊柱炎患者发生脊柱创伤后应保持创伤前脊柱的位置，尽量避免使脊柱受到轴向牵引力和使脊柱处于平直位，若将已发生慢性颈椎后凸的脊柱强行伸直，会造成医源性骨折脱位而导致患者出现截瘫或四肢瘫。强直性脊柱炎患者创伤后硬膜外血肿的发生率较高，有报道称高达20%。若患者出现神经症状加重，尤其是伤后早期并无神经症状，一段时间后出现明显的神经症状时，应高度怀疑硬膜外血肿的发生。强直性脊柱炎可能累及肋骨、胸椎以及胸骨等，导致关节融合、呼吸时胸廓扩张度降低，严重者可引起限制性肺疾病。最大吸气时胸廓扩张受限是强直性脊柱炎的特异性表现。在以手术或非手术的方法治疗这类患者所发生的脊柱骨折之后往往会发生肺部的并发症。

六、脊髓损伤的急诊室药物治疗

当脊柱损伤患者复苏满意后，主要的治疗任务是防止已受损的脊髓进一步损伤，并保护正常的脊髓组织。要做到这一点，恢复脊柱序列和稳定脊柱是关键的环节。在治疗方法上，药物治疗恐怕是对降低脊髓损害程度最为快捷的。

（一）皮质类固醇

甲基泼尼松龙（MP）是唯一被FDA批准的治疗脊髓损伤药物。1979年和1985年美国的两次全国急性脊髓损伤研究（NASCIS）表明，在SCI早期（伤后8小时内）给予大剂量MP［首次冲击量30 mg/kg静脉滴注30分钟完毕，30分钟之后以5.4 mg/（kg·h）持续静脉滴注23小时］能明显改善SCI患者的运动、感觉功能。第三次NASCIS研究证明，对SCI后3小时内用MP者，宜使用24小时给药法［首次冲击量30 mg/kg静脉滴注30分钟完毕，30分钟之后以5.4 mg/（kg·h）持续静脉滴注23小时］，对伤后3～8小时内给MP者宜使用48小时给药法［首次冲击量30 mg/kg静脉滴注30分钟完毕，30分钟之后以5.4 mg/（kg·h）持续静脉滴注48小时］，但超过8小时给药甚至会使病情恶化，因此建议8小时内给药。但是，这3个随机试验想当然的分析被用来证明类固醇对运动功能的微弱作用，这些分析均存在明显的瑕疵，使有效性的结论令人怀疑。这些研究已经使两个全国性组织发表了指南，推荐甲基泼尼松龙作为治疗的选择，而不是标准性治疗或推荐性治疗方法。另外，也有少数学者的研究结果表明，MP治疗急性脊髓损伤无效并可造成严重的并发症。

MP对脊髓断裂者无效，脊髓轻微损伤不需要应用MP，可自行恢复，完全脊髓损伤与严重不全脊髓损伤是MP治疗的对象。但应注意的是，大剂量MP可能产生肺部及胃肠道并发症，高龄者易引起呼吸系统并发症及感染。总之，在进行MP治疗的过程中应注意并发症的预防，也可应用地塞米松，20 mg一天一次，持续应用5天停药，以免长期大剂量使用激素出现并发症。

（二）神经节苷脂

神经节苷脂是广泛存在于哺乳类动物细胞膜上含糖酯的唾液酸，在中枢神经系统外层细胞膜有较高的浓度，尤其在突触区含量特别高。用GM-1治疗脊髓损伤患者，每天100 mg持续18～23天静脉滴注，1年后随访较对照组有明显疗效。尽管它们的真正功能还不清楚，实验证据表明它们能促进神经外牛和突触传递介导的轴索再生和发芽，减少损伤后神经溃变，促进神经发育和塑形。研究认为，GM-1一般在损伤后 48 小时给药，平均持续 26 天，而甲基泼尼松龙在损伤后 8 小时以内应用效果最好。也有学者认为 GM-1 无法阻止继发性损伤的进程。目前神经节苷脂治疗脊髓损伤虽已在临床开展，但由于其机制仍不明确，研究仍在继续，因此其临床广泛应用也受到限制。

（三）神经营养药

甲钴胺是一种辅酶型 B_{12}，具有一个活性甲基结合在中心的钴原子上，容易吸收，使血清维生素 B_{12} 浓度升高，并进一步转移进入神经组织的细胞器内，其主要药理作用是：增强神经细胞内核酸和蛋白质的合成；促进髓鞘主要成分卵磷脂的合成，有利于受损神经纤维的修复。

（四）脱水药减轻脊髓水肿

常用药物为甘露醇，应注意每次剂量不超过 50 g，每天不超过 200 g，主张以 0.25 g/kg 每 6 小时 1 次静点，20% 甘露醇静脉输注速度以 10 mL/min 为宜，有心功能不全、冠心病、肾功能不全的患者，滴速过快可能会导致致命疾病的发生。对老年人或潜在肾功能不全者，应密切观察尿量、尿色及尿常规的变化，如每天尿量少于 1 500 mL 要慎用。恰当补充水分和电解质以防脱水、血容量不足，并应监测水、电解质与肾功能。

（丁　浩）

第二节　脊柱脊髓损伤的临床检查

脊柱脊髓损伤的临床检查对于伤情的评估很重要，通过相关病史的询问（受伤时间，受伤地点，受伤时的体位及受伤后当时所行的处理措施等），感觉、运动、肌力反射等相关的体格检查以及相关影像学（X 线，CT 或者 MRI 等）的检查，能详细了解脊柱和脊髓损伤的平面，对保守治疗或者手术治疗均具有重要意义。但是必须指出的是，切忌对已损伤的脊柱进行反复的搬动和检查，这样可能会加重脊髓的损伤，使不完全瘫痪变为完全瘫痪，造成严重的后果。

一、病史采集

病史采集在脊柱脊髓损伤中具有重要的作用。通过详细的病史询问，可以对患者伤情有个初步的了解。询问病史主要包括以下几个方面。

（一）外伤史

脊柱损伤应时刻考虑到是否伴有脊髓的损伤。脊柱脊髓的损伤是个多因素引起的综合性损伤，椎体的骨折脱位程度与脊髓损伤程度也并非完全一致（临床上可见椎体骨折片压迫椎管超过 50% 的患者仍然无相关神经脊髓症状），而且严重的脊髓损伤也可以由于轻微的脊柱骨折或者强烈的脊髓震荡引起。外伤史的询问主要包括以下几点：①受伤时间。②受伤地点。③损伤因素：枪弹伤、刀刺伤、火器伤、车祸、高处坠落等。④受伤时的姿势及先受伤的部位。⑤伤后治疗经过：脊柱脊髓损伤后是否经过及时的制动处理，并且了解这些临时措施的疗效，均有助于疾病的诊断和治疗。⑥受伤后搬运过程中神经症状是否加重：如果伤后四肢能有微弱的活动，但通过搬运后肢体功能障碍由轻渐重，截瘫平面由低渐高，可伴有大小便失禁，说明在搬运过程中产生了继发性的脊髓损伤，这将预示损伤的预后不良。⑦既往史：患者过去是否有脊柱外伤病史或慢性脊柱退变性疾病，以及神经系统症状如何，是否有明显的神经卡压症状及明显的病理征，这些均对脊髓损伤的性质、诊断和预后具有重要意义。如原有颈椎病脊髓受压或明显的颈椎管狭窄，患者只需经受轻微外力作用即可发生脊髓损伤，甚至出现明显的四肢瘫痪。如果既往经历过脊柱损伤，包括明显或者不明显的骨折或脱位，经过数年后逐渐出现脊髓受压的表现，则多为脊柱不稳导致的脊髓慢性压迫。

（二）主要临床症状

脊柱损伤与脊髓损伤所表现出来的临床症状不一定有明显的正相关性。严重的脊柱损伤可不伴有任何脊髓症状，而有时患者出现四肢瘫痪也可由轻微的脊柱骨折脱位引起。如果仅是简单的脊柱损伤不合并有脊髓损伤的情况，临床症状主要以疼痛及活动受限为主。如果脊柱损伤伴有不同程度的脊髓损伤时，不同节段的脊髓损伤具有不同的临床表现。

1. 高位颈脊髓损伤　是指脊髓损伤发生在颈$_3$脊髓平面以上。由于此平面以上的损伤可损伤膈神经（由 $C_3 \sim C_5$ 脊髓节段发出的分支组成）而引起肋间肌和膈肌的瘫痪，因此此类患者可能出现呼吸困难，如果伤后不进行及时辅助呼吸，可立即死亡，如 Hangman 骨折 $C_1 \sim C_2$ 骨折脱位等。症状轻者，可无明显的脊髓损伤症状，仅出现颈部疼痛不适，疼痛可放射至枕部。

2. 中段颈脊髓损伤　指 $C_4 \sim C_6$ 脊髓节段损伤。患者可表现为完全的四肢瘫。由于 C_4 的脊髓损伤后，炎症反应往往波及 C_3 脊髓节段，因此患者也会出现自主呼吸消失。此外由于累及交感神经，可引起患者体温调节系统的异常，出现散热障碍，因此伤后可出现高热。

3. 低位颈脊髓损伤　指 $C_7 \sim T_1$ 脊髓节段损伤。损伤较小者，如单纯椎体压缩性骨折可仅以局部症状为主：疼痛活动受限，有时可合并神经症状和体征。损伤较重者（如颈椎过伸伤），可出现上肢症状较下肢症状严重的中央管综合征。

4. 胸段脊髓损伤胸椎椎体损伤　可表现为损伤节段的疼痛，活动受限。而胸段脊髓损伤可表现为损伤平面以下的截瘫，包括感觉及运动障碍。

5. 脊柱脊髓损伤　脊柱脊髓损伤中以胸腰段脊柱脊髓损伤最为多见。腰段的脊髓损伤可无神经症状及体征，仅表现为腰背部的疼痛及活动受限。但是必须指出的是，较严重的腰段的脊柱脊髓损伤可累及脊髓圆锥及马尾神经，出现相关的脊髓圆锥综合征和马尾神经综合征。一旦出现，需立即急诊手术，解除压迫，防止大小便功能和性功能的丧失。

二、体格检查

脊柱脊髓损伤后的体格检查尤为重要，包括感觉检查、运动检查、损伤平面的确定、有无马尾神经综合征等。通过详细的体格检查，能大致确定损伤平面及脊髓神经的损伤程度，结合之前的病史及稍后的实验室及影像学检查，对脊柱脊髓损伤的诊断和治疗具有指导作用。

（一）脊柱损伤的体格检查

无论是单纯脊柱损伤、单纯脊髓损伤或脊柱损伤合并脊髓损伤，伤后对于生命体征的检查是首要的。明确患者的呼吸道是否通畅，心脏是否骤停，血压及脉搏情况等。只有在维持稳定的生命体征条件下，才有必要对患者的专科情况进行检查。单纯的脊柱损伤不合并脊髓损伤时，阳性体征主要涉及受伤部位的压痛、叩击痛、活动受限等。胸腰段的脊柱骨折可见后凸畸形，而无四肢感觉、肌力、运动及反射的减退，无锥体束征受损的阳性体征。在单纯腰椎骨折中，直腿抬高试验可能阳性，但加强试验阴性。在不合并脊髓损伤的脊柱骨折中，阳性体征相对较少，主要检查重点应放在是否合并有脊髓神经损伤的鉴别上。

（二）脊髓损伤的体格检查

脊髓损伤同时影响损伤区域的运动和感觉。急性脊柱脊髓损伤后的神经功能的评估常依据由 ASIS 发布的脊髓损伤神经功能分级国际标准（ISNCSCI）来判断损伤的严重程度（图 10-2）。脊髓损伤后患者应立刻平躺、制动，搬运时应承轴线搬运，避免伤后活动引起脊髓的二次损伤。对多发创伤、中毒昏迷、镇静、气管插管及药物麻醉的患者而言，神经功能评估存在一定困难。但是通过神经系统的检查，能对伤情有个大致的判断。

1. 感觉检查及感觉平面的确定感觉的检查　主要通过检查身体两侧的 28 个皮节的关键点。从缺失、障碍到正常分别为 0 分、1 分和 2 分。NT 表示无法检查。两侧感觉检查的 28 个关键点，如图 10-9 所示。每个关键点均应检查两种感觉：针刺觉和轻触觉。此外，感觉检查不能遗漏骶尾部肛门这个节段，可以通过肛门指检确定肛门感觉功能是否存在（分为存在和缺失）。可以在肛门部位黏膜和表皮交接处评估 $S_4 \sim S_5$ 节段的皮神经感觉功能。除了浅感觉的检查外，深感觉（如位置觉、深压觉和深痛觉）

也应进行详细的检查，等级评分为：缺失、障碍和正常。感觉平面是指具有正常感觉功能的最低脊髓节段。通过感觉平面的确定，可大致确定损伤的脊柱节段，为治疗提供重要线索。

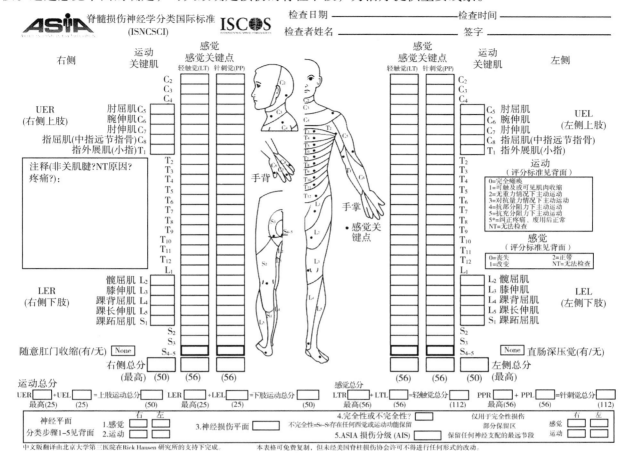

图 10-2　脊髓损伤神经功能分级国际标准（ASIA 发布）

2. 运动及肌力检查　运动检查包括四肢的活动程度、主动及被动运动功能，其中主要涉及肌力的检查，包括 5 对上肢肌节关键肌和 5 对下肢肌节关键肌。上肢肌节关键肌包括：C_5 屈肘肌（肱二头肌、肱肌）、C_6 伸腕肌（桡侧腕长伸肌、桡侧腕长短肌）、C_7 伸肘肌（肱三头肌）、C_8 中指屈肌（指深屈肌）和 T_1（小指外展肌）。下肢肌节关键肌包括：L_2 髋关节屈曲（屈髋肌—髂腰肌）、L_3 膝关节伸展（伸膝肌—股四头肌）、L_4 踝关节背伸（踝背屈肌—胫前肌）、L_5 大踇趾伸展（长伸趾肌—踇长伸肌）和 S_1 踝关节跖屈（踝跖屈肌—腓肠肌、比目鱼肌）。肌力的评估可分为 6 级：①0 级为完全瘫痪。②1 级可见或者可触及肌肉收缩。③2 级全关节可主动活动，但不能对抗重力，只能水平移动。④3 级全关节可主动活动，能对抗重力，但不能对抗外力。⑤4 级全关节可主动活动，能对抗部分外力。⑥5 级全关节可主动活动可对抗外力。此外还需检查肛门括约肌的收缩功能，这在评定马尾综合征时具有重要的作用。

3. 深浅反射及病理征　轻微的脊髓损伤（如脊髓震荡），可没有明显的反射改变及病理征。但是严重的脊髓损伤（如脊髓休克急性期），所有反射都不能引出，肢体表现为弛缓性瘫痪。随着时间的推移，脊髓休克进入恢复期，深部腱反射呈亢进状态，病理征如 Babiskin 征等通常在此时可以引出。而且可以通过刺激龟头、阴茎或者是牵拉导尿管引出球海绵体反射。而且不同的脊髓损伤平面可表现出不同的反射改变。上脊髓损伤可能出现四肢痉挛性瘫痪，病理征阳性。而胸腰椎平面的损伤上肢深浅反射可能正常，双下肢出现痉挛性瘫痪，深反射亢进，病理征阳性。故不同的深浅反射及是否有病理征的出现对确定脊髓损伤平面具有重大意义。

三、实验室检查

实验室检查对脊柱脊髓外伤的患者同样具有重要意义。如多发伤的患者，由于失血过多，可能出现血红蛋白、血球压积的降低及白细胞的增高。由于血液的浓缩，尿量减少，尿比重增加。同时体内可能出现一系列的酸碱平衡紊乱，影响整个治疗的效果。如低钠血症可见于脊柱脊髓损伤的患者，尤其是颈脊髓损伤的患者。重度的低钠血症可导致患者出现意识模糊等神经精神方面的症状，甚至死亡。此外，由于机体的保护因素，使交感神经系统处于兴奋状态，使得胰岛素的分泌受到抑制，血糖升高。对于严重的脊柱脊髓损伤患者，还可能存在胰岛素抵抗。

动脉血气的分析在脊柱脊髓损伤中也具有重要的作用。上位颈脊髓的损伤，累及膈神经，引起膈肌麻痹，呼吸困难，严重时甚至威胁生命。急性上脊髓损伤患者出现呼吸性酸中毒，动脉血气分析可出现 PO_2 浓度的减少，PCO_2 浓度的增加，HCO_3^- 可正常。因此，进行相关的实验室检查，监测电解质、酸碱平衡对于脊柱脊髓损伤患者尤为重要。

四、影像学检查

目前最新的临床指南建议，外伤患者若无相关脊柱脊髓损伤的症状，则无须进行影像学检查，这便使得病史的询问及体格检查在脊柱脊髓损伤治疗中具有重要作用。如果患者自述有疼痛，且体格检查有神经功能损伤或者反应迟钝等症状均需要接受影像学评估。

（一）X 线检查

X 线检查为脊柱脊髓损伤影像学检查中最基本的检查。常规摄正侧位片，必要时可拍摄斜位片以确定有无椎弓根峡部裂。通过 X 线片，可测量椎体前缘和椎体后缘的比值；测量椎弓根间距和椎体宽度；测量棘突间距及椎间盘间隙宽度并与上下邻近椎间隙相比较；还能观察椎体是否有形变等。对于上脊椎损伤的患者，张口位 X 线也具有重要的诊断意义。此外，根据 X 线的损伤程度可以预估脊髓损伤的程度。如胸椎的椎体滑脱 I 度以上，可能导致完全性的脊髓损伤；而腰椎的滑脱程度可能与脊髓的损伤程度不一致。

（二）CT 检查

与 X 线相比，CT 更能精确地显示微小的骨折块，并间接反映椎间盘、韧带及关节突的损伤（与 X 线相比，CT 更能清楚显示枕颈关节和颈胸关节）。通过 CT 平扫，我们能观察到骨折块进入椎管的程度，并根据该程度进行脊髓损伤的预测。我们定义：骨折块占据椎管前后径 <1/3 者为I度狭窄，1/3 ~ 1/2 者为 II 度狭窄，>1/2 者为 III 度狭窄。中、重度狭窄者多有脊髓的损伤。此外，三维 CT 重建能更直观地显示病变部位，对手术具有重要的指导意义。值得注意的是，在搬动患者进行 CT 检查的过程中，应遵循轴线滚动原则进行搬动，防止脊髓的二次损伤。但是 CT 的缺点在于其对软组织的不敏感性。

（三）MRI 检查

相比较 CT 而言，MRI 能更好地反映脊髓、神经根、韧带等软组织的结构与功能。特别是对判断脊髓的损伤具有重要的价值，因为临床工作中也会碰到 CT 和 X 线正常，但 MRI 提示严重脊髓损伤的患者。轻微的脊髓损伤，其在 MRI 上可无明显的改变。但是在较为严重的病例中，MRI 能显示出脊髓的水肿、出血、椎间盘的突出、压迫脊髓的严重程度，甚至脊髓横断、不完全损伤或者完全损伤均能在 MRI 中得到体现。对于脊柱脊髓损伤后出现神经脊髓症状的患者，均建议行 MRI 检查，判断脊髓的受压迫程度及其相关病理改变。此外，MRI 也可显示软组织的损伤。如韧带断裂，在 T_1WI 可观察到断裂处的黑色条纹影，在 T_2WI 可观察到高信号。但是 MRI 对于骨头的敏感性不如 CT，骨折线在 MRI 上呈长 T_1、短 T_2 信号改变。

（四）其他

另外有一些影像学检查虽然不常用，但是对于在 CT、MRI 无法清楚显示的情况下，仍有一些参考价值。如脊髓造影对陈旧性脊柱脊髓损伤及陈旧性椎管狭窄具有一定的诊断价值。椎间盘造影可显示受损的椎间盘；神经根管造影术能显示神经的形态及其周围的结构变化；脊髓动脉造影术则能显示脊髓和周围组织缺血性、血管性和肿瘤性病变。

五、神经电生理检查

神经电生理检查主要评估脊髓及神经的功能，对于脊柱脊髓损伤后的脊髓损伤程度的判断具有一定的指导作用。主要包括：①运动诱发电位（MEP）：指刺激大脑皮层、脊髓或者周围运动神经，在外周肌肉上测得的电位。②体感诱发电位（SEP）：刺激肢体末端的感觉纤维，在上行感觉通路中记录的电位，主要反映周围神经、上行传导通路及皮层感觉区等。③皮质体感诱发电位（CSEP）：CSEP 是通过感觉冲动经脊髓后索即薄束与楔束传导的，因脊髓感觉区与脊髓前角很近，又为一个整体被蛛网膜所包绕，故通过 CSEP 检查可及时发现脊髓损伤与否及其程度。④脊髓诱发电位（SCEP）：直接将电极放在硬膜外或蛛网膜腔，对脊髓进行阶段性检测；肌电图等。但是神经电生理检查必须结合病史、体格检查及相关影像学检查，这样才能较全面地评估脊柱脊髓损伤程度。

（丁　浩）

第三节　脊柱损伤的治疗

对于不伴有神经功能损伤的脊柱损伤，外科治疗的根本原则是恢复脊柱的机械稳定，以利于患者的护理、搬动以及脊柱的解剖复位。在多数脊柱损伤的患者常合并有神经功能的受累，但神经功能受损并非手术的绝对适应证，除非损伤呈进行性加重。单纯的脊柱骨折脱位，应按照骨折的一般原则进行复位、固定及功能锻炼，并注意避免加重或诱发脊髓损伤。伴有脊髓损伤的脊柱骨折脱位，则更应重视神经功能的挽救和恢复。通常而言，对于脊柱损伤及其引起的不稳，治疗原则和目标包括：恢复脊柱序列、稳妥固定，必要时进行融合，防止再次发生移位；恢复椎管形态、彻底减压，利于神经功能恢复；预防并发症（积极治疗，早日开始恢复，避免长期卧床并发症）；合并神经损伤者应密切护理。

一、院前治疗

如同任何骨折损伤的急救一样，脊柱损伤的院前急救必须及时，措施得当，这对于治疗预后有着至关重要的影响。脊柱损伤的治疗应在伤后即刻开始，正确的搬运和固定可以有效地保护脊柱损伤患者的神经功能，避免神经损伤的进一步恶化；如若得不到正确的救助，后期将可能出现不可恢复的神经功能损伤。有合并严重的颅脑、胸部或腹部损伤、四肢血管伤者，应当首先处理窒息、大出血等危急情况，稳定气道、呼吸及循环。若患者神志清楚，可根据主诉了解受伤经过及部位。搬运时应保持脊柱轴线稳定及正常的生理曲线，切忌使脊柱做过伸、过屈的搬运动作，以避免进一步的损伤。而应使脊柱在无旋转外力的情况下，3 人用手同时平抬患者放至于木板上，人少时可用滚动法。对颈椎损伤的患者，要有专人扶托下颌和枕骨，沿纵轴略加牵引力，使颈部保持中立位，患者置木板上后用沙袋或折好的衣物放在头颈的两侧，防止头部转动，并保持呼吸道通畅。最好使用充气式颈围、制式固定担架等急救器材，避免引起或加重脊髓损伤。随后，根据伤情及附近医疗资源配置情况，将患者送至有治疗能力的医院，途中应密切观察病情，出现生命体征危象者应及时抢救，注意保持气道通畅，避免由于缺氧或低血压加重脊髓损伤。

二、非手术治疗

（一）支具治疗

非手术治疗可用于稳定性损伤、神经功能受累较轻的不稳定性骨折/脱位、不便行内固定治疗的脊柱损伤。非手术治疗通常需进行牵引或佩戴各类矫形器及支具，如 Halo 牵引环、颅骨牵引、石膏背心等。非手术治疗的具体措施取决于损伤的性质和可用的设备。矫形器及支具的选择应在保证固定效果的前提下，兼顾护理的便利以及患者的舒适程度。如医疗条件不允许，可用枕头或沙袋垫于损伤平面处，慢慢伸直脊柱进行复位。但无论采取何种方式，需要注意避免在牵引复位的过程中造成二次损伤。

对于大部分力学稳定的脊柱损伤，单纯保守治疗就可获得较好的临床疗效。塑形良好的脊柱支具或过伸位石膏等均可以获得良好的效果。但需要注意的是，非手术治疗可能需要长时间的制动或者卧床，这对于老年患者或者全身情况较差患者而言，可能导致新的并发症的出现。并且，非手术治疗因为制动周期较长，也存在发生并发症的可能，如血栓、肺部感染、肌肉萎缩等，非手术治疗通常并不能恢复患者的脊柱高度，后期容易出现脊柱畸形。

单纯压缩性骨折或稳定性的爆裂性骨折（无后骨或韧带结构破裂）不合并神经功能损伤的患者，可以通过支具或卧床休息进行治疗。支具制动可以通过对损伤节段上下方椎体的相对制动而对脊柱进行稳定作用。对于腰椎上段和胸椎中下段的损伤，可佩戴常规胸腰段支具；而对于腰椎下段（L_3 以下）损伤而言，腰骶关节活动度较大，支具制动的范围也应相对延伸。同样，T_6 以上的骨折通常应佩戴颈胸支具。无论损伤的节段或类型如何，安装支具之后应及时复查站立位平片，以确保支具固定时脊柱已处于稳定状态。当患者离床活动时均应当佩戴支具，并避免进行弯腰、扭转、持举重物等活动。支具通常应佩戴 3 个月，轻度的压缩性骨折患者可适当缩短，而三柱骨折的患者可延长至 4~6 个月。患者通常于伤后 2 周和 6 周复查平片，以确保脊柱处于稳定状态，随后每隔 6~8 周门诊复查，观察有无关节强直或自发性融合导致的畸形，直至影像学结果及临床查体证明骨折已愈合，可考虑卸除支具。此后应复查动力位平片，确认无脊柱不稳后，患者方可逐渐恢复日常工作及活动。

（二）药物等其他治疗

全身支持疗法对高位脊柱伴脊髓损伤者尤为重要，包括气道管理。其他治疗还包括低温休眠疗法、高压氧及各类促神经生长药物等，但不能代替手术治疗。

1. 脱水疗法　应用 20% 甘露醇 250 mL 静脉滴注，目的是减轻脊髓水肿。应注意水电解质平衡。

2. 激素治疗　应用地塞米松或甲强龙静脉滴注，对缓解脊髓的创伤性反应有一定意义。应注意相关并发症，如败血症、肺炎等。

3. 氧自由基清除剂　如维生素 E、维生素 A、维生素 C 及辅酶 Q 等。

4. 促进神经功能恢复的药物　如三磷酸胞苷二钠、维生素 B_1、维生素 B_6、维生素 B_{12} 等。

5. 支持疗法　注意维持伤员的水和电解质平衡，热量、营养和维生素的补充。

三、手术治疗

手术治疗的目标是去除压迫神经的组织，恢复并维持脊柱序列，稳定脊柱直至形成骨性愈合。手术的远期目标是尽可能为神经功能和脊柱运动功能的恢复提供稳定的环境。在进行手术决策时需要考虑患者骨折部位、椎体破坏程度、是否累及神经功能、脊柱后凸畸形的角度、后柱结构的稳定性等因素，综合致伤史、既往病史、神经系统查体结果、各项辅助检查结果等信息制订手术方案。

针对脊柱损伤的外科手术治疗，其适应证和禁忌证在很大程度上取决于损伤的类型和全身情况。绝大多数伴有神经损伤的患者和部分合并有不稳定性骨折的患者，均为手术治疗的适应人群。若不稳定型脊柱损伤合并有完全、不可恢复的脊髓损伤，仍应进行融合手术，以方便护理，减少由于脊柱畸形造成的呼吸功能受累或局部神经根受累引起的慢性背痛。不能通过佩戴支具、牵引等保守方法进行复位的脊柱损伤，应进行手术。有 5%~10% 的颈椎损伤患者在佩戴颈围进行保守治疗后效果不佳，出现后凸进行性加重、疼痛加剧或移位进展，此类保守治疗失败的患者具备手术适应证。

此外，当患者合并有多发伤（如颌面部损伤、胸壁损伤等）和其他基础情况（过度肥胖难以适应支具）、不宜进行支具固定等非手术治疗时，也应考虑手术干预。早期复位有利于神经功能的恢复，并且早期复位的成功率也较延迟复位的成功率高。

总体而言，所有的不稳定型脊柱损伤都应进行内固定手术，特别是伴有神经损伤的骨折或脱位、明显的脊柱畸形，应进行手术治疗，便于术后的护理及早期活动、保全神经功能。

（一）手术治疗的原则

1. 获得并维持解剖复位及稳定　为了获得并维持解剖复位，造成损伤的外力作用需要通过内固定的矫形力进行对抗，且这一过程需要持续到脊柱损伤完全愈合。后路椎弓根钉棒系统较前路内固定系统刚性更强，已成为胸腰段损伤的首选术式。然而，由于脊柱前柱对于承担轴向载荷的作用更大，前方入路也常用于前柱的减压及结构重建，提供稳定性或为随后的后路固定创造条件。

2. 减压　无论椎管内占位情况如何，只要出现神经功能受累，就应当进行神经减压。椎管占位50% 以上但神经功能完好的患者可以不用直接减压，向后方椎管内突入的骨片可被缓慢吸收；当脊柱序列良好时，并不一定导致椎管狭窄。前路和后路手术均可用于脊柱损伤的治疗。而除了直接减压之外，后方张力带的修整复位可对神经组织进行间接减压。

通常导致脊柱损伤神经症状的骨组织来自前柱的椎体，位于硬膜囊前方，需要直接减压，而通过椎体切除和椎间盘切除，前路减压可直接去除来自脊柱前柱的致压物；后路手术可进行椎板切除，以去除突入椎管的骨块或椎间盘碎片，必要时也可修补撕裂的硬膜。对于某些腰椎损伤而言，也可通过后路进行经椎弓根截骨而对前柱进行减压，因此，手术入路的选择主要取决于是否存在神经压迫，以及致压因素的来源。其次，应当考虑选择的手术入路是否能有效进行螺钉、线缆等内固定的置入，是否会出现内固定失败等风险。例如，小关节脱位合并椎体终板骨折时最好采用后方入路，而关节突连续性良好的骨折则最好通过前路椎间盘切除融合。但对严重不稳的脊柱损伤，应采用前后路联合固定及融合，以重建稳定，使患者得到更快的恢复。

3. 减少固定节段长度　"减少固定节段长度，保留脊柱运动功能"这一原则对于活动度更大的腰段脊柱而言更为重要。配合椎弓根钉棒系统使用的椎板钩可在保留生物力学作用的前提下进一步减少固定长度。随着内固定器材、技术的不断发展和适应证的深化认识，对特定损伤的短节段固定也可取得和长节段固定相仿的疗效，特别是"伤椎置钉"概念的提出和实践，为医生在治疗脊柱损伤时提供了更多选择。

此外，固定节段长度也对手术入路的决策产生影响。例如，颈椎短节段的手术可考虑从前方入路，而颈胸交界段的长节段手术则应考虑后方入路，否则前方入路造成开胸等手术创伤过大，等等。

4. 手术时机的选择　目前，学者对减压和固定的最佳手术时机尚未达成共识，但已有研究证明脊柱损伤的延迟手术（72 小时以后）治疗效果与早期手术（24 小时以内）有明显差异。因此笔者仍建议伤后特别是伴有神经功能持续恶化者，尽早进行手术干预，以期尽早恢复神经功能。存在脊髓或神经根持续受压并有神经功能受累等临床表现时，晚期减压甚至可在伤后 12～18 个月内进行。

5. 避免并发症　手术相关并发症包括硬膜撕裂、医源性神经损伤、假关节形成、内固定失败、医源性平背、感染等。合并椎板骨折的爆裂性骨折发生硬膜破裂的概率更高，医生在手术时应充分估计到神经根嵌顿于结构破坏的椎板内的可能，并做好修补硬膜以及留置脑脊液引流的准备。对患者翻身进行俯卧位手术的过程可能导致医源性神经损伤，因此不稳定型脊柱损伤的患者，应注意围术期体位摆放、人工气道建立等问题；特别是对于高位脊柱损伤及合并脊髓损伤的患者，谨慎进行气管插管/拔管操作、维持生命体征平稳、保证脊髓灌注等方面均应当予以重视。感染、假关节形成、内固定失败、医源性平背等并发症与患者自身基础条件及手术技巧有关，应及时识别、发现并予以对应处理。此外，根据损伤的节段不同，应当考虑到特殊的风险，例如骶椎骨应考虑损伤本身或手术复位导致骶前静脉出血、神经丛损伤，颈椎骨折应考虑到有无椎动脉损伤及继发的脑血管事件等。

（二）合并脊髓损伤的脊柱损伤治疗

合并脊髓损伤的脊柱损伤可能引起长远而严重的神经系统并发症，而及时、积极的救治措施能有效减少损伤节段的神经细胞损害，改善神经功能的长期预后。治疗措施主要包括药物治疗和手术干预，但可选择的治疗手段并不充裕。需要指出的是，目前尚无关于脊髓损伤统一而绝对的治疗标准，医生应结合患者的受伤节段、损伤程度和综合情况进行治疗措施和治疗时机的选择。

（三）微创手术在脊柱创伤手术治疗中的应用

近年来，随着显微外科、导航技术、手术器械的不断发展以及医生对疾病理解的逐渐深入，微创脊柱手术在脊柱损伤的手术治疗中的地位得到了明显的重视，并已取得了一定的进步，例如微创入路

（通道拉钩系统、内镜技术）、微创器械（经皮内固定系统）以及影像和导航系统等。微创手术不仅为脊柱各节段损伤的手术处理提供了更多的选择，更为一些难以耐受开放手术的伤患提供了更为安全有效的手术方法。

微创手术的适应证包括：不稳定骨折（伴或不伴骨折移位），开放性损伤，伴有原发性全瘫或不全瘫，在椎管狭窄的基础上并发继发性或进行性神经功能障碍，创伤后出现继发性骨折移位或骨不连，无法进行佩戴支具等保守治疗的患者。禁忌证包括：不能进行全麻或传统开放手术者，有其他严重并发症者。条件允许时，可以考虑微创手术，因其具有手术创伤更小、出血量少、可以实现术后早期活动、加速进入康复训练等优点。此外，椎体成形术与经皮骨水泥强化术，也可用于骨质疏松性骨折的前柱支撑以及内固定的强化。

目前已有多项研究证实微创脊柱手术在治疗脊柱创伤中的作用，例如，经皮或微创化椎弓根螺钉固定可以在减少创伤的同时获得脊柱的稳定性。但需要注意的是，微创脊柱手术的最终目标仍然是顺利达成手术目的，故其开展应遵循"先简单后复杂"的原则，使医师熟练掌握手术技巧和经验，并不断发展微创手术的技术。

（四）术后康复训练

术后应尽快进行康复训练，通过综合的物理治疗、活动技巧锻炼，强化肌肉力量，防止挛缩，并使用辅助装置（如校正器、助步器或轮椅）以改善活动能力和神经性疼痛。康复训练还应当包括动作能力和认知能力的评估，以便更好地帮助患者返回工作岗位。

（丁　浩）

第四节　脊柱损伤合并脊髓损伤

一、概述

脊柱损伤常常并发脊髓损伤，脊髓损伤是指由于外界直接或间接因素导致的脊髓形态及功能上的改变。在损害节段以下出现各种运动、感觉和括约肌功能障碍，肌张力异常及病理反射等改变。在医学比较发达的今天，脊髓损伤的治疗依然是困扰医学界的难题，给患者本人带来了身体和心理的严重伤害，同时给患者家庭和社会带来了沉重的经济负担。目前，创伤性脊髓损伤的全球发病率约为23/100万，北美约为40/100万，西欧约为16/100万，亚洲的预测发病率约为（21～25）/100万。加拿大一项回顾研究发现，创伤性脊髓损伤的发病率一直稳定在35.7/100万，男女比例为4.4∶1，并且男性患者以下颈椎为主，女性患者以上颈椎为主。尽管10年来手术率大幅提高（61.8%～86.4%），但是患者院内死亡率（3.1%）未降低，平均住院时间（26天）也未缩短。其中，75岁以上患者的院内死亡率可达20%。在我国，尚缺少大规模普查脊柱脊髓伤发病率，但是针对创伤患者的研究发现，脊髓损伤患者占创伤总数的0.74%，占脊柱损伤的16.87%。

二、致伤因素

脊髓损伤可分为原发性脊髓损伤与继发性脊髓损伤。前者是指外力直接或间接作用于脊髓所造成的损伤，后者是指在原发损伤基础上继发一系列生化机制所造成的组织自毁性损伤。

根据有无伤口脊髓损伤又可分为开放性损伤和闭合性损伤。开放性损伤多见于枪弹、锐器等直接作用于脊椎，使脊髓受到损害，损伤与外力作用的部位一致，以胸髓最为多见。闭合性损伤多见于暴力导致脊柱异常活动（如车祸、坠落、扭伤、过重负荷等），使脊柱发生过度伸展、屈曲、扭转，造成椎体、附件或血管损伤，进而造成闭合性脊髓损伤。

脊髓损伤是指由于受到直接或间接机械外力而导致脊髓结构与功能的损害。

（一）直接外力导致的脊髓损伤

由于脊髓位于骨性椎管内，受到脊柱良好的保护，一般情况下不易遭受直接外力损伤。但在少数情况下，刀刃、子弹、弹片等穿过椎板或者通过椎板间隙直接损伤脊髓，伴有轻度的脊柱骨性结构的损伤，或者没有骨性结构的损伤。由于脊髓受到这种直接外力的损伤，往往造成脊髓的完全性横贯性损伤，绝大多数患者神经功能无法改善，预后不良。比较复杂的是火器伤，即使弹道并未直接穿过脊髓组织，高速的火器如子弹进入人体后产生的局部震荡等效应仍可损伤脊髓。在一些国家，火器伤是脊髓损伤的主要因素，可高达44%，大多数患者为青年男性。约有70%的颈椎损伤患者出现完全性神经损害，70%的腰骶椎损伤患者出现不完全性马尾损伤。

（二）间接外力导致的脊髓损伤

间接外力是造成脊柱损伤合并脊髓损伤的主要原因。外力并非直接作用于脊髓，而是作用于脊柱，导致脊柱骨折脱位，或是无骨折脱位的损伤，间接作用于脊髓导致脊髓损伤。高空坠落、交通意外等间接外力可引起各种类型的脊柱骨折、脱位，导致脊髓损伤；反之，脊髓损伤并不一定伴有脊柱骨折脱位，儿童脊髓损伤多属此种情况。据估计，2007年全球因意外或者自伤导致脊髓损伤患者有13万~22万人。总体来说，发达国家因交通事故致伤的比例在降低，但是老年患者跌倒的比例较高；发展中国家交通事故比例很高，老年患者摔倒的比例也很高。研究发现，交通事故仍然是脊柱损伤的主要病因（约50%），其次是摔倒（28%）。一项全球研究指出，发展中国家虽然汽车总数占全球48%，但是致死性车祸占全球90%。北京和天津的创伤性脊髓损伤的发病率分别为60.6/100万和23.7/100万。其中，车祸约占总体病因的50%。

在病理情况下，轻微的外力也可以导致脊柱骨折，并使脊髓遭受间接暴力，导致脊髓损伤。常见于强直性脊柱炎、类风湿性关节炎。

三、病理变化

脊髓损伤按损伤的轻重程度分为不完全性脊髓损伤和完全性脊髓损伤；按病程进展分为原发性损伤和继发性损伤。脊髓在遭受外力后所受到的最初损伤为原发性损伤。原发性脊髓损伤的常见病理类型为脊髓挫伤及挫裂伤、脊髓断裂。脊髓在原发性损伤后因缺血、缺氧而导致的神经组织进一步损伤称为继发性脊髓损伤。继发性脊髓损伤最早表现为脊髓组织水肿，如果缺血、缺氧状态持续存在，会相继出现脊髓神经组织细胞坏死、凋亡等继发性改变，导致脊髓神经组织不可逆性损害。

四、分类

按照病理变化可分为脊髓震荡、脊髓休克、不完全脊髓损伤、完全脊髓损伤、脊髓圆锥综合征、马尾神经损伤等。

五、临床表现

由于脊髓功能节段性分布的特点，不同部位的脊髓损伤所表现的症状和体征各不相同，从患者的症状特点上可以推测脊髓损伤的节段。

（一）上颈段脊髓（$C_1 \sim C_4$）损伤

颈椎骨折占脊柱骨折的20%左右，但是占脊髓损伤死亡率的60%。上颈髓损伤四肢呈痉挛性瘫痪，损伤平面以下节段感觉、运动、反射功能消失。因$C_2 \sim C_4$段内有膈神经中枢，累及可引起膈肌麻痹，出现呼吸困难、咳嗽无力、发音低沉甚至窒息死亡。

（二）下颈段脊髓（$C_5 \sim C_8$）损伤

可出现四肢瘫，双上肢表现为下运动神经元受损：远端麻木无力，肌肉萎缩，腱反射减低或消失；双下肢则为上运动神经元性瘫痪：肌张力增高，膝、踝反射亢进，病理反射阳性。损伤节段平面以下感觉消失，并伴有括约肌功能障碍。

（三）胸段脊髓（$T_1 \sim T_2$）损伤

由于胸椎管较窄，脊髓损伤多为完全性，损伤平面以下感觉消失，下肢痉挛性瘫痪，肌张力增高，同时部分肋间肌瘫痪出现呼吸困难。T$_6$节段以上损伤可导致脊髓休克，伴有交感神经麻痹、血管张力丧失、血压下降、体温随环境温度变动、Horner 综合征等。脊髓休克期过后出现总体反射、反射性膀胱、射精反射和阴茎勃起等。

（四）腰膨大（L$_1$~S$_2$）损伤

胸腰段脊椎骨折较常见，损伤后膝、踝反射和提睾反射皆消失。腹壁反射则不受累；因脊髓中枢失去对膀胱及肛门括约肌的控制，排便、排尿障碍明显。

（五）脊髓圆锥（S$_3$~S$_5$）及马尾损伤

脊髓圆锥损伤一般不出现肢体瘫痪，可见臀肌萎缩，肛门反射消失，会阴部呈马鞍状感觉消失。脊髓圆锥内存排尿中枢，损伤后不能建立反射性膀胱，直肠括约肌松弛，出现大小便失禁和性功能障碍。L$_2$以下损伤马尾神经，马尾神经在椎管内比较分散和活动度大，不易全部损伤，多为不完全性损伤，两侧症状多不对称，可出现剧烈的疼痛和不同程度的感觉障碍，括约肌和性功能障碍多不明显。

六、诊断

脊柱损伤伴脊髓损伤的诊断包括：明确的外伤病史（坠落、敲击、交通事故、枪弹伤、摔倒等），局部症状（剧痛，运动时加剧），神经功能障碍（感觉、运动、反射和自主神经功能障碍）和辅助检查结果。除脊柱损伤的诊断外，还需要明确脊髓损伤的平面、损伤性质和严重程度。

1. 脊髓损伤平面　不同损伤节段具有不同的临床征象，应进行全面神经查体，按照深浅感觉、运动、深浅反射、病理反射仔细检查，确定受损节段。完全性与不完全性脊髓损伤、脊髓休克与脊髓震荡需要仔细鉴别。

2. 脊髓损伤严重度分级　可作为脊髓损伤治疗和转归的观察指标。目前较常用的是国际 Frankel 分级和美国脊髓损伤学会（ASIA）分级。

3. 脊髓损伤的影像学诊断　X 线、CT 和 MRI 检查，可发现脊髓损伤部位的脊柱骨折或脱位及脊髓信号改变。

4. 脊髓损伤电生理检查　体感诱发电位检查（SEP）可测定脊髓感觉，运动诱发电位检查（MEP）可测定锥体束运动功能。

七、处理原则

脊髓损伤通常较为严重，C$_4$以上的高位损伤大部分当场死亡。C$_4$以下的脊髓损伤虽然不致命，但通常合并有颅脑、胸部、腹部或四肢的严重创伤。由于完全性脊髓损伤至今尚无有效治疗方法，因此需重视预防和减少脊髓功能的丧失。治疗后可残留功能障碍，因此需要加强康复治疗，促进其融入社会。

1. 非手术治疗　伤后 6 小时内是抢救关键时期，24 小时内为创伤炎症反应急性期，应积极救治。

（1）药物治疗：控制脊髓炎症反应和局部充血水肿，稳定神经细胞膜，促进神经功能恢复。甲强龙、神经节苷脂、神经营养因子等需要尽早应用。

（2）高压氧治疗：可改善脊髓缺氧，于伤后数小时进行。一般为 0.2 MPa 氧压，1.5 小时/次，10 次为一个疗程。

2. 手术治疗原则　脊柱骨折复位，重建脊柱稳定性，解除脊髓压迫。

3. 脊髓损伤并发症防治　瘫痪一般不直接危及患者生命，但其并发症则是导致截瘫患者死亡的主要原因。

（1）肺部感染：为颈髓损伤的严重并发症，是导致患者早期死亡的主要原因。要坚持每 2~3 小时翻身一次，给予化痰药物，选用有效抗生素，鼓励患者咳痰，必要时行气管切开术。

（2）泌尿系感染和结石：圆锥以上脊髓损伤由于尿道外括约肌失去高级神经支配，出现尿潴留。阴部神经中枢受损，出现尿失禁。患者长期留置导尿，容易发生泌尿道感染。宜抬高床头，多饮水，定期冲洗膀胱、清洁尿道口及更换导尿管。

（3）神经源性膀胱：神经源性膀胱是指中枢神经和周围神经疾患引起的排尿功能障碍。要进行持续导尿及膀胱功能锻炼，必要时可行药物治疗或手术治疗。

（4）大便功能障碍：主要表现为顽固性便秘、大便失禁及腹胀。可采取饮食和药物治疗，必要时灌肠、针灸甚至手掏。

（5）压疮是截瘫患者最常见的并发症：最常发生的部位为骶部、坐骨结节、背部等。防治办法为解除压迫、局部皮肤按摩，使用气垫床、红外线灯烘烤等，同时改善全身状况，增加蛋白质及维生素的摄入，必要时输血。

（6）深静脉血栓及肺栓塞：截瘫患者长期卧床可导致下肢深静脉血栓，血栓脱落可导致肺栓塞。预防的办法是每日加强肢体被动活动，促进血液流动。

4. 康复治疗脊髓损伤康复目标　因损伤的水平、程度和患者基础情况不同，需要区别对待。重获独立是康复的首要目标。要通过训练提高患者生活自理能力，从而尽可能地达到身心的独立。方法有思想教育，让患者接受现实，消除患者忧虑和悲观心态，使其乐观、积极面对生活；同时给予按摩、电疗、水疗等物理治疗；加强主动及被动功能锻炼。

八、三级预防

Ⅰ级预防即预防伤残。主要是指采取必要的措施，防止脊髓损伤的发生。注意生产生活安全，避免创伤是防治本病的关键。一旦创伤发生，在院前及院后急救及检查治疗中，应防止搬运过程中发生损伤脊髓。在脊髓损伤发生后，抢救患者生命的同时早期采取急救措施、制动固定、药物治疗和正确地选择外科手术适应证以防止脊髓二次损伤和继发性损害，防止脊髓功能障碍加重和为促进脊髓功能恢复创造条件。必须牢记预防脊髓损伤比治疗脊髓损伤更重要，必须避免在急救治疗过程中发生或加重脊髓损伤。必须指出正确的外科治疗只是脊髓损伤治疗的一部分，不适当的手术可能加重脊髓损伤。

Ⅱ级预防即预防残疾。脊髓损伤发生后，预防各种并发症和开展早期康复治疗，最大限度地利用所有的残存功能（如利用膀胱训练建立排尿反射），达到最大限度地生活自理，防止或减轻残疾的发生。

Ⅲ级预防即预防残障。脊髓损伤造成脊髓功能障碍后，应采取全面康复措施（医学的、工程的、教育的），最大限度地利用所有的残存功能并适当改造外部条件（如房屋无障碍改造），以便使患者尽可能地在较短时间内重返社会，即全面康复。

（丁　浩）

第十一章

颈椎损伤

第一节 寰枕关节脱位

多为创伤导致。创伤性寰枕关节脱位是指寰椎和枕骨分离的病理状态，是一种并非罕见的致命性外伤，患者多在事故现场死于脑干横贯性损伤。随着时间的推移，越来越多的病例被报道，车祸伤增加是原因之一，而 CT、MRI 等设备的使用和对寰枕关节脱位认识水平的提高也是重要因素。

一、损伤机制和分型

枕骨、寰椎和枢椎构成一个功能单元，有独特的胚胎学发生和解剖学构成。这个功能单元有最大的轴向活动范围。依枕骨髁的形状仅能对寰枕关节起有限的骨性稳定作用。枕寰之间的稳定性主要由复杂的韧带结构来保障。这些韧带可以分为两组：一组连接枕骨和寰椎，另一组连接枕骨和枢椎。连接枕骨和寰椎的韧带包括寰枕关节囊和前、后、侧寰枕膜。连接枕骨和枢椎的韧带包括覆膜、翼状韧带和齿突尖韧带。这后一组韧带对寰枕关节的稳定起更重要的作用。尸体研究发现，当切断覆膜和翼状韧带后寰枕关节即失去稳定性。寰枕关节脱位通常是由暴力产生的极度过伸动作所致，有时在过屈动作下也可以发生，偶有在侧屈动作下发生的。在暴力作用下，覆膜和翼状韧带断裂，可以发生单纯的韧带损伤，也可以并发枕骨髁骨折。

依据侧位 X 线片提出以下分型：①Ⅰ型为前脱位，枕骨髁相对于寰椎侧块向前移位。②Ⅱ型为纵向脱位，枕骨髁相对于寰椎侧块垂直向上移位大于 2 mm。③Ⅲ型为后脱位，枕骨髁相对于寰椎侧块向后移位，此型相对少见。

二、临床表现

寰枕关节脱位的临床表现差异很大，可以没有任何神经症状和体征，也可以表现为颈部疼痛、颈椎活动受限、低位颅神经麻痹（特别是展神经、迷走神经和舌下神经）、单肢瘫、半身瘫、四肢瘫和呼吸功能衰竭。据 Przybylski 等学者的文献综述统计，18% 的患者没有神经损伤，10% 存在颅神经损伤，34% 表现为单侧肢体功能障碍，38% 为四肢瘫。有学者认为颅椎区创伤引起的神经损害多是血管源性的，而非直接的机械性损伤，是椎基底动脉或其分支（如脊髓前动脉）供血不全所致。

三、诊断

寰枕关节脱位靠平片诊断比较困难。大多数伴有完全性脊髓损伤的病例都可见到枕骨髁与寰椎侧块的分离。对于尚存在部分脊髓功能的病例，平片上均无明显异常，寰枕关节的对线尚可，也没有纵向分离，这是因为颈部肌肉痉挛的缘故。大多数寰枕关节脱位的患者都有严重的脑外伤，这使诊断更加困难。平片诊断寰枕关节脱位的依据包括：严重的椎前软组织肿胀、颅底点与齿突尖的距离加大和枕骨髁与寰椎侧块的分离。

有几种用 X 线平片测量的方法可以检测寰枕关节脱位。这些方法都是利用侧位平片测量颅底与颈椎的关系（图 11-1）。

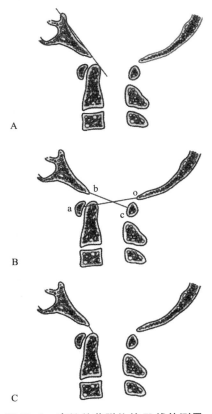

图 11-1　寰枕关节脱位的 X 线片测量

A. Wackenheim 线；B. Power's ratio；C. Basion-Dens 距

　　Wackenheim 线是斜坡后表面的一条由头向尾侧的连线，这条线应与齿突尖的后部相切。如果枕骨向前脱位，这条线将与齿突交叉。如果枕骨向后脱位，这条线将与齿突分离。它可以对寰枕关节脱位有一个大概的评价。

　　Power's ratio 是两条线的长度比：颅底点与寰椎后弓间的连线为 bc 线，颅后点与寰椎前弓的连线为 oa 线。正常人 bc/oa = 0.77，如果比值大于 1.0 即可诊断前脱位。这种方法不能应用于儿童或颅椎区先天畸形的病例，当存在纵向及后脱位时可以表现为假阴性。另有研究证实，在重建 CT（矢状面）上测量该指标的准确性优于平片。

　　Basion-Dens 距是测量颅底点与齿突尖中点的间距。正常人平均是 9 mm，成人如大于 15 mm 或儿童大于 12 mm 应视为异常。

　　对各种原因造成的寰枕关节脱位，平片上的测量方法都不够敏感和精确。标准位置的侧位片是必需的，但在片子上不易得到可靠的标志点，乳突和乳突气室都会干扰对寰枕关节面的观察。有作者认为平片至多只能检测出 50% ~70% 的病例。虽然平片对寰枕关节脱位的直接检出率不高，但颈椎椎前软组织肿胀却很常见，文献报道在 41 个寰枕关节脱位的病例中 37 个有软组织肿胀（90%）。这个异常影像可以作为警示信号，提示有做进一步检查的必要。正常的情况下，颈部椎前软组织的宽度，观察椎前软组织对于诊断颅椎区的损伤相当重要。

　　对可疑病例行颅椎区行 CT 检查，薄层扫描的 CT 及三维影像重建对于确定诊断很有帮助。文献报道 25 个寰枕关节脱位的病例中，21 个经 CT 检查获得证实（84%）。颅椎区 CT 检查发现椎管内出血灶是诊断寰枕关节脱位的一个间接依据。在 29 个寰枕关节脱位病例中有 24 个 CT 检查发现了出血的影像。在 9 个平片未发现寰枕关节脱位的病例中，8 个 CT 发现有蛛网膜下隙或并发其他部位出血。

　　MRI 虽然不能清楚显示骨的解剖结构，但它可以确定颅椎区广泛的韧带和软组织损伤，也可以估计脊髓和脑干的完整性。

四、治疗

寰枕关节脱位后由于韧带撕裂会出现非常严重的不稳定，有迟发性神经损伤的危险，现场救治时头颈部制动很重要。纠正脱位的尝试可能会造成进一步损伤，应在 X 线摄片或透视监测下小心施行。对于仅有纵向移位的 II 型脱位，轴向的负荷或轻压头可以减轻分离，而颈椎牵引或颈围领都可以产生使寰枕关节分离的损伤应力，使神经症状加重。

对于寰枕关节不稳定的治疗有外固定和内固定植骨融合两种方法。儿童的组织愈合能力强，在 Halo-vest 的制动下即可以达到坚强的纤维愈合，不必手术治疗；该方法对成年病例保守治疗效果不好，枕颈内固定植骨融合术才是更好的选择。

（周湘桂）

第二节　寰椎横韧带损伤

一、寰椎横韧带的结构与功能

寰椎横韧带位于枢椎齿突的后方，它的两端附着于寰椎侧块内结节上。横韧带将齿突束缚于寰椎前弓的后面。横韧带腹侧与齿突后面相接触的部位有纤维软骨，韧带在此处增厚，并与齿突构成寰齿后关节。横韧带的长度约为 20 mm，中间部比较宽阔，宽度大约为 10.7 mm，在接近两侧块的附着部最窄，宽度约为 6.6 mm，横韧带中点部位的厚度约为 2.1 mm。

寰椎横韧带几乎完全由胶原纤维构成，仅有少量的弹性纤维以疏松结缔组织的形式包绕在韧带表面，韧带的中部没有弹性纤维。总体来说，纤维组织的走行与韧带是一致的。横韧带由侧块内结节附着点走向齿突的过程中逐渐变宽，纤维束以约 30°角互相交叉形成网状。这种组织结构使得以胶原纤维为主体的横韧带也具有了一定程度的弹性，在张力作用下横韧带可以拉长 3%。这样，屈颈动作时，由于横韧带被拉长，寰椎前弓与齿突间可以有 3 mm 的分离。

寰椎横韧带是维持寰枢关节稳定的最重要的韧带结构，它的作用是限制寰椎在枢椎上向前滑移。当头颅后部突然遭受暴力寰椎前移，横韧带受齿突切割可能发生断裂。生物力学实验发现，横韧带的载荷为 330N，超过这个量横韧带即可断裂。

二、临床表现和诊断

寰椎横韧带断裂后寰椎前脱位，在枢椎齿突与寰椎后弓的钳夹下可能会出现脊髓损伤。由于呼吸肌麻痹，患者可以当场死亡。由于有脊髓损伤的病例多来不及抢救而死于呼吸衰竭，所以我们在临床上见到的因外伤导致横韧带断裂的病例大多没有神经损伤。

普通 X 线片无法显示寰椎横韧带，但可以从寰枢椎之间的位置关系判断横韧带的完整性。最常用的方法是观察颈椎侧位 X 线片上的寰齿间距（ADI），当屈颈侧位 X 线片上由寰椎前弓后缘至齿突前缘的距离超过 3 mm（儿童超过 5 mm）即表明寰椎横韧带断裂，CT 也不能直接观察到韧带，但可以发现韧带在侧块内结节附着点的撕脱骨折，在这种情况下，虽然韧带是完整的，但已失去了它的功能。MRI 用梯度回波序列成像技术可以直接显示韧带并评价它的解剖完整性，在韧带内有高强度信号、解剖形态中断和韧带附着点的积血都是韧带断裂的表现。

Dickman 把寰椎横韧带损伤分为两种类型：I 型是横韧带实质部分的断裂；II 型是横韧带由寰椎侧块附着点的撕脱骨折。两种分型有不同的预后，故需要不同的处理。

三、治疗

I 型损伤在支具的保护下是不能愈合的，因为韧带无修复能力。这种损伤应尽早行寰枢关节融合术。II 型损伤应先行保守治疗，在头环背心固定下，II 型损伤的愈合率是 74%。如果固定了 3～4 个月韧带附着点仍未愈合，仍存在不稳定，则应手术治疗。

（周湘桂）

第三节　寰椎骨折

寰椎骨折各种各样，常伴发颈椎其他部位的骨折或韧带损伤。寰椎骨折占脊柱骨折的 1% ~ 2%，占颈椎骨折的 2% ~ 13%。在临床实践中，典型的 Jefferson 骨折是很少见的，3 处以下的寰椎骨折比较多见。如果前后弓均有骨折，导致两侧块分离，我们称其为寰椎暴裂骨折。寰椎骨折后椎管变宽，一般不会出现脊髓损伤。

一、损伤机制及骨折类型

最常见的致伤原因是高速车祸，其他如高处坠落、重物打击及与体育运动相关的损伤都可以造成寰椎骨折。Jefferson 推测，当暴力垂直作用于头顶将头颅压向脊椎时，作用力由枕骨髁传递到寰椎，寰椎在膨胀力的作用下分裂为 4 个部分。实际上，来自头顶的外力在极特殊的方向作用于寰椎才可以造成典型的 Jefferson 骨折。Panjabi 等在生物力学实验中对处于中立位及后伸 30°位的尸体颈椎标本施加以垂直应力，结果在 10 个标本中只出现了 1 个典型 Jefferson 骨折。在 Hays 的实验中用 46 个标本模拟寰椎骨折，出现最多的是 2 处骨折，其次是 3 处骨折，没有出现 4 处骨折。Panjabi 等认为，当头颈侧屈时受到垂直应力容易出现前弓根部的骨折，而颈椎过伸时受力，颅底撞击寰椎后弓或寰枢椎后弓互相撞击，容易导致寰椎后弓骨折。事实上，各种损伤机制可以单独或合并发生，形成各种类型的骨折。这取决于诸多因素，如作用于头颅的力的向量、受伤时头颈的位置、寰椎的几何形状以及伤者的体质。

寰椎骨折可以出现在前、后弓，也可以在寰椎侧块（图 11-2）。Sherk 等认为后弓骨折占寰椎骨折的 67%，侧块的粉碎骨折占 30%。当前后弓均断裂时，侧块将发生分离，寰椎韧带在过度的张力作用下断裂。韧带可以在其实质部断裂，也可以在其附着处发生撕脱骨折。横韧带撕脱骨折的发生率占寰椎骨折的 35%。不论横韧带断裂或是撕脱骨折都会丧失韧带的功能，使寰椎向前失稳。如果前弓的两端均断裂，将会出现寰椎向后失稳。如果寰椎后弓的两端均断裂，对寰枢关节的稳定影响不大。

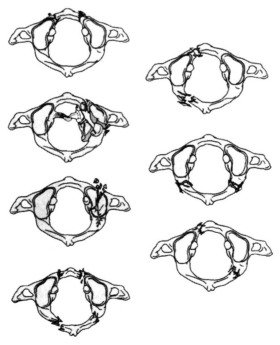

图 11-2　寰椎骨折的各种类型

二、影像学诊断

寰椎骨折的诊断首先要做 X 线检查，在颈椎侧位片上可以看到寰椎后弓的骨折。但是，如果骨折位于后弓与侧块结合部，可能看不清楚。如果是前弓骨折，可以在侧位片上看到咽后壁肿胀。但要留意，伤后 6 小时咽后壁肿胀才会出现。在开口位 X 线片上观察寰枢椎侧块的对位情况，如果寰椎侧块向外移位，说明有寰椎骨折。Spenre 等发现，当左右两侧寰椎侧块移位总计达到 6.9 mm 时，提示寰椎横韧带已断裂。有时，在开口位片上还可以看到横韧带在侧块附着点的撕脱骨折。CT 扫描可以显示寰椎的全貌，可以看到骨折的位置以及是否有横韧带的撕脱骨折，从而确定寰椎的稳定性。摄屈颈侧位 X 线片观察寰齿前间隙是否增大，进而判断寰椎横韧带完整性的方法是不实际的。因为寰椎骨折后疼痛导致的肌肉痉挛将影响患者做屈颈动作。

三、治疗

无论哪种寰椎骨折都应首选保守治疗。对于侧块没有分离的稳定性寰椎骨折，用软围领保护即可。如果寰椎侧块分离小于 6.9 mm，应用涉及枕颏胸的支具 3 个月。侧块分离超过 6.9 mm 的病例应用头环背心固定。头环背心只能制动，而没有复位的作用。颅骨牵引可以使分离的侧块复位，但头环背心难以防止侧块再度分离，因为这套装置没有轴向牵引的作用。要想最终获得良好的对位，只有将牵引的时间延长至 3 周以上，以便侧块周围的软组织达到瘢痕愈合，有了一定的稳定性后再用头环背心固定。文献报道，寰椎骨折保守治疗的效果是很好的，横韧带撕脱骨折的骨性愈合率在 80% 以上。只有极个别的病例因迟发性的寰枢关节不稳定需要手术治疗。寰椎侧块粉碎骨折的病例后期颈椎运动功能的恢复较差。对于寰椎骨折伴有横韧带实质断裂的病例，尽管韧带不可能愈合，也不应急于做寰枢关节融合术，可以先用外固定保守治疗，待寰椎骨折愈合后再观察寰枢关节的稳定性，如果稳定性尚好就可以不做融合术。当轴向负荷作用于寰椎导致横韧带断裂的情况与屈曲暴力造成的情况不同，在前一种情况下，翼状韧带和关节囊韧带都是完好的，它们对寰枢关节的稳定能起一定的作用；在后一种情况下，横韧带断裂的同时翼状韧带和关节囊均已断裂，寰枢关节必然失稳。

如果骨折愈合后确有寰枢关节不稳定，则应做寰枢关节融合术。枕颈融合术只有在寰椎侧块粉碎骨折不良愈合而产生顽固性疼痛时才有必要，对于伴有横韧带断裂或Ⅱ型齿突骨折的后弓骨折没有必要做枕颈融合术。

（周湘桂）

第四节　齿状突骨折

一、相关解剖和分型

作为第二颈椎的枢椎，除了有一个向上突起的齿突外，在结构上比寰椎更像下面的脊椎。齿突的前面有关节面，与寰椎前弓的后面形成关节。齿突有一个尖状的突起，是尖韧带的起点。齿突的两侧比较平坦，各有翼状韧带附着。齿突的后面有一个凹槽，寰椎横韧带由此经过。

枢椎的骨折大多涉及齿突。Anderson 根据骨折的部位将齿突骨折分为三型：齿突尖骨折（Ⅰ型）、齿突基底部骨折（Ⅱ型）、涉及枢椎体的齿突骨折（Ⅲ型）。Anderson 的分型方法对治疗方式的选择有指导意义：Ⅰ型骨折是翼状韧带的撕脱骨折，仅需保守治疗；Ⅱ型骨折位于齿突直径最小的部位，愈合比较困难，可以选择保守治疗或手术治疗；Ⅲ型骨折由于骨折的位置很低，骨折面较大，骨松质丰富，易于愈合，所以适合保守治疗。

二、影像学检查

颈椎侧位和开口位 X 线摄片是首先要做的影像检查。如果患者确有齿突骨折，将会表现为头颈部剧痛，此时做颈椎屈、伸侧位摄片会很困难。如果就诊时创伤已经发生几个小时了，在颈椎侧位 X 线片上可以见到咽后壁肿胀。如果 X 线摄片难以确定有否齿突骨折，可以做枢椎 CT，以齿突为中心的冠状和矢状面重建 CT 可以证实平片上的可疑影像。CT 比 X 线影像可以提供更多的信息，但也容易因为成像质量的问题而产生误导，造成误诊。患者如果没有神经损伤就不必做 MRI 检查，在中矢面重建 CT 和 MRI 影像上见到的软骨结合残迹容易被误认为是齿突的骨折线。

三、治疗原则

齿突骨折的治疗包括使用支具固定的保守治疗和借助于内固定的手术治疗。支具可以选择无创的，如颈围领、枕颈胸固定装置和有创的头环背心。手术有前、后两种入路。前入路用中空螺钉经骨折端固定；后入路手术固定并植骨融合寰枢关节，不指望骨折端的愈合。由于齿突中空螺钉固定可以保留寰枢关节的旋转功能，所以应作为首选的手术方式。

I 型骨折由于位于寰椎横韧带以上，对寰枢关节的稳定性影响不大，所以用最简单的支具保守治疗就可以。

确定 II 型骨折治疗方案，要参考骨折原始移位的程度、齿突与枢椎体成角的度数、患者的年龄、骨折端是否为粉碎性的、骨折面的走向以及患者自身对治疗方式的选择。骨折发生的一瞬间，齿突平移或与枢椎体成角的程度越大，骨折愈合的可能性越小；患者的年龄越高，骨折越不易愈合；粉碎性骨折即使得到很好的固定也很难自然愈合。如果估计骨折愈合的可能性很小，可以选择直接做后路寰枢关节融合术。

对 II 型骨折，如果选择保守治疗则必须用最坚固的外固定方式（Halo-vest，头环背心）。由于头环背心仅有固定而没有牵引复位作用，所以，如果在骨折发生后马上就安装，不一定能将骨折在解剖对位状态下固定。II 型骨折由于骨折的对合面比较小，而对合程度与骨折的愈合结果又密切相关，所以应努力将其固定在解剖对位状态。如此，可以先使用头环或颅骨牵引弓在病床上做颅骨牵引，待骨折解剖对位后再持续 2 ~ 3 周，以便寰枢关节的软组织得到修复、骨折端形成初期的纤维连接。此时再安装头环背心，就可以很容易地将骨折端固定在解剖复位了。文献报道 II 型齿突骨折用头环背心固定的愈合率为 70% 左右。

II 型齿突骨折如果骨折面是横的或是从前上向后下的，就适合做中空螺钉固定。如果骨折面是由后上向前下的，在用螺钉对骨折端加压时会使骨折移位，这样的病例相对来说不适合做中空螺钉固定。

III 型骨折用一枚中空螺钉内固定是不可靠的。这是因为骨折的位置低，螺钉在骨折近端的长度太短；骨折端的骨髓腔宽大，螺钉相对较细。III 型骨折比较适合保守治疗，文献报道用 Halo-vest 头环背心固定 III 型骨折的愈合率可以达到 98.5%。

（周湘桂）

第五节　枢椎峡部骨折

枢椎峡部骨折也称 Hangman 骨折、枢椎椎弓骨折，是发生于枢椎椎弓峡部的垂直或斜行的骨折，它可使枢椎椎弓和椎体分离，进而引发枢椎体向前滑移，所以也称创伤性枢椎滑脱。常由交通事故、跳水伤或坠落伤造成。由于出现骨折移位后椎管是增宽的，所以很少并发神经损伤。有人顾名思义将 Hangman 骨折说成是绞刑骨折，这样的命名从骨折的发生机制上说是不确切的。实施绞刑时，受刑者的颈椎经受过伸和轴向牵拉力，可以造成枢椎与其下颈椎的分离。而我们见到的 Hangman 骨折，虽然也由颈椎过伸损伤造成，但是往往并发有垂直压缩力。发生 Hangman 骨折时可能并发有前、后纵韧带和 C_2 ~ C_3 间盘纤维环的撕裂，可继发颈椎失稳。

Effendi 将该骨折分为三型，并结合其损伤机制提出了治疗方式。Levein 和 Edwards 改进了该分型（图 11-3）。

绝大多数 Hangman 骨折都可以在支具的固定下得到良好愈合。对于没有移位的骨折（Ⅰ型），推荐用 Philadephia 围领和枕颏胸固定支具治疗。如果 C_2 相对于 C_3 前移 4 mm 或有 11°以上的成角（Ⅱ型），仅靠支具保护是不易自然愈合的，Halo-vest 头环背心效果较好。手术治疗仅仅适于那些用 Halo-vest 不能维持良好复位、骨折陈旧不愈合或并发 $C_2 \sim C_3$ 关节突关节脱位（Ⅲ型）的病例。

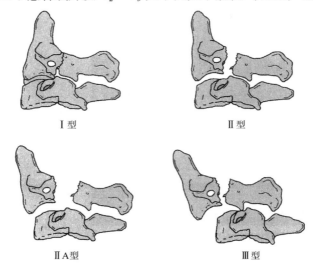

Ⅰ型　　　　　　　　　　Ⅱ型

ⅡA型　　　　　　　　　　Ⅲ型

图 11-3　Hangman 骨折分型

如果只有枢椎椎弓骨折分离而没有 $C_2 \sim C_3$ 椎间关节的损伤，而患者又无法接受外固定治疗，可以选用后路枢椎椎弓根（即椎弓峡部）螺钉固定。使用拉力螺钉可以将骨折端加压对合。这种固定方法更适合骨折接近枢椎下关节突的病例，这样的病例螺钉在骨折的远端有更长的固定长度，固定效果更好。如果枢椎椎弓骨折分离很严重，伴发枢椎体前滑移或成角移位，就需要对 $C_2 \sim C_3$ 椎间关节施以固定并植骨融合。前路 $C_2 \sim C_3$ 椎间关节植骨加椎体间钢板螺钉固定是比较可靠的方法。对于 $C_2 \sim C_3$ 脱位严重的病例，应在使用颅骨牵引将枢椎尽量复位后再做植骨、固定。也有从后路做 $C_2 \sim C_3$ 固定、植骨的方法：枢椎做椎弓根螺钉固定，技术难度并不高，利用拉力螺钉还可将枢椎椎弓的骨折分离加以复位。但如果 C_3 用关节突螺钉固定，则稳定性不可靠；如用椎弓根螺钉固定，在操作上有一定的难度，风险较大。

（金　昊）

第六节　下颈椎骨折脱位

一、概述

颈椎外伤占整个脊柱外伤的 50% 以上，大部分与高能损伤有关，其中交通事故伤约占 45%，坠落伤约占 20%。在所有钝性损伤中，颈椎外伤占 2% ~ 6%。大约 40% 的颈椎外伤患者并发神经功能损伤。颈椎外伤，尤其是骨折脱位后，经保守治疗后死亡率及致残率均较高。现在，随着诊断及治疗手段的提高和内固定技术的发展，颈椎外伤的死亡率及致残率有了显著的改善。

二、诊断

（一）病史及体格检查

对于清醒患者可简要了解既往病史及这次外伤的发生经过，包括坠落高度、汽车撞击的方向、重物击打的方向及部位等，由此可推测颈椎外伤发生的机制。体格检查要包括脊柱及身体其他部位的系统检查，避免遗漏肢体及脏器损伤，检查脊柱时要逐一触摸棘突，检查有无压痛、骨擦音及台阶，观察瘀斑、裂伤及穿通伤口的部位，颈前部的肿胀及饱满提示颈椎前方的血肿及颈椎外伤的发生。头部及颈椎的旋转畸形往往提示颈椎单侧小关节交锁，头面部的瘀斑往往是外力直接作用的结果，提示外力的播散方向。在清醒患者要进行详细的神经学检查，包括所有皮节及肌节感觉、运动及相应反射，肌肉力量按照 0~5 级记录，注意反复检查记录神经损害有无进展，肛门周围感觉存在提示骶髓功能残留，是不全损伤的体征，提示治疗后会有所改善，脊髓损伤可按照美国脊柱损伤协会的分级标准进行分级。当遇到不清醒的患者时，神经学检查受到限制，但肛门张力可以评价，球海绵体反射也可以检查，其恢复提示脊髓休克结束，通常在 48 小时内结束。

（二）初期影像检查

对于创伤患者应常规进行颈椎侧位、胸部及骨盆的 X 线检查，颈椎侧位片可发现 85% 的颈椎外伤，对于 C_7 ~ T_1 部位的损伤仅有 57% 的病例在 X 线片上能显示。目前 CT 检查已经普及，因此 CT 检查在颈椎外伤早期的影像检查中已经变得不可缺少，一方面可以准确显示颅底及颈胸段的损伤，另一方面可以更精确显示细微的脱位、关节突交锁及骨折，特别是 CT 重建影像可显示椎体间的顺列及椎间隙的改变情况。颈椎侧位影像要注意观察棘突椎板交界连接线、椎体后缘连接线、棘突间的距离、椎体间的距离、关节突的对合关系及椎体前缘的连线。这些连线的中断或异常往往提示颈椎骨折脱位。

有关除外颈椎外伤的最佳检查方法还存在争论，文献报道漏诊率为 10% ~ 48%。普通 X 线片是有效的检查方法，标准的颈椎检查包括正侧位及开口位片，83% ~ 99% 的颈椎外伤可通过上述 X 片得到显示，斜位片在创伤时应用价值小，可显示椎板及关节突骨折，颈胸段可通过牵引肢体或采取泳姿位显示，即一侧肢体外展，另一侧肢体位于体侧以减少肩部遮挡。对于清醒患者静态片无异常可进行动态 X 线检查，8% 的患者可显示不稳定，但早期因肌肉痉挛，造成伸屈位片不准确，可延迟进行这项检查。侧位片要观察椎前软组织厚度，C_2 ~ C_3 水平大于 7 mm、C_6 ~ C_7 水平大于 21 mm 高度提示颈椎外伤，颈椎后凸角度可通过 Cobb 方法即上位椎体上终板及下位椎体下终板连线夹角确定，后凸角度大于 11° 提示后方韧带损伤或不稳，棘突关节突分离椎体无骨折提示外力造成颈椎屈曲旋转轴在前纵韧带，椎体骨折伴棘突分离提示旋转轴在关节突，椎体前后移位可通过测量椎体后缘切线间的距离确定，侧方移位少见，可通过侧块连线测量移位距离。

CT 检查可显示椎体纵向骨折线、骨块突入椎管程度、椎体粉碎程度及椎板椎弓的骨折，重建影像可显示颈椎顺列，特别是小关节对合情况。

MRI 检查可以显示脊髓影像、椎间盘及后方韧带结构影像，还可以评价血管情况。T_1 像可显示解剖结构，T_2 像显示病理及韧带结构，MRA 可显示颈椎血管。脊髓水肿 T_1 显示低或等信号，T_2 显示高信号。脊髓出血时其信号与血液的化学状态、磁场强度及检查程序有关，急性期（1 ~ 7 天）T_2 显示低信号，7 天后血细胞溶解 T_1、T_2 均显示高信号。正常韧带在 MRI 图像显示低信号，韧带损伤时则显示高信号，同样椎间盘损伤也显示高信号。单侧或双侧小关节脱位时椎间盘突出发生率高，闭合复位可能造成脊髓损伤加重，术前 MRI 检查十分必要，MRI 可清楚显示突出的椎间盘。硬膜外血肿多发于颈椎外伤患者，发生率为 1% ~ 2%。多发生在后方硬膜外，早期（1 ~ 3 天）MRI 显示 T_1 像高信号，T_2 像低信号，3 ~ 7 天血肿中心信号同早期，周围则 T_1、T_2 均显示高信号。

诊断：综合病史、体征及影像资料作出完整诊断，内容包括颈椎损伤解剖部位、程度及分型，神经损伤解剖部位及程度，多发创伤并发其他脏器损伤者应一并作出诊断。

三、分　类

良好的损伤的分类可以帮助判断损伤程度及预后，同时也可以指导治疗方式和手术入路的选择。目前常用的分类有 2 种：

（一）Ferguson&Allen 分类

1. 根据颈部受伤时的方向（屈曲或伸展）及损伤后解剖结构的改变（压缩或分离）分类　分为 6 类：①屈曲压缩。②伸展压缩。③垂直压缩。④屈曲分离。⑤伸展分离。⑥侧方屈曲型损伤。

2. 根据损伤严重程度分类　各类骨折又分为不同级别：

（1）屈曲压缩损伤（图 11-4）：常表现为椎体前方有泪滴样骨折，严重时椎体压缩，上位椎体后脱位。

1）Ⅰ度：椎体前缘变钝，上终板损伤，后方结构完整。

2）Ⅱ度：椎体前方高度丢失，上、下终板损伤。

3）Ⅲ度：椎体压缩骨折伴纵裂。

4）Ⅳ度：椎体压缩骨折并向后移位 < 3 mm。

5）Ⅴ度：椎体压缩骨折并向后移位 > 3 mm，后方韧带结构损伤。

（2）伸展压缩损伤（图 11-5）：主要表现为后方结构损伤，严重时上位椎体前脱位。

1）Ⅰ度：单侧椎弓骨折。

2）Ⅱ度：双侧椎板骨折，无其他结构损伤。

3）Ⅲ度：双侧椎弓骨折伴单侧或双侧椎板、关节突骨折，椎体无移位。

4）Ⅳ度：Ⅲ + 椎体部分前脱位。

5）Ⅴ度：Ⅲ + 椎体完全脱位。

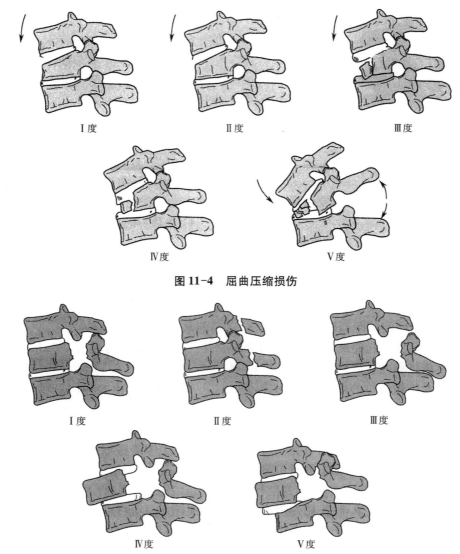

Ⅰ度　　Ⅱ度　　Ⅲ度

Ⅳ度　　Ⅴ度

图 11-4　屈曲压缩损伤

Ⅰ度　　Ⅱ度　　Ⅲ度

Ⅳ度　　Ⅴ度

图 11-5　伸展压缩损伤

（3）垂直压缩损伤（图 11-6）：主要表现为椎体暴散骨折。

1）Ⅰ度：上或下终板骨折。

2）Ⅱ度：上、下终板均骨折伴纵裂，无移位。

3）Ⅲ度：暴散骨折，向椎管内移位。

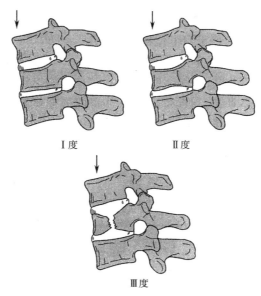

Ⅰ度 Ⅱ度

Ⅲ度

图 11-6 垂直压缩损伤

（4）屈曲分离损伤（图 11-7）：主要表现为小关节脱位。

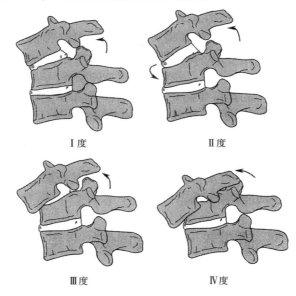

Ⅰ度 Ⅱ度

Ⅲ度 Ⅳ度

图 11-7 屈曲分离损伤

1）Ⅰ度：小关节半脱位，后方韧带结构损伤。

2）Ⅱ度：单侧小关节脱位，椎体脱位 <50%。

3）Ⅲ度：双侧小关节脱位，关节对顶，椎体脱位约为 50%。

4）Ⅳ度：双侧小关节脱位，椎体完全脱位。

（5）伸展分离损伤（图 11-8）：主要表现为上位椎体后脱位。

1）Ⅰ度：前方韧带结构损伤或椎体横骨折，椎间隙增宽。

2）Ⅱ度：后方韧带结构损伤，椎体向后脱位。

（6）侧方屈曲型损伤（图 11-9）：主要表现为椎体侧方结构损伤。

1）Ⅰ度：单侧椎体压缩骨折伴同侧椎弓骨折无移位。

2）Ⅱ度：单侧椎体压缩骨折伴同侧椎弓骨折有移位，或对侧韧带断裂及关节突分离。

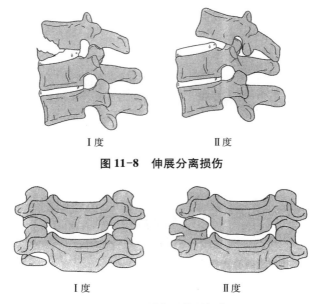

Ⅰ度　　　　　　　　　　Ⅱ度

图 11-8　伸展分离损伤

Ⅰ度　　　　　　　　　　Ⅱ度

图 11-9　侧方屈曲型损伤

（二）AO 分类

主要用于胸腰椎骨折脱位的分类，也可用于下颈椎骨折脱位的分类，对于指导手术入路的选择有帮助。详见胸腰椎骨折。

四、治疗

（一）保守治疗

部分颈椎外伤可采取保守治疗方法，采取保守治疗的适应证包括：①颈部软组织损伤。②颈椎附件骨折包括单纯棘突、横突骨折。③椎体轻度压缩（小于25%），不并发神经损伤、椎间盘损伤及后方韧带损伤。④因身体原因或其他技术原因暂时不能采取手术治疗或需要转移的患者。

最常用的方法是颈椎围领固定，颈椎围领的作用是减少颈椎活动度，借助颈椎周围的皮下骨突起到固定保护作用，包括枕骨、棘突、肩胛冈、肩峰、锁骨、胸骨及下颌骨。软围领没有制动作用，只应用于颈椎软组织牵拉伤。硬质围领根据材质及设计可起到不同程度的制动作用，围领前方要开窗方便气管切开时连接通气管道，在野外救助时最可靠的方法是将下颌及前额用胶带固定在硬质的担架板上。在应用颈椎围领时要注意相关并发症（包括皮肤压疮），特别是枕骨、下颌骨及胸骨部位，并发严重颅脑损伤的病例约38%会发生皮肤压疮并发症，早期除外颈椎外伤避免不必要的时间过长的围领制动。

颈胸固定装置可使固定延续到上胸椎，制动作用比颈围领强，研究显示79%～87%的屈伸活动、75%～77%的旋转活动及51%～61%的侧屈活动得到限制。其缺点是不方便拆卸，同样存在皮肤压迫问题，对枕颈及颈胸段固定效果差。

颅骨牵引也是颈椎外伤保守治疗的方法之一，对不稳定的颈椎外伤可获得即刻制动，对等待手术固定或转运的患者是非常有益的。通过牵引可达到颈椎骨折脱位的复位，但对于枕颈不稳定、椎体间存在分离及并发枢椎椎弓断裂伤的病例应当禁止使用。牵引可以部分恢复颈椎顺列，部分复位突入椎管的骨块，创伤性后凸也可得到部分矫正，因此可使脊髓压迫减轻。实施牵引要避免过度，过度牵引可造成脊髓损伤加重。

Halo 背心固定：随着颈椎内固定技术的普及，头环背心在治疗下颈椎骨折脱位的应用越来越少。但对不适合手术的病例，头环背心是控制颈椎旋转和移位的最好方法，但其缺乏对抗纵向负荷的功能。

（二）外科手术治疗

1. 术前治疗　正确、及时、有效的术前处理也是确保治疗成功的不可缺少的一步，主要包括：

（1）吸氧：面罩吸氧，浓度维持在40%，保持PaO_2 100 mmHg、$PaCO_2$ < 45 mmHg，如果患者的PaO_2与$PaCO_2$比值 < 0.75，应考虑行气管插管。

（2）维持血压：不低于90/60 mmHg，否则容易造成脊髓损伤加重。

（3）脱水治疗：可减轻继发性脊髓损伤。

1）甲强龙：仅在伤后8小时内给药有效。首次剂量30 mg/kg，15分钟内给入，如伤后少于3小时，用法为5.4 mg/（kg·h），持续24小时；如伤后超过3小时但仍在8小时内，用法为5.4 mg/（kg·h），持续48小时。

2）GM-1：仅在伤后72小时内给药有效，用法为100 mg/d，持续18~32天。

2. 复位　可以达到稳定脊柱和间接减压的目的。因此，对于脊椎骨折脱位的患者，在做CT及MRI或检查前必须有颈部支具保护或行颅骨牵引，对于暴散骨折或有脱位的患者必须尽早进行复位，应争取在伤后6小时内复位。

目前，颈椎骨折脱位的复位方式如下：

（1）全身麻醉下颅骨牵引复位：术前应有MRI检查结果，除外椎间盘突出，椎管内有椎间盘组织占位者不适合闭合牵引复位，以免造成脊髓损伤加重，应尽快准备外科手术复位，经前方入路取出椎间盘组织再复位椎体。我们的经验证明，绝大部分骨折脱位可经此方法得到复位。其复位时间明显短于传统方式，平均23分钟，牵引重量轻，平均11 kg，患者无痛苦，复位成功率达98%，且未出现牵引后神经损伤加重。需要在全身麻醉下进行，必须有透视监测，最好有神经电生理监测。具体方式为：全身麻醉后于双侧耳上1.5 cm，同时拧入Gardner-Well牵引弓螺钉，患者头颈部屈曲30°，起始重量5 kg，间隔5分钟增加2.5 kg，每次增加重量后在透视下观察有无过度牵引，并用电生理仪监测脊髓传导功能有无损害，透视见交锁小关节出现"尖对尖"对顶后，将颈部改为仰伸位，使之完全复位后总量减为5 kg维持牵引。

（2）床旁牵引复位：此法复位成功率较低，所用牵引重量较大，由于是在患者清醒状态下实施，患者较为痛苦和恐惧。具体方式为：抬高床头，先在局部麻醉下安放Gardner-Wells牵引弓，患者颈部屈曲30°，起始牵引重量为5 kg，C_1以下每增加一节段加2.5 kg，即C_2脱位加2.5 kg，C_3脱位加5 kg，C_4脱位加7.5 kg，以此类推。以后每30分钟增加2.5 kg并拍床旁片，直至交锁小关节出现"尖对尖"对顶后，将颈部改为仰伸位，使之完全复位后总量减为5 kg维持牵引。最大重量可加至体重的50%并持续1小时，如仍不能复位或在牵引过程中神经损伤程度加重则将重量减少到5 kg维持，改为手术复位。目前临床常用的牵引弓有Gardner-Well弓及Halo环，材质包括不锈钢、钛及碳素纤维3种，牵引前要检查固定钉的强度避免牵引时断裂或脱出。安装牵引弓前应拍X线片或CT检查以除外颅骨骨折。中立位进针点应在耳郭上方1 cm，经过外耳道的纵向线上。在此位置可实施最佳纵向牵引，适度偏前或后可产生后伸或屈曲作用，协助矫正后凸或过度前凸。进针点皮肤使用碘伏消毒，利多卡因局部麻醉包括骨膜，固定针通过进针点拧入穿透外层骨板，避免过度拧紧穿破内侧骨板引发脑损伤，过松也可造成钉脱落而大量出血。

双侧小关节脱位的牵引复位时牵引弓应安装适度偏后1 cm，牵引时可同时产生屈曲便于复位，首先调整滑轮屈曲牵引解锁，然后转为中立位或后伸牵引，维持后伸位置。起始牵引重量为2.5~5 kg，C型臂X线机或拍片避免枕颈部或脱位部位的过度牵引，注意神经体征变化，每次增加重量5 kg，观察15分钟，再次透视或摄片确认无过度牵引，直至复位，牵引重量不应超过25~30 kg，复位后牵引重量维持2.5 kg或5 kg，维持适度后伸位置。牵引时患者要保持清醒，能配合体格检查。

单侧小关节交锁时，往往损伤外力小，颈椎在脱位的状态尚很稳定，所以复位需要更大的力量，牵引弓安装适度偏后，牵引屈曲解锁小关节，术者双手握牵引弓正常侧轴向推压脱位侧牵拉，旋转头部向脱位侧，会听到细微弹响或感到弹跳。摄片确认复位成功，维持牵引重量2.5~5 kg轻度过伸位。

闭合复位存在脊髓损伤加重的风险，其中重要的致病因素是椎间盘突出，复位前进行MRI检查是必要的，特别是对昏迷不清醒患者或在麻醉下进行复位时，MRI检查除外椎间盘突出更为必要。

（3）手术切开复位（图11-10）：如果闭合复位失败，可以采用手术切开复位。复位方式可依手术方式选择前路或后路切开复位。我们多采用前路，先切除脱位椎体间的椎间盘，用Caspar椎体牵开器或椎板撑开器复位，在术中透视的监控下逐渐撑开椎间隙至小关节突对顶，此时将上位椎体向后推移至复位。后路切开复位相对直观简单，可用两把鼠齿钳分别夹持上下两个脱位脊椎的棘突，向头尾两端牵开棘突，在肉眼直视下观察小关节，直至复位。有时，脱位时间较长复位困难时则需要切除部分下位椎体的上关节突以达到复位目的。

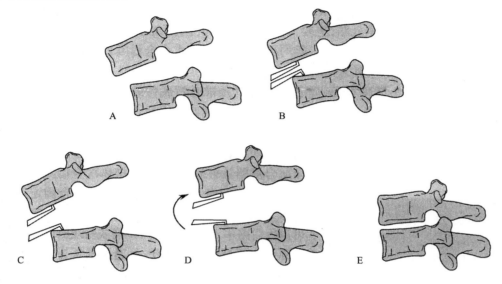

图11-10　前路切开复位示意图

A. 椎体间放入撑开器；B. 透视下逐渐撑开椎间隙至小关节突对顶；C. 将上位椎体向后推移至复位；
D. 复位后移除撑开器；E. 小关节复位，椎体顺列恢复

3. **手术时机选择**　手术时间的选择目前尚无定论，早期手术可尽早解除脊髓压迫，稳定脊柱方便护理。动物实验研究显示，早期减压手术可促进脊髓功能恢复，临床上尚无证据表明早期减压可改善脊髓功能恢复。早期复位及减压固定不但可以减轻由创伤导致继发的脊髓损伤的程度，还可以达到稳定脊柱，便于护理及翻身，防止肺部感染、PE等致命并发症。脊髓不完全损伤的患者应力争在24小时内进行，完全损伤的患者也应力争在72小时内手术治疗。

4. **手术指征**　颈椎外伤后如果出现不稳定性骨折脱位和（或）脊髓神经根功能损害均应进行手术治疗，保守治疗仅适用于稳定性骨折及无脊髓损伤患者。根据文献及经验，我们认为下颈椎外伤的手术指征为：

（1）继发脊髓损伤。

（2）椎体滑移≥3.5 mm。

（3）后突成角≥11°。

（4）椎体高度丢失≥25%。

（5）椎间盘损伤。

（6）任何形式的脱位。

（7）双侧关节突、椎板、椎弓骨折。

（8）后方韧带结构损伤伴前方或后方骨性结构损伤。

5. **手术方式**　根据骨折脱位的类型，采用不同的手术入路，主要为3种手术入路：前路、后路及前后联合入路。一般均在全身麻醉下进行，术中全程颅骨牵引。其选择的适应证如下：

（1）前路：是目前治疗下颈椎骨折脱位的最常用术式，也是我们常用的术式。前路手术适用于椎间盘突出压迫脊髓、椎体骨折脱位及椎体小关节交锁并发椎间盘突出的病例，可进行单纯椎间盘切除减

压融合前路钛板螺钉固定术、椎体次全切除钛网融合固定及椎间盘切除撑开复位椎间融合手术。撑开复位时避免过度撑开损伤脊髓，不能复位者可再行后路手术复位。置入钛网或骨块时因外伤造成不稳定要避免过度撑开，可通过推压头顶使椎间加压固定。前路钛板固定时钛板应尽可能置于椎体中央，在冠状面螺钉应向中线偏斜 10°~15° 以避免损伤前方椎动脉，在矢状面螺钉应平行或轻微远离融合的椎体终板，螺钉长度应根据术前影像资料确定或术中测量确定，头尾端椎体各置入 2 枚螺钉。早期的颈椎前路固定钛板要求螺钉穿透 2 层骨皮质，现在的多角度锁定螺钉不需要穿透 2 层骨皮质，但可以达到同样的固定效果，对钛板本身要求有足够强度，重建和维持稳定是颈椎外伤前路手术固定的首要步骤，厚度过小的钛板可应用在颈椎病患者以减少术后吞咽不适，但尽量避免应用在颈椎外伤患者。

可用于大部分骨折类型，包括单纯前方结构损伤、椎体骨折椎间盘损伤；前方结构损伤并发后方单侧骨折（椎板、椎弓、关节突）或单一韧带结构损伤（棘间韧带、棘突）；小关节脱位。其优点为：仰卧位易于麻醉管理和术中观察，创伤小、失血少，能直接清除损伤的椎间盘，椎间植骨融合率高，一般只需做一个运动单元的固定，术后并发症少；缺点是前方解剖结构复杂，有时复位较困难，前路固定较后路固定抗旋转力弱。手术方式包括：①前路椎间盘切除、植骨融合内固定：用于没有骨性结构损伤的脱位及椎间盘损伤，植骨材料可采用自体髂骨、椎间融合器（Cage），用自锁钛板内固定。②椎体次全切除植骨融合内固定术：用于有不稳定椎体骨折的颈椎损伤，植骨材料可采用自体髂骨、钛网、人工椎体，用自锁钛板内固定。

1）切口的选择：

左侧或右侧：在显露深层的过程中，喉返神经和迷走神经的分支均有可能受到伤及。左侧入路损伤神经的危险相对较小，因为在左侧神经走行更容易被探查。右侧入路可能更易于右势手医生的操作，我们习惯选择右侧入路。

横切口或纵切口：横切口可以用于大部分颈椎骨折前路手术，从美观角度也更符合患者要求。皮肤切口常沿皮肤皱纹从中线斜向胸锁乳突肌的中部。如果需要减压 3 个椎体以上节段，宜采用沿胸锁乳突肌前缘的纵行切口。切口位置的选择可以通过体表解剖标记进行定位（表 11-1）。

表 11-1 颈前路切口的体表标志

硬腭	寰椎椎弓
上腭下界	$C_2 \sim C_3$
舌骨	C_3
甲状软骨	$C_4 \sim C_5$
环状软骨	C_6
颈动脉结节（横突前结节）	C_6

无论皮肤切口高低，均是采用标准的前外侧入路（Smith-Robinson 入路）来达到 $C_3 \sim T_1$ 椎体前缘、椎间隙以及钩突关节的显露。

2）体位的摆放：在患者的肩胛间区垫一个毛巾卷，然后让患者的颈部向对侧旋转 15°。轻度后伸位往往也有一定帮助。在麻醉和肌松状态下，椎管狭窄的患者极易出现脊髓过伸损伤，摆放体位时要格外当心，此时常需采用纤维气管镜辅助气管插管。

3）为了提高术中透视检查的可视性，尤其对于低位颈椎，应将双臂放在两侧（裹住双手并保护好腕管），然后用胶布固定，维持双肩向下的位置，但不要用过大的力量，以防止臂丛损伤的发生。也可用布圈套在两个手腕上，在需透视时施行牵引。

4）在显露中，做深层剥离前要用手指触摸血管搏动，仔细辨清颈动脉鞘。事先留置鼻饲胃管有助于认清食管结构并防止食管损伤。

5）在进行深层剥离时，应避免损伤相邻节段的椎间盘。另外，过度牵拉颈长肌会导致颈交感链的损伤并出现术后 Horner 征。

6）在整个手术过程中确认中线非常重要，偏向一侧操作可损伤椎动脉。在椎间盘切除过程中可将钩椎关节作为确定椎间盘过界的标志。此外，也可用神经剥离子或小探子探查椎体外缘。

7）当手术减压需较长时间时，应每间隔一定时间将拉钩取下一小会儿，使受牵拉的软组织结构得到放松。

8）前路钢板的放置：钢板的长度既要使螺钉（最好是可以变换角度的）能够拧入椎体，又不能遮盖相邻的椎间隙。将钢板放在准备拧入螺钉的位置，X线透视观察钢板的位置和长度。拧入第一枚螺钉，但是暂时不要完全拧紧。重新观察钢板的位置并在对角线（上方或下方）拧入螺钉，将钢板固定在最后的位置上，拧入其他的螺钉。X线检查确定螺钉的位置，确认螺钉不在植骨块上或者椎间隙内。

（2）后路：后路手术应沿后正中线切开分离，避免进入椎旁肌以减少出血，尽可能保留棘间棘上韧带，沿骨膜下剥离暴露椎板，只暴露需要复位固定的侧块关节，很少需要椎板切除减压，并发发育性或退变性椎管狭窄者可在复位后进行椎板成形脊髓减压术，同时进行侧块固定融合术。复位时可纵向牵引使交锁的关节解锁，同时应用刮匙或神经剥离子撬拨复位，复位困难者可切除部分下位颈椎的上关节突再复位。后方固定目前最常用的是侧块螺钉加钛板或钛棒固定，侧块螺钉以 Margal 法安装，长度可突破侧块前侧骨皮质，对手法复位困难者可在安装侧块螺钉之后固定远端钛棒，应用提拉装置撑开复位再适度加压恢复小关节对合关系。固定节段要根据复位后侧块的稳定性决定，关节交锁复位对合良好无缺损可单纯固定两侧脱位的侧块关节，头尾端各1枚螺钉。局部稳定性差，关节突缺损或侧块骨折，前方椎体骨折时可头尾端各固定2个节段。脱位节段小关节表面粗糙化并植骨融合。颈椎椎弓根固定技术要求高，风险比侧块固定大，应慎重使用。侧块螺钉的连接可使用钛板或钛棒，使用万向螺钉和钛棒可允许螺钉安装不需要根据钛板螺钉孔的位置进行，安装螺钉时可根据解剖选择最佳位置而不必担心螺钉间连接的问题。棘突钛缆固定也是后路固定的方法之一，适用于单侧或双侧小关节交锁复位后关节突无缺损，棘突椎板无骨折者，可在上位椎体棘突椎板交界处钻孔，穿过钛缆与下位椎体棘突加压固定，维持后方张力待软组织愈合。

主要用于后方结构损伤，包括小关节脱位、后方双侧骨性结构损伤（椎板、椎弓、关节突）。包括椎板切除术、椎板成形术、侧块螺钉钢板内固定及椎弓根内固定术。其优点是后方解剖结构简单，复位较容易，内固定抗旋转力较强；缺点是无法探查可能损伤的椎间盘，术后发生颈痛的可能性大，通常要做至少2个运动单元的固定，融合率低。该入路单独使用较少，有时与前路联合使用治疗复杂的下颈椎骨折脱位。

1）患者的准备和体位：在气管插管和翻身至俯卧位过程中必须保持颈部的稳定。使用 Mayfield 头架，一根针置于耳郭上方 2.5 cm 处。在头架的另一侧有 2 根针置于耳郭上方 2.5 cm 处，保持头部中立位牵引弓应平行于床面。框架置于前额的前方并与手术台固定。也可以使用马蹄形的头架，注意要避免眼部受压以免发生视网膜缺血，此并发症一旦出现，患者有可能终生失明。头高脚低体位可以减少出血和降低脑脊液的压力。对于肥胖或颈部短粗的患者可用胶布贴在肩部向尾侧牵引以利于显露。

2）切口：沿着棘突行正中切口。确认项韧带并从正中切开。$C_3 \sim C_6$ 的棘突常呈分叉状。C_2 和 C_7 棘突更加突出。通常以 C_2 棘突进行定位。行骨膜下剥离椎旁肌至椎板。在 C_1 水平不应当超过中线旁 1.5 cm，因为椎动脉正好位于这个区域。

3）内固定：无论选择钉板还是钉棒固定均应先进行预弯以维持或恢复颈椎前凸。在拧入螺钉之前应当确认内固定平贴各个小关节。如果棘突和椎板完整，可以将其背侧皮质粗糙化，以便安入内固定后植骨。如果这些结构已经被切除，如椎板切除术，可以将小关节面皮质粗糙化，植入小骨条后再安放钢板。内固定上的螺孔应当正对拟融合节段各个侧块的中点。钻孔前应测试螺钉孔对应的位置。安放内固定后拧入螺钉，但是不要完全拧紧，以免内固定扭转和翘起。对于 $C_3 \sim C_7$ 节段的螺钉固定，确定关节突的中点。螺钉钻入点依据不同的技术和钢板上的螺孔位置而不同。根据解剖学研究，该技术最不容易损伤神经根。根据这项技术，使用尖锥或小磨钻在侧块中点内侧 1 mm 处开出一个钻入点，这一步骤对于防止钻头滑移非常重要。使用限深钻头以向头侧15°、向外侧30°方向钻孔。根据所选用的螺钉不同，可以选择钻透单侧皮质或双侧皮质。使用 3.5 mm 丝锥攻丝，拧入 3.5 mn 的皮质骨螺钉。4 mm 的螺钉用于翻修。螺钉的平均长度是 10~12 mm。如果钻入点偏下和偏内，建议使用 Magerl 技术。如果钻入点位于正中，建议使用 Roy-Camille 技术。

如果融合节段上至 C_1，可以经侧块钢板拧入 Magerl 螺钉。采用上述方法显露 C_2 小关节，螺钉的钻入点为 C_2 下关节突下缘、侧块中线内侧 1 mm 处。在正、侧位 X 线透视监视下钻孔。钻头从上关节突后缘穿出，穿过小关节并进入 C_1 侧块。使用 3.5 mm 丝锥攻丝，拧入 3.5 mm 的皮质骨螺钉。

有些内固定系统限制了钢板上螺钉的位置，必须注意的是，在钻孔之前应当确认钢板适合所有融合节段上的钻入点。解决的方法是根据钢板的方向和局部的解剖选择最适合的螺钉固定技术。

（3）前后联合入路：用于前方结构损伤后并后方双侧骨性结构损伤，一般先行前路手术复位及固定骨折脱位，再行后路减压固定。强直性脊柱炎的骨折脱位也应行前后固定。

6. 常见并发症及处理

（1）多尿及低钠、低钾：颈脊髓损伤多尿低钠血症于伤后（4.5±1.2）天开始出现，伤后（14±3）天达到高峰，伤后（39±10）天恢复，尿量最多可达 14 000 mL/d，在严重颈脊髓损伤（ASIA A 级）患者中的发生率几乎为 100%。治疗主要应给予高张含钠液，应用肾上腺皮质激素（氢化可的松），而过度限水可能会加重病情。

（2）中枢性高热：体温升高时间多为伤后 2~7 天，平均为 3.8 天，体温为 38.5~41.2 ℃，持续 2~3 周，平均为 18.2 天。严重颈脊髓损伤（ASIA A 级）患者发生中枢性高热比例占 76%，临床特点为高热、无汗、面部潮红、鼻塞、惊厥、抽搐、呼吸困难等症状，药物降温效果不佳，受外界环境温度影响而变化。血常规检查白细胞无显著升高。对此类高热要严密观察体温变化，积极行颈椎牵引制动，早期应用脱水剂、肾上腺皮质腺激素以减轻脊髓损伤和水肿，早期减压固定，不能因高热而延误手术时机。采取物理降温措施，冰袋冷敷、冰水灌肠或乙醇擦浴，并调节室温在 18~20 ℃。鼓励患者多饮水。在高热时，持续中流量吸氧，提高脊髓的耐受性，利于其康复，给予足够的电解质、液体、糖、氨基酸，以补充能量消耗。

（3）前路入路并发症：

1）最常见的并发症是取骨区的不适，包括疼痛、感染、髂骨骨折及股外侧皮神经麻痹。位于其次的并发症是咽喉疼痛或吞咽困难，主要为过度牵拉气管所致。

2）血肿压迫气管：由于伤口出血量较大而引流不畅造成。如患者出现缺氧、窒息症状，颈部明显肿胀增粗而引流量少或无，应立即切开伤口清理血肿、止血，否则会出现植物人甚至死亡的灾难性后果。

3）食管和气管的损伤少见，食管损伤的漏诊会导致早期食管瘘。随即会出现纵隔炎，其发病率和死亡率均很高。可通过小心放置拉钩来避免。

4）喉返神经损伤导致声带麻痹发生率可高达 11%，但常为单侧或一过性，多为过度牵拉所致。如术后 6 周症状无改善应进行喉镜检查。

5）交感链的损伤可导致 Horner 综合征，常为过度牵拉颈长肌所致，表现为上睑下垂、瞳孔缩小和无汗症。

6）神经损伤和脑脊液漏：据报道总的发生率约为 1%。一过性 C_5 神经根损伤最为常见。但灾难性的脊髓损伤也有报道。

7）术后 10 年内 25% 的病例可见相邻节段退变。此种情况多见于老年患者，尤其是以前已有退变或手术融合水平达 C_5 及 C_6 者。

8）血管损伤（包括颈血管鞘和鞘内的血管，其被胸锁乳突肌前缘所保护）的报道少见。自动撑开器放置不合适可伤及血管鞘。手持的牵开器如过度牵拉也可引起灾难性后果。减压范围过于偏外可损伤椎动脉，也可损伤左侧颈胸交界处的胸导管。

（4）后路入路并发症：

1）眼部受压：使用马蹄形的头架时未将前额放置在头架上而直接压迫了眼部或在术中头部位置移动造成。避免的方法是术前仔细检查眼部位置，使用 Mayfield 头架，如无此头架用颅骨牵引或宽胶布固定头部。此并发症一旦出现，患者有可能终生失明。

2）血肿压迫脊髓：由于伤口出血量较大而引流不畅造成。主要特点是进行性加重脊髓损害症状及体征，引流量少或无。疑似患者应 B 超或 MRI 确诊，确诊后应立即行手术清除血肿、止血重新放置引流，否则将造成永久性脊髓损害。

3）C_5 神经根麻痹：多为一过性。术后出现肩部及上臂痛，三角肌和肱二头肌无力。主要由脊髓后移导致的神经根牵拉造成。非甾体抗炎药、颈部制动可缓解疼痛，肌无力在 12 个月内逐渐恢复。

4）椎动脉损伤：为椎弓根螺钉或侧块螺钉位置不当所导致。

5）内固定松动、断裂：最常见于最头端或尾端的螺钉，可以更换。如已经融合可以取出钢板。

7. 术后处理及康复

（1）常规放置负压引流，引流留置 48 小时或直至 8 小时内引流量小于 10 mL（前路）或 30 mL（后路）。

（2）术后 48 小时应用抗生素。

（3）引流拔除后拍摄术后片，内固定位置满意即可鼓励患者坐起或下床活动。术后当晚即可翻身，应鼓励早期活动。

（4）术后佩戴硬质颈椎围领 6～12 周。一般患者除洗浴时间而外，应持续佩戴围领。

（5）限制运动直至融合。避免提取重物、体力劳动、屈曲、扭转等。

（6）于术后 1 个月、3 个月、6 个月和 12 个月进行门诊随访及常规影像学检查，以了解神经功能恢复情况和植骨融合情况。

（金　昊）

第七节　陈旧性颈椎骨折脱位

C_3 椎骨及以下的颈椎又称下颈椎，一般意义上的颈椎骨折脱位主要指下颈椎的骨折脱位；而寰枢椎的新鲜或陈旧骨折脱位等损伤，其解剖特点、病理机制及处理与下颈椎的骨折脱位有较大区别，详见另外章节。

颈椎骨折脱位是常见的脊柱损伤，大多数的颈椎骨折和（或）脱位因伴有脊髓神经损伤或稳定性破坏，需早期手术治疗；单纯的棘突骨折、部分椎板骨折及部分无移位的、压缩程度较轻的椎体骨折，如不伴有神经损害，且后方韧带复合体结构保持完整者，采用保守治疗可获得骨折愈合，愈合后颈椎稳定性好，不残留功能障碍。

多数颈椎骨折脱位的患者都能够在早期获得及时诊治，少数患者因为各种原因，导致在早期没有得到及时有效的治疗，而演变为陈旧的颈椎骨折脱位。"陈旧性"颈椎骨折脱位的时限并无统一的定义，目前临床上普遍认为，超过 3 周的颈椎骨折脱位，由于软组织瘢痕开始形成，复位相对困难，因此称其为"陈旧性"的颈椎骨折脱位。

一、病理变化及治疗目标

（一）病理变化、临床特点及处理难点

陈旧性的颈椎骨折脱位是由新鲜损伤演变而来的。新鲜的颈椎骨折脱位主要包括椎体的暴裂骨折或压缩骨折、关节突的骨折以及继发的关节突脱位、关节突交锁等，这些损伤往往都同时伴有椎间盘损伤，由于椎间盘没有直接的血供，损伤后很难愈合，这是导致晚期颈椎局部不稳定的主要原因。

颈椎骨折脱位，受伤当时由于骨折或脱位后椎管的连续性破坏，移位的骨折块或脱位的椎骨对脊髓神经根和硬膜囊的冲击或持续压迫，导致脊髓神经根损伤。早期患者未得到及时治疗或治疗方式不当，到了损伤的晚期，脊髓神经根仍处于持续受压状态，这是导致神经功能损伤不缓解的主要原因。或者由于晚期的颈椎局部不稳定，使本身没有神经损害的患者出现晚期的迟发性神经损害，或使原有的神经损害加重。

颈椎骨折脱位，受伤当时往往同时伴有前纵韧带、后纵韧带和椎间盘的损伤以及关节突骨折、关节突交锁脱位后伴发的关节囊损伤、后方韧带复合体的损伤等，这些椎间盘及韧带等稳定结构在损伤后不易达到良好的愈合，易于导致损伤节段的局部不稳定，这是导致患者晚期顽固性颈项部疼痛以及迟发性神经损害的重要原因。

陈旧性颈椎骨折脱位易于出现以受损椎节为顶点的节段性角状后凸畸形。随着时间的推移，椎体前方支撑结构的持续塌陷、头颅重量的作用、后方稳定结构的破坏以及项背肌的持续疲弱无力，导致后凸畸形的程度有逐渐加重的趋势。颈椎后凸畸形是引起患者晚期颈项部疼痛、僵硬、无力及颈部后伸受限的主要原因，还是导致晚期迟发性神经损害加重的重要原因。颈椎椎体的压缩性或暴裂性骨折，在后期可能因破坏的间盘组织突入骨折的椎体内而出现不愈合，并出现继发的后凸畸形；或者在后凸的位置出现畸形愈合；关节突的骨折以及继发的关节突脱位、关节突交锁以及后方韧带复合体的损伤等因素也是导致晚期出现后凸畸形的重要原因。

陈旧颈椎骨折脱位在受伤后的时间跨度比较大，可以从伤后数周至数年。在伤后的不同时间段，颈椎局部的病理变化是有差别的。

在伤后数周至 6 个月内，骨折可能还没有愈合或者没有达到牢固的愈合，骨折块之间、损伤的韧带、关节囊及间盘等结构中仅有瘢痕组织的形成，瘢痕组织还没有机化，易于分离，这时进行脊髓神经根减压、脱位的复位及后凸畸形的矫正相对较容易。

在伤后数月至数年后，局部骨折可能已经达到畸形愈合，畸形愈合的骨组织也正在经历重塑过程，其骨结构硬化，骨折块或脱位的椎骨之间可以因骨折不愈合而有大量骨痂形成，或骨折组织内有大量瘢痕组织的充填、硬化，使手术时解剖不清、切除困难；损伤的椎间盘及韧带组织虽没有达到良好愈合，但其内充填的瘢痕组织也已经达到了机化、硬化及挛缩，同时由于局部不稳定及骨折不愈合，导致局部骨痂形成及瘢痕增生硬化，使手术时解剖结构紊乱、分离切除及复位困难；伤后因后方张力结构的破坏及不愈合，同时患者长期坐起或直立，因头部重量的作用及后方项背肌无力，导致颈椎后凸呈进行性加重，晚期复位及处理困难；伤后脊髓神经根受到移位的骨折块或脱位的椎骨组织的压迫，晚期移位的骨折块或脱位的椎骨组织周围将形成大量瘢痕组织并机化、硬化，可与硬膜及神经根紧密粘连，在减压手术时分离困难，易于导致硬膜损伤、脑脊液漏或脊髓神经根损伤加重；脊髓神经根长期受压，将导致脊髓神经变性、液化及空洞的形成，晚期手术减压对神经功能的改善仍有意义，但神经功能的恢复和改善比早期减压要差。

随着时间的推移，上述病理改变越显著，导致手术处理越发困难，患者的预后更差，特别是脊髓神经功能的改善不良。

（二）治疗目标和原则

陈旧性颈椎骨折脱位处理的目标是改善患者的临床症状，即最大限度地改善脊髓神经根功能，缓解颈项部疼痛、僵硬、无力及颈部后伸受限的症状。处理方式应当以手术治疗为主，结合部分的微创治疗及保守康复锻炼，以达到上述既定的治疗目标。

陈旧性颈椎骨折脱位手术治疗总的原则是通过手术，达到脊髓及神经根的充分减压，尽可能使颈椎脱位得到复位、矫正或部分矫正后凸畸形、恢复或部分恢复颈椎生理曲线，并通过植骨融合内固定的方式使病变节段获得稳定性重建。

患者的具体情况不同，其手术治疗的目标、手术的重点和具体的手术方式是有差异的。手术的选择应当根据患者的主要症状、患者的期望值、全身情况、对手术打击的承受能力、颈椎的局部病理变化等因素综合考虑。

手术前应当仔细询问受伤史、了解治疗的经过、分析延误治疗的原因；询问目前的主要痛苦和症状，详细地查体，以明确脊髓神经受损情况；仔细地分析影像学表现，以明确目前颈椎的病理变化、与患者当前症状及痛苦的关系以及目前需要解决的问题，以助于制订正确的手术方案。

对于以脊髓神经受压为主、神经功能不良、全身情况不佳、病程较长、已有畸形愈合、局部解剖结构紊乱的患者，手术治疗的重点应当是脊髓神经根的充分减压、神经功能的改善，并通过植骨融合内固定的方式使病变节段获得稳定性重建。椎体脱位或滑脱的复位以及后凸畸形的矫正以能满足脊髓神经根的充分减压及稳定性重建为原则，椎体脱位或滑脱的复位以对线顺列大致改善即可；后凸畸形稍有改善或接近中立位即可。不必为了追求影像学上的解剖复位、对位对线的顺列恢复和生理曲度的完全恢复而对患者反复多次施行手术，或冒险进行过于复杂的高难度手术。

对于以颈项部后凸畸形、后伸受限及疼痛僵硬为主要表现，而脊髓神经受压程度较轻、全身情况良好的患者，手术治疗的重点可以是在脊髓神经充分减压的前提下，尽可能地达到后凸畸形的矫正、颈椎顺列的恢复和稳定性的重建，以期更好地缓解颈项部疼痛僵硬症状。

陈旧性颈椎骨折脱位的手术内容主要包括脊髓神经减压、骨折及脱位的复位、畸形的矫正及植骨融合内固定，上述各个手术内容和步骤在大多数陈旧性颈椎骨折脱位的手术治疗中是相辅相成的，只是针对患者的不同情况、不同的手术治疗目标，而有所不同的侧重。

脊髓神经的减压：颈椎陈旧性骨折脱位对脊髓神经根的致压因素主要包括骨性椎管形态的改变而导致对脊髓神经的压迫，如椎体或椎板骨折并移位的骨折块对脊髓神经的压迫，关节突骨折、脱位、交锁后对脊髓神经根的压迫。通过前路或后路手术可以直接切除移位的骨折块，并通过脱位交锁的关节突复位，使脱位的椎体复位，而恢复骨性椎管的形态，从而达到使脊髓神经根直接减压的目的；也可以通过后路椎板成形、椎管开大的手术方式使脊髓神经根达到间接减压。某些患者还同时伴有间盘突出、骨赘或 OPLL 等因素对脊髓神经根的压迫，也可通过上述手术过程达到脊髓神经根的减压目的。

纠正颈椎脱位、矫正畸形：关节突骨折、脱位、交锁、椎体脱位是导致骨性椎管形态的改变、脊髓神经根受压的重要原因；同时，颈椎脱位后还可出现局部不稳定或局部后凸畸形，这是导致迟发性脊髓神经损害或颈项部疼痛僵硬的主要原因。通过手术纠正颈椎脱位的同时，可以进一步解除脊髓神经受压，纠正后凸畸形。

颈椎的稳定性重建：颈椎的内固定及植骨融合有助于颈椎重新获得稳定性重建，有助于提高脊髓神经减压的效果，防止迟发性脊髓神经损害，也是纠正颈椎脱位和后凸畸形后所必不可少的手术内容。

二、术前准备

（一）患者准备

陈旧性颈椎骨折脱位的患者，都是在颈椎损伤的急性期因各种原因延误治疗或不适当的治疗而演变为陈旧性损伤的。即使患者的骨折脱位已经演变为陈旧性，具备手术指征者，也应当在条件具备时尽早手术治疗。应当详细了解延误治疗的原因、不同原因导致的延误治疗以及早期的不同治疗方式，对于此次手术时机、手术方式的选择及术前准备有不同的意义。

如前所述，颈椎骨折脱位在受伤后的不同时间段，其局部的病理改变是不同的，处理难度及预后也是有差别的。因此，需要详细询问病史，包括受伤时间、受伤方式及早期处理情况。应当详细了解有无多发复合伤、处理情况及目前状态。

部分伴有严重脊髓损伤四肢瘫的患者，在急性期因呼吸困难、肺部感染长期未得到控制，甚至气管切开而未能在骨折脱位的新鲜期及时手术，而使骨折脱位演变为陈旧性。目前仍然气管切开的患者，因切口感染风险较大，应避免进行前路手术；气管切开已封闭的患者，应详细询问拔除气管插管的时间，并检查原气管切开处皮肤愈合情况，如气管插管拔除时间过短、局部皮肤愈合不良、局部炎症反应控制不良，如采用前路手术感染风险仍较大。手术前应当在气管切开皮肤愈合后局部皱褶处进行细菌培养，以防术后切口感染并可以指导术后抗生素的选择。

部分伴有严重脊髓损伤四肢瘫的患者，因在急性期出现皮肤压疮而不能早期手术，而使骨折脱位演变为陈旧性者，应积极治疗压疮，待其愈合后尽快进行颈椎手术。

颈椎陈旧性骨折脱位患者，因脊髓损伤四肢瘫痪、肺部感染、压疮、泌尿系感染、发热等原因而导致慢性消耗，部分患者全身情况较差、恶病质，应当在通过加强营养支持治疗，控制感染，待一般情况改善后，尽快进行颈椎手术治疗。

部分患者是因受伤时并发多个重要脏器的复合伤，由于受伤的其他重要脏器情况不稳定而使颈椎骨折脱位延误至陈旧。此次进行颈椎陈旧性骨折脱位的手术前，需要明确前次其他重要脏器的受损情况、治疗情况及目前功能状态；并发颅脑损伤者，骨折愈合比平常情况下要快，可能颈椎的骨折脱位还不到2~3周，即已达到骨性愈合或畸形愈合，处理时应予注意。

对于陈旧性颈椎骨折脱位患者，应当详细询问导致颈椎骨折脱位的原因，分析当时的受伤机制；应当对比患者受伤当时首次就诊时拍摄的影像学检查资料，了解受伤当时颈椎骨折脱位的情况，分析受伤当时颈椎局部的病理变化；了解受伤当时有无脊髓损伤及脊髓损伤的程度以及到目前为止脊髓损伤的变化情况，有无改善、改善的程度、有无改善后逐渐加重的情况；还应当了解颈椎骨折脱位既往的治疗方式。

（二）术前的影像学检查

陈旧性颈椎骨折脱位患者需要进行详细地影像学检查，并与受伤当时的影像资料进行比较，以明确目前的病理改变以及损伤后的变化。影像学检查，需要 X 线片、CT、MRI 三者的结合，才可以清楚了解颈椎陈旧骨折脱位的状态以及目前的病理改变，才能对进一步的治疗提供可靠的依据。

X 线片是最基本的检查手段，通常需要进行正位、侧位、过伸过屈位以及双斜位等 6 张平片。X 线片可以观察颈椎病变的大体变化，主要包括骨折脱位部位及累及的节段和范围，粗略观察骨折脱位的情况、骨折的移位情况及关节突脱位交锁状况；评估局部序列改变情况，有无因颈椎骨折脱位后导致的后凸畸形，局部稳定性破坏程度；观察有无颈椎的退变增生、有无发育性颈椎管狭窄等情况。

CT 检查可以提供比 X 线片更为精细的颈椎骨结构的变化，需要进行全颈椎的 CT 横断面扫描以及矢状面和冠状面的重建，必要时应当进行表面重建。CT 检查可以观察到骨折块的移位情况、是否突入椎管及对椎管的侵占程度、骨折块之间及脱位的骨组织之间是否已形成骨性愈合或畸形愈合、骨痂的形成情况、椎管的形态变化、关节突脱位交锁情况；矢状面、冠状面及表面重建可以更为直观地反映上述变化，特别是对于关节突骨折、交锁、陈旧损伤后的后凸畸形显示得尤为清楚。

MRI 检查可以提供给我们关于颈椎损伤后脊髓、椎间盘及韧带等软组织损伤状况的信息，MRI 可以显示突出的椎间盘、移位的骨折块或脱位的椎体组织对椎管的侵占、对硬膜及脊髓的压迫；MRI 可以显示脊髓受压后或颈椎局部不稳定对脊髓刺激后产生的脊髓缺血水肿等信号改变，T_2 加权相上脊髓高信号往往就是脊髓受压最重或椎间不稳定对脊髓刺激最重的部位；MRI 还可以显示脊髓长期受压或刺激后形成的空洞表现，脊髓空洞可能预示着脊髓功能预后不良；MRI 还能显示严重的项韧带、棘间韧带和前后纵韧带的断裂以及韧带损伤修复期的瘢痕组织形成，韧带断裂的显示对于颈椎稳定性的评价有一定意义，但 MRI 对于程度较轻的韧带损伤可能显示不良。

三、手术治疗

（一）以前方结构损伤为主的陈旧性颈椎椎体骨折的处理

1. 陈旧性颈椎椎体骨折的处理　椎体暴裂骨折或压缩骨折是最常见的颈椎骨折脱位表现，损伤的急性期过后进入陈旧损伤期以后，往往伴有不同程度的颈椎后凸表现，根据有无脊髓神经根损害、是否伴有颈项部疼痛僵硬症状、后方结构是否完整以及局部后凸的程度不同，处理方法各有不同。

如仅有椎体轻微的暴裂骨折或压缩骨折，局部无明显后凸或仅有轻微后凸，CT 上未显示有关节突的骨折、脱位或交锁，X 线平片上未显示棘突间隙增宽，MRI 上未显示棘间韧带或项韧带的断裂的表现，无脊髓神经根损害表现者。在伤后 3~8 周者，可以考虑继续保守治疗，卧床、颅骨牵引或枕颌带牵引，伤后 8 周以后可以带颈围领或支具下床活动，下床活动后应定期复查拍片并观察脊髓神经根功能变化。由于椎体压缩骨折或暴裂骨折者往往同时伴有一定程度的间盘损伤，因间盘本身无血运，间盘损伤后一般认为不能愈合。因此，单纯椎体骨折患者，虽骨折程度较轻、移位较轻，后期也达到了骨折愈合，后期的后凸也较轻，但远期也可能因间盘损伤而出现节段性不稳定而出现颈痛、颈部僵硬、活动受限以及迟发性的脊髓神经功能障碍。因此，如受伤后远期如仅有单纯颈痛及颈部僵硬，可先行项背肌锻炼、局部理疗、口服 NSAIDs 药物治疗，如无效，可考虑行痛点封闭或疼痛科微创治疗；如顽固性疼痛，保守治疗及微创治疗不缓解，影像学检查证实存在有节段性不稳定时，可以在微创封闭或椎间盘造影证实颈痛与间盘损伤及节段性不稳定有关的前提下，行颈前路间盘切除植骨融合术。如患者存在一定程度的局部后凸，而后凸也可能与颈痛、颈部僵硬及活动受限有关，手术时可以在椎体前缘适度撑开，矫正局部的后凸畸形。

如仅有椎体轻微的暴裂骨折或压缩骨折，局部仅有轻微后凸，CT 上未显示有关节突的骨折、脱位或交锁，X 线平片上未显示棘突间隙增宽，MRI 上未显示棘间韧带或项韧带断裂的表现，但 CT 及 MRI 显示骨折块突入椎管，脊髓神经根受压，患者有脊髓神经根损害的症状体征者，应当尽早行前路椎体次全切除、植骨融合术。手术时应切除突入椎管、压迫脊髓神经根的骨折块组织。如患者存在一定程度的局部后凸，而后凸也可能与颈痛、颈部僵硬及活动受限有关，手术时可以在椎体前缘适度撑开，以利于矫正局部的后凸畸形；如局部后凸程度较重，还可以松解两侧的钩椎关节，椎间撑开后可以更好地矫正局部的后凸畸形。在伤后数周至数月，因骨折块未达到骨性愈合或愈合并不坚固，手术切除骨折块时及前方撑开矫正后凸相对容易；而如到了伤后数年，因骨折块已达到牢固愈合；或虽未达到骨性愈合，但局部有较多骨痂生长；或因局部不稳定反复刺激，而有较多软组织瘢痕或骨赘增生；或相邻椎体之间通过椎间盘达到了骨性融合，导致局部解剖不清，操作切除困难，应当特别注意。另外，切除突入椎管的陈旧性颈椎骨折块，解除脊髓神经根压迫时，骨折块可能与硬脊膜有粘连，分离时易于导致硬膜损伤，甚至脊髓损害加重，手术也应当特别注意。

如椎体上缘轻度压缩骨折且骨折已愈合者，伴有间盘损伤及局部的轻度后凸畸形，如存在脊髓损害，也可以行损伤间盘及椎体后上缘导致脊髓受压的部分的切除，脊髓减压，短节段的植骨融合内固定。

应当仔细分析 CT 和 MRI 片子上椎体骨折突入椎管导致脊髓神经根受压的具体部位。一般而言，椎体暴裂骨折易于从椎体后缘的中部和后下缘突入椎管，压迫脊髓，手术减压时应当有针对性地重点减压；颈椎陈旧损伤者，其稳定性都有不同程度的破坏，而后纵韧带是保持其稳定性的重要结构之一，在减压时应当尽量保留之。

2. 伴有后方结构损伤及后凸的陈旧性椎体骨折的处理　如椎体暴裂骨折或压缩骨折，X 线平片上显示有局部的棘突间隙增宽，MRI 上显示棘间韧带或项韧带断裂的表现者，或 X 线平片、CT 显示有一侧关节突骨折，但对侧关节突关节仅有半脱位而无交锁或对顶者。这种情况表明颈椎前后方的稳定结构均有破坏，患者一般表现为局部的后凸、颈部疼痛、颈部僵硬及后伸活动受限，部分患者可因骨折块突入椎管、椎管骨性结构改变或局部不稳定而有脊髓神经根功能障碍的表现。这类患者需手术治疗，手术的重点在于解除脊髓神经根压迫、矫正后凸畸形、恢复或部分恢复颈椎的顺列以及重建颈椎的稳定性。在伤后早期，骨折块未达到骨性愈合或愈合并不坚固，局部的后凸畸形也并不严重，多数患者采用单纯前路手术，行骨折椎体的次全切除、脊髓神经根减压、两侧钩椎关节的充分松解，则后凸的矫正、颈椎顺列的恢复及固定并不困难；但到了晚期，如相邻椎体前缘瘢痕粘连、挛缩，或相邻椎体之间通过椎间盘达到了骨性融合，或骨折的关节突、半脱位的关节突关节有大量瘢痕组织充填或已经畸形愈合，而使局部出现僵硬性的后凸，同时局部解剖不清，将给前路手术的显露、减压、松解及复位固定带来不小的困难，这类患者单纯采用前路的椎间撑开、钩椎关节的广泛松解也有可能不能达到后凸畸形的满意复位。如采用前后路联合入路的矫形复位减压固定融合术，可能获得较满意的脊髓神经减压及矫形复位固定效果，但前后路联合入路手术对患者创伤打击较大，应根据患者的耐受程度综合判断和选择；部分患者在手术前也可以预先采用我院骨科最先报道的悬吊牵引预矫形的方法，预先将颈椎前方挛缩的组织牵开，预先矫正部分后凸，而后再采用前路手术减压复位固定；即使是病程较长的僵硬性颈椎后凸也可以达到满意的矫正后凸畸形的效果。对于受伤的椎体前缘已经达到骨性融合者，也可以先行前路松解术，再采用悬吊牵引预矫形的方法，进一步牵开椎体前方挛缩的软组织，而后再行前路手术减压复位内固定。

颈椎悬吊牵引方法是让患者仰面平卧于普通的骨科牵引床上，用宽约 10 cm 的颈项部牵引兜带围兜颈项部，通过 2 个牵引滑轮使颈项部产生竖直向上方向的牵引力，颈项部须牵引离开床面一定高度，肩背部可用枕头或被子垫高 5~10 cm，牵引重量 6~12 kg，根据患者体重不同及对牵引的耐受程度不同有所差别。刚开始牵引时，牵引重量可较轻，头枕部不离开床面；待患者耐受后，可加大牵引重量，使头枕部能离开床面为宜。牵引后即刻及间隔数月床边拍颈椎侧位片观察牵引后颈椎后凸的预矫形效果，待颈椎预矫形效果满意后再进行矫形内固定手术。颈椎悬吊牵引期间，患者可自由控制牵引时间，无须绝对卧床。一般白天持续牵引，夜间卸除牵引重量，停止牵引有利于夜间睡眠；白天进食时可卸除牵引正常坐起进食，也可卸除牵引下床大小便；甚至白天感牵引疲劳后也可卸除牵引下地休息。后凸畸形程度较重者可以先在悬吊牵引状态下拍床边颈椎侧位片，测量此时的颈椎后凸角，如在悬吊牵引状态下颈椎后凸矫形满意，则可直接准备进行颈椎前路减压植骨融合内固定手术；如在颈椎悬吊牵引状态下拍颈椎侧位片见颈椎后凸矫形不满意，则可持续进行颈椎悬吊牵引 1~2 周，或先行颈椎的前方或后方松解手术后进行颈椎悬吊牵引 1~2 周，而后再行颈椎前路减压植骨融合内固定手术。

3. 陈旧性颈椎多节段椎体骨折的处理　颈椎的多节段椎体骨折比较少见，可以为连续或跳跃的多节段椎体骨折，一般不伴后方的项韧带或棘间韧带损伤、关节突骨折或关节突脱位交锁，一般也不伴有椎体的向前滑脱，有时可伴有后方的椎板骨折。因此，一般来说，后方的稳定性是完整的或大致完整的。

陈旧性的颈椎多节段椎体骨折主要是前方的稳定结构遭到破坏，远期易于出现颈椎的后凸畸形，并由此出现颈项部的疼痛、僵硬及后伸受限。颈椎多节段椎体骨折可以因椎体暴裂、突入椎管内而导致脊髓神经受压，有可能在晚期因继发性的后凸畸形或局部不稳定的刺激而出现迟发性的脊髓神经功能障碍。

陈旧性的颈椎多节段椎体骨折处理时要兼顾脊髓神经根减压及后凸的矫正，处理相对比较困难。对于受累节段较少、较局限者，可以采用前路多个椎体的次全切除植骨融合内固定，同时前方椎体间撑开，钩椎关节松解，可以矫正后凸畸形并达到稳定性的重建，从而改善由此引起的相应症状。但前路多节段的椎体次全切除植骨融合内固定，手术并发症较多，植骨块或钛网易于松脱、钛板固定不易牢固，因此，前路椎体次全切除的节段以不超过 2 个椎体节段为宜，部分患者需要加用 Halo-vest 外固定以增强内固定的稳定性。也可以采用前后路联合入路的手术，先从后路进行多个节段的椎板成形术，解除多节段的脊髓受压。也可以对不稳定的节段进行侧块固定融合，而后从前路进行比较有限的椎体次全切除植骨融合内固定，同时矫正一部分后凸，进一步提升脊髓减压的效果。但前后路联合手术不仅增加了患者的创伤、打击和手术并发症，也仍难以解决颈椎的后凸，恢复颈椎的顺列。

如陈旧性颈椎多节段椎体骨折累及的椎体数目较多，多个节段的脊髓受压，多个节段的稳定性遭到破坏，参与后凸的椎体数目较多，比较好的解决方案是采用后方入路的多节段椎板成形术结合椎弓根钉矫形内固定术。由于颈椎椎弓根钉有强大的矫形复位能力，能比较好地矫正多个椎体节段参与的颈椎后凸；颈椎后凸矫正后，再进行多节段的椎板成形术，脊髓能充分向后退让减压，从而解除来自前方的多个椎体骨折块突入椎管对脊髓的压迫。椎板成形术结合椎弓根钉矫形内固定术扩大了椎板成形术的适应证，固定减压的节段范围不受限制，能达到充分的减压、坚强的固定、较好的顺列恢复及稳定性重建。后路矫形椎弓根钉固定时，固定节段下关节突的部分切除、关节面的破坏有助于后凸的矫正及融合。

（二）以后方结构损伤为主的陈旧性颈椎骨折脱位的处理

颈椎的后方结构包括椎板、关节突、棘突等骨性结构，还有项韧带、棘间韧带及侧块关节的关节囊等稳定结构，这些结构的损伤将导致颈椎的稳定性破坏以致出现颈椎的脱位。

1. 陈旧性椎板骨折不伴有后方韧带复合体损伤者的处理　单纯的颈椎椎板陈旧性骨折，如骨折无移位或移位不重、后方的棘突间隙无明显增宽、无神经损害者，表明后方韧带复合体没有明显损伤；如椎体及关节突无骨折，则颈椎的稳定性基本保存完好，一般无须手术治疗，椎板骨折均能达到骨性愈合，多数患者愈合后一般不残留症状。骨折愈合后远期如仅有单纯颈痛及颈部僵硬，可先行项背肌锻炼、局部理疗、口服 NSAIDs 药物治疗，如无效，可考虑行痛点封闭或疼痛科微创治疗。

部分患者的椎板骨折并向椎管内移位，可导致相应的脊髓损伤。后期如仍有脊髓损伤的症状，影像检查显示局部骨折后移位的椎板对脊髓仍有压迫，可行后路椎板成形术解除脊髓受压，如局部稳定性不好，可行后路的侧块固定或椎弓根钉固定。

2. 陈旧性椎板骨折伴后方韧带复合体损伤的处理 部分椎板骨折患者，骨折线可延伸至棘突根部或波及一侧椎弓根，这种情况骨折移位可较重，可以并发有后方韧带复合体的损伤，包括项韧带、棘间韧带的损伤或断裂。早期 X 线及 CT 可显示椎板骨折不愈合或畸形愈合、棘突间隙增宽的表现，而侧块关节的对合关系良好，MRI 上表现为棘间韧带、项韧带断裂后的信号表现，部分患者损伤时伴有不同程度的脊髓神经损害症状；晚期可以出现局部不稳定、逐渐进展的相应椎体向前滑脱以及局部后凸畸形，表现后颈项部疼痛僵硬及后伸活动受限，以及迟发性的脊髓神经根损害加重等症状。

晚期处理时，如患者仅有局部后凸畸形，表现后颈项部疼痛僵硬及后伸活动受限等症状，不伴有脊髓神经损害症状，后凸程度较轻，过伸过屈 X 线片显示局部后凸能复位或部分复位，可以考虑行前路间盘切除、钩椎关节松解、椎间植骨融合内固定术，同时纠正椎体滑脱、矫正后凸畸形；如椎体滑脱及后凸程度较重，需结合颈椎悬吊牵引预矫形的准备，使椎间隙前部及前纵韧带充分牵开，再行前路间盘切除植骨融合内固定术；如颈椎悬吊牵引预矫形状态下床边拍片仍显示局部后凸复位不满意，或损伤节段已骨性融合于畸形位者，可考虑采用前后路联合入路的广泛松解、矫形固定、后路椎板成形、前路间盘切除或椎体次全切除植骨融合固定术；如伴有脊髓神经损害症状、全身情况不佳者，也可以不强求椎体滑脱的复位，而主要着眼于脊髓神经根的减压、颈椎后凸的大致纠正、顺列的大致恢复和稳定性重建，可以考虑行单纯的前路椎体次全切除植骨融合固定术。

3. 陈旧性棘突、椎板骨折及侧块关节半脱位的处理 多数棘突骨折不会导致脊髓神经根损害，但部分棘突骨折可并发项韧带、棘间韧带及侧块关节的关节囊等后方韧带复合体的损伤或断裂，导致后方的稳定结构遭到破坏，如后方韧带复合体损伤后修复愈合不良或棘突骨折畸形愈合，部分患者可以在远期出现侧块关节的半脱位，并出现后凸畸形；在青少年患者，伤后远期可以出现上下关节突之间的部分被拉长或侧块关节的进一步半脱位，其出现后凸畸形的可能性要大一些，后凸畸形的程度也可能更严重，患者可以出现颈项部疼痛、僵硬及后伸活动受限，这种情况下继发的后凸畸形在早期多数不易伴发脊髓神经根损害，晚期如后凸进行性加重，则可出现迟发性的脊髓神经损害。

陈旧性棘突骨折患者如不伴侧块关节的半脱位及继发的颈椎后凸畸形，且如仅有骨折部位或项背部的疼痛不适，一般只需采取保守治疗即可，如项背肌锻炼、局部理疗、口服 NSAIDs 药物治疗等。

如远期出现侧块关节的半脱位、椎体向前滑脱及逐渐进展的后凸畸形，则需尽早行前路的间盘切除、钩椎关节松解、椎间植骨融合内固定矫正后凸畸形，后凸严重者，可结合悬吊牵引预矫形的准备，使椎间隙前部及前纵韧带充分牵开，再行前路间盘切除植骨融合固定术；如颈椎悬吊牵引预矫形状态下床边拍片仍显示局部后凸复位不满意或损伤节段已骨性融合于畸形位者，可考虑采用前后路联合入路的广泛松解、矫形固定、后路椎板成形、前路间盘切除或椎体次全切除植骨融合固定术；如伴有脊髓神经损害症状、全身情况不佳者，也可以不强求椎体滑脱的复位，而主要着眼于脊髓神经根的减压、颈椎后凸的大致纠正、顺列的大致恢复和稳定性重建，可以考虑行单纯的前路椎体次全切除植骨融合固定术。

如伤后时间较短（伤后 3 个月以内），虽有关节突的半脱位及局部的后凸畸形，但局部瘢痕尚未硬化，估计复位相对容易者，也可考虑直接行单纯前路的复位固定或前后路的联合矫形复位减压固定融合手术，多数患者也可获得良好的神经功能改善和后凸畸形的矫正。

4. 陈旧性关节突骨折不伴有对侧关节突对顶、交锁、脱位的处理 颈椎两侧的侧块关节和椎间盘是颈椎最重要的稳定结构，称为三关节复合体。由于颈椎遭受旋转暴力的作用，导致一侧的上关节突或下关节突的骨折，这种损伤暴力往往同时导致相应节段的椎间盘的损伤。如损伤暴力较小，则对侧的侧块关节仍可保持良好的对合关系或仅有半脱位的表现；如损伤暴力较大，则对侧的关节突可出现对顶或脱位。

单侧关节突骨折在早期易于漏诊，究其原因，在于多数患者伤后仅有颈部疼痛而没有脊髓神经根损害的症状，医生未给患者进行 X 线片的检查；即使拍摄了正侧位的 X 线平片，也难以很好地显示关节突骨折的形态，而医生又没有给患者拍摄可以清楚显示关节突骨折的斜位 X 线片；或虽进行了 CT 检查，但横断扫描有时难以清楚显示，而医生又没有进行可以清楚显示关节突骨折的 CT 矢状位重建。

　　单侧关节突骨折在早期也易于延误治疗，究其原因，在于部分临床医生对单侧关节突骨折的损伤病理认识不足。单侧关节突骨折往往同时并发相应节段的椎间盘的损伤，而这种椎间盘的损伤，早期在MRI可能并不能很好地显示，由于椎间盘无血运，损伤后不能愈合。有相当比例的单侧关节突骨折患者并不并发脊髓神经根损伤，MRI检查也没有颈椎椎体的滑移半脱位，部分医生认为单侧关节突骨折移位不重，通过颈围领制动或牵引、卧床等保守治疗。但保守治疗者关节突骨折难以愈合，即使愈合，关节突也是在拉长的位置上畸形愈合，同时由于伴有椎间盘和关节囊的损伤，在伤后晚期易于出现相应节段的不稳定，并可出现颈项部疼痛、僵硬的症状；同时，在伤后晚期由于椎间盘和关节囊的损伤及由此出现的节段性不稳定，易于出现侧块关节的滑移半脱位，进而可以出现颈椎的后凸畸形，并可逐渐缓慢进展，严重者可以出现侧块关节的对顶状态；还可因侧块关节的滑移半脱位及不稳定而出现迟发性的脊髓神经根损害。因此，单侧关节突骨折的病例，无论是否出现脊髓神经根损害，无论有无侧块关节的脱位或交锁，都应当早期手术治疗。

　　不伴有对侧关节突对顶、交锁、脱位的新鲜单侧关节突骨折者，处理简单，如不并发有脊髓神经根损伤，仅行前路植骨融合内固定术即可；如伴有脊髓神经根损伤，则前路手术时需切除椎间盘脊髓神经根减压。

　　不伴有对侧关节突对顶、交锁、脱位的陈旧性单侧关节突骨折者，如在伤后数周内，患者可能仅有轻度的对侧关节突半脱位及椎体向前滑脱，虽颈椎过伸侧位X线片显示椎体滑脱不能复位，但多数患者手术中行前路椎间隙适当撑开、钩椎关节松解，可以达到比较满意的复位，再行前路椎间植骨融合内固定术即可；如伴有脊髓神经根损伤或因局部不稳定或椎体滑脱导致的迟发性脊髓神经根损害，则前路手术时需切除椎间盘行脊髓神经根减压；如在伤后数月及以上者，对侧关节突半脱位及椎体向前滑脱僵硬，后凸严重，考虑单纯前路手术复位困难者，可结合悬吊牵引预矫形的准备，使椎间隙前部及前纵韧带充分牵开，再行前路间盘切除植骨融合固定术；如颈椎悬吊牵引预矫形状态下床边拍片仍显示局部后凸复位不满意，或损伤节段已骨性融合于畸形位者，可考虑采用前后路联合入路的广泛松解、矫形固定、后路椎板成形、前路间盘切除或椎体次全切除植骨融合固定术；如伴有脊髓神经损害症状、全身情况不佳者，也可以不强求椎体滑脱的完全复位，而主要着眼于脊髓神经根的减压、颈椎后凸的大致纠正、顺列的大致恢复和稳定性重建，可以考虑行单纯的前路椎体次全切除植骨融合固定术。

　　5. 陈旧性关节突交锁、对顶伴颈椎后凸畸形的处理　　颈椎关节突交锁或对顶往往同时伴有后方韧带结构复合体的断裂，是严重暴力下的颈椎损伤；关节突的交锁可以是单侧，也可以是双侧的对顶或交锁；依据单侧或双侧关节突交锁的不同，椎体可以不同程度的向前滑脱；可以伴有或不伴有椎体骨折、关节突骨折及椎板棘突骨折；绝大多数病例在损伤当时伴有严重的脊髓神经根损害，仅少数患者因同时并发椎板骨折并向后方移位，使椎管自行开大，而幸运地脊髓神经根功能保存完好。

　　颈椎关节突交锁或对顶的患者应当在急性期手术治疗。

　　陈旧性的颈椎关节突交锁或对顶的患者，通过颅骨牵引或全身麻醉下手法复位是无法获得复位的，通过前路椎体撬拨也是无法复位的；而且，如果试图通过牵引、手法复位或前路手术中撬拨复位者，将很有可能在复位过程中导致脊髓神经功能障碍加重。

　　陈旧性的颈椎关节突交锁或对顶在伤后数周者，脱位的侧块关节的关节囊周围的瘢痕组织还不是太硬化，可以考虑采用前后路联合入路的手术，首先后路关节囊松解、切开复位，侧块固定，而后在前路行间盘切除植骨融合内固定术，可以达到良好的减压及复位固定效果，但前后路联合手术对患者创伤打击较大，需综合考虑患者的耐受情况。

　　陈旧性的颈椎关节突交锁或对顶在伤后数周，更好的方法可以考虑采用后路松解、切开复位，通过椎弓根钉强大的复位固定作用，可以达到满意的复位；同时，后路手术时可以施行损伤节段上下几个椎板的椎板成形术，以达到广泛的脊髓减压。考虑到颈椎关节突交锁的暴力将导致脱位节段上下几个髓节的脊髓广泛损伤、水肿，后路广泛的椎板成形术可以广泛开大椎管，解除受伤后继发的长节段脊髓受压；后路手术时椎弓根钉固定坚强，行侧块关节间的植骨，可以避免再行前路手术。后路一个手术切口可以达到满意的复位、坚强的固定和广泛的减压作用，而且不受气管切开的影响。

陈旧性的颈椎关节突交锁或对顶在伤后数月及以上者，脱位的侧块关节的关节囊周围的瘢痕组织硬化，或向前滑脱的椎体及交锁的关节突可能已骨性融合于畸形位，则处理困难。大多数患者应当主要着眼于脊髓神经功能的改善、局部稳定性重建、后凸的大致纠正和顺列的大致恢复，至于椎体滑脱及关节突脱位的复位应当不是主要考虑的问题。这时，可以考虑采用前路椎间隙撑开、钩椎关节松解、椎体次全切除植骨融合固定术；如患者全身情况良好，则可以考虑先行前路间盘切除钩椎关节的松解，再后路切除已畸形融合的关节突，结合椎弓根钉复位固定术，依靠椎弓根钉强大的复位固定作用，可以达到比较满意的复位和坚强的固定；同时，后路手术时，可以施行损伤节段上下几个椎板的椎板成形术，以达到广泛的脊髓减压。如考虑后路植骨融合难以获得满意的融合，可以考虑再行前路融合固定术。

一般来说，单纯前路减压融合固定手术与前后联合手术矫形固定减压手术相比，对神经功能改善的作用大致相当，对后凸的矫形和稳定性重建也基本满意，只是脊柱的顺列恢复不如后者，固定的稳定性可能略逊于后者；但前后路联合的 3 次手术对患者打击较大，手术风险也较大，应当综合考虑患者的全身情况、脊髓神经功能及患者的期望值后再决定是否采用，特别是对于瘫痪较重、脊髓神经功能改善的希望不大、全身一般情况不是很好的患者，应当谨慎采用。

6. 陈旧性颈椎骨折脱位伴椎管狭窄、OPLL 的处理　发育性、退变性或先天性颈椎管狭窄、颈椎 OPLL 者，遭受较轻微的暴力损伤时，易于出现无骨折脱位型颈髓损伤；但如遭受较严重的暴力损伤，也可以出现颈椎的骨折脱位，并出现相应的颈脊髓损伤。

颈椎骨折脱位伴椎管狭窄、OPLL 的处理主要应当着眼于脊髓神经功能的恢复。这类患者在新鲜损伤期，导致其脊髓损伤的原因往往既有局部骨折脱位椎管形态改变所导致的脊髓直接压迫冲击伤，也有本身椎管狭窄、OPLL 等因素所导致的脊髓震荡损伤；在陈旧损伤期还有骨折脱位局部的不稳定所导致的迟发性损害。

这种情况，在 MRI 上可以见到脊髓长节段的受压、水肿或缺血的信号改变，表明脊髓受损伤的节段较长，除了在骨折脱位的节段脊髓受损严重外，在其他部位，脊髓也受到广泛的压迫。无论在新鲜还是陈旧损伤的处理上，既要着眼于脊髓的广泛减压，又要着眼于稳定性重建。如果颈椎的顺列良好，未出现明显的颈椎后凸表现，主要应解决脊髓广泛受压和重建脊柱的稳定性，可以选用后路单开门椎板成形术＋骨折节段的侧块固定或椎弓根钉固定；在颈椎陈旧损伤期，如果颈椎的顺列不好，出现颈椎后凸，并有相应的颈椎疼痛、僵硬及后伸受限的症状，应当解决脊髓的广泛压迫、局部失稳以及后凸的改善上，比较好的解决方案应当是以后路广泛的单开门椎板成形术＋后路矫形复位＋椎弓根钉固定融合术为主，后凸严重者，可以先行颈椎悬吊牵引预矫形处理，而后再用上法手术；或采用前后路联合手术减压、矫形及固定。

（三）手术意外及处理

1. 脊髓或神经根损伤　与新鲜骨折相比，因为粘连、畸形、局部的僵硬，术中损伤颈脊髓、神经根的概率增加。所以，手术中应仔细操作，特别是骨折脱位复位过程中要先进行足够的松解，同时要注意保护显露出来的神经根与脊髓。

2. 脑脊液漏　陈旧性颈椎骨折脱位患者，晚期移位的骨折块或脱位的椎骨组织周围将形成大量瘢痕组织并机化、硬化，可与硬膜及神经根紧密粘连，在减压手术时，分离困难，易于导致硬膜损伤、脑脊液漏或脊髓神经根损伤加重；出现硬膜撕裂可进行修补手术，破损小的可用凝胶或人工硬脑膜覆盖，术后接引流袋引流，取头高脚底位，使脑脊液自引流袋中引出，相当于局部的脑脊液外引流，待皮肤及皮下组织在干燥的环境下充分愈合后，可拔除引流管。依皮肤愈合的时间，颈前路可放置引流管 6～8 天，颈后路可放置引流管 10～12 天，拔除引流管后，深缝引流口，绝大多数可治愈。由于皮肤及皮下组织已完全愈合，术后动态复查 B 超及 MRI 可发现，手术后由于脑脊液漏而形成的伤口内假性脑脊液囊肿，可逐渐变小直至消失，以后一般不残留症状。

3. 椎动脉损伤　颈椎陈旧损伤时，局部的瘢痕、增生等导致解剖不清，或者椎动脉走行及位置变化，在松解时易于导致椎动脉损伤。前路钩椎关节松解时应当注意外部边界，勿一味追求彻底松解而损伤钩椎关节外侧的椎动脉；后路关节突松解时勿过深，否则也可能导致椎动脉损伤。术中椎动脉损伤后，处理困难，死亡率高，一旦出现损伤，应勿惊慌，立即用手指压迫止血，同时联系血管介入科行椎动脉造影栓塞，可有效止血；也可于近心端及远心端寻找椎动脉后结扎之，但要求术者解剖及操作熟练。

（李　雪）

第十二章

胸、腰、骶椎损伤

第一节　胸椎骨折

一、概述

脊柱骨折多见于颈段及胸腰段，胸椎活动幅度较小，加之有胸廓的保护，胸椎损伤相对少见，发生率约为 2.5%。但由于胸椎椎管狭窄，关节间活动范围小，容易发生脊髓损伤。根据解剖部位分为：①上胸椎损伤：$T_1 \sim T_3$。②中胸椎损伤：$T_4 \sim T_{10}$。③下胸椎损伤：$T_{11} \sim T_{12}$。下胸椎创伤现在多归于胸腰段骨折进行介绍，本节重点介绍上中胸椎创伤骨折的特点及治疗。

二、解剖特点

胸椎具有独特的解剖及生物力学特点。中上胸椎由整个胸廓参与其稳定作用，前方有胸肋关节，侧方有肋椎关节，后方有呈叠瓦状排列的椎板，以限制胸椎过度屈伸，而 $T_1 \sim T_{10}$ 后方关节突的关节面呈冠状位，允许其有一定的旋转活动，对向前的剪切应力有一定的抵抗作用，加之椎间盘及韧带组织的稳定作用，使其稳定性明显强于脊柱的胸腰段及腰段，骨折发生率也相对较低。然而一旦发生骨折则致伤暴力往往更加强大，骨折也较严重，常累及多个椎体，且常伴有其他部位的损伤和骨折。同时胸椎后凸的负载应力分布易造成小关节骨折或交锁，容易产生脱位，且合并多处附件骨折。在中上胸椎损伤以骨折脱位多见，而在胸腰段以爆裂骨折多见。在上胸椎到中胸椎转折部位，胸椎后凸逐渐加大，呈现后背弓形曲线，应力容易集中在此转折部位，因此损伤部位常见于 $T_4 \sim T_7$。

胸椎管狭窄近似圆形，矢径比仅比脊髓略大，仅有不足 2 mm，除去硬膜囊的厚度影响，几乎无额外的缓冲间隙，其中以 $T_4 \sim T_9$ 椎管的矢径、横径最小，而胸椎后凸使脊髓偏前，脊髓前方的轻度压迫就可致脊髓严重创伤。胸段脊髓有独特的血供支配，胸段椎管最狭窄处也正是脊髓血供最差部位，即血供危险区，这部分血供遭到障碍，最易发生截瘫。T_4 节段的血供相对较少，是易发生缺血的部位，在下胸椎的根动脉中有一支较大者，称为根大动脉或 Adamkiewicz 动脉，80% 起自左侧 $T_9 \sim T_{11}$ 水平，供应大半胸髓，也称大髓动脉（great medullary artery，GMA）。其出肋间动脉后沿椎体上升约 1 个或 2 个椎节段进入椎间孔，根动脉又分为上升支下行支，并与脊髓前动脉和后动脉相吻合，当 GMA 由于脊椎骨折脱位遭受损伤时，如无其他动脉的分支与其吻合，则致下胸段脊髓缺血。

胸椎椎弓根的解剖特点：除 T_1 外，各节段椎弓根矢状径均明显大于横径，呈椭圆形，比腰椎的椎弓根更扁，远比腰椎的椎弓根窄细。椎弓根横径从 $T_1 \sim T_4$ 逐渐减小，$T_5 \sim T_{12}$ 逐渐增大，椎弓根平均横径小于 5mm，男女组间有显著差异。椎弓根外展角从 $T_1 \sim T_9$ 逐渐减小，T_{10} 以下为负角（从上胸椎的内聚 27° 至 T_{11} 的 1°，至 T_{12} 的 -4°，在 L_1 角度再次改为内聚约 11°）。椎弓根到其上下神经根均有一定距离，最小为 1.2 mm，神经根直径从 T_1（2.8 mm）～T_{11}（4.5 mm）逐渐增大。神经根管状面上与中线所呈夹角从 T_1（119.5°）～T_{12}（60.2°）逐渐减少，越是上位胸椎，神经根越呈水平状走行。由于胸椎椎弓根与其周围神经的特殊解剖关系，为胸椎后路固定提供了解剖学依据。

三、骨折特点

由于以上的解剖学基础，胸椎骨折具有以下特点：①致伤暴力强大，以交通伤、高处坠落伤等高能量损伤为主。②损伤类型以压缩骨折及骨折脱位为主，常累及多个椎体，甚至呈"跳跃"骨折。③损伤部位多位于 $T_4 \sim T_7$ 节段。④合并伤如肋骨骨折、血气胸及胸骨骨折多见。⑤胸脊髓损伤发生率较高，约80%为完全性脊髓损伤，具有脊髓损伤严重、功能恢复预后差的特点。

四、分型

近20年来，诊断技术不断提高，CT、ECT、MRI 广泛应用于临床，电子计算机技术渗透到生物力学的研究，建立了更加贴近实际的生物及损伤模型，使脊柱损伤的诊断更加直接、明了，也促使脊柱损伤的分类不断完善。由于脊柱损伤的复杂性（暴力可产生一种以上的损伤）、检查条件的多层次性及研究侧重点的多面性，至今尚无公认的统一分类方法，往往根据治疗与研究需要，选择不同依据分类或多种分类方法并用。下面把常用的胸椎骨折 Denis 分型和 AO 分型以及脊髓损伤的 ASIA 分级介绍如下。

（一）Denis 分型

Denis 将脊柱理解成3条纵行的柱状结构（图12-1）。

1. 前柱 包括脊柱前纵韧带、椎体及椎间盘的前2/3部分。
2. 中柱 由椎体及椎间盘后1/3和后纵韧带组成。
3. 后柱 由椎弓、椎板、附件及黄韧带、棘间韧带、棘上韧带组成。

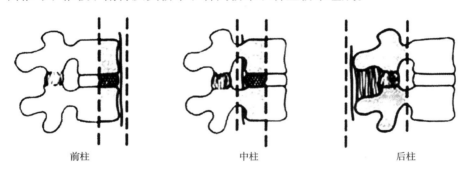

前柱　　　　　　　　　中柱　　　　　　　　　后柱

图12-1 Denis 三柱理论

凡中柱损伤者属于不稳定性骨折。

Denis 三柱概念的提出，将人们对脊柱的结构及其功能单位的认识进一步深化。其将胸腰椎骨折分为四大类：

1. A 类 压缩性骨折。
2. B 类 爆裂性骨折又分为5型：①上下终板型。②上终板型。③下终板型。④爆裂旋转型。⑤爆裂侧屈型。
3. C 类 安全带骨折。C 类骨折分为骨折线单水平型和双水平型，每型又有骨性损伤和软组织性损伤之分，合为4型。
4. D 类 骨折脱位。D 类则有3型：①屈曲旋转骨折脱位。②剪力性骨折脱位。③屈曲牵张性骨折脱位。

（二）AO 分型

20世纪90年代以来，鉴于已有的胸腰椎骨折分类的缺陷，AO 学派和美国骨科权威性机构相继推出自己的分类法。Magerl 等以双柱概念为基础，承继 AO 学派长骨骨折的3-3-3制分类，将胸腰椎骨折分为3类9组27型，多达55种。主要包括：

1. A 类 椎体压缩类。A1：挤压性骨折；A2：劈裂骨折；A3：爆裂骨折。

2. B 类　牵张性双柱骨折。B1：韧带为主的后柱损伤；B2：骨性为主的后柱损伤；B3：由前经椎间盘的损伤。

3. C 类　旋转性双柱损伤。C1：A 类骨折伴旋转；C2：B 类骨折伴旋转；C3：旋转—剪切损伤。

五、诊断与评估

由于周围有肋骨、肩胛骨遮挡等原因，传统的 X 线侧位相常常不能清楚显示上胸椎，因此需要该部位的 CT 扫描三维重建，MRI 也被证实对于评估颈胸交界和上胸椎的伤情非常有用。承前所述，胸椎骨折往往合并有严重的多发创伤，因此详细地检查和评估患者非常重要。根据病史和查体经摄片后诊断上中胸椎骨折并不困难，关键是合并伤诊断及脊髓损伤程度，临床上易漏诊。其原因为：对上中胸椎骨折脱位伴有损伤认识不足；未进行全面查体；因早期患者不能站立，卧位 X 线片易漏诊血气胸，因而导致早期诊断困难。

对没有神经症状的胸椎损伤，要求认真检查并注意四肢感觉运动反射情况以免漏诊，防止患者搬动过程中导致脊髓损伤。对于有神经症状的患者，在患者全身情况允许的条件下，应立即进行 MRI 和 CT 的检查。

胸椎无骨折脱位脊髓损伤（SCIWOFD，SCIWORA）主要发生在儿童和青壮年，儿童组的年龄在 1~11 岁，青壮年为 18~38 岁。致伤原因系车祸、轧压伤、辗轧伤等严重砸压伤，成人伤后立即截瘫，儿童则半数有潜伏期，自伤 2 小时至 4 天才出现截瘫，截瘫平面在上部胸椎者占 1/3，在下部胸椎者占 2/3，绝大多数为完全截瘫且系迟缓性软瘫，此乃因大段脊髓坏死所致。

胸椎 SCIWORA 还有一个特点即胸部或腹部伴发伤较多，可达半数以上，胸部伤主要为多发肋骨折和血胸，腹部伤则主要为肝脾破裂出血。胸椎 SCIWORA 的损伤机制可能由大髓动脉（GMA）损伤，由于胸、腹腔压力剧增致椎管内高压，小动静脉出血而脊髓缺血损伤，部分病例表现为脑脊液（csf）中有出血。例如，一位 18 岁的女性乘电梯时发生故障，被挤于电梯与顶壁之间达 4 小时，经救出后发现胸$_{12}$以下不全截瘫，胸锁关节前脱位，右第 6、7、8 肋骨骨折，骨盆骨折，肉眼血尿，胸腰椎无骨折脱位，腰穿 csf 中 RBC150，说明胸、腹腔被挤高压，可致脊髓损伤。

六、治疗

治疗原则：胸椎骨折的治疗目的在于恢复脊柱序列，稳定脊柱，防止和减轻继发性脊髓神经损伤。治疗上需脊柱和脊髓二者兼顾，应综合考虑骨折类型、稳定性、是否合并脊髓损伤及程度，以及是否合并其他损伤及程度等因素，选择合适的治疗方法和手段。

稳定骨折、不伴有神经症状及无影像学潜在的脊髓损伤，不伴有椎弓根和小关节突骨折，椎管前臂骨折无移位病例，可采用后伸复位支具固定、限制活动等非手术治疗。

Hanley 等认为椎体压缩大于 50%，同时伴有后柱损伤为不稳定性骨折，后柱损伤包括多根肋骨骨折，横突骨折或棘突间距增宽。若不积极治疗，可产生进行性后凸畸形和神经损伤。戴力扬等认为椎体压缩大于 50%，成角大于 30°者为不稳定性骨折。对于不稳定的中上胸椎骨折脱位，应积极手术治疗，为脊髓神经功能的恢复创造条件。对合并不完全性脊髓损伤的中上胸椎骨折脱位，早期彻底脊髓减压及重建脊柱稳定性，这一观点已获得共识。

（一）手术时机的选择

单纯肋骨骨折并不影响胸椎骨折脱位的处理，如有手术指征可早期手术治疗。血气胸一旦明确应优先处理，其目的是尽快改善肺部功能，增加肺通气和换气，抢救患者生命，以利于早期脊髓减压及稳定脊柱。在没有生命危险的情况下尽快实施脊柱手术。合并脊髓损伤患者，一般认为 24 小时内，即脊髓损伤后 6~10 小时为脊髓损伤治疗的黄金时间，但临床上很难做到。有学者认为，手术时间应尽量争取在伤后 7~10 天内进行。

对于不全瘫的患者，在全身情况允许的条件下，应尽可能早进行手术，一方面恢复脊柱的正常序列，另一方面有利于脊髓功能的恢复。即使伤后失去早期手术的时机，但手术仍需进行，争取神经功能最大程度的恢复。

对完全性脊髓损伤患者，脊髓原发损伤的程度决定了脊髓损伤的预后，已经发生完全损伤的患者即便给予彻底减压固定，对于损伤节段以下功能的恢复意义非常小。即使脊髓功能已无恢复可能，也仍需要对脊柱做固定融合以稳定脊柱。从康复角度出发，重建脊柱稳定性可维持患者正常的解剖和生物力学结构，术后护理、减少并发症，尽快进行康复训练可获得更好的康复效果，对改善生活自理能力具有积极意义，并为患者保留了可能恢复的希望。术后脊椎生理后凸的恢复还有助于缓解局部疼痛。

（二）手术入路选择

上胸椎损伤常为三柱骨折或伴有小关节交锁，前路手术不能解决后柱压迫及关节交锁问题。前路手术对纵隔的干扰大、创伤大、部位深，仍有不少并发症尚未解决，而且患者常合并肋骨骨折及肺损伤，术后发生肺不张及感染的机会明显增加，手术风险增大。后入路手术简单、创伤性小、可直视脊髓情况、术中出血少，且椎弓根螺钉技术已经成熟，且能提供良好的三维固定，新鲜骨折一般以后方减压复位植骨加椎弓根螺钉固定为主，其缺点是对前方压迫达不到完全减压效果。

前入路减压彻底，前路钢板固定稳固，最大的优点就是可以较为彻底地解除脊髓前方的压迫，保留后柱结构的稳定。但前路手术往往创伤大、出血多、部位深，不易操作，且不能直视脊髓。Gertzbein等观察前路直接减压与后路间接减压椎管狭窄恢复的程度，发现前路减压者，椎管残余狭窄大大小于后路减压者，而神经功能改善率无显著性差异。对于压迫主要来自前方的病例，尤其骨折块突入椎管超50%时，一般后纵韧带已断裂。如行后路固定加后路椎板切除间接减压，由于胸髓较为固定，减压常不彻底，后路复位困难，可考虑行前路手术。对于陈旧性骨折由于复位困难，大多需要行前路减压或前后联合入路手术来达到减压及固定的目的。

（三）椎弓根螺钉置入

与腰椎椎弓根相比，上中胸椎解剖结构变异大，椎弓根结构细小，螺钉置入不准确可能造成严重的并发症，例如，脊髓和神经根的损伤、硬脊膜撕裂、脑脊液漏、椎弓根皮质的骨折、硬膜外血肿以及毗邻重要血管、周围脏器的损伤等，所以以胸椎椎弓根置钉的准确性非常重要。有报道术前未摄平片或CT扫描，凭手感置入胸椎椎弓根螺钉后并发症发生率达41%；应用 Roy-Camille 技术置入胸椎弓根螺钉发现椎弓根穿破率高达54.7%；术后CT检查发现胸椎椎弓根螺钉穿透内侧皮质大于8 mm。在应用全螺钉或混合方法治疗特发性脊柱侧弯的报道中，有3%的椎弓根钉置入位置不当。因此胸椎置入椎弓根钉的安全性仍是引起争论和关注的问题。随着手术技术和器械的进步，特别是导航技术的应用，在这方面近期已有明显进步。

有学者提出 C 臂 X 线透视分步引导上中胸椎椎弓根螺钉安全置入不仅可行，而且经济、实用，安全性和准确性也较好。也有学者提出将计算机导航三维影像系统与 C 形臂 X 光机连接进行椎弓根螺钉的置入，还有学者提出应用三维CT（3D-CT）导航并成功施行胸椎椎弓根螺钉固定术。

（四）椎弓根根外固定

经肋横突椎弓根根外固定式的出现为胸椎后路内固定开启了椎弓根根外内固定这一全新的模式。最初的椎弓根根外固定于1993年报道，其进钉点位于横突末端头侧 1/3 处，钉道经过肋横突关节和肋椎关节至椎体，内倾角30°~45°。由于钉道外侧有肋骨保护，未发现有神经血管损伤。后来又有人对进钉技术进行改良，进钉点选在肋横突关节中点，采用矢状位0°进钉，尸体穿钉证明无神经血管损伤、无穿入椎间隙及椎间孔情况发生。通过生物力学实验，表明上胸椎经椎弓根内固定其生物力学与椎弓根外入路相比无统计学意义；同样胸椎旁路置入螺钉的平均拔出强度与椎弓根入路相比，虽然降低了11.4%，但差异无统计学意义。

（五）固定节段

胸椎骨折脱位往往暴力强大，累及节段较多，内固定范围要求比胸腰段骨折广泛。若选用短节段椎弓根螺钉固定，螺钉分担应力较大，抗旋转能力差且存在"四边形"效应，发生松动及折断等并发症致手术失败可能性较大。对于一处骨折合并脱位者及多节段脊柱骨折（MSF）中的相邻型骨折，选用后路多节段椎弓根螺钉内固定，并且只要伤椎的椎弓根完好均固定伤椎。MSF 中非相邻型骨折，损伤节段间有 2 个正常椎体的，行多节段固定加选择性固定损伤节段间 1 个或 2 个椎体。

多节段固定的优点是可提高伤椎在前屈—压缩方向的刚度，使之接近正常椎体的机械力学性质；由于单个椎弓根螺钉所承受的载荷减少，减少了术后远期的螺钉松动、脱出、弯曲、折断等并发症。此外，中上胸椎不是脊柱主要的运动节段，内固定主要考虑其稳定性而不是运动节段的丧失。

并发症：胸脊髓损伤并发症最常见的首先是呼吸系统的并发症，与长期卧床、吸烟、合并肋骨骨折、较高水平的胸脊髓损伤可影响膈肌或肋间肌，使呼吸和咳嗽力量减弱有关。其次是泌尿系统并发症，胸脊髓损伤后副交感神经支配减弱，使膀胱过度充盈、膀胱输尿管反流、膀胱内压增高、膀胱内残留尿增多和尿道结石，持续性导尿等都增加了泌尿系感染的风险，留置导尿管、耻骨上膀胱造瘘管和间断导尿管导尿的尿培养阳性率分别为 100%、44% 和 28.6%。深静脉血栓形成是较危险的并发症之一，均发生在完全性脊髓损伤患者，但也有的学者报道与脊髓损伤的严重程度无关，常发生在损伤后的 2 周内。脊髓损伤程度严重和存在多发伤的患者容易发生并发症，并发症的发生与患者的年龄无关。

手术并发症包括伤口感染、术后假关节活动、内固定失效等。

（李　雪）

第二节　下腰椎骨折

一、概述

脊柱骨折多发生在胸腰段，发生在下腰椎（$L_3 \sim L_5$）则较少。40 岁以下的年轻人腰椎骨折几乎都为创伤性。下腰椎的损伤机制相对于胸椎和胸腰段损伤更加复杂。由于解剖的复杂性，以及腰部矢状位生理性前凸和相对于胸段、胸腰段更大的活动度，造成了下腰椎损伤治疗的复杂性。下腰椎损伤也经常会波及骶骨上方从而对脊柱正常生理前凸造成干扰及破坏，治疗的关键在于恢复腰椎的生理曲度及伤椎的生物力学性能。选择性节段融合或骨折后如果没有恢复或维持脊柱正常的矢状位力线，则会造成晚期的相关并发症出现或加速脊柱的退变进程。腰骶关节既要分散来自脊柱的应力又要具备一定的活动度，因此这一位置损伤后治疗也具有一定的难度及争议。

近年来，随着影像学技术和内固定物的不断发展进步，使得下腰椎损伤治疗也能获得与胸椎和胸腰段骨折相类似的预后。要达到这一目的，骨科医师要熟练掌握该节段的解剖关系以及该节段区别于脊柱其他节段的特殊之处。脊柱创伤后总体治疗目标为：①损伤处解剖学复位。②骨折的坚强固定。③必要时进行神经结构减压。下腰椎骨折在上述基础上还应注意：①维持有效的矢状位力线。②保留有效的运动节段活动度。③防止常见并发症的发生（如后凸畸形、骶骨固定松动或假关节形成）。

二、解剖特点

下腰椎脊柱（$L_3 \sim L_5$）周围有坚强的髂腰韧带和较多的椎旁肌覆盖，且有骨盆环及髂嵴的保护，因此其发生骨折的概率要远小于胸腰段脊柱。其中第 5 腰椎爆裂骨折约占所有脊柱骨折的 1.2%，在胸腰段骨折中的发生率为 2.2%。而对于下腰椎骨折的确切发病率文献还没有明确的报道。

下腰椎损伤治疗时需要考虑的是腰椎的矢状位力线。胸椎有 15°~49° 的正常生理后凸，而在腰椎正常的生理性后凸往往小于 60°，并和骶骨倾斜角（一般多为与水平线夹角 45°）有一定关系，同时这个角度也决定了腰骶关节所承受的剪切力大小。随着腰椎节段向尾端走行，椎管面积逐渐增大，而神经结构在其中所占的面积逐渐缩小。在下腰椎椎管内主要容纳马尾神经，在骶骨，椎管面积逐渐减小并变得扁平，在骶骨中点（约 $S_2 \sim S_3$ 水平）存在轻度的生理后凸。在不同脊柱节段，椎板的形态也有所不同：胸椎和胸腰段椎板多见矩形或者长略大于宽；在中腰段椎板长宽基本接近；在 L_5 椎板宽度要大于长度。

与椎弓根相关的一些参数（椎弓根横断面、椎弓根长度、椎弓根成角等）从 $L_1 \sim L_5$ 节段逐渐变化。CT 图像上测得 L_1 椎弓根横径约为 9 mm，由上至下逐步增加到 L_5 则为 18 mm。轴向方向椎弓根的角度也在不断变化：L_1 约为 11°，L_3 约为 15°，L_5 过 20°，椎弓根螺钉的进钉角度要根据不同的椎体进行调整。不仅如此，进钉角度也会影响椎体后皮质到前皮质的距离。如按照 Roy-Camille 的方法垂直于后皮质进钉，则 L_1 深度为 45 mm，而在 L_5 节段仅为 35 mm。如果进钉角度调整为 10° ~ 15°，则 L_1 和 L_5 的皮质间深度均可达到 50 mm。

下腰椎的另外一个不同于其他节段的解剖特点是具有较大的屈伸活动度。胸椎由于关节突关节和肋骨的限制只具有很有限的活动度，甚至旋转活动度都要大于屈伸活动度。在胸腰段，屈伸活动度较胸椎略有增加，但侧弯及旋转的活动度有所减少。随着腰椎关节突关节面变为矢状位，关节突关节增大，因此整个腰椎的屈伸活动度明显增加，从 L_1 ~ L_2 间隙的 12° 至 L_5 ~ S_1 间隙的 20°，其活动度逐渐增加，但侧弯角度基本维持在 6°，变化不大。在腰椎骨折进行治疗时需考虑到腰椎这种较强的屈伸活动能力，尤其是在损伤发生时伤椎邻近椎体的位置也有可能发生较大的改变。这些不同于脊柱其他节段的解剖特点决定了下腰椎损伤的治疗不同于其他节段损伤。

三、分型与损伤机制

在胸椎骨折、胸腰段骨折及腰椎骨折中最常需要进行手术治疗的是胸腰段骨折。胸腰段是从相对固定的胸椎到活动度较大的腰椎的过渡区域。腰椎由于仅仅靠来自腹侧和背侧的肌肉群来保护，因此更容易遭受牵张和剪切暴力而发生损伤。除此之外，来自脊柱外的暴力，如各种类型的意外情况（机动车车祸或高处坠落）以及安全带对快速移动躯干部的限制作用等都会造成不同类型的损伤。例如，发生车祸时车内的乘客由于安全带的限制很容易发生腰椎屈曲—牵张性损伤。由于下腰椎和腰骶接合部在正常情况下存在前凸，因此严重的屈曲性损伤相对于胸椎和胸腰段并不多见，在暴力发生时，良好的腰椎屈伸活动度可以起到抵消部分屈曲暴力的作用。因此，下腰椎损伤更多见的是当脊柱位于直立中立位时遭受来自轴向的负荷暴力而发生骨折。

正确区分腰椎骨折的类型对判断骨折预后和制订治疗方案非常重要。目前腰椎骨折的分型方法较多，但尚没有一种分型为大家所公认。大多数分型都是基于影像学和所遭受暴力的性质进行分型。根据暴力作用的方式可分为：屈曲、伸展、压缩、侧屈、旋转、牵张以及剪切暴力。大多数骨折都是多种暴力综合作用所致而并非单一暴力作用。

早期的损伤分型都是基于 X 线片或 CT 影像，从这些影像上无法获得确切的软组织的损伤程度的证据。磁影像学的发展使得临床医生可以直接辨明软组织的损伤程度。即便如此，影像学上软组织、韧带的异常信号与脊柱稳定性两者的相关性却仍不明了。

当评价损伤机制及程度时，要根据患者的具体表现进行具体分析。如 L_5 存在明确横突骨折时，往往暴力是来自于与骨盆垂直的剪切力，这种情况与多发的腰椎横突骨折受伤机制又有所不同。更加严重的损伤多见于直接暴力损伤（如行人被机动车撞伤），而较轻微的损伤则多见于肌肉的拉伤。损伤发生时肌肉的强力收缩也可在不同节段引起撕脱骨折。在治疗撕脱骨折前，尤其是合并有其他部位的撕脱骨折前，要充分评价横突附近的出口根是否同时受损，在很多情况下出口根都会受到波及。在遭受到较大暴力时，在成人患者中椎间盘突出也比较常见，儿童因终板韧带连接较骨性连接强大，故较为少见。椎间盘突出可以导致神经结构受损。这种类型的损伤可以通过在 CT 或 MRI 上发现，需要通过手术去除终板碎片，大多情况下神经功能可以得到完全的恢复。终板撕脱在成人及青少年患者腰$_{4/5}$节段及腰$_5$骶$_1$节段损伤中多见。儿童中可仅仅表现为软骨环的隆起，成人中可见终板边缘的游离或整块骨性终板的骨折。

后方韧带复合体（棘上韧带、棘间韧带、关节囊、黄韧带及纤维环）撕裂多与其他类型的屈曲性骨折同时发生。当后方韧带复合体损伤单独发生或合并影像学上不易觉察的骨性损伤（如只有不明显的椎体前方压缩）时，初诊时很容易被忽视。CT 上无法看到韧带的损伤，MRI 可以很好地显示韧带有无损伤，但无法根据其表现确定对脊柱稳定性的影响。在患者遭受巨大暴力后，如果存在 L_3 ~ L_5 椎体的前方压缩，要考虑到是否存在后方韧带结构的撕裂可能，因为在这种情况下，要造成椎体前柱的压缩，腰椎要完全克服原有的正常前凸而使后方韧带超过正常的弹性极限而发生损伤。

楔形压缩骨折（前柱压缩小于50%）的主要致伤机制为屈曲性损伤。其表现多种多样，可以是椎体前方不影响稳定性的轻度压缩，也可以伴有后方韧带撕裂而导致脊柱不稳发生。无论中柱有无涉及，爆裂骨折和压缩骨折主要不同在于椎体后壁是否完整。压缩程度不同，骨折类型有所区别。常见的屈曲负荷使得脊柱沿其矢状位旋转轴发生旋转并导致椎体上方软骨下终板骨折，此类骨折可发生在多个节段。合并牵张损伤则不同，患者可因严重的韧带撕裂而导致脊柱后凸畸形或不稳。

在老年人群中因为骨量减少，压缩骨折非常常见。尽管在腰椎的发生率要低于胸椎，一旦某个椎体发生骨折，则其他椎体也很容易发生压缩骨折。此类骨折往往有轻微外伤史，而有的患者则完全没有任何外伤史。这不同于年轻人外伤后的压缩骨折，此类骨折随着时间延长还会进一步发展。当最初出现疼痛时，前柱压缩不超过10%，而在2~3个月之后则可进展为100%的前柱压缩，同时波及椎体后壁，出现椎管面积减少及神经功能受损。对椎体进展性的压缩及持续性疼痛的患者可采用椎体成形术。

爆裂骨折是腰椎骨折中最终需要手术治疗的一类骨折。骨折类型复杂，因致伤暴力不同而表现不一。所有爆裂骨折都是多种暴力综合作用的结果，其中最多见的是屈曲暴力及轴向负荷。在上腰椎（L_2或L_3）轴向暴力为主常见Denis A型损伤，屈曲暴力为主则引起Denis B型损伤。前者后凸畸形并不明显，但多见上下终板同时被压缩，椎体与椎弓根的连接处被破坏，后柱破坏也多见。后者多见上终板及椎体骨折，并伴有骨折块突入椎管内。典型的CT表现为椎弓根下半保持完整并与椎体相连续。突入椎管的骨折碎片来自骨折椎体的后上角。此类损伤常常包含显著的椎体前柱压缩、不同程度的后方韧带撕裂，后方结构多不被波及。L_4和L_5骨折后凸畸形罕见，但多波及椎管。一部分L_4或L_5骨折表现为典型的爆裂骨折，与常见的上腰椎L_2或L_3的骨折相类似，在正位X线片上可见椎弓根间距增大、椎弓根断裂及椎体椎弓根连续性消失，往往伴随有大的骨折块后移及椎体前方的严重碎裂。引起此类骨折暴力多为伴有旋转的屈曲暴力，椎体发生爆裂，但后凸少见。如果暴力作用不均匀或损伤后患者肢体发生扭曲，则会由于旋转或侧屈产生脊柱侧凸或椎体外侧楔形骨折。

屈曲牵张型损伤大多发生在上腰椎，只有不到10%的腰椎骨折是由屈曲牵张暴力引起的。此类损伤多是由于下腰椎相对固定于不活动的骨盆之上，在遭受暴力（如车祸时安全带伤）时，上腰椎处于加速状态，而下腰椎由于有骨盆结构的限制处于相对静止的位置而发生位移。常见的有3种类型：第一种为完全骨性结构损伤（Chance骨折），第二种为完全性韧带损伤（关节脱位），第三种为部分韧带及骨性结构损伤。根据不同的损伤，其稳定性及治疗方法也有很大的不同。Chance骨折是以前纵韧带作为沿着棘突、椎弓根、椎体由后向前的骨性骨折类型，多见于安全带损伤，不伴有剪切力的存在及椎体的移位。Chance多见神经损伤。在脊柱正侧位X线片上可明确地看到骨折类型。尽管Chance骨折会有后纵韧带及椎体前部的破坏，但仍可认为这是一种稳定的骨折类型。

剪切力为主的损伤可引起脊柱的畸形及不稳，其治疗较为复杂。剪切暴力引起的双侧关节突关节骨折脱位或Chance骨折可致前纵韧带完全断裂。对于本来存在脊柱僵直的患者（如弥漫性特发性骨肥厚或强直性脊柱炎）更容易遭受剪切力造成损伤。尽管并非所有的剪切暴力骨折早期都会出现腰椎的严重畸形，但在早期的影像学中看到脊柱双向移位（前方或侧方）则可预测以后会出现脊柱的严重畸形。这种骨折类型也考验着外科医师的技术水平，要想达到解剖复位恢复脊柱的稳定性并非易事。要充分认识到前纵韧带的撕裂及环脊柱损伤的特点，而目前的大多数后路内固定是建立在前纵韧带完整的基础上的。

圆锥及马尾神经的解剖学关系在很大程度上决定了神经损伤的类型。在上腰椎，圆锥膨大并占据50%的椎管面积，而在椎管末端，马尾神经占据不足椎管横截面积的1/3。一般来说，L_2椎体以下的损伤引起马尾神经损伤（根性损伤），其神经功能恢复也与椎管近端损伤不同。神经根在硬膜囊中的分布位置有时候也决定了神经损伤发生的类型。越晚发出的神经根在硬膜囊内越靠近后方，在L_4或L_5椎板骨折时，神经根也会由于硬膜囊的撕裂而受损。这些神经根包括远端的骶神经，从而造成会阴部的麻木及膀胱直肠功能的改变。

腰椎骨折后神经损伤常见为两种类型。第一种是完全性马尾神经损伤综合征，常见于严重的爆裂骨折后椎管面积减小或大的骨折块突入椎管内。第二种是单独或多节段神经根损伤。这些损伤多由于神经根完全撕脱或合并有横突的撕脱伤。神经根损伤常见于合并硬膜囊撕裂的椎板纵行骨折中，神经根漂移到硬膜囊外或被棘突以及椎板挤压后受损。与胸腰段损伤不同，下腰椎双侧关节突关节脱位引起的椎管面积减少很少引起严重的神经功能缺失。50%的爆裂性骨折患者可发生神经功能的损害。

四、治疗

腰椎骨折的治疗方法可分为手术治疗和非手术治疗。非手术治疗可包括各种石膏及支具以及体位复位。手术治疗则包括各种不同的方法，如腰椎后路复位、稳定、融合；后路或后外侧入路直接或间接减压；经前路减压、复位、稳定、融合及固定。

（一）非手术治疗

非手术治疗既可用于稳定性骨折也可用于不稳定性骨折。更多的情况是用于轻微的骨折，如棘突骨折、横突骨折、椎体前方压缩小于50%的骨折及Chance骨折。部分爆裂骨折也可以认为是稳定性骨折，因此适用于非手术治疗。近年来，越来越多的医师倾向于通过非手术方式治疗腰椎爆裂骨折，这是基于以下的原因：爆裂骨折手术治疗的高风险、手术矫正后角度丢失、短中期随访功能恢复不理想。但这一方法尚缺乏前瞻性随机对照研究支持。近年来，更多的人认为应该通过椎体后壁及矢状位冠状位脊柱力线的破坏程度来决定治疗方案。标准的腰椎骨折非手术治疗应包括3～6周的卧床时间并使用合适的支具稳定脊柱。目前，没有神经损害或只有轻微的单根损害的患者均可选择进行非手术治疗。单髋支具要可以稳定骨盆或采用胸腰骶支具。对于腰椎骨折，要避免采用Jewett支具，因其无法固定骨盆，而导致腰椎活动度增大。

（二）手术治疗

下腰椎骨折的手术治疗原则为：①骨折部位不稳定，无法通过非手术方法治疗。②神经功能损害。③腰椎轴向或矢状位力线严重破坏。腰椎骨折中，神经功能的损害往往代表着脊柱严重不稳的存在。对于管椎比小的患者，腰椎发生严重移位或成角则必定伴随着神经功能的损害。横突撕脱骨折也可伴随神经根的撕脱伤。

部分腰椎骨折被定义为不稳定性骨折，无论是否合并神经损伤。屈曲暴力或屈曲—牵张暴力导致的后方韧带复合体严重撕裂均被认为是不稳定性损伤。大多数医生认为非手术治疗无法恢复脊柱的稳定性，应该采取有限的外科手术干预。剪切暴力导致的环脊柱韧带损伤也被认为是严重的脊柱失稳类型，需要进行手术治疗。爆裂骨折因其致伤因素复杂处理起来更加困难。轻微畸形、神经功能完整的患者可能不需要更多的侵入性手术干预，但问题是通过静态的平片无法预判畸形的发展趋势。合并椎管侵及、椎体前后方骨质破坏的爆裂骨折和椎板骨折一般都被认为是不稳定性骨折，均需要进行手术治疗。明显移位的多方向不稳定性骨折和剪切力损伤被认为是极度不稳的骨折类型。

神经功能损害也是外科手术治疗的适应证之一。超过50%椎管面积的压迫可以通过手术减压有效地恢复神经功能。局限性的神经根压迫也可以通过神经根探查及减压获得满意的疗效。对于存在棘突骨折、神经功能受损及硬膜囊撕裂神经组织漂移至硬膜囊外的患者也可以通过手术进行减压并进行硬膜囊修补。

手术治疗的另外一个适应证是矢状位或冠状位脊柱畸形。多数腰椎骨折会发生后凸畸形，同时可能存在移位及旋转畸形。因为腰椎生理前凸对脊柱负重及为维持椎旁肌正常功能具有重要作用，因此恢复矢状位力线是治疗的重点。同时患者也有可能因重建良好的生理前凸获得长期无痛的疗效。不合并明显的脊柱后凸或侧凸的稳定性骨折可采用支具进行治疗，支具无法维持或矫正的畸形则需要进行手术治疗。手术治疗需要注意恢复腰椎的生理曲度，医源性术后平背畸形则会引发患者新的腰背部症状。外科医师在选择进行手术治疗时，要考虑到是否可以通过手术的方式达到恢复腰椎生理曲度的目的。

手术所要达到的第一个目标是尽可能对骨折进行解剖复位。通过使用内固定物来抵消外力对脊柱造成的畸形，尤其是剪切力造成的畸形。内固定物的选择要根据其矫形能力及所需要的长度进行选择，如果可以选择短节段则尽量选择短节段以保留更多的腰椎活动度。对于屈曲暴力及轴向暴力损伤的患者，因导致的畸形较为复杂，手术方案的选择要更加慎重，因为并非所有的内固定系统均具有良好的复位功能。

除了骨折的解剖复位外，脊柱矫形的维持也是手术需要达到的目标之一。合理的选用内固定物对矫正畸形维持生理曲度非常重要。畸形矫正不理想，则长期结果多不满意。同时对于腰椎而言，选取内固定物的长度也很重要，过短的内固定物会因受力过大而发生内固定失败，在大多数情况下要考虑应用后方内固定结合前方结构性植骨来增强稳定性，单独采用前方结构性植骨长期疗效不满意。当然前后路联合手术虽然增强了脊柱的稳定性，但也随之带来更高的手术风险。

手术要达到的第三个目标是恢复并维持腰椎及腰骶关节的正常前凸。当小腰椎骨折波及腰骶关节时，为了维持良好的力线，则有必要将骨盆一起进行固定。目前大多数内固定系统为跨过腰骶关节的钉棒系统。此类系统可以较好地维持腰骶角、腰椎前凸及整个脊柱的矢状位力线。

（张宏伟）

第三节　骶髂关节损伤

一、应用解剖

骶髂关节由骶骨与髂骨的耳状面相对而构成，属微动关节。关节面凹凸不平，互相嵌合十分紧密，关节囊坚韧，并有坚强的韧带加固。骶髂韧带、骶结节韧带和骶棘韧带组成骶髂后韧带复合体，承受从脊柱到下肢的负重力传导。骶髂后韧带复合体是人体中最坚固的韧带，维持骶骨在骨盆环中的正常位置。髂腰韧带连接 L_5 横突到髂棘和骶髂骨间韧带的纤维横行交织在一起，加强悬吊机制。骶棘韧带从骶骨的外缘横行止于坐骨棘，控制骨盆环的外旋。骶结节韧带起于骶髂后部，复合骶棘韧带延伸到坐骨结节，垂直走行，控制骨盆的垂直剪力。骶棘韧带和骶结节韧带相互垂直，控制骨盆的外旋与垂直应力。骶髂前韧带扁平、粗大，控制骨盆环的外旋与垂直剪力。

二、分型

骶髂关节损伤的分型，临床多应用 Tile 分型。其根据骨盆稳定程度分为 3 型：A 型为稳定型，移位轻微，一般不波及骨盆环；B 型为旋转不稳定型；C 型为垂直不稳定型。波及骶髂关节的损伤为 B 型和 C 型。

1. A 型　稳定型，移位轻微。

A1：骨盆环未被累及。

A2：骨盆环有轻度破坏及移位，如一侧耻骨支骨折。

2. B 型　有旋转不稳定，但纵向稳定。

B1：开启书页式。

B2：一侧侧方压迫，如耻骨体骨折。

B3：对侧侧方压迫，呈桶柄式。

3. C 型　旋转及纵向均不稳定。

C1：一侧骶髂关节脱位及耻骨联合分离。

C2：双侧骶髂关节脱位及耻骨联合分离。

C3：伴髋臼骨折。

三、辅助检查

可以根据不同的 X 线征象判断骨折的稳定性，耻骨联合分离大于 2.5 cm，说明骶棘韧带锻炼和骨盆旋转不稳定；骶骨外侧和坐骨棘的撕脱骨折同为旋转不稳定的征象。前骨盆增宽引起前骶髂韧带断裂，在前后位 X 线片可见骶髂关节增宽，CT 可显示骶髂关节后方韧带保留完整，此时骨盆仍保留垂直稳定性。L_5 横突的撕脱骨折，为垂直不稳定的影像学标志。垂直不稳定通常指半侧骨盆向头侧移位大于 1 cm，垂直的推拉实验可以用于验证骨盆的垂直不稳定，但对于明显的血流不稳定患者或者骶骨 Ⅱ 区、Ⅲ 区骨折患者不建议使用。

四、复苏与急救

1. 对患者的急诊评估　包括血压、脉搏、呼吸和神志 4 项。但针对骶髂关节损伤主要的并发症为后腹膜出血和骨盆后出血。伴发休克的患者需要大量的液体输注、骨折的临时固定。

2. 外固定架固定　适用于潜在增加骨盆容积的骨折，即 B1 型骨折和 C 型骨折。对于 B2 型或者 B3 型骨折，很少需要临时固定。越来越多的证据表明简单的前方外固定架即可实现恢复骨盆容积，发挥骨性骨盆的压塞效应，减少出血，同时显著缓解骨折疼痛，改善通气。经皮在两侧髂骨内分别置入两根互相呈 45°角的外固定针，一根置入髂前上棘，另一根置入髂结节内，手法复位后，助手维持复位，前方以直角四边形构型连接。外固定架仅用于维持复位，不可以作为复位工具，否则，外固定架可能豁出髂骨内外板的并发症。

3. 骨盆钳　骨盆钳作为简单实用的外固定器械，通过恢复骨盆正常容积从而发挥骨性骨盆的压塞效应，是急诊最有效的稳定装置之一。

适用于 C 型骨盆骨折合并血流动力学不稳定抢救生命时的临时使用和严重开放性骨折、感染不宜内固定患者的最终治疗。对于 B1 型损伤，前环外固定器复位固定前环的同时可复位固定后环，对于 C 型损伤不能对骨盆后环起复位和固定作用，需要结合后环骨盆钳和内固定才能维持生物力学稳定性。骨盆钳是相当有效的外固定装置。由数枚螺杆组成的夹被放置于髂骨翼部，与对侧对称的几枚螺杆相连接，它可产生较牢靠的固定力，对骨盆后部可起到稳定作用，使用方便。

外固定支架治疗骨盆骨折优点在于：①损伤小，操作简单，固定可靠。②有助于缓解疼痛，使患者处于半卧位，稳定骨盆和控制出血，为抢救休克赢得宝贵的时间。③可以早期固定骨盆，防止移位的骨折引起其他损伤，为抢救生命和后续治疗提供安全的机体条件，减少并发症和致残率。

五、手术治疗

骶髂关节可以通过骶髂关节前方或后方的入路得以显露。对于骶髂关节骨折脱位多采用前方入路进行固定，对于髂骨骨折和骶骨骨折可以采用后方入路。

1. 前方固定骶髂关节

（1）骶髂关节前路钢板固定技术：通过骨盆内入路可直视处理骶髂关节和关节复位，采用两块 3 孔或 4 孔 3.5 mm 或 4.5 mm 动力加压钢板固定，两钢板之间呈 60°~90°放置，术中注意避免损伤腰骶干（L_5 神经根），其位置距骶髂关节仅 1.5 cm，主要适于骶骨翼完整的骶髂关节骨折脱位和合并髋臼骨折的病例。

（2）手术注意事项：①L_5 和 S_1 神经根会合，走行于骶髂关节上方和前方，前路应用复位钳或者钢板固定时应特别小心。②复位可能十分困难，可在纵轴方向上牵引以及用复位钳夹住髂前上棘将髂骨拉向前方，应在坐骨大切迹处由前方检查复位情况。③应用 2~4 孔 4.5 mm 的钢板及 6.5 mm 松质骨螺钉固定，轻度的钢板过度塑形有助于复位，因为外侧螺钉的紧张有使髂骨向前复位的趋势。

2. 后方固定骶髂关节　适用于未复位的骶骨骨折、骶髂关节脱位和骶髂关节骨折脱位。一般手术时间以伤后 5~7 天为宜，过早者术中出血多，过晚者复位困难。

（1）经皮骶髂拉力螺钉固定技术：这是骶髂螺钉自髂骨侧面置入穿过骶髂关节进入骶骨上部椎体的一种内固定的方式，使用 C 形臂 X 线机在骨盆出口、入口位像上判断螺钉置入方向。该技术具有操作较简单、固定可靠、创伤小等优点，适用于骶髂关节脱位和骶骨骨折患者，但使用前骨盆后环必须良好复位，对于 Denis Ⅱ 区、Ⅲ 区骶骨骨折合并神经损伤不能过度加压。近年来，随着计算机导航技术的发展，导航下置钉技术得到广泛的应用，可减少医生在放射线下的操作时间。

（2）后路 Gavelston 技术：适用于腰骶关节不稳或合并骶髂复合体损伤。在骶骨和伤侧髂脊置入椎弓根螺钉，通过连接棒连接，可起复位和固定作用，要求髂骨后方完整未损伤。Sar 等通过改变连接装置，将 S_1 椎弓根螺钉与髂后上棘处的髂骨板间螺钉通过两根棒和连接螺母连接，对骶髂关节的垂直、旋转、分离移位进行微调。生物力学研究表明该技术与前路双钢板固定和骶髂螺钉固定比较，骨折移位 10 mm 的垂直疲劳负荷强度比钢板高，比骶髂螺钉固定低；最大失效负荷比前路双钢板固定稍高，比骶髂螺钉固定低。该技术是骶髂关节脱位和 Denis I 型骶骨骨折可供选择的技术，但对于髂骨后方损伤不适用。

（3）三角固定技术：对于骨盆合并腰骶接合部损伤，Schilclhauer 等在下腰椎支撑系统的基础上进行了改良，在腰椎和髂骨纵向撑开系统的基础上加用横向张力带钢板或骶髂螺钉横向固定装置，大大增加了固定效果，术后 2~3 天可下床活动，主要用于单侧或双侧骶骨纵行骨折合并腰骶接合部不稳定损伤，手术创伤大，现被腰椎骨盆固定技术所取代。

（4）腰椎—骨盆固定技术：国内吴乃庆设计 π 棒属于技术，π 棒由两根 CD 棒、一根骶骨棒及两个接头装置组成。生物力学实验表明垂直不稳定骨盆骨折只用 π 棒固定后骨盆，不固定前骨盆，其压缩刚度、弯曲刚度、极限载荷及极限位移均接近正常骨盆，因而术后可早期下地。π 棒具有复位和固定作用，用于双侧经骶孔纵行骶骨骨折。此后椎弓根内固定系统的发展，多采用椎弓根系统行 $L_4 \sim L_5$ 椎弓根螺钉固定和髂骨螺钉固定术，横连杆横向加压。主要适用于 C3 型损伤或骶骨 U 形、H 形骨折骨盆严重不稳和腰骶不稳的损伤。

六、手术并发症的防治

骶髂关节周围解剖结构复杂，有较多神经、血管经过，手术存在较多风险，损伤骶管内神经可引起大小便功能障碍，而髂血管的损伤可引起大出血甚至危及生命。因此熟悉解剖结构、术中精细操作是避免手术并发症的关键。经皮骶髂关节螺钉固定中，导针定位时如果进针点、进针方向选择不当可误入骶管或损伤髂血管，因此对术者的操作技术要求较高；同时要有较好的术中透视条件；前入路手术中操作不当可损伤输尿管、腰骶神经和髂血管；后路经皮微创双侧髂骨 U 形钢板固定，要求钢板预弯符合解剖要求、术中对骨折脱位牵引复位固定有较高的操作技巧，操作不当会导致骨折复位固定不良，达不到稳定后骨盆环的效果，且皮下软组织损伤严重致伤口感染等。

（张宏伟）

参考文献

［1］马克拉比·布林克尔．创伤骨科学精要［M］．章莹，夏虹，尹庆水，译．北京：科学出版社，2018.

［2］李增春，陈峥嵘，严力生，等．现代骨科学［M］．北京：科学出版社，2018.

［3］张光武．骨折、脱位、扭伤的救治［M］．郑州：河南科学技术出版社，2018.

［4］邱贵兴．中华骨科学［M］．北京：人民卫生出版社，2017.

［5］梅西埃．实用骨科学精要［M］．戴闽，姚浩群，译．北京：人民军医出版社，2016.

［6］加德纳·西格尔．创伤骨科微创手术技术［M］．周方，译．济南：山东科学技术出版社，2016.

［7］马信龙．骨科临床 X 线检查手册［M］．北京：人民卫生出版社，2016.

［8］马信龙．骨科微创手术学［M］．天津：天津科技翻译出版有限公司，2014.

［9］舒彬，孙强三．骨骼肌肉康复学治疗方法［M］．北京：人民卫生出版社，2015.

［10］燕铁斌．骨科康复评定与治疗技术［M］．北京：人民军医出版社，2015.

［11］张静．骨科围手术期康复［M］．北京：人民卫生出版社，2014.

［12］霍存举，吴国华，江海波．骨科疾病临床诊疗技术［M］．北京：中国医药科技出版社，2016.

［13］胥少汀，葛宝丰，徐印坎．实用骨科学［M］．北京：人民军医出版社，2015.

［14］邱贵兴，戴魁戎．骨科手术学［M］．北京：人民卫生出版社，2016.

［15］裴福兴，陈安民．骨科学［M］．北京：人民卫生出版社，2016.

［16］裴国献．显微骨科学［M］．北京：人民卫生出版社，2016.

［17］任高宏．临床骨科诊断与治疗［M］．北京：化学工业出版社，2016.

［18］张晓阳．骨科术后康复指南［M］．北京：人民军医出版社，2015.

［19］戴闽，帅浪．骨科运动康复［M］．北京：人民卫生出版社，2016.

［20］Jason C Eck，Alexander R Vaccaro．脊柱外科手术学［M］．皮国富，刘宏建，王卫东，译．郑州：河南科学技术出版社，2017.

［21］巴韦．现代脊柱外科技术［M］．梁裕，译．上海：上海科学技术出版社，2016.

［22］刘尚礼，戎利民．脊柱微创外科学［M］．北京：人民卫生出版社，2017.